Pocket Atlas of Sectional Anatomy

Computed Tomography and Magnetic Resonance Imaging

Volume II
Thorax, Heart, Abdomen, and Pelvis

Torsten B. Moeller, MD
Department of Radiology
Marienhaus Klinikum Saarlouis-Dillingen
Dillingen/Saarlouis, Germany

Emil Reif, MD
Department of Radiology
Marienhaus Klinikum Saarlouis-Dillingen
Dillingen/Saarlouis, Germany

4th edition

599 Illustrations

알기쉬운 영상해부학 (Volume 2: 흉부, 심장, 복부, 골반)

첫째판 1쇄 인쇄 | 2018년 9월 12일

지은이 Torsten B.Moeller, Reif Emil
옮긴이 김의종, 권세환
발행인 박종열
발행처 세종의학
(우) 07711 서울시 강서구 화곡로 111, 6층(화곡3동,스카이빌딩)
전화 (02)2604-5323 | **팩스** (02)2603-5323
이메일 pjy5322@naver.com
홈페이지 www.sjmedi.com

정가 50,000원
3권세트 145,000원

ISBN 979-11-89316-04-4
979-11-89316-02-0(세트)

서문

다행히도 의학은 계속 발전하고 있으며, 진단적 영상검사도 예외는 아닙니다. 다중검출기 열 컴퓨터 단층촬영장치(multidetector-row CT)는 이제 CT나 MRI를 사용한 심혈관 영상 촬영의 표준 도구가 되었습니다. 이 "*Pocket Atlas of Sectional Anatomy*" 새 판은 이러한 발전을 인식하고, 흉부 및 현재 관상 동맥 영상의 추가 영상을 포함하고 있습니다. 다중 영상 촬영은 혈관 영상 촬영의 표준이 되었고, 특히 골반과 하지 영상 촬영의 표준이 되었습니다. 결과적으로 혈관 영상검사에 더 많은 공간이 할애되었으며, 이를 특수 MR 검사 및 MR 혈관검사 부분에 제시하였습니다.

물론 단면 영상의 향상된 해상도가 영상 표시를 더 세부적으로 할 수 있게 하였습니다. 여러 색상의 그림은 이 해부참고서가 여전히 사용하기 쉽다는 것을 확인하는 데 도움이 되겠습니다. 동일한 해부학적 구조가 책 전체에 걸쳐 동일한 색상으로 표현됩니다. 따라서 사용자는 구조가 혈관, 신경, 근육, 액체인지를 한눈에 파악할 수 있으며 특정 기관을 쉽게 식별할 수 있습니다. 색상은 또한 다른 근육 그룹을 구별하기도 합니다. 색상의 선택은 "*Pocket Atlas of Sectional Anatomy III: Limbs, Joints, and Spine*"에서 도출되었습니다.

우리는 대표적인 CT 또는 MR 영상과 전면 페이지의 상관된 주요 색상 도면을 연결하는 이전 형식을 유지했습니다. 이전과 같이 작은 다이어그램도 제공됩니다. 폐 및 간분절과 특정 림프절 위치들은 뒤 표지에 편리하도록 나열되어 있습니다. 우리는 심장 혈관과(미국 심장 협회에 의거하여) 종격림프절(AJCC와 UICC의 폐암 분류 시스템과 임파선에 대한 색상 시스템을 도입함)의 번호를 부여하는 기존의 해부학적 및 임상적 관례를 따르려고 노력했습니다.

이전 판에서와 같이, 이러한 개선은 많은 조력자들의 도움 없이는 불가능했을 것입니다. 우리는 기술자인 실크사 빌 콜릭, 사빈 마틸, 스테파니에 뮐러, 브리기테 스킬레, 그리고 비기 피엘레와 지멘스 센터의 미카엘라 마틴 및 베른하드 클루에의 고화질 이미지 제작에 대한 끊임없는 열정에 감사드립니다. 또한, 우리 동료인 에버하드 바우어와 크리스포터 분트루의 고해상도 CT 이미지 제공에 대해 감사드립니다.

다시 한번 말씀드리면, 우리 모두는 수많은 세부 사항들에 세심한 정성을 다하였고 사용자들이 우리처럼 이 책을 즐길 수 있기를 바랍니다.

차례

Thorax [가슴(흉부)]

Adomen [배 (복부)]

Pelvis (골반)

Special MR Examinations (특수 자기공명영상검사)

MR Angiography (자기공명영상 혈관조영술)

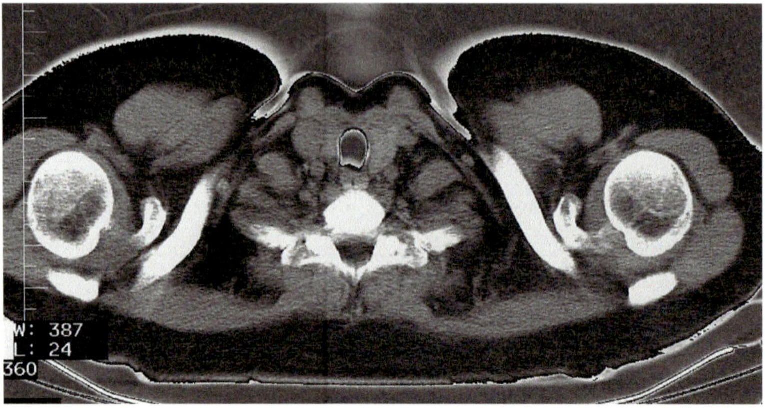

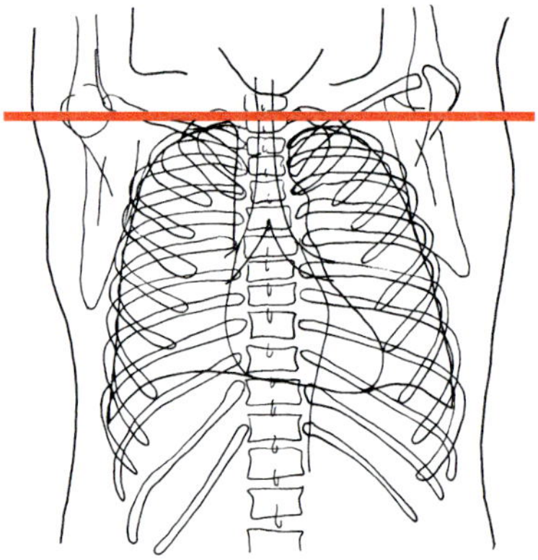

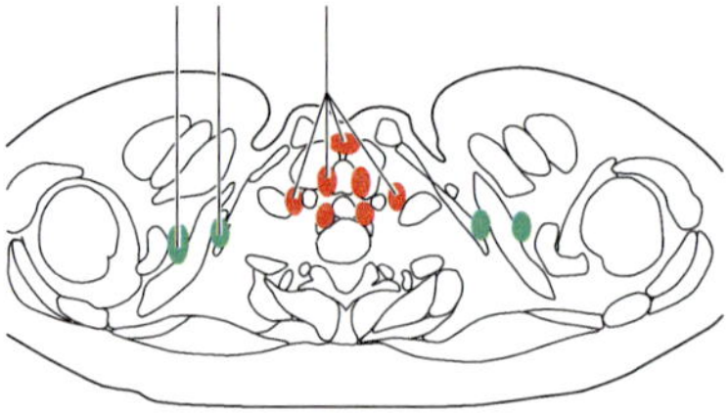

● ● = Lymph node (림프절)

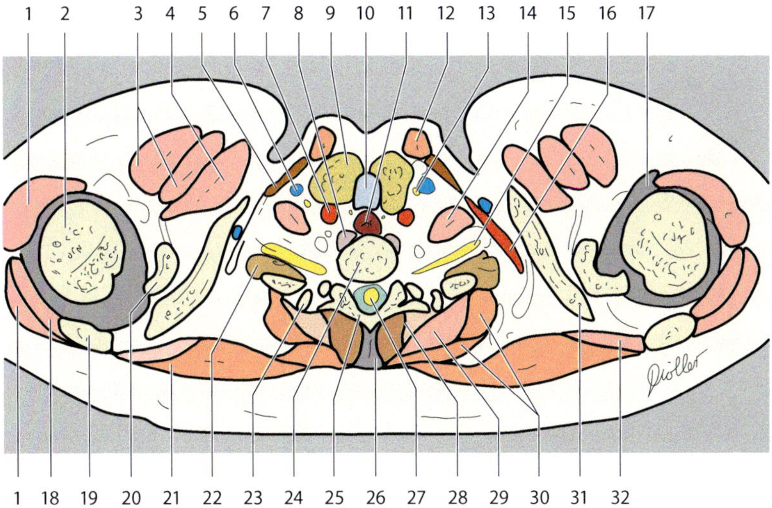

1 Deltoid muscle (어깨세모근)
2 Head of humerus [위팔뼈(머리)]
3. Pectoralis major muscle (큰가슴근)
4. Pectoralis minor muscle (작은가슴근)
5. Sternothyroid muscle (복장방패근)
6. Internal jugular vein [속목정맥(내경정맥)]
7. Internal carotid artery [속목동맥(내경동맥)]
8. Longus colli muscle (긴목근육)
9. Thyroid gland [갑상샘(갑상선)]
10. Trachea (기관)
11. Oesophagus (식도)
12. Sternocleidomastoid muscle (목빗근)
13. Vagus nerve (ramus) [미주신경(가지)]
14. Anterior scalene muscle (앞목갈비근육)
15. Brachial plexus (팔신경얼기)
16. Subclavian artery [빗장밑동맥(쇄골하동맥)]
17. Joint capsule with capsular ligament (관절주머니와 관절주머니인대)
18. Infraspinatus muscle (가시아래근)
19. Spine of scapula (어깨뼈가시)
20. Coracoid process (부리돌기)
21. Trapezius muscle (등세모근)
22. Medial and posterior scalene muscles (안쪽과 뒤목갈비근육)
23. Costovertebral joint (Rib 1) [갈비척추관절(첫 번째 갈비뼈)]
24. Vertebral body (T1) [척추뼈몸통(첫 번째 등뼈)]
25. Vertebral arch (lamina) [척추뼈고리(판)]
26. Supraspinous ligament (위가시돌기인대)
27. Spinal cord (척수)
28. Erector spinae muscle (medial tract) [척주세움근(안쪽관)]
29. Serratus anterior muscle (앞톱니근)
30. Rhomboid muscle (마름근)
31. Clavicle [빗장뼈(쇄골)]
32. Supraspinatus muscle (가시위근)

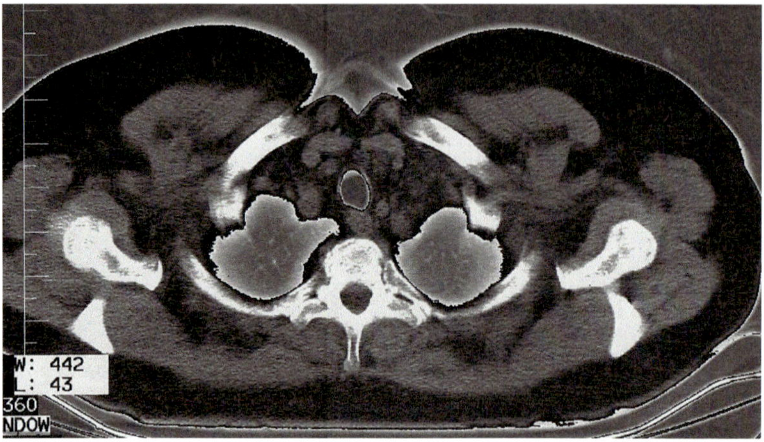

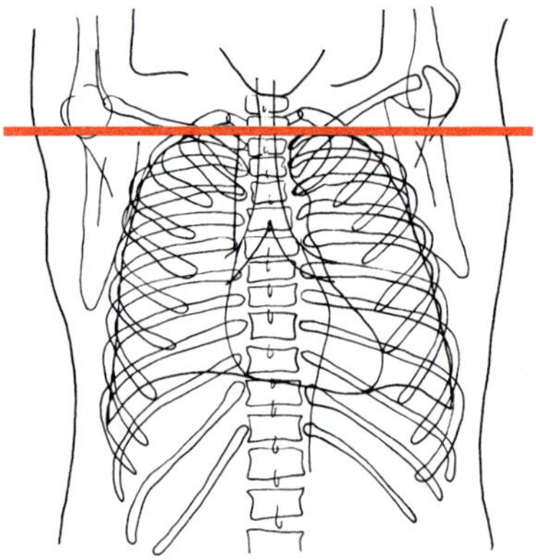

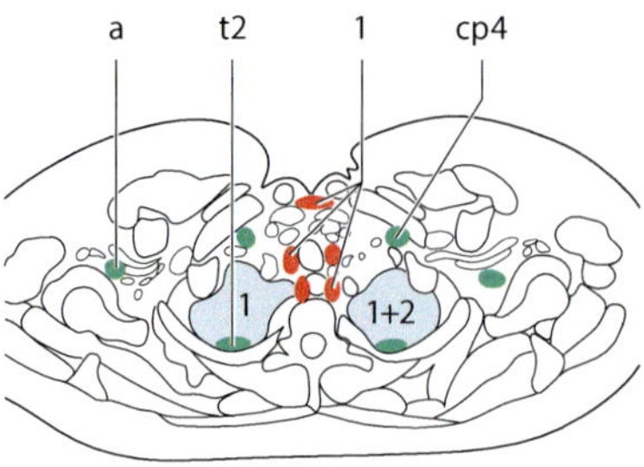

Right lung (오른허파, 우폐)

1. Apical segment of upper lobe
   (상엽의 꼭대기구역)

Left lung (왼허파, 좌폐)

1+2. Apicoposterior segment of upper lobe
   (상엽의 꼭대기뒷구역)

● ● = Lymph node (림프절)

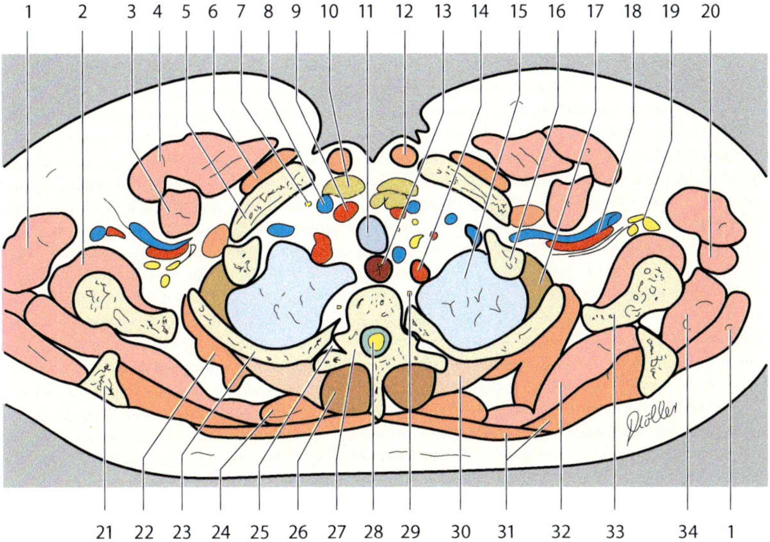

1. Deltoid muscle (어깨세모근)
2. Subscapularis muscle (어깨밑근)
3. Pectoralis minor muscle (작은가슴근)
4. Pectoralis major muscle (큰가슴근)
5. Clavicle [빗장뼈(쇄골)]
6. Subclavius muscle (빗장밑근)
7. Vagus nerve (ramus) ["미주신경(가지)"]
8. Internal jugular vein [속목정맥(내경정맥)]
9. Internal carotid artery [속목동맥(내경동맥)]
10. Thyroid gland [갑상샘(갑상선)]
11. Trachea (기관)
12. Sternocleidomastoid muscle (목빗근)
13. Oesophagus (식도)
14. Subclavian artery [빗장밑동맥(쇄골하동맥)]
15. Left lung (왼허파, 좌폐)
16. Rib 1 (첫 번째 갈비뼈)
17. Intercostal muscle (갈비사이근)
18. Subclavian artery and vein (빗장밑동맥과 정맥)
19. Brachial plexus (팔신경얼기)
20. Teres major muscle and latissimus dorsi muscle (큰원근과 넓은등근)
21. Spine of scapula (어깨뼈가시)
22. Serratus anterior muscle (앞톱니근)
23. Rib 2 (두 번째 갈비뼈)
24. Rhomboid muscle, medial tract (마름근, 안쪽관)
25. Costovertebral joint (갈비척추관절)
26. Erector spinae muscle, medial tract (척주세움근, 안쪽관)
27 Vertebral body (T2) [척추뼈몸통(두 번째 등뼈)]
28. Spinal cord (척수)
29. Sympathetic trunk (교감신경줄기)
30. Erector spinae muscle, lateral tract (척주세움근, 가쪽관)
31. Trapezius muscle (등세모근)
32. Supraspinatus muscle (가시위근)
33. Scapula [어깨뼈(견갑골)]
34. Infraspinatus muscle (가시아래근)

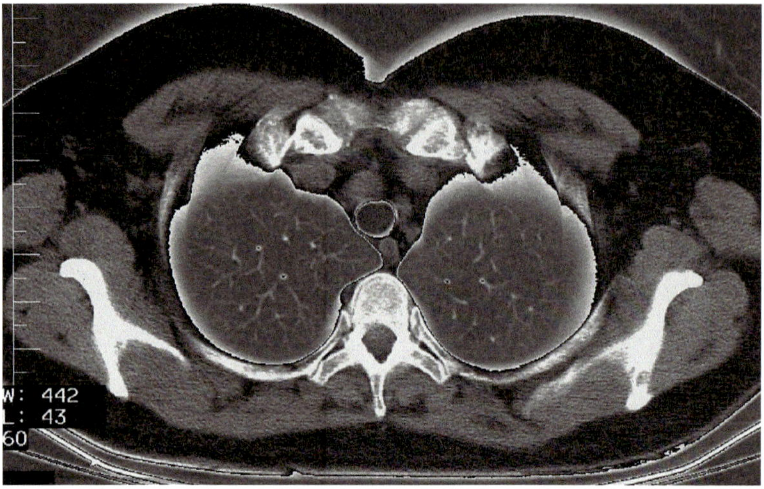

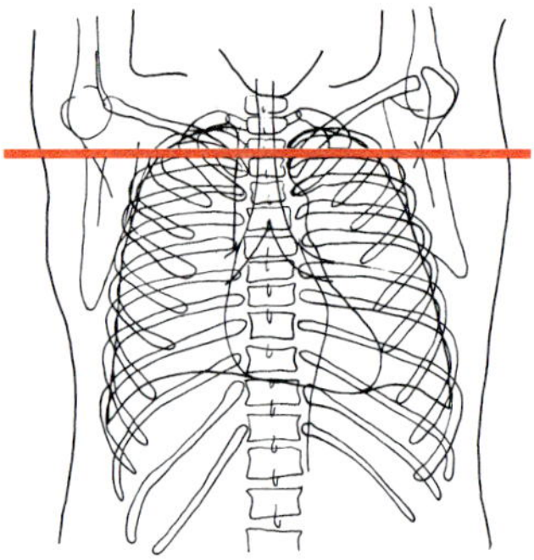

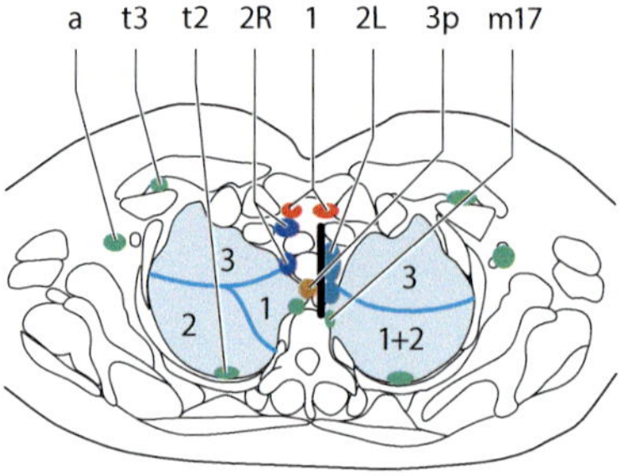

Right lung (오른허파, 우폐)

1. Apical segment of upper lobe (상엽의 꼭대기구역)
2. Posterior segment of upper lobe (상엽의 뒤구역)
3. Anterior segment of upper lobe (상엽의 앞구역)

Left lung (왼허파, 좌폐)

1+2. Apicoposterior segment of upper lobe (상엽의 꼭대기뒷구역)

3. Anterior segment of upper lobe (상엽의 앞구역)

● ● ● ● ● = Lymph node (림프절)

—— = Borders of lung segments (허파구역의 가장자리)

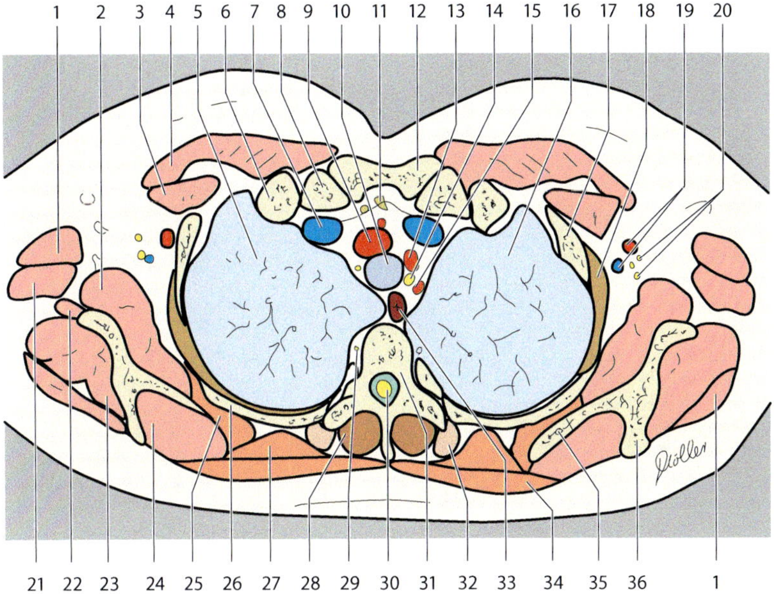

1. Deltoid muscle (어깨세모근)
2. Subscapularis muscle (어깨밑근)
3. Pectoralis minor muscle (작은가슴근)
4. Pectoralis major muscle (큰가슴근)
5. Right lung (오른허파, 우폐)
6. Rib 1 (첫 번째 갈비뼈)
7. Brachiocephalic vein (팔머리정맥)
8. Clavicle [빗장뼈(쇄골)]
9. Brachiocephalic artery (팔머리동맥)
10. Trachea (기관)
11. Thymus (가슴샘)
12. Sternum (manubrium) [복장뼈, 흉골(복장뼈자루)]
13. Left common carotid artery [왼온목동맥(좌총경동맥)]
14. Recurrent laryngeal nerve (되돌이후두신경)
15. Left subclavian artery [왼 빗장밑동맥(쇄골하동맥)]
16. Left lung (왼허파, 좌폐)
17. Rib 2 (두 번째 갈비뼈)
18. Intercostal muscle (갈비사이근)
19. Axillary artery and vein (겨드랑동맥과 정맥)
20. Brachial plexus (팔신경얼기)
21. Teres major muscle and latissimus dorsi muscle (큰원근과 넓은등근)
22. Triceps brachii muscle (long head) [위팔세갈래근(긴갈래)]
23. Infraspinatus muscle (가시아래근)
24. Supraspinatus muscle (가시위근)
25. Serratus anterior muscle (앞톱니근)
26. Rib 3 (세 번째 갈비뼈)
27. Rhomboid muscle (마름근)
28. Erector spinae muscle, medial tract (척주세움근, 안쪽관)
29. Sympathetic trunk (교감신경줄기)
30. Spinal cord ("척수")
31 Vertebral body (척추뼈몸통)
32. Erector spinae muscle, lateral tract (척주세움근, 가쪽관)
33. Oesophagus (식도)
34. Trapezius muscle (등세모근)
35. Scapula (어깨뼈, 견갑골)
36. Spine of scapula (어깨뼈가시)

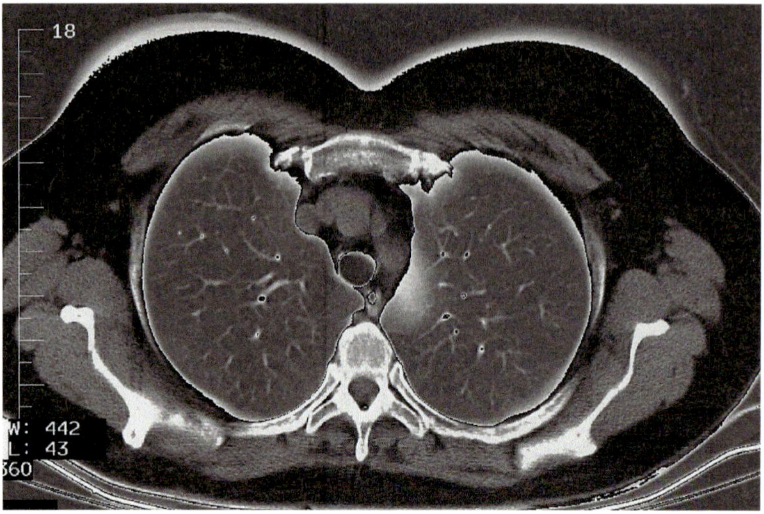

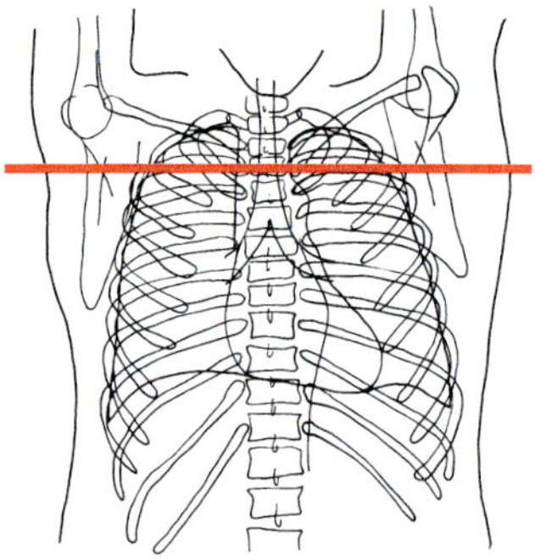

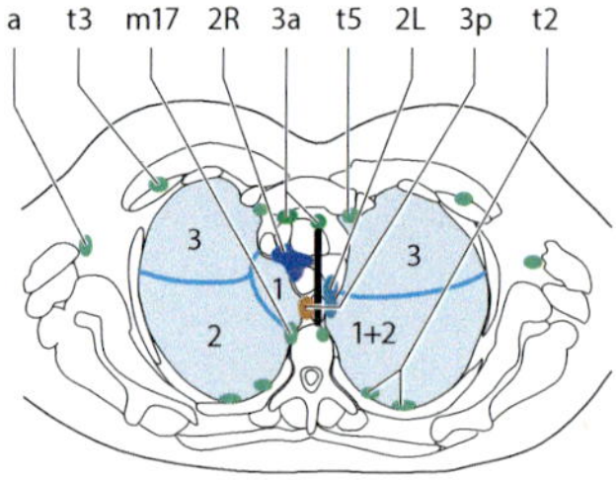

Right lung (오른허파, 우폐)

2. Posterior segment of upper lobe (상엽의 뒤구역)
3. Anterior segment of upper lobe (상엽의 앞구역)

Left lung (왼허파, 좌폐)

1+2. Apicoposterior segment of upper lobe (상엽의 꼭대기뒷구역)
3. Anterior segment of upper lobe (상엽의 앞구역)

● ● ● ● = Lymph node (림프절)

—— = Borders of lung segments (허파구역의 가장자리)

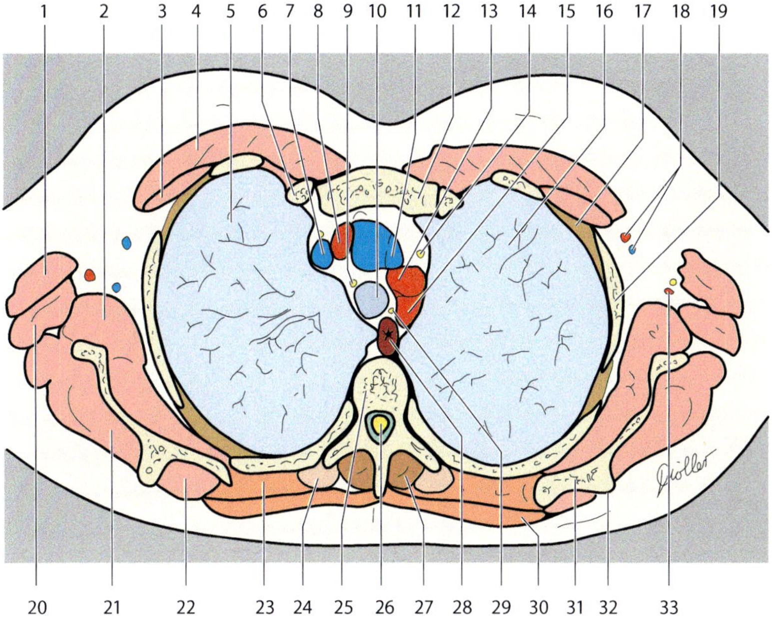

1 Deltoid muscle (어깨세모근)
2. Subscapularis muscle (어깨밑근)
3. Pectoralis minor muscle (작은가슴근)
4. Pectoralis major muscle (큰가슴근)
5. Right lung (오른허파, 우폐)
6. Rib 1 (첫 번째 갈비뼈)
7. Right brachiocephalic vein (오른팔머리정맥)
8. Brachiocephalic artery (팔머리동맥)
9. Vagus nerve (미주신경)
10. Trachea (기관)
11. Left brachiocephalic vein (왼팔머리정맥)
12. Sternum (manubrium) [복장뼈, 흉골(복장뼈자루)]
13. Left common carotid artery (왼온목동맥)
14. Phrenic nerve [가로막신경(횡격막신경)]
15. Left subclavian artery [왼 빗장밑동맥(쇄골하동맥)]
16. Left lung (왼허파, 좌폐)
17. Intercostal muscle (갈비사이근)
18. Axillary artery and vein (겨드랑동맥과 정맥)
19. Rib 3 (세 번째 갈비뼈)
20. Teres major muscle and latissimus dorsi muscle (큰원근과 넓은등근)
21. Infraspinatus muscle (가시아래근)
22. Supraspinatus muscle (가시위근)
23. Rhomboid major muscle (큰마름근)
24. Erector spinae muscle, lateral tract (척주세움근, 가쪽관)
25. Vertebral body (T3) [척추뼈몸통(세 번째 등뼈)]
26. Spinal cord (thoracic part) [척수(가슴부분)]
27. Erector spinae muscle, medial tract (척주세움근, 안쪽관)
28. Oesophagus (식도)
29. Recurrent laryngeal nerve (되돌이후두신경)
30. Trapezius muscle (등세모근)
31. Scapula (어깨뼈, 견갑골)
32. Spine of scapula (어깨뼈가시)
33. Thoracodorsal artery (가슴등동맥)

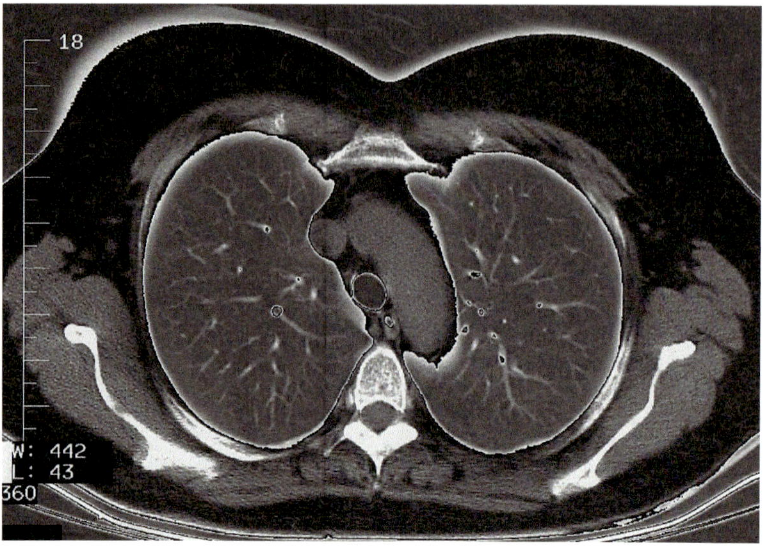

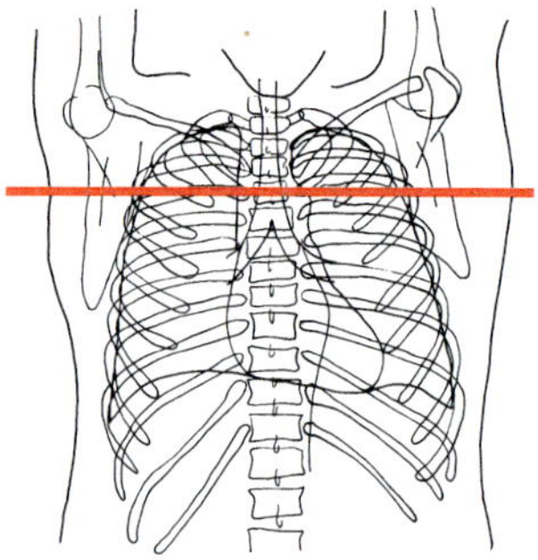

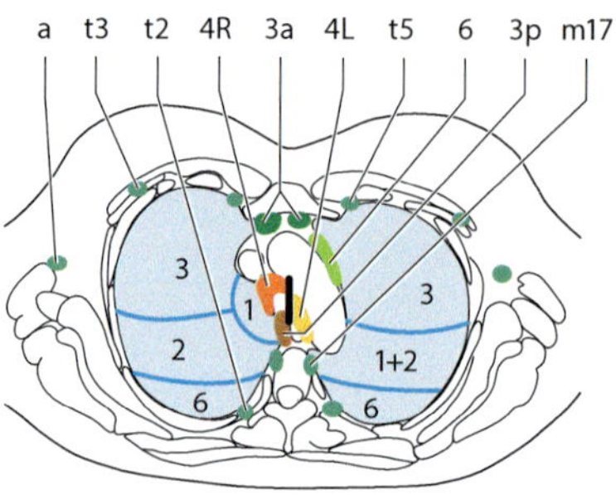

Right lung (오른허파, 우폐)

2. Posterior segment of upper lobe
(상엽의 뒤구역)
3. Anterior segment of upper lobe
(상엽의 앞구역)
6. Superior segment of lower lobe
(하엽의 위구역)

Left lung (왼허파, 좌폐)

1+2. Apicoposterior segment of upper lobe
(상엽의 꼭대기뒷구역)
3. Anterior segment of upper lobe
(상엽의 앞구역)
6. Superior segment of lower lobe
(하엽의 위구역)

● ● ● ● = Lymph node (림프절)
—— = Borders of lung segments
(허파구역의 가장자리)

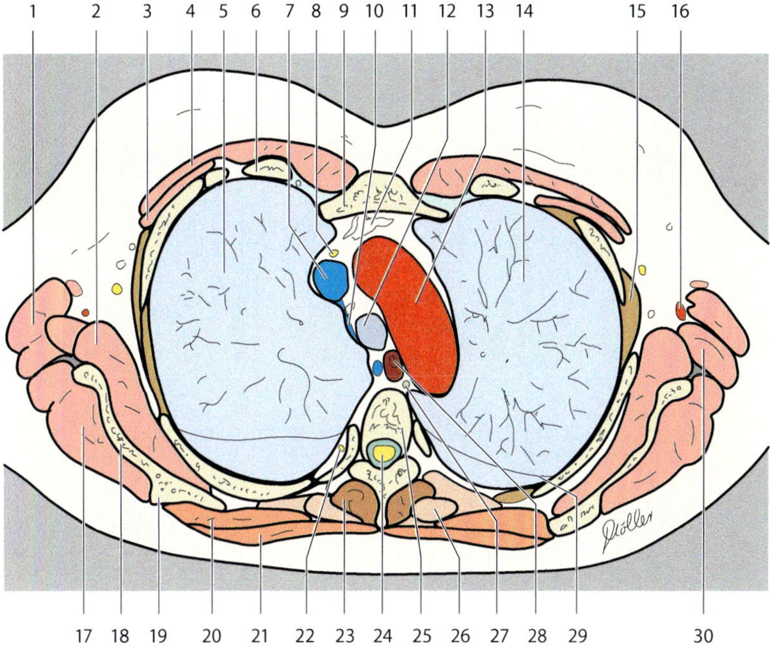

1. Latissimus dorsi muscle (넓은등근)
2. Subscapularis muscle (어깨밑근)
3. Pectoralis minor muscle (작은가슴근)
4. Pectoralis major muscle (큰가슴근)
5. Right lung (오른허파, 우폐)
6. Rib 2 (두 번째 갈비뼈)
7. Right brachiocephalic vein (오른팔머리정맥)
8. Phrenic nerve [가로막신경(횡격막신경)]
9. Sternum (manubrium) [복장뼈, 흉골 (복장뼈자루)]
10. Azygos vein [홑정맥(기정맥)]
11. Thymus (가슴샘)
12. Trachea (기관)
13. Aortic arch [대동맥활(대동맥궁)]
14. Left lung (왼허파, 좌폐)
15. Intercostal muscle (갈비사이근)
16. Thoracodorsal artery (가슴등동맥)
17. Infraspinatus muscle (가시아래근)
18. Scapula (어깨뼈, 견갑골)
19. Spine of scapula (어깨뼈가시)
20. Rhomboid major muscle (큰마름근)
21. Trapezius muscle (등세모근)
22. Sympathetic trunk (교감신경줄기)
23. Erector spinae muscle, medial tract (척주세움근, 안쪽관)
24. Spinal cord (척수)
25. Vertebral body (T4) [척추뼈몸통(네 번째 등뼈)]
26. Erector spinae muscle, lateral tract (척주세움근, 가쪽관)
27. Thoracic duct [가슴림프관(흉관)]
28. Oesophagus (식도)
29. Oblique fissure (빗틈새)
30. Teres major muscle (큰원근)

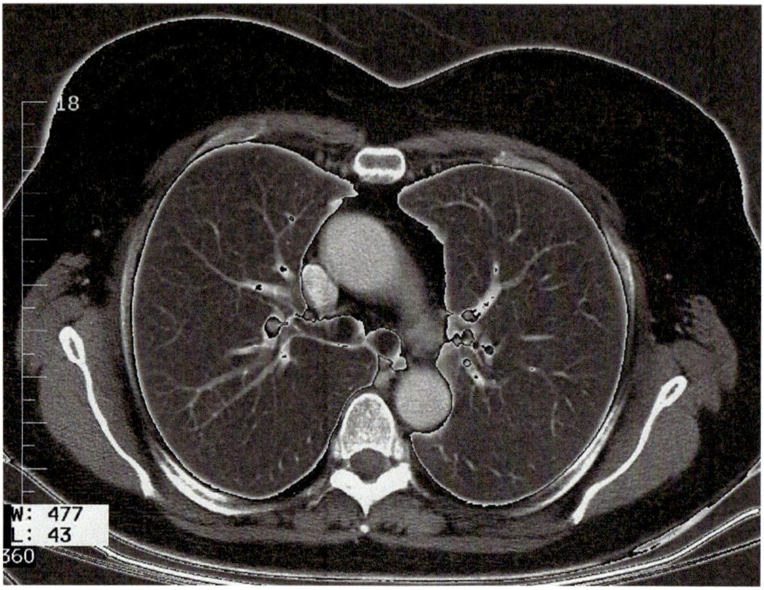

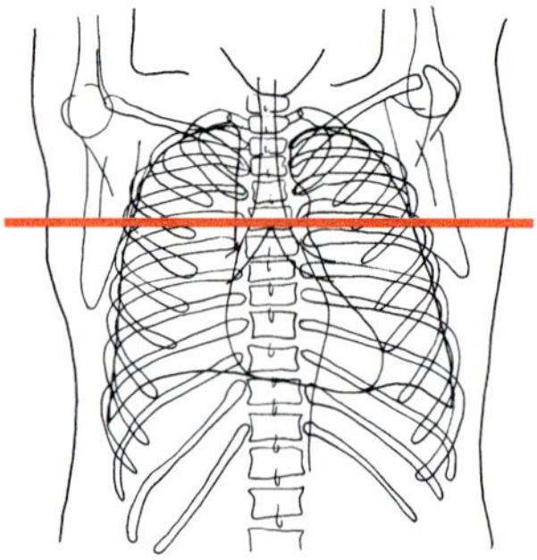

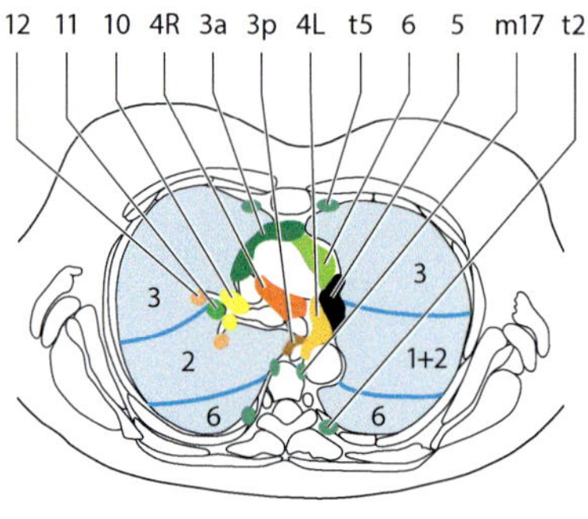

Right lung (오른허파, 우폐)

2. Posterior segment of upper lobe (상엽의 뒤구역)
3. Anterior segment of upper lobe (상엽의 앞구역)
6. Superior segment of lower lobe (하엽의 위구역)

Left lung (왼허파, 좌폐)

1+2. Apicoposterior segment of upper lobe (상엽의 꼭대기뒷구역)
3. Anterior segment of upper lobe (상엽의 앞구역)
6. Superior segment of lower lobe (하엽의 위구역)

●●●● ●●●● = Lymph node (림프절)

—— = Borders of lung segments (허파구역의 가장자리)

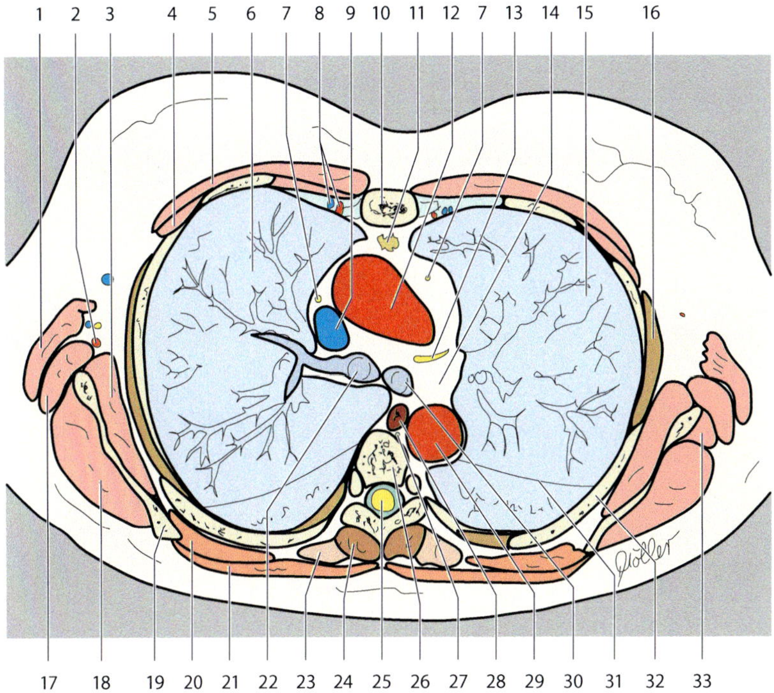

1. Latissimus dorsi muscle (넓은등근)
2. Thoracodorsal artery (가슴등동맥)
3. Subscapularis muscle (어깨밑근)
4. Pectoralis minor muscle (작은가슴근)
5. Pectoralis major muscle (큰가슴근)
6. Right lung (오른허파, 우폐)
7. Phrenic nerve [가로막신경(횡격막신경)]
8. Internal thoracic artery and vein (속가슴동맥과 정맥)
9. Superior vena cava [위대정맥(상대정맥)]
10. Sternum (body) (복장뼈몸통)
11. Thymus (가슴샘)
12. Ascending aorta [오름대동맥(상행대동맥)]
13. Recurrent laryngeal nerve (되돌이후두신경)
14. Aorticopulmonary window (대동맥폐동맥개창)
15. Left lung (왼허파, 좌폐)
16. Intercostal muscle (갈비사이근)
17. Teres major muscle (큰원근)
18. Infraspinatus muscle (가시아래근)
19. Scapula (어깨뼈, 견갑골)
20. Rhomboid major muscle (큰마름근)
21. Trapezius muscle (등세모근)
22. Right main stem bronchus (오른 주기관지)
23. Erector spinae muscle, lateral tract (척주세움근, 가쪽관)
24. Erector spinae muscle, medial tract (척주세움근, 안쪽관)
25. Spinal cord (척수)
26. Vertebral body (T5) [척추뼈몸통(다섯 번째 등뼈)]
27. Thoracic duct [가슴림프관(흉관)]
28. Oesophagus (식도)
29. Descending aorta [내림대동맥(하행대동맥)]
30. Left main stem bronchus (왼 주기관지)
31. Oblique fissure (빗틈새)
32. Rib 5 (다섯 번째 갈비뼈)
33. Teres minor muscle (작은 원근)

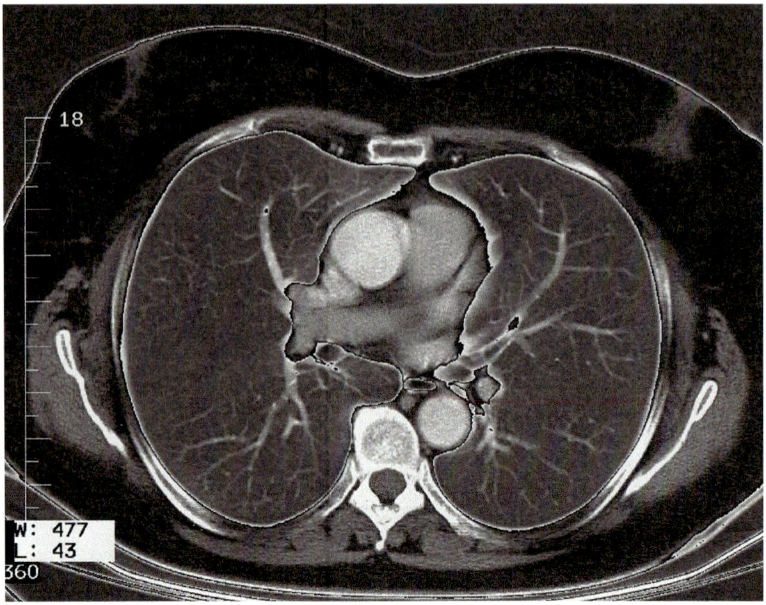

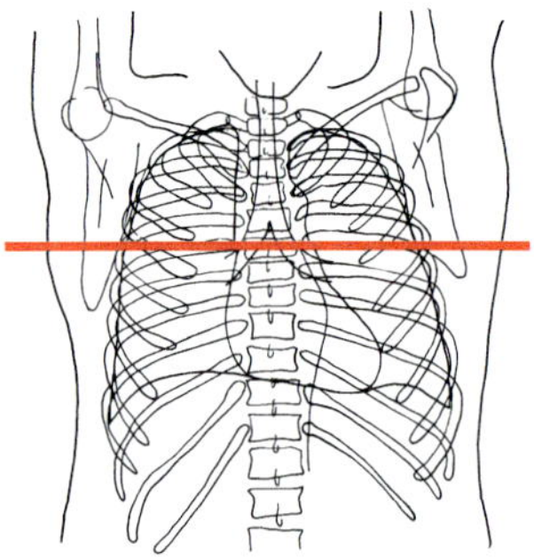

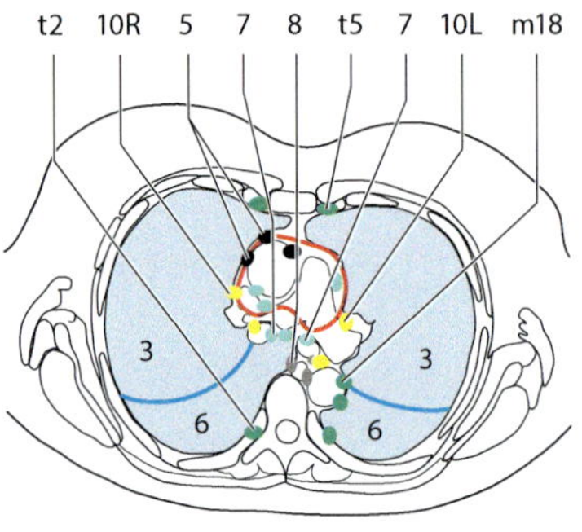

Right lung (오른허파, 우폐)

3. Anterior segment of upper lobe (상엽의 앞구역)
6. Superior segment of lower lobe (하엽의 위구역)

Left lung (왼허파, 좌폐)

3. Anterior segment of upper lobe (상엽의 앞구역)
6. Superior segment of lower lobe (하엽의 위구역)

● ● ● ● ● = Lymph node (림프절)

—— = Borders of lung segments (허파구역의 가장자리)

—— = Pericardium (심장막)

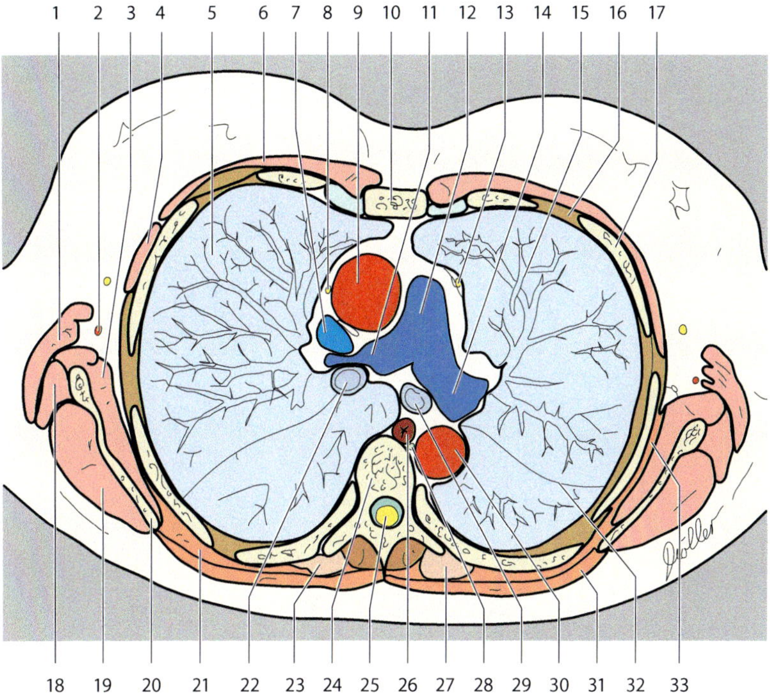

1. Latissimus dorsi muscle (넓은등근)
2. Thoracodorsal artery (가슴등동맥)
3. Subscapularis muscle (어깨밑근)
4. Pectoralis minor muscle (작은가슴근)
5. Right lung (오른허파, 우폐)
6. Pectoralis major muscle (큰가슴근)
7. Superior vena cava [위대정맥(상대정맥)]
8. Phrenic nerve [가로막신경(횡격막신경)]
9. Ascending aorta [오름대동맥(상행대동맥)]
10. Sternum (복장뼈)
11. Right pulmonary artery (오른허파, 우폐동맥)
12. Pulmonary trunk (허파동맥)
13. Recurrent laryngeal nerve (되돌이후두신경)
14. Left pulmonary artery (왼허파, 좌폐동맥)
15. Left lung (왼허파, 좌폐)
16. Intercostal muscle (갈비사이근)
17. Rib 4 (네 번째 갈비뼈)
18. Teres major muscle (큰원근)
19. Infraspinatus muscle (가시아래근)
20. Scapula (어깨뼈)
21. Rhomboid major muscle (큰마름근)
22. Right main stem bronchus (오른 주기관지)
23. Erector spinae muscle, lateral tract (척주세움근, 가쪽관)
24. Vertebral body (T6) [척추뼈몸통(여섯 번째 등뼈)]
25. Spinal cord (척수)
26. Oesophagus (식도)
27. Erector spinae muscle, medial tract (척주세움근, 안쪽관)
28. Thoracic duct [가슴림프관(흉관)]
29. Left main stem bronchus (왼 주기관지)
30. Descending aorta [내림대동맥(하행대동맥)]
31. Trapezius muscle (등세모근)
32. Oblique fissure (빗틈새)
33. Serratus anterior muscle (앞톱니근)

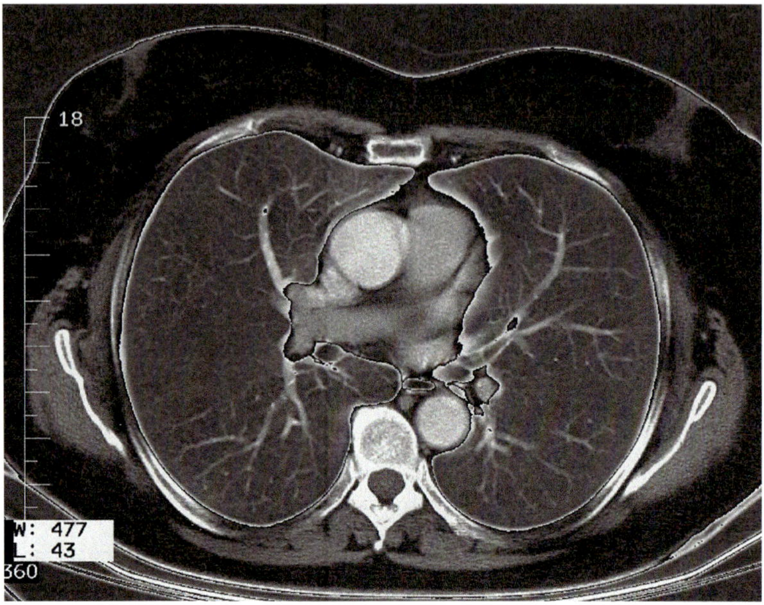

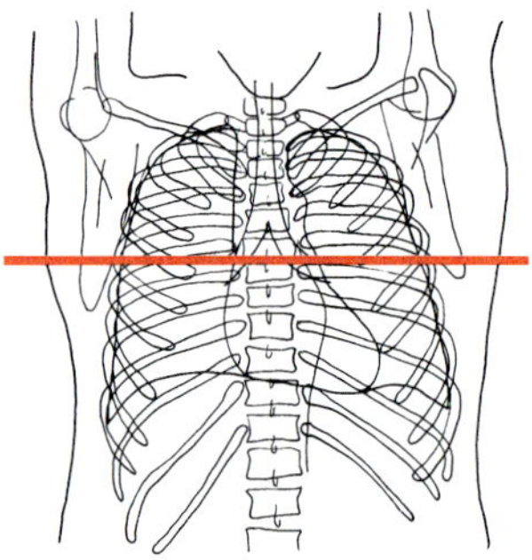

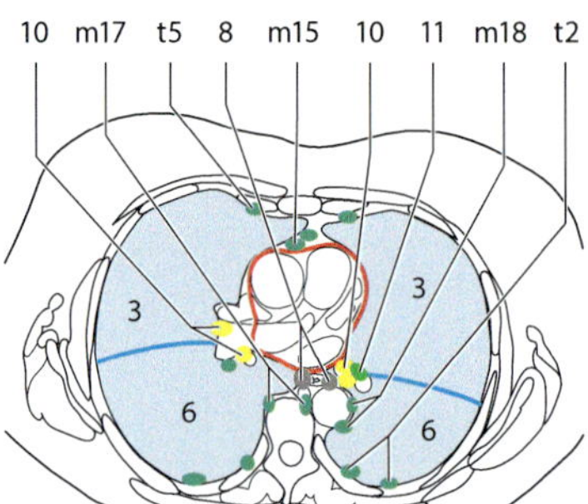

Right lung (오른허파, 우폐)

3. Anterior segment of upper lobe (상엽의 앞구역)
6. Superior segment of lower lobe (하엽의 위구역)

Left lung (왼허파, 좌폐)

3. Anterior segment of upper lobe (상엽의 앞구역)
6. Superior segment of lower lobe (하엽의 위구역)

● ● ● = Lymph node (림프절)

—— = Borders of lung segments (허파구역의 가장자리)

—— = Pericardium (심장막)

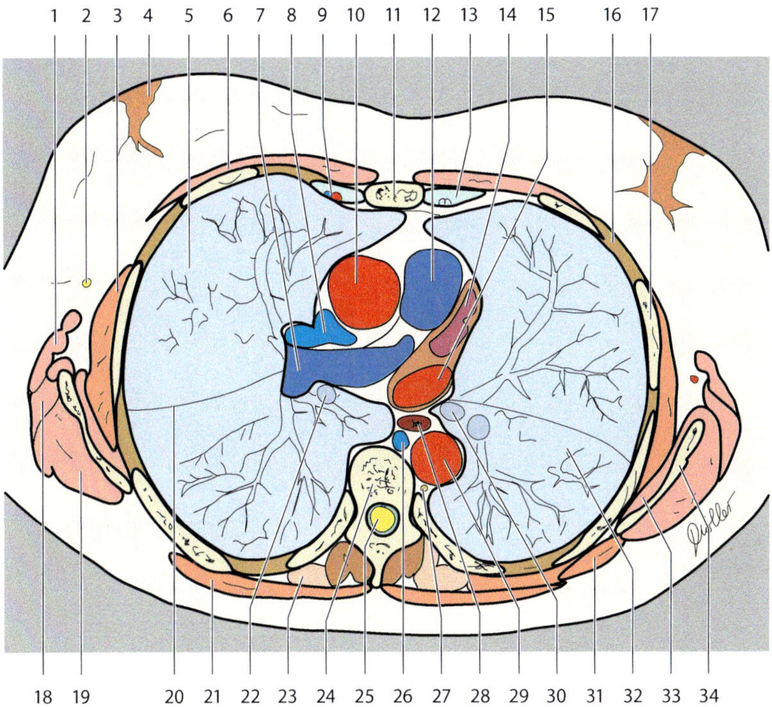

1. Latissimus dorsi muscle (넓은등근)
2. Long thoracic nerve (긴가슴신경)
3. Serratus anterior muscle (앞톱니근)
4. Glandular tissue of the breast and nipple (유방과 젖꼭지의 샘조직)
5. Right lung (오른허파, 우폐)
6. Pectoralis major muscle (큰가슴근)
7. Right pulmonary artery (오른허파, 우폐동맥)
8. Superior vena cava (위대정맥)
9. Internal thoracic artery and vein (속가슴동맥과 정맥)
10. Ascending aorta (오름대동맥)
11. Sternum (복장뼈)
12. Pulmonary trunk (허파동맥)
13. Rib 3 (costal cartilage) [세 번째 갈비뼈(갈비연골)]
14. Left pulmonary vein (왼허파, 좌폐정맥)
15. Left atrium (왼심방, 좌심방)
16. Intercostal muscle (갈비사이근)
17. Rib 5 (다섯 번째 갈비뼈)
18. Teres major muscle (큰원근)
19. Infraspinatus muscle (가시아래근)
20. Oblique fissure (빗틈새)
21. Trapezius muscle (등세모근)
22. Right inferior lobar bronchus (오른아래엽기관지)
23. Erector spinae muscle (척주세움근)
24. Vertebral body (T7) [척추뼈몸통 (일곱 번째 등뼈)]
25. Spinal cord (척수)
26. Azygos vein [홀정맥(기정맥)]
27. Thoracic duct [가슴림프관(흉관)]
28. Oesophagus (식도)
29. Descending aorta [내림대동맥(하행대동맥)]
30. Left inferior lobar bronchus (왼아래엽기관지)
31. Rhomboid major muscle (큰마름근)
32. Left lung (왼허파, 좌폐)
33. Subscapularis muscle (어깨밑근)
34. Scapula (어깨뼈)

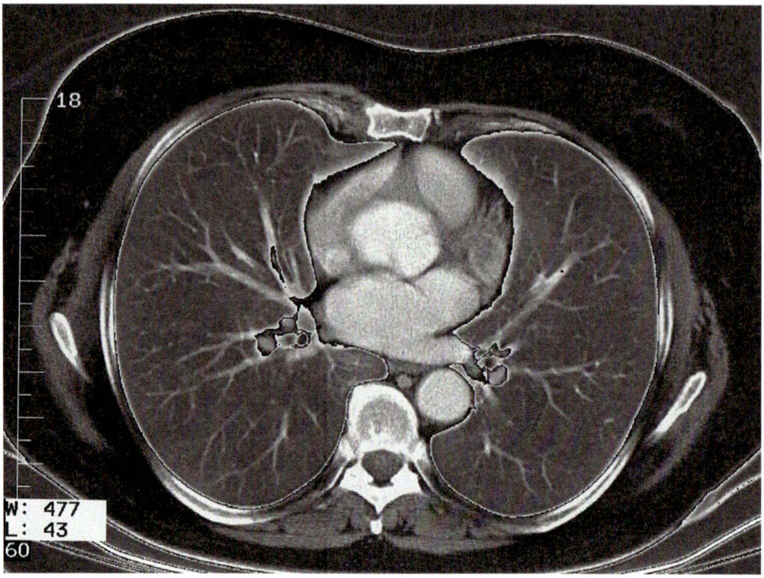

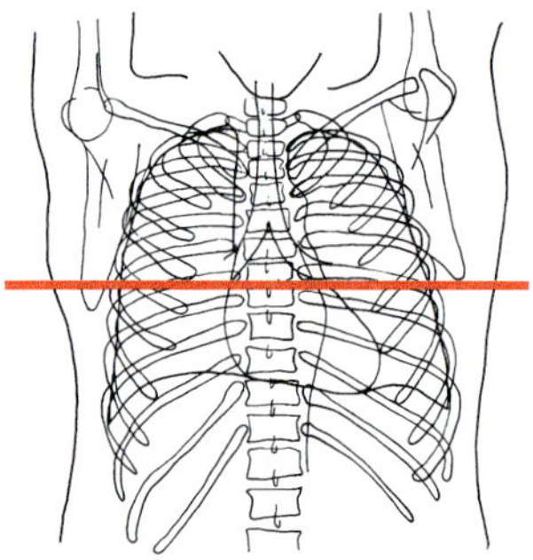

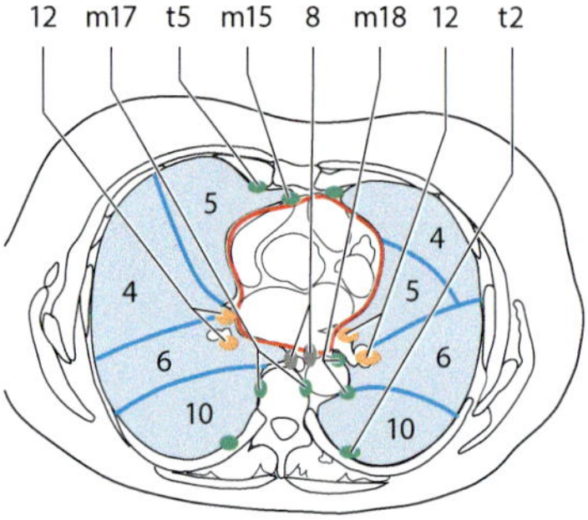

Right lung (오른허파, 우폐)

4. Lateral segment of middle lobe (중간엽의 가쪽구역)
5. Medial segment of middle lobe (중간엽의 안쪽구역)
6. Superior segment of lower lobe (하엽의 위구역)
10. Posterior basal segment of lower lobe (하엽의 뒤바닥구역)

Left lung (왼허파, 좌폐)

4. Superior lingular segment of upper lobe (상엽의 위혀구역)
5. Inferior lingular segment of upper lobe (상엽의 아래혀구역)
6. Superior segment of lower lobe (하엽의 위구역)
10. Posterior basal segment of lower lobe (하엽의 뒤바닥구역)

● ● ● = Lymph node (림프절)

—— = Borders of lung segments (허파구역의 가장자리)

—— = Pericardium (심장막)

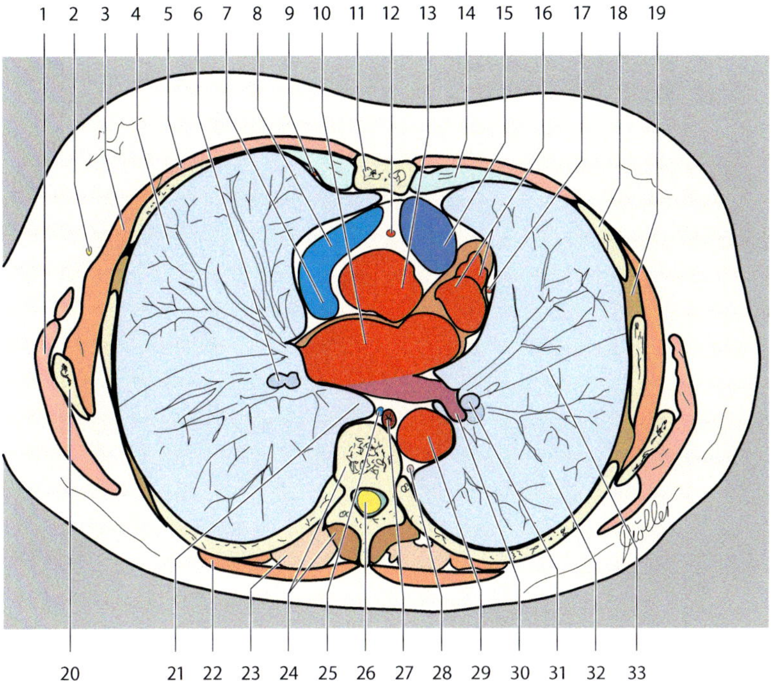

1. Latissimus dorsi muscle (넓은등근)
2. Long thoracic nerve (긴가슴신경)
3. Serratus anterior muscle (앞톱니근)
4. Right lung (오른허파, 우폐)
5. Pectoralis major muscle (큰가슴근)
6. Right inferior lobar bronchus (오른아래엽기관지)
7. Superior vena cava (위대정맥)
8. Right auricle (오른심방귀)
9. Internal thoracic artery and vein (속가슴동맥과 정맥)
10. Left atrium (왼심방, 좌심방)
11. Sternum (복장뼈)
12. Right coronary artery [오른심장동맥(우관상동맥)]
13. Ascending aorta (오름대동맥)
14. Rib 4 (costal cartilage) [네 번째 갈비뼈(갈비연골)]
15. Conus arteriosus (동맥원뿔)
16. Left ventricle [왼심실(좌심실)]
17. Left coronary artery, diagonal branch [왼심장동맥(좌관상동맥), 대각선분지]
18. Rib 5 (다섯 번째 갈비뼈)
19. Intercostal muscle (갈비사이근)
20. Scapula (어깨뼈)
21. Right lung in retroesophageal recess (식도뒤오목의 오른허파, 우폐)
22. Trapezius muscle (등세모근)
23. Erector spinae muscle, lateral tract (척주세움근, 가쪽관)
24 Vertebral body (T7) + erector spinae muscle, medial tract [척추뼈몸통(일곱 번째 등뼈) + 척주세움근, 안쪽관]
25. Azygos vein [홀정맥(기정맥)]
26. Spinal cord (척수)
27. Oesophagus (식도)
28. Thoracic duct [가슴림프관(흉관)]
29. Descending aorta [내림대동맥(하행대동맥)]
30. Left pulmonary vein (왼허파, 좌폐정맥)
31. Left inferior lobar bronchus (왼아래엽기관지)
32. Left lung (왼허파, 좌폐)
33. Oblique fissure (빗틈새)

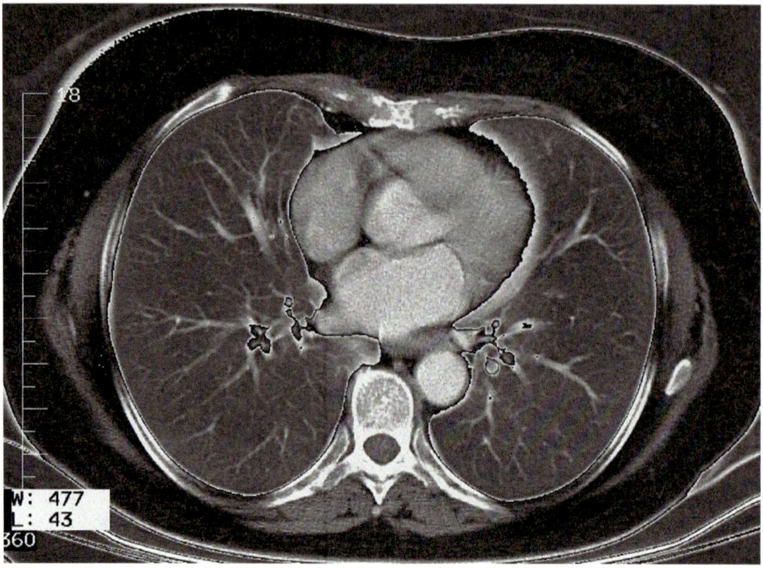

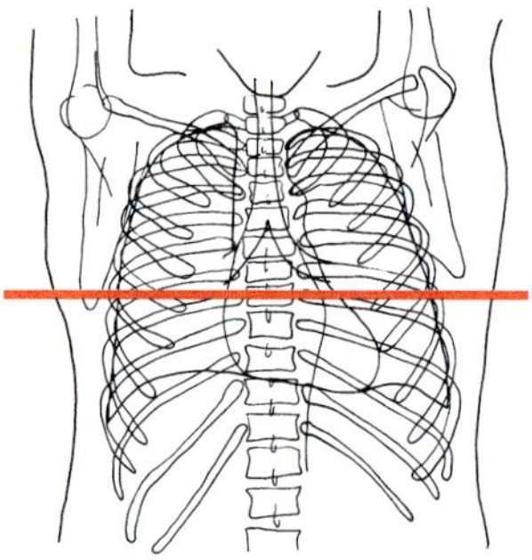

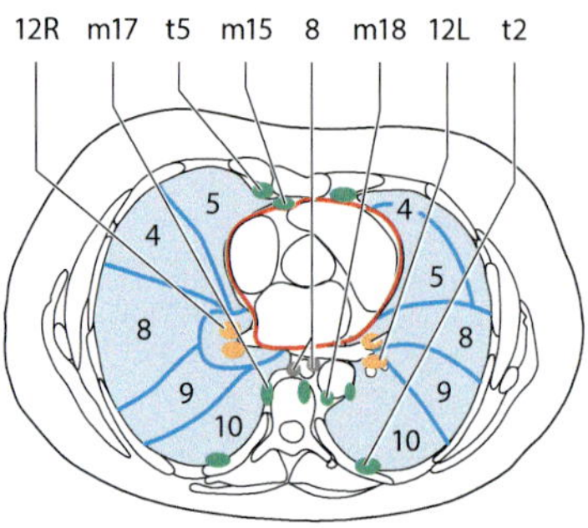

Right lung (오른허파, 우폐)

4. Lateral segment of middle lobe (중간엽의 가쪽구역)
5. Medial segment of middle lobe (중간엽의 안쪽구역)
8. Anterior basal segment of lower lobe (하엽의 앞바닥구역)
9. Lateral basal segment of lower lobe (하엽의 가쪽바닥구역)
10. Posterior basal segment of lower lobe (하엽의 뒤바닥구역)

Left lung (왼허파, 좌폐)

4. Superior lingular segment (위혀구역)
5. Inferior lingular segment (아래혀구역)
8. Anterior basal segment of lower lobe (하엽의 앞바닥구역)
9. Lateral basal segment of lower lobe (하엽의 가쪽바닥구역)
10. Posterior basal segment of lower lobe (하엽의 뒤바닥구역)

● ● ● = Lymph node (림프절)
—— = Borders of lung segments (허파구역의 가장자리)
—— = Pericardium (심장막)

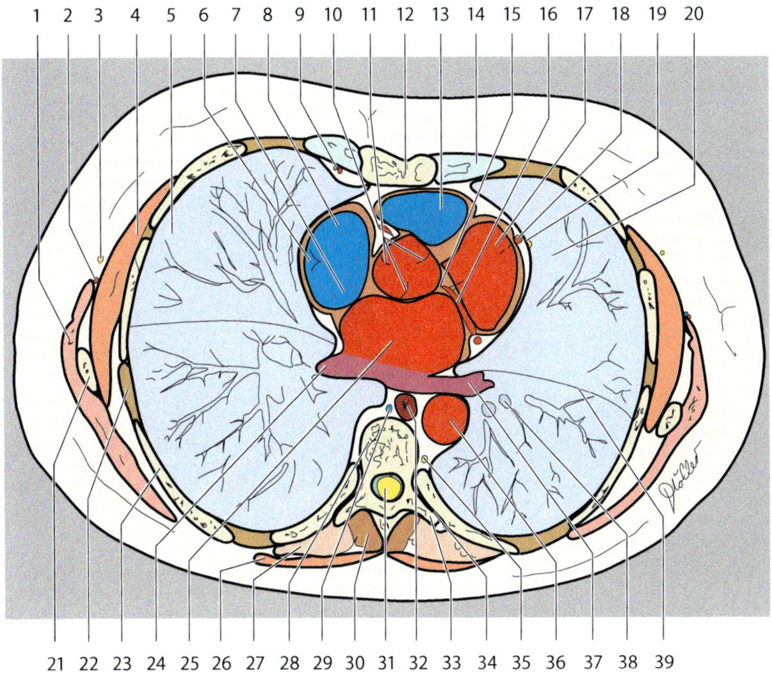

1. Latissimus dorsi muscle (넓은등근)
2. Thoracodorsal artery (가슴등동맥)
3. Long thoracic nerve (긴가슴신경)
4. Serratus anterior muscle (앞톱니근)
5. Right lung (오른허파, 우폐)
6. Crista terminalis (분계능선)
7. Superior vena cava [위대정맥(상대정맥)]
8. Right atrium (오른심방, 우심방)
9. Internal thoracic artery and vein (속가슴동맥과 정맥)
10. Right coronary artery [오른심장동맥(우관상동맥)]
11. Aortic valve (대동맥판막)
12. Sternum (복장뼈)
13. Conus arteriosus (동맥원뿔)
14. Rib 4 (costal cartilage) [네 번째 갈비뼈(갈비연골)]
15. Left coronary artery [왼심장동맥(좌관상동맥)]
16. Coronary sulcus [방실사이고랑(관상고랑)]
17. Left ventricle [왼심실(좌심실)]
18. Left coronary artery, diagonal branch [왼심장동맥(좌관상동맥), 대각선분지]
19. Phrenic nerve and pericardium (가로막신경과 심장막)
20. Left lung (왼허파, 좌폐)
21. Scapula (어깨뼈)
22. Intercostal muscle (갈비사이근)
23. Rib 7 (일곱 번째 갈비뼈)
24. Right pulmonary vein (오른허파, 우폐정맥)
25. Left atrium (왼심방, 좌심방)
26. Trapezius muscle (등세모근)
27. Erector spinae muscle, lateral tract (척주세움근, 가쪽관)
28 Vertebral body (T8) [척추뼈몸통(여덟 번째 등뼈)]
29. Azygos vein [홀정맥(기정맥)]
30. Erector spinae muscle, medial tract (척주세움근, 안쪽관)
31. Spinal cord (척수)
32. Oesophagus (식도)
33. Transverse process (가로돌기)
34. Costovertebral joint (갈비척추관절)
35. Thoracic duct [가슴림프관(흉관)]
36. Descending aorta [내림대동맥(하행대동맥)]
37. Left pulmonary vein (왼허파, 좌폐정맥)
38. Left inferior lobar bronchus (왼아래엽기관지)
39. Oblique fissure (빗틈새)

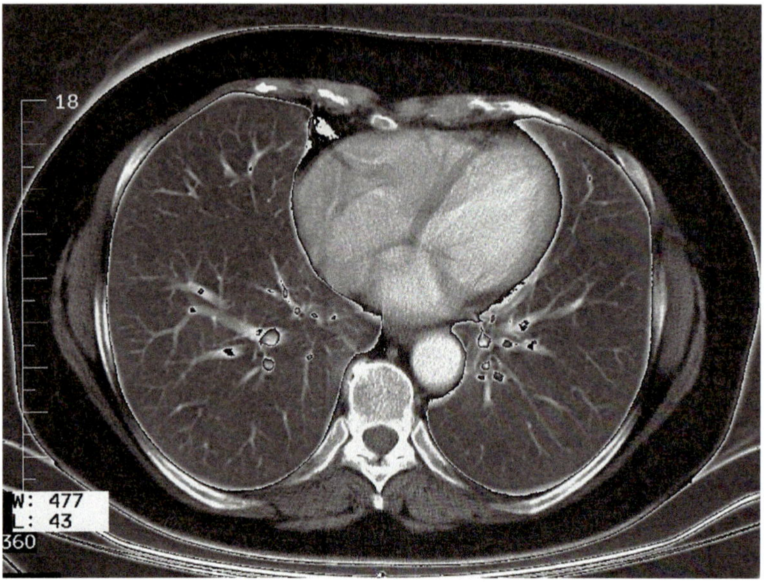

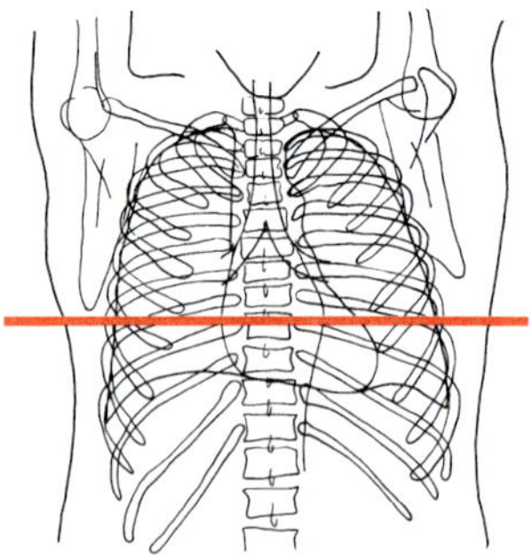

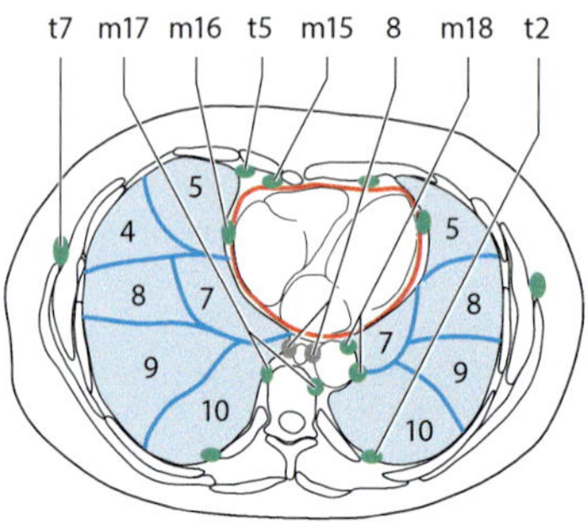

Right lung (오른허파, 우폐)

4. Lateral segment of middle lobe (중간엽의 가쪽구역)
5. Medial segment of middle lobe (중간엽의 안쪽구역)
7. Medial basal (cardiac) segment of lower lobe [하엽의 안쪽바닥구역(심장구역)]
8. Anterior basal segment of lower lobe (하엽의 앞바닥구역)
9. Lateral basal segment of lower lobe (하엽의 가쪽바닥구역)
10. Posterior basal segment of lower lobe (하엽의 뒤바닥구역)

Left lung (왼허파, 좌폐)

5. Inferior lingular segment (아래혀구역)
7. Medial basal (cardiac) segment of lower lobe [하엽의 안쪽바닥구역(심장구역)]
8. Anterior basal segment of lower lobe (하엽의 앞바닥구역)
9. Lateral basal segment of lower lobe (하엽의 가쪽바닥구역)
10. Posterior basal segment of lower lobe (하엽의 뒤바닥구역)

● ● = Lymph node (림프절)
—— = Borders of lung segments (허파구역의 가장자리)
—— = Pericardium (심장막)

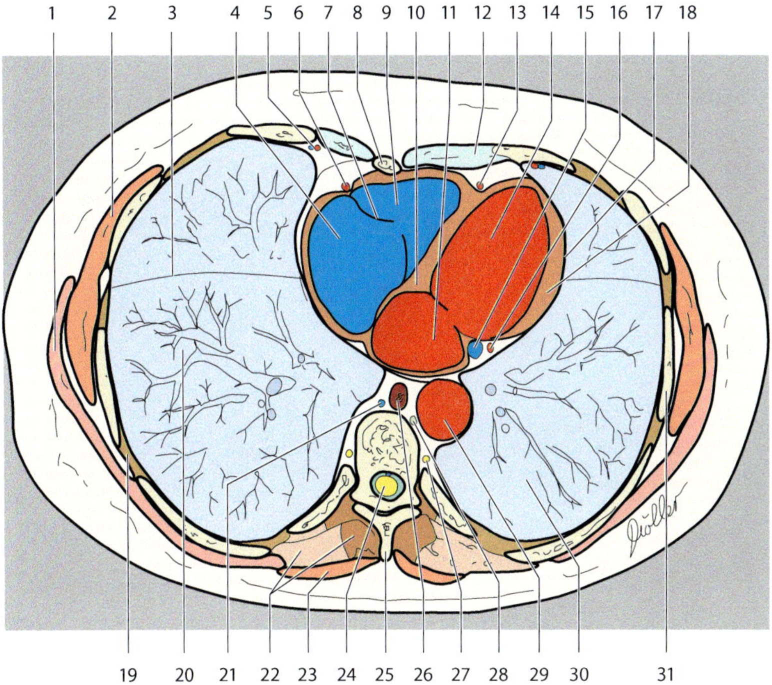

1. Latissimus dorsi muscle (넓은등근)
2. Serratus anterior muscle (앞톱니근)
3. Oblique fissure (빗틈새)
4. Right atrium (오른심방, 우심방)
5. Internal thoracic artery and vein (속가슴동맥과 정맥)
6. Right coronary artery [오른심장동맥(우관상동맥)]
7. Right atrioventricular (tricuspid) valve [오른방실판막 (삼첨판막)]
8. Sternum (body) (복장뼈몸통)
9. Right ventricle (오른심실, 우심실)
10. Interventricular septum (심실사이막)
11. Left atrium (왼심방, 좌심방)
12. Rib 4+5 (costal cartilage) [네 번째 + 다섯 번째 갈비뼈(갈비연골)]
13. Left coronary artery (anterior interventricular branch) [왼심장동맥(앞심실사이가지)]
14. Left ventricle [왼심실(좌심실)]
15. Coronary sinus (심장정맥굴)
16. Left coronary artery (circumflex branch) [왼심장동맥(휘돌이가지)]
17. Phrenic nerve and pericardium (가로막신경과 심장막)
18. Myocardium (심근)
19. Intercostal muscle (갈비사이근)
20. Right lung (오른허파, 우폐)
21. Azygos vein [홑정맥(기정맥)]
22. Erector spinae muscle, lateral and medial tracts (척주세움근, 가쪽관과 안쪽관)
23. Trapezius muscle (등세모근)
24. Spinal cord (척수)
25. Spinous process (가시돌기)
26. Oesophagus (식도)
27. Sympathetic trunk (교감신경줄기)
28. Thoracic duct [가슴림프관(흉관)]
29. Descending aorta [내림대동맥(하행대동맥)]
30. Left lung (왼허파, 좌폐)
31. Rib 7 (일곱 번째 갈비뼈)

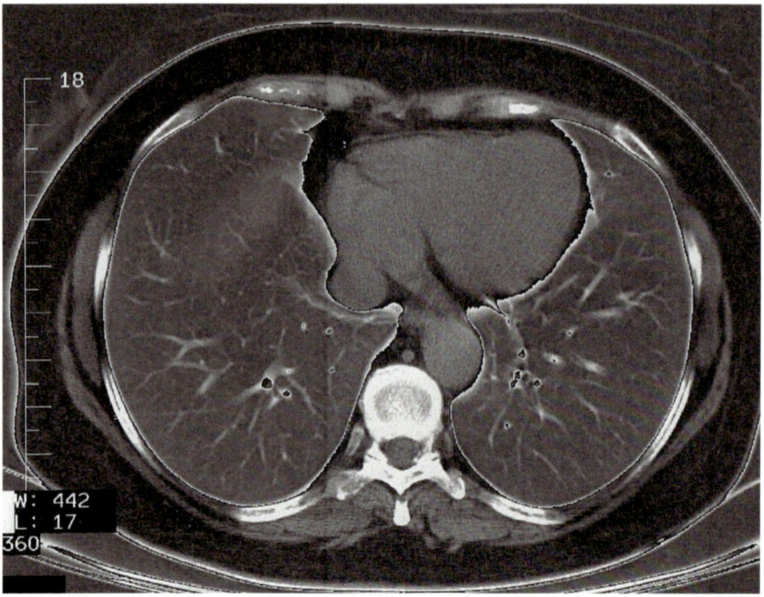

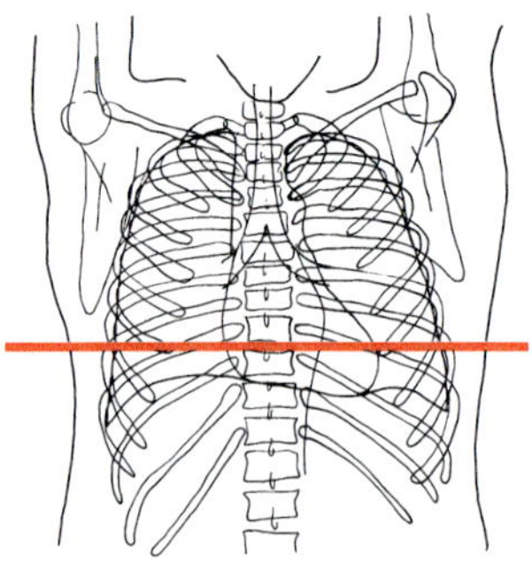

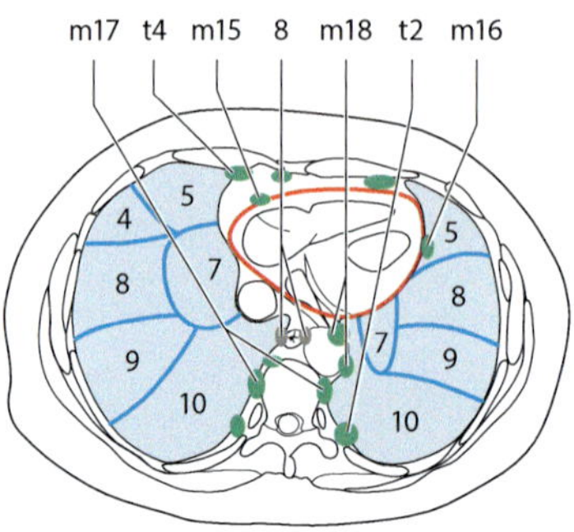

Right lung (오른허파, 우폐)

4. Lateral segment of middle lobe (중간엽의 가쪽구역)
5. Medial segment of middle lobe (중간엽의 안쪽구역)
7. Medial basal (cardiac) segment of lower lobe [하엽의 안쪽바닥구역 (심장구역)]
8. Anterior basal segment of lower lobe (하엽의 앞바닥구역)
9. Lateral basal segment of lower lobe (하엽의 가쪽바닥구역)
10. Posterior basal segment of lower lobe (하엽의 뒤바닥구역)

Left lung (왼허파, 좌폐)

5. Inferior lingular segment (아래혀구역)
7. Medial basal (cardiac) segment of lower lobe [하엽의 안쪽바닥구역(심장구역)]
8. Anterior basal segment of lower lobe (하엽의 앞바닥구역)
9. Lateral basal segment of lower lobe (하엽의 가쪽바닥구역)
10. Posterior basal segment of lower lobe (하엽의 뒤바닥구역)

● ● = Lymph node (림프절)
—— = Borders of lung segments (허파구역의 가장자리)
—— = Pericardium (심장막)

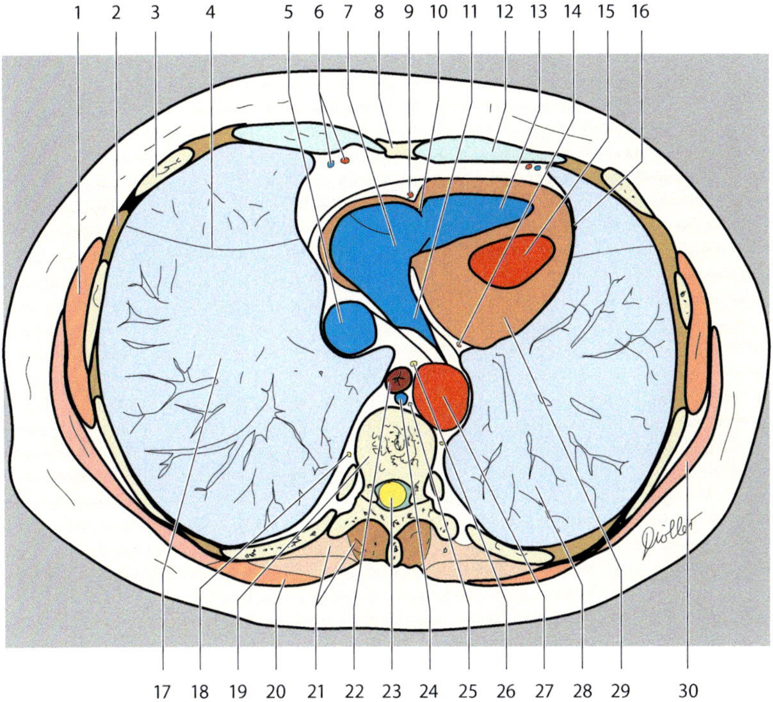

1. Latissimus dorsi muscle (넓은등근)
2. Intercostal muscle (갈비사이근)
3. Rib 6 (여섯 번째 갈비뼈)
4. Oblique fissure (빗틈새)
5. Inferior vena cava [아래대정맥(하대정맥)]
6. Internal thoracic artery and vein (속가슴동맥과 정맥)
7. Right atrium (오른심방, 우심방)
8. Xiphoid process (칼돌기)
9. Right coronary artery [오른심장동맥(우관상동맥)]
10. Right atrioventricular (tricuspid) valve [오른방실판막(삼첨판막)]
11. Coronary sinus (심장정맥굴)
12. Rib 5 (costal cartilage) [다섯 번째 갈비뼈(갈비연골)]
13. Right ventricle (오른심실, 우심실)
14. Circumflex branch of left coronary artery (왼심장동맥의 휘돌이가지)
15. Left ventricle [왼심실(좌심실)]
16. Phrenic nerve and pericardium (가로막신경과 심장막)
17. Right lung (오른허파, 우폐)
18. Sympathetic trunk (교감신경줄기)
19. Vertebral body (T10) [척추뼈몸통(열 번째 등뼈)]
20. Trapezius muscle (등세모근)
21. Erector spinae muscle, lateral and medial tracts (척주세움근, 가쪽관과 안쪽관)
22. Oesophagus (식도)
23. Spinal cord (척수)
24. Azygos vein [홀정맥(기정맥)]
25. Thoracic duct [가슴림프관(흉관)]
26. Vagus nerve (미주신경)
27. Descending aorta [내림대동맥(하행대동맥)]
28. Left lung (왼허파, 좌폐)
29. Myocardium of the left ventricle (왼심실의 심근)
30. Serratus anterior muscle (앞톱니근)

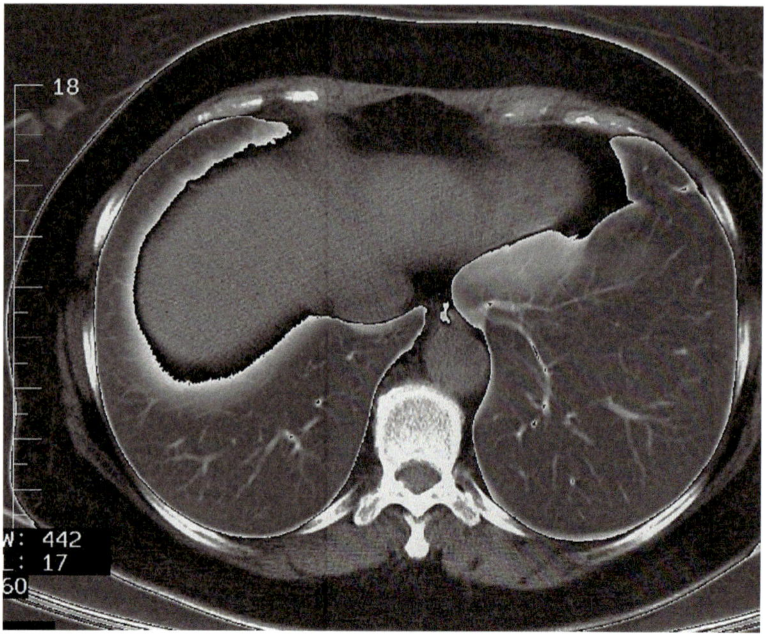

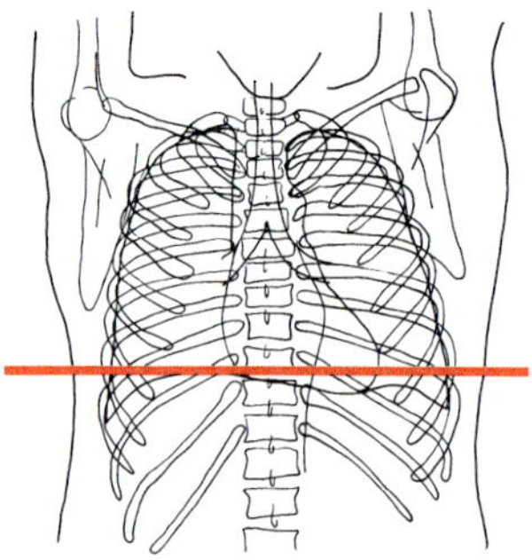

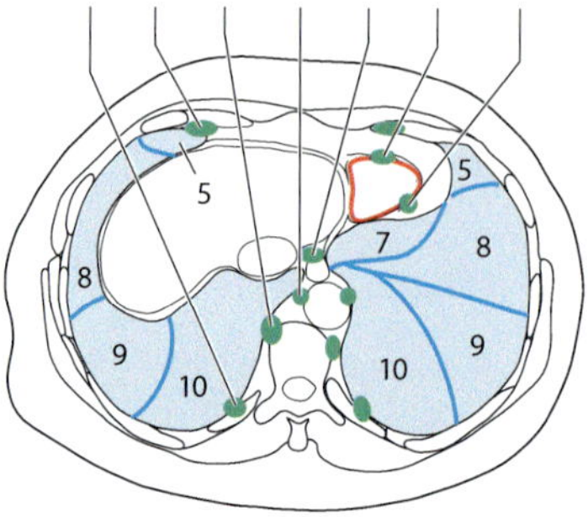

Right lung (오른허파, 우폐)

5. Medial segment of middle lobe (중간엽의 안쪽구역)
8. Anterior basal segment of lower lobe (하엽의 앞바닥구역)
9. Lateral basal segment of lower lobe (하엽의 가쪽바닥구역)
10. Posterior basal segment of lower lobe (하엽의 뒤바닥구역)

Left lung (왼허파, 좌폐)

5. Inferior lingular segment (아래혀구역)
7. Medial basal (cardiac) segment of lower lobe [하엽의 안쪽바닥구역(심장구역)]
8. Anterior basal segment of lower lobe (하엽의 앞바닥구역)
9. Lateral basal segment of lower lobe (하엽의 가쪽바닥구역)
10. Posterior basal segment of lower lobe (하엽의 뒤바닥구역)

● = Lymph node (림프절)

—— = Borders of lung segments (허파구역의 가장자리)

—— = Pericardium (심장막)

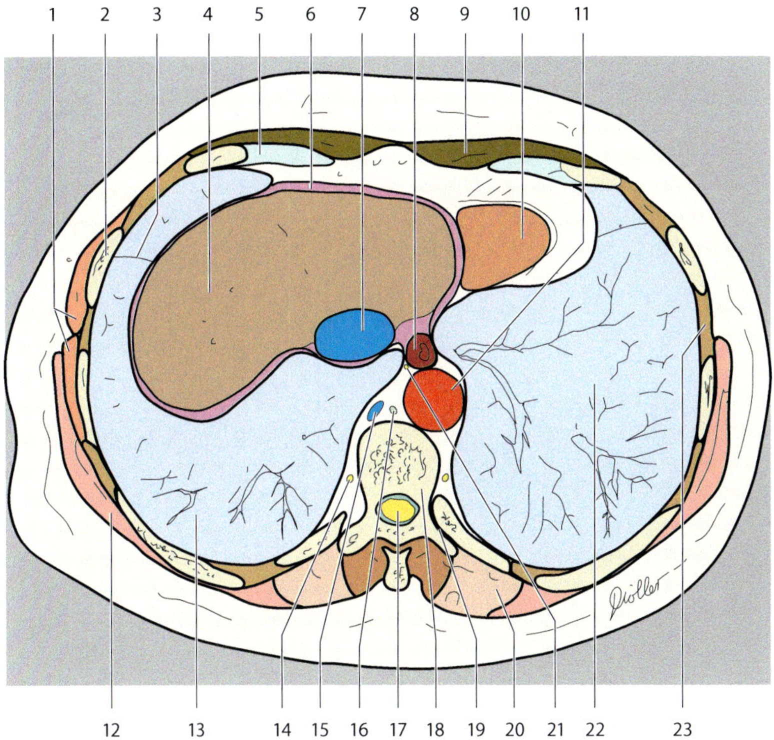

1. Serratus anterior muscle (앞톱니근)
2. Rib 7 (일곱 번째 갈비뼈)
3. Oblique fissure (빗틈새)
4. Liver (간)
5. Rib 6 (costal cartilage) [여섯 번째 갈비뼈(갈비연골)]
6. Diaphragm [가로막(횡격막)]
7. Inferior vena cava [아래대정맥(하대정맥)]
8. Oesophagus (식도)
9. Rectus abdominis muscle [배곧은근(복직근)]
10. Base of heart (심장바닥)
11. Descending aorta [내림대동맥(하행대동맥)]
12. Latissimus dorsi muscle (넓은등근)
13. Right lung (오른허파, 우폐)
14. Sympathetic trunk (교감신경줄기)
15. Azygos vein [홑정맥(기정맥)]
16. Thoracic duct [가슴림프관(흉관)]
17. Spinal cord (척수)
18. Vertebral body (T10) [척추뼈몸통(열 번째 등뼈)]
19. Costovertebral joint (갈비척추관절)
20. Erector spinae muscle, lateral tract (척주세움근, 가쪽관)
21. Vagus nerve (미주신경)
22. Left lung (왼허파, 좌폐)
23. Intercostal muscle (갈비사이근)

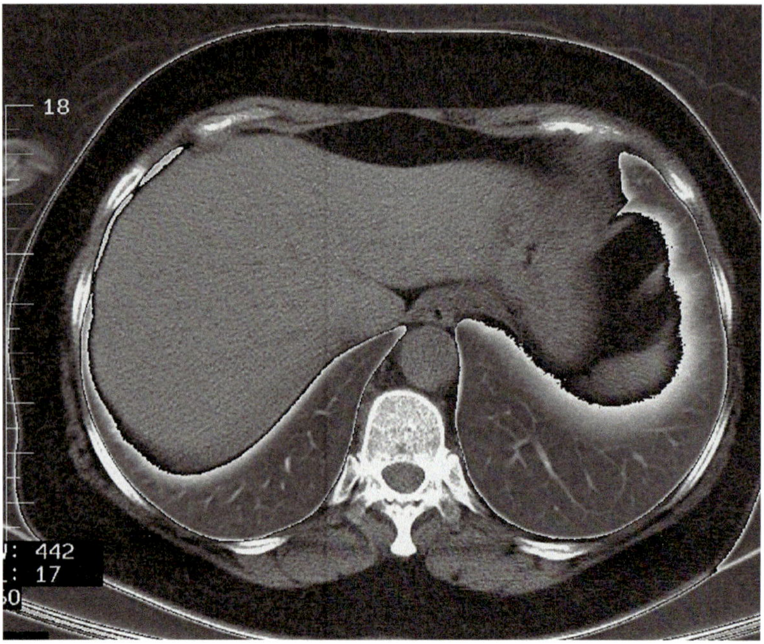

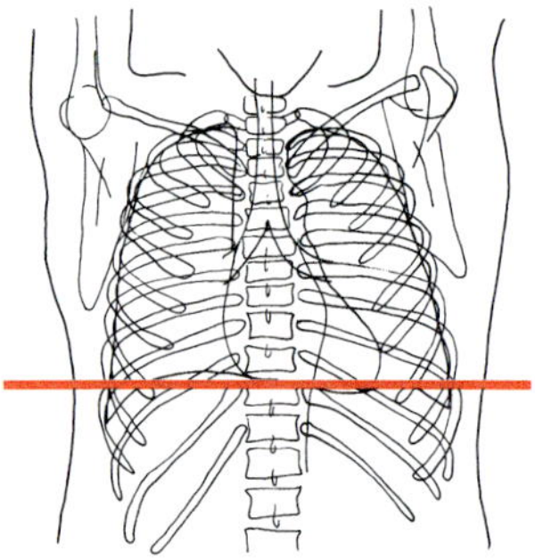

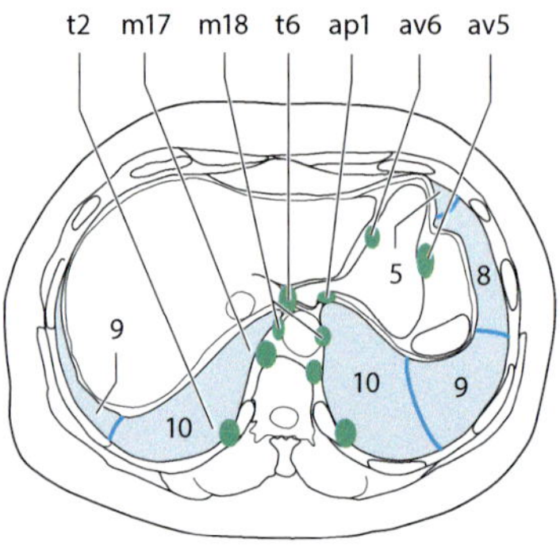

Right lung (오른허파, 우폐)

9. Lateral basal segment of lower lobe (하엽의 가쪽바닥구역)
10. Posterior basal segment of lower lobe (하엽의 뒤바닥구역)

Left lung (왼허파, 좌폐)

5. Inferior lingular segment (아래혀구역)
8. Anterior basal segment of lower lobe (하엽의 앞바닥구역)
9. Lateral basal segment of lower lobe (하엽의 가쪽바닥구역)
10. Posterior basal segment of lower lobe (하엽의 뒤바닥구역)

● = Lymph node (림프절)

—— = Borders of lung segments (허파구역의 가장자리)

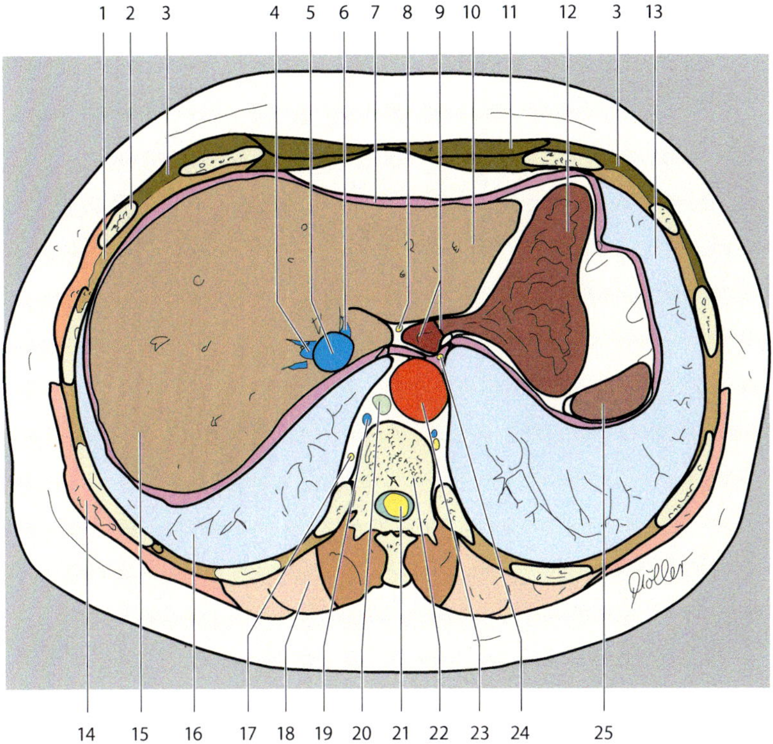

1. Intercostal muscle (갈비사이근)
2. Rib 7 (일곱 번째 갈비뼈)
3. External oblique muscle (배바깥빗근)
4. Right hepatic vein (오른간정맥)
5. Inferior vena cava [아래대정맥(하대정맥)]
6. Left hepatic vein (왼간정맥)
7. Diaphragm [가로막(횡격막)]
8. Vagus nerve (anterior part, anterior vagal trunk) [미주신경(앞부분, 앞미주신경줄기)]
9. Oesophagus (식도)
10. Liver (left lobe) (왼간엽)
11. Rectus abdominis muscle (배곧은근, 복직근)
12. Stomach (위)
13. Left lung (왼허파, 좌폐)
14. Latissimus dorsi muscle (넓은등근)
15. Liver (right lobe) (오른간엽)
16. Right lung (오른허파, 우폐)
17. Sympathetic trunk (교감신경줄기)
18. Erector spinae muscle, lateral tract (척주세움근, 가쪽관)
19. Azygos vein [홀정맥(기정맥)]
20. Thoracic duct [가슴림프관(흉관)]
21. Spinal cord (척수)
22. Vertebral body (T11) [척추뼈몸통(열한 번째 등뼈)]
23. Descending aorta [내림대동맥(하행대동맥)]
24. Posterior vagal trunk (뒤미주신경줄기)
25. Spleen (지라, 비장)

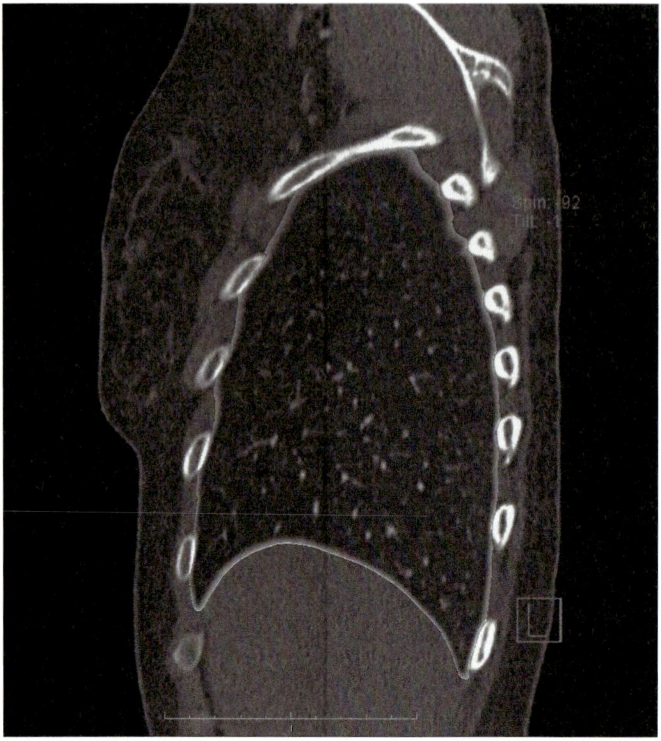

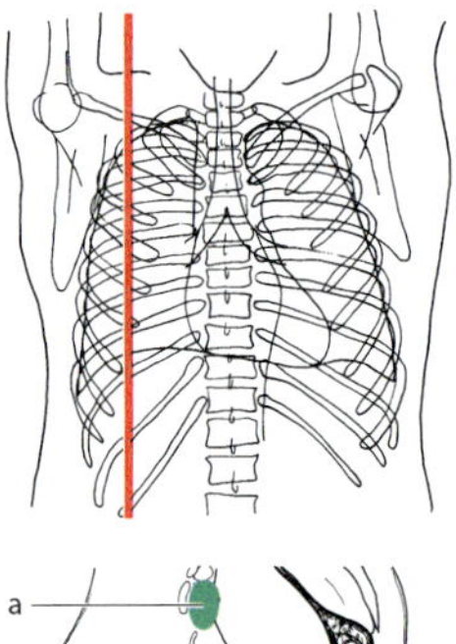

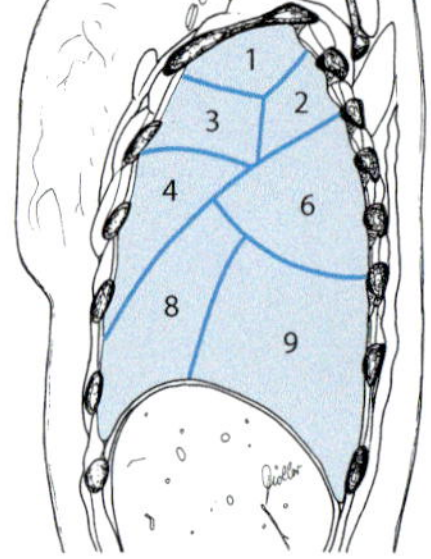

Right lung (오른허파, 우폐)

1. Apical segment of upper lobe
   (상엽의 꼭대기구역)
2. Posterior segment of upper lobe
   (상엽의 뒤구역)
3. Anterior segment of upper lobe
   (상엽의 앞구역)
4. Lateral segment of middle lobe
   (중간엽의 가쪽구역)
6. Superior segment of lower lobe
   (하엽의 위구역)
8. Anterior basal segment of lower lobe
   (하엽의 앞바닥구역)
9. Lateral basal segment of lower lobe
   (하엽의 가쪽바닥구역)

● = Lymph node (림프절)

—— = Borders of lung segments
(허파구역의 가장자리)

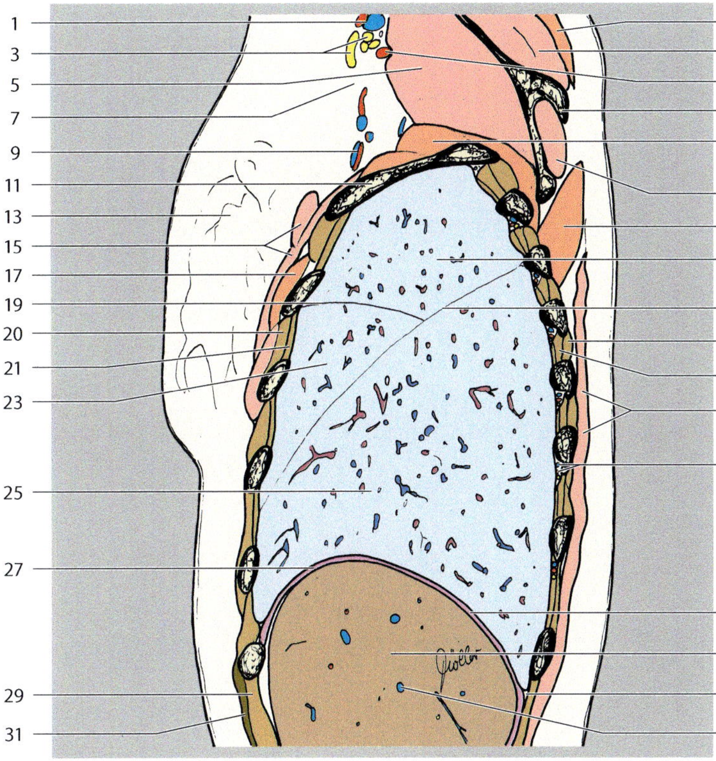

1. Axillary artery and vein (겨드랑동맥과 정맥)
2. Trapezius muscle (등세모근)
3. Brachial plexus (팔신경얼기)
4. Supraspinatus muscle (가시위근)
5. Subscapularis muscle (어깨밑근)
6. Subscapular artery (어깨밑동맥)
7. Axillary fossa (겨드랑오목)
8. Spine of scapula (어깨뼈가시)
9. Lateral thoracic artery (가쪽가슴동맥)
10. Serratus anterior muscle (앞톱니근)
11. Rib 3 (세 번째 갈비뼈)
12. Infraspinatus muscle (가시아래근)
13. Breast (유방)
14. Rhomboid major muscle (큰마름근)
15. Pectoralis major muscle (큰가슴근)
16. Right lung (upper lobe) [오른허파, 우폐(상엽)]
17. Pectoralis minor muscle (작은가슴근)
18. Oblique fissure (빗틈새)
19. Horizontal fissure (수평틈새)
20. External intercostal muscle (바깥갈비사이근)
21. Internal intercostal muscle (속갈비사이근)
22. Latissimus dorsi muscle (넓은등근)
23. Right lung (middle lobe) [오른허파, 우폐(중간엽)]
24. Intercostal vein, artery and nerve (갈비사이정맥, 동맥과 신경)
25. Right lung (lower lobe) [오른허파, 우폐(하엽)]
26. Diaphragm (costal part) [가로막(갈비부분)]
27. Diaphragm (central tendon) [가로막(중심힘줄)]
28. Liver (right lobe) (오른간엽)
29. Internal oblique muscle and transversus abdominis muscle [배속빗근과 가로배근(복횡근)]
30. Costodiaphragmatic recess (갈비가로막오목)
31. External oblique muscle (배바깥빗근)
32. Right hepatic vein (오른간정맥)

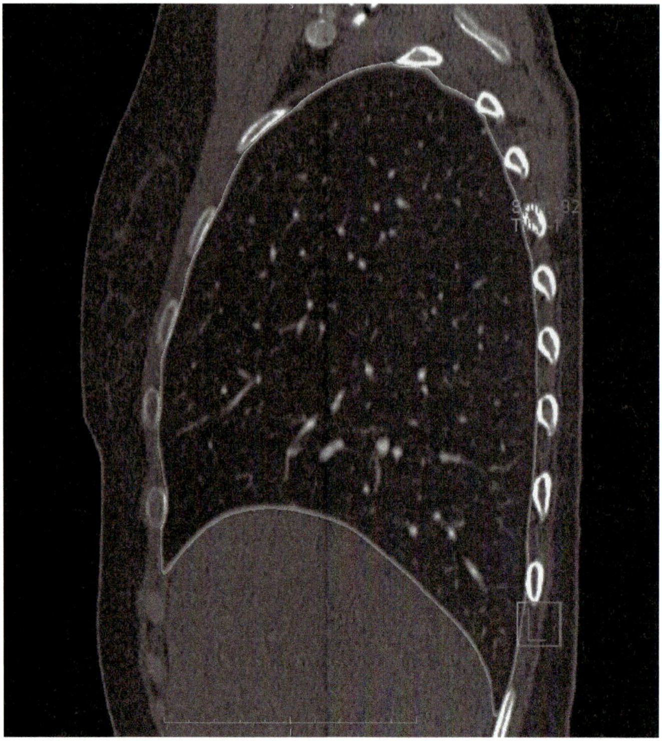

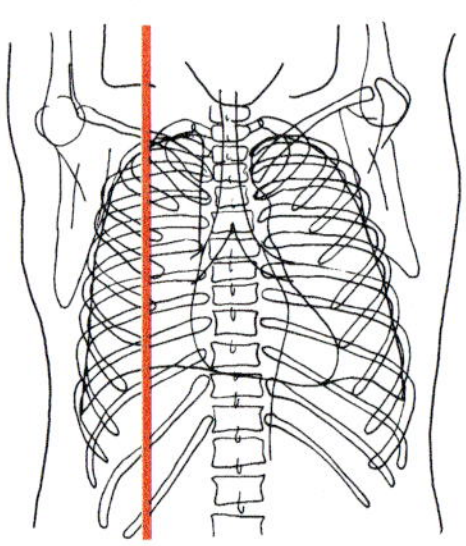

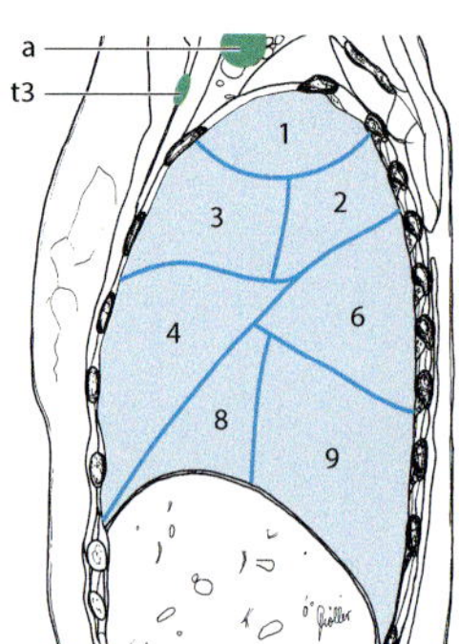

Right lung (오른허파, 우폐)

1. Apical segment of upper lobe (상엽의 꼭대기구역)
2. Posterior segment of upper lobe (상엽의 뒤구역)
3. Anterior segment of upper lobe (상엽의 앞구역)
4. Lateral segment of middle lobe (중간엽의 가쪽구역)
6. Superior segment of lower lobe (하엽의 위구역)
8. Anterior basal segment of lower lobe (하엽의 앞바닥구역)
9. Lateral basal segment of lower lobe (하엽의 가쪽바닥구역)

● = Lymph node (림프절)

—— = Borders of lung segments (허파구역의 가장자리)

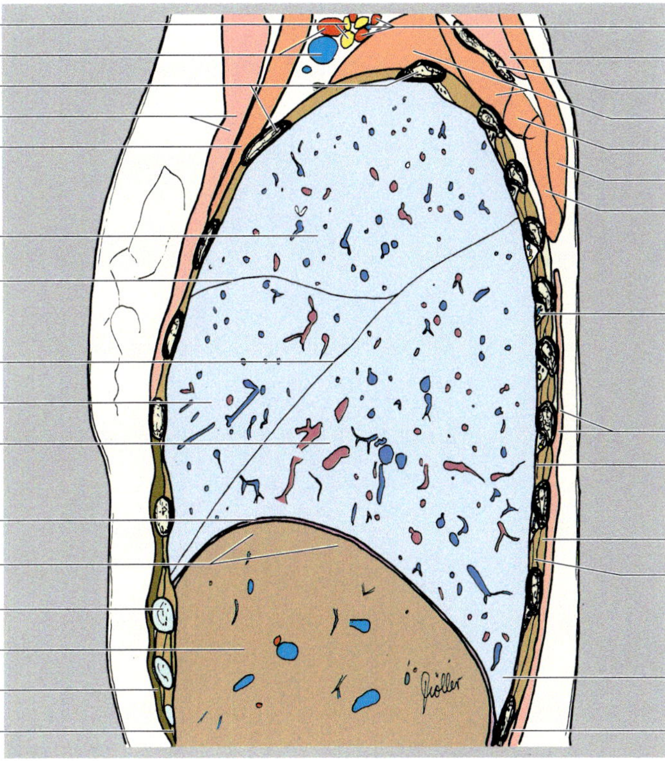

1. Brachial plexus (팔신경얼기)
2. Subscapular artery and vein (어깨밑동맥및 정맥)
3. Axillary artery and vein (겨드랑동맥과 정맥)
4. Supraspinatus muscle (가시위근)
5. Rib 2 (두 번째 갈비뼈)
6. Scapula (medial border) [어깨뼈, 견갑골(안쪽 가장자리)]
7. Pectoralis major muscle (큰가슴근)
8. Serratus anterior muscle (앞톱니근)
9. Pectoralis minor muscle (작은가슴근)
10. Serratus posterior superior muscle (위뒤톱니근)
11. Right lung (upper lobe) [오른허파, 우폐(상엽)]
12. Trapezius muscle (등세모근)
13. Horizontal fissure (수평틈새)
14. Rhomboid major muscle (큰마름근)
15. Oblique fissure (빗틈새)
16. Intercostal vein, artery and nerve (갈비사이정맥, 동맥과 신경)
17. Right lung (middle lobe) [오른허파, 우폐 (중간엽)]
18. Latissimus dorsi muscle (넓은등근)
19. Right lung (lower lobe) [오른허파, 우폐(하엽)]
20. Innermost intercostal muscle (맨속갈비사이근)
21. Diaphragm [가로막(횡격막)]
22. External intercostal muscle (바깥갈비사이근)
23. Liver (superior part) [간(위부분)]
24. Internal intercostal muscle (속갈비사이근)
25. Rib 7 (costal cartilage) [일곱 번째 갈비뼈(갈비연골)]
26. Costodiaphragmatic recess (갈비가로막오목)
27. Liver (right lobe) (오른간엽)
28. Serratus posterior inferior muscle (아래뒤톱니근)
29. External oblique muscle (배바깥빗근)
30. Internal oblique muscle and transversus abdominis muscle [배속빗근과 가로배근(복횡근)]

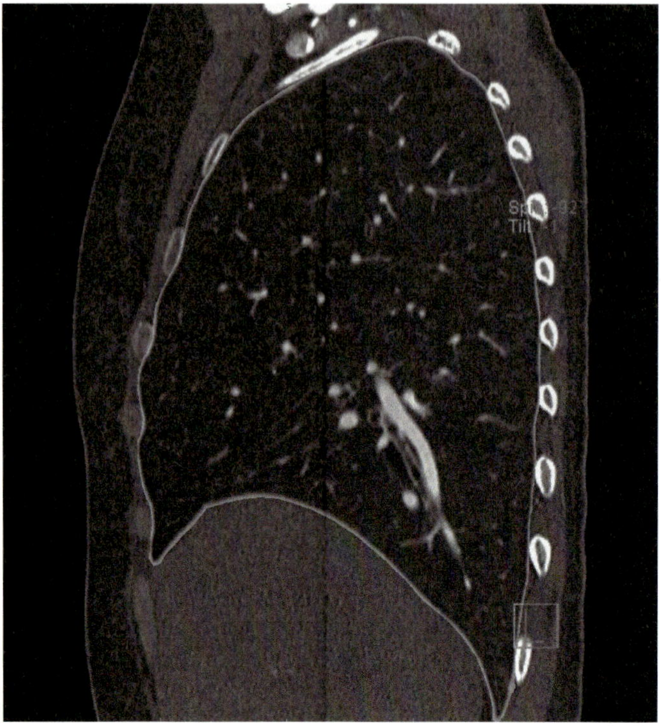

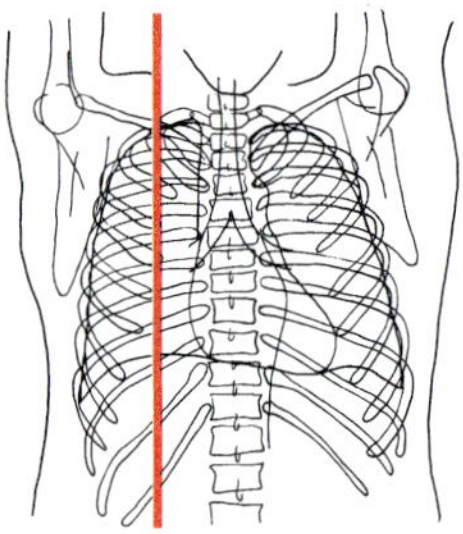

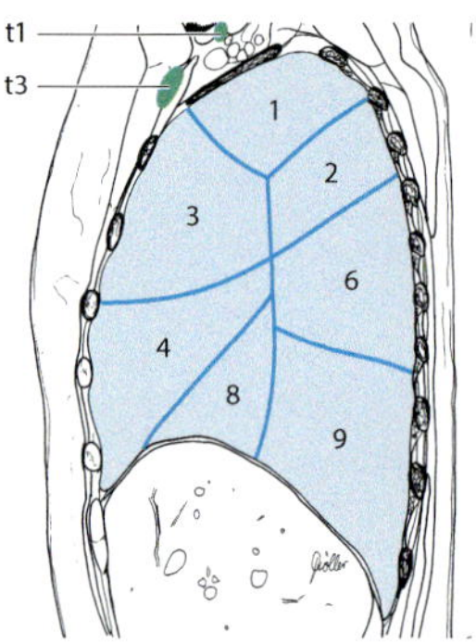

Right lung (오른허파, 우폐)

1. Apical segment of upper lobe (상엽의 꼭대기구역)
2. Posterior segment of upper lobe (상엽의 뒤구역)
3. Anterior segment of upper lobe (상엽의 앞구역)
4. Lateral segment of middle lobe (중간엽의 가쪽구역)
6. Superior segment of lower lobe (하엽의 위구역)
8. Anterior basal segment of lower lobe (하엽의 앞바닥구역)
9. Lateral basal segment of lower lobe (하엽의 가쪽바닥구역)

● = Lymph node (림프절)

—— = Borders of lung segments (허파구역의 가장자리)

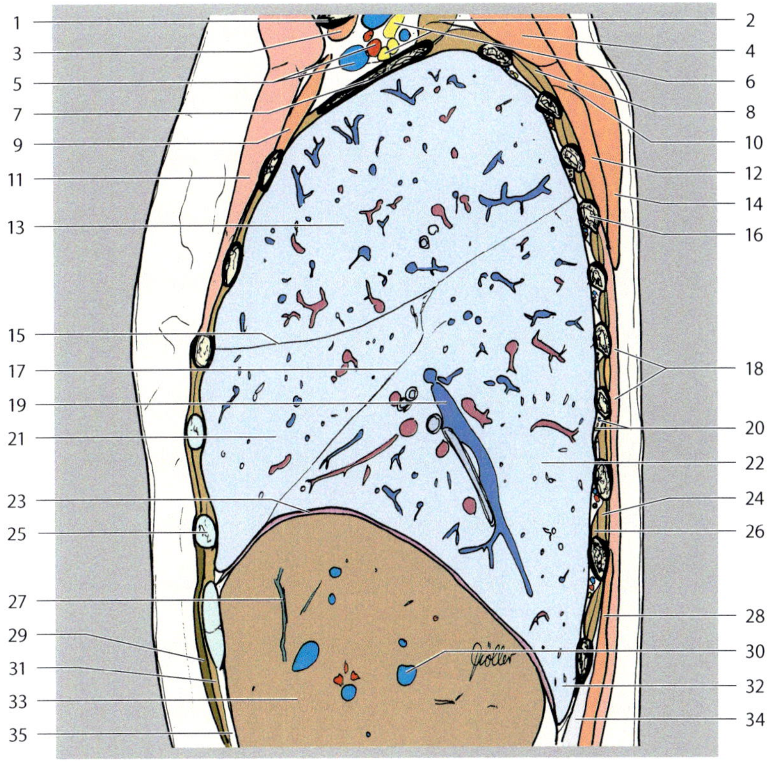

1. Clavicle [빗장뼈(쇄골)]
2. Middle scalene muscle [중간목갈비근(경추늑골근)]
3. Subclavius muscle (빗장밑근)
4. Levator scapulae muscle (어깨올림근)
5. Subclavian artery and vein (빗장밑동맥과 정맥)
6. Brachial plexus (팔신경얼기)
7. Rib 1 (첫 번째 갈비뼈)
8. Serratus posterior superior muscle (위뒤톱니근)
9. Pectoralis minor muscle (작은가슴근)
10. Rhomboid minor muscle (작은마름근)
11. Pectoralis major muscle (큰가슴근)
12. Rhomboid major muscle (큰마름근)
13. Right lung (upper lobe) [오른허파, 우폐(상엽)]
14. Trapezius muscle (등세모근)
15. Horizontal fissure (수평틈새)
16. Rib 5 (posterior part) [다섯 번째 갈비뼈(뒷부분)]
17. Oblique fissure (빗틈새)
18. Latissimus dorsi muscle (넓은등근)
19. Common basal artery of right inferior pulmonary artery (오른아래허파동맥의 온바닥동맥)
20. Intercostal vein, artery and nerve (갈비사이정맥, 동맥과 신경)
21. Right lung (middle lobe) [오른허파, 우폐(중간엽)]
22. Right lung (lower lobe) [오른허파, 우폐(하엽)]
23. Diaphragm [가로막(횡격막)]
24. External intercostal muscle (바깥갈비사이근)
25. Rib 6 (costal cartilage) [여섯 번째 갈비뼈(갈비연골)]
26. Internal intercostal muscle (속갈비사이근)
27. Branch of portal vein (문맥가지)
28. Serratus posterior inferior muscle (아래뒤톱니근)
29. External oblique muscle (배바깥빗근)
30. Branch of right hepatic vein (오른간정맥 가지)
31. Internal oblique muscle (배속빗근)
32. Costodiaphragmatic recess (갈비가로막오목)
33. Liver (right lobe) (오른간엽)
34. Erector spinae muscle (lateral tract) [척주세움근(가쪽관)]
35. Transversus abdominis muscle [가로배근(복횡근)]

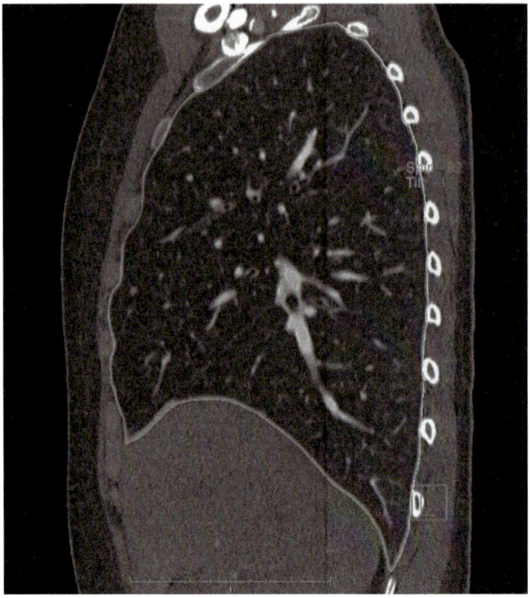

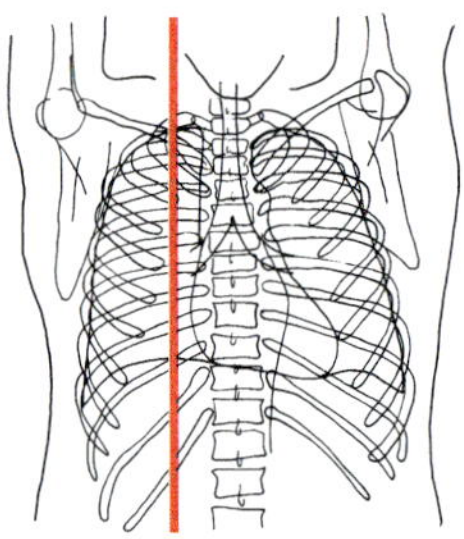

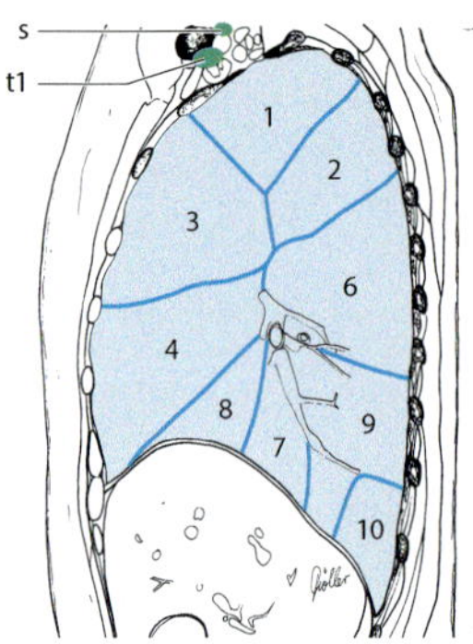

1. Cervical plexus (목신경얼기)
2. Middle scalene muscle [중간목갈비근(경추늑골근)]
3. External jugular vein [바깥목정맥(외경정맥)]
4. Levator scapulae muscle (어깨올림근)
5. Clavicle [빗장뼈(쇄골)]
6. Rhomboid minor muscle (작은마름근)
7. Pectoralis major muscle (clavicular part) [큰가슴근(빗장부분)]
8. Serratus posterior superior muscle (위뒤톱니근)
9. Subclavius muscle (빗장밑근) ▶

Right lung (오른허파, 우폐)

1. Apical segment of upper lobe (상엽의 꼭대기구역)
2. Posterior segment of upper lobe (상엽의 뒤구역)
3. Anterior segment of upper lobe (상엽의 앞구역)
4. Lateral segment of middle lobe (중간엽의 가쪽구역)
6. Superior segment of lower lobe (하엽의 위구역)
7. Medial basal segment of lower lobe (하엽의 안쪽바닥구역)
8. Anterior basal segment of lower lobe (하엽의 앞바닥구역)
9. Lateral basal segment of lower lobe (하엽의 가쪽바닥구역)
10. Posterior basal segment of lower lobe (하엽의 뒤바닥구역)

● = Lymph node (림프절)
—— = Borders of lung segments (허파구역의 가장자리)

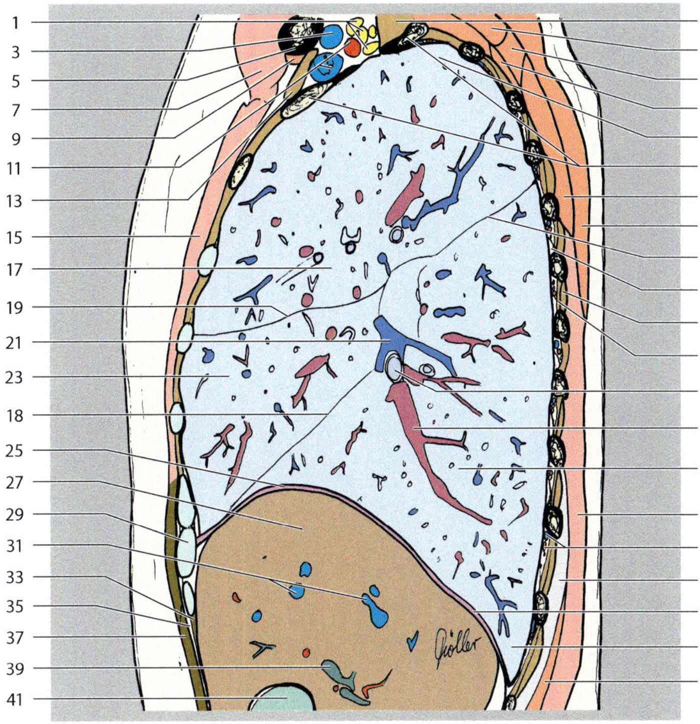

10. Lung (apex) [허파, 폐(꼭대기)]
11. Subclavian artery and vein (빗장밑동맥과 정맥)
12. Rib 1 (첫 번째 갈비뼈)
13. Anterior scalene muscle (앞목갈비근육)
14. Rhomboid major muscle (큰마름근)
15. Pectoralis major muscle (sternocostal part) [큰가슴근(복장갈비부분)]
16. Trapezius muscle (등세모근)
17. Right lung (upper lobe) [오른허파, 우폐(상엽)]
18. Oblique fissure (빗틈새)
19. Horizontal fissure (수평틈새)
20. Innermost intercostal muscle (맨속갈비사이근)
21. Common trunk of anterior, lateral, posterior, and medial basal segmental arteries [앞쪽, 가쪽, 뒤쪽과 안쪽 바닥구역 동맥들의 온줄기(공통줄기)]
22. External intercostal muscle (바깥갈비사이근)
23. Right lung (middle lobe) [오른허파, 우폐(중간엽)]
24. Internal intercostal muscle (속갈비사이근)
25. Diaphragm (central tendon) [가로막(중심힘줄)]
26. Inferior lobar bronchus (아래엽기관지)
27. Liver (right lobe) (오른간엽)
28. Common basal vein of right inferior pulmonary vein (오른아래허파정맥의 온바닥정맥)
29. Rib 7 (costal cartilage) [일곱 번째 갈비뼈(갈비연골)]
30. Right lung (lower lobe) [오른허파, 우폐(하엽)]
31. Branch of right hepatic vein (오른간정맥 가지)
32. Latissimus dorsi muscle (넓은등근)
33. Transversus abdominis muscle [가로배근(복횡근)]
34. Intercostal vein, artery and nerve (갈비사이정맥, 동맥과 신경)
35. Rectus abdominis muscle [배곧은근(복직근)]
36. Erector spinae muscle (lateral tract) [척주세움근 (가쪽관)]
37. External oblique muscle (배바깥빗근)
38. Diaphragm (costal part) [가로막(갈비부분)]
39. Branch of portal vein (문맥가지)
40. Costodiaphragmatic recess (갈비가로막오목)
41. Gallbladder [쓸개(담낭)]
42. Serratus posterior inferior muscle (아래뒤톱니근)

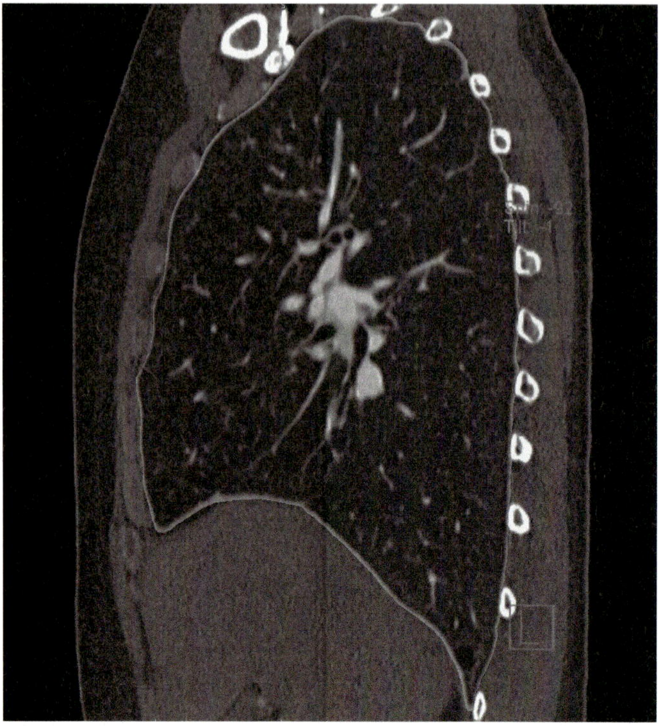

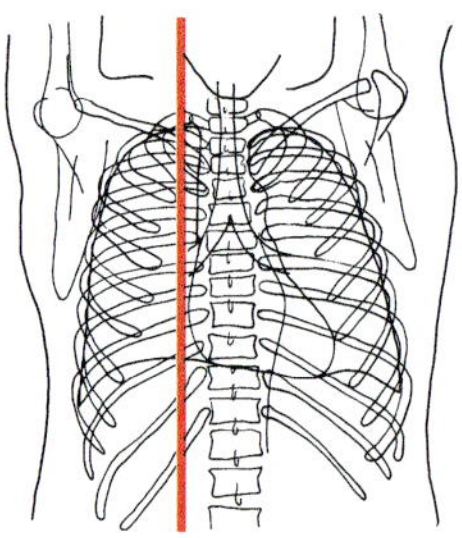

1. Cervical plexus (목신경얼기)
2. Middle scalene muscle [중간목갈비근(경추늑골근)]
3. Sternocleidomastoid muscle (목빗근)
4. Levator scapulae muscle (어깨올림근)
5. Anterior scalene muscle (앞목갈비근육)
6. Lung (apex) [허파, 폐(꼭대기)]
7. Subclavian artery [빗장밑동맥(쇄골하동맥)]
8. Rhomboid minor muscle (작은마름근)
9. Clavicle [빗장뼈(쇄골)] ▶

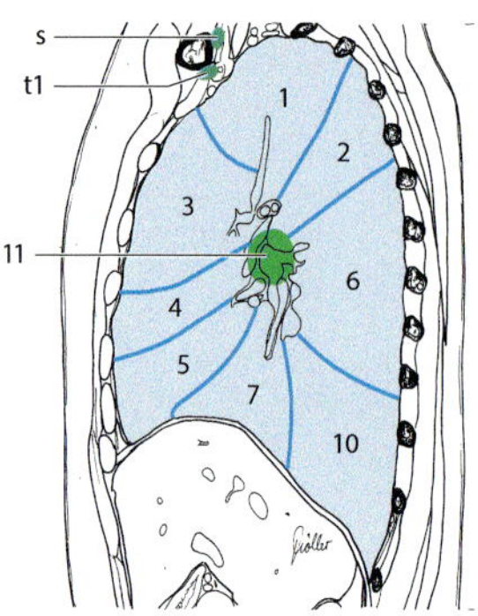

Right lung (오른허파, 우폐)

1. Apical segment of upper lobe (상엽의 꼭대기구역)
2. Posterior segment of upper lobe (상엽의 뒤구역)
3. Anterior segment of upper lobe (상엽의 앞구역)
4. Lateral segment of middle lobe (중간엽의 가쪽구역)
5. Medial segment of middle lobe (중간엽의 안쪽구역)
6. Superior segment of lower lobe (하엽의 위구역)
7. Medial basal segment of lower lobe (하엽의 안쪽바닥구역)
10. Posterior basal segment of lower lobe (하엽의 뒤바닥구역)

● = Lymph node (림프절)
—— = Borders of lung segments (허파구역의 가장자리)

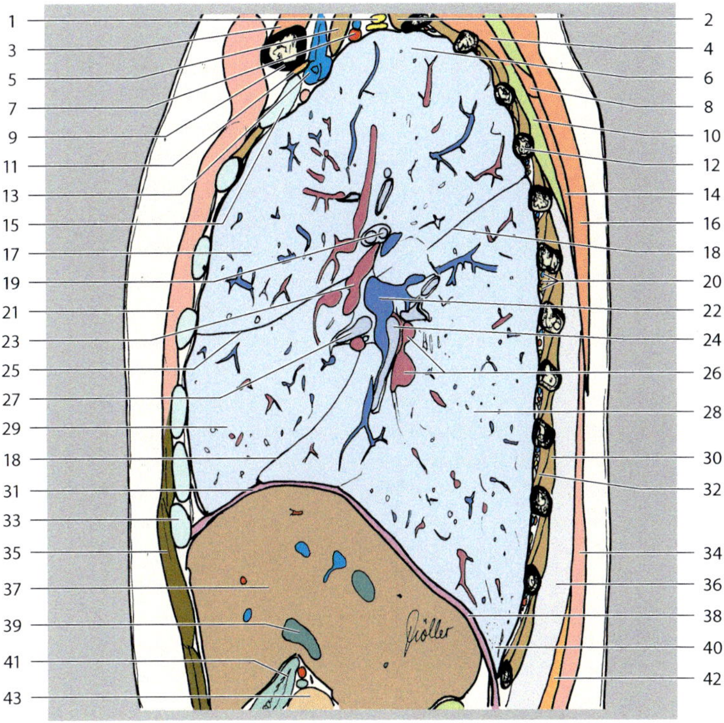

10. Serratus posterior superior muscle (위뒤톱니근)
11. Subclavius muscle (빗장밑근)
12. Rib 4 (posterior part) [네 번째 갈비뼈(뒷부분)]
13. Subclavian vein (빗장밑정맥)
14. Rhomboid major muscle (큰마름근)
15. Rib 1 (costal cartilage) [첫 번째 갈비뼈(갈비연골)]
16. Trapezius muscle (등세모근)
17. Right lung (upper lobe) [오른허파, 우폐(상엽)]
18. Oblique fissure (빗틈새)
19. Right superior lobar bronchus (오른위엽 기관지)
20. Intercostal vein, artery and nerve (갈비사이정맥, 동맥과 신경)
21. Pectoralis major muscle (sternal part) [큰가슴근(복장부분)]
22. Inferior pulmonary artery (아래허파동맥)
23. Middle lobar vein (중간엽 정맥)
24. Right inferior lobar bronchus (오른아래엽기관지)
25. Horizontal fissure (수평틈새)
26. Common basal vein of right inferior pulmonary vein (오른아래허파정맥의 온바닥정맥)
27. Right middle lobar bronchus (오른중간엽 기관지)
28. Right lung (lower lobe) [오른허파, 우폐(하엽)]
29. Right lung (middle lobe) [오른허파, 우폐(중간엽)]
30. External intercostal muscle (바깥갈비사이근)
31. Diaphragm (central tendon) [가로막(중심힘줄)]
32. Internal intercostal muscle (속갈비사이근)
33. Rib 7 (costal cartilage) [일곱 번째 갈비뼈 (갈비연골)]
34. Latissimus dorsi muscle (넓은등근)
35. Rectus abdominis muscle [배곧은근(복직근)]
36. Erector spinae muscle (lateral tract) [척주세움근(가쪽관)]
37. Liver (right lobe) (오른간엽)
38. Diaphragm (costal part) [가로막(갈비부분)]
39. Portal vein (right main branch) [문맥(오른주가지)]
40. Costodiaphragmatic recess (갈비가로막오목)
41 Gallbladder [쓸개(담낭)]
42. Serratus posterior inferior muscle (아래뒤톱니근)
43. Duodenum [샘창자(십이지장)]

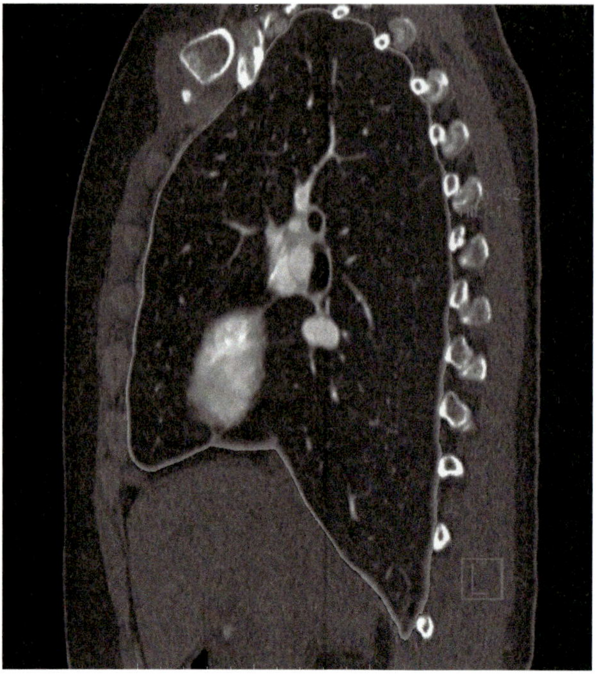

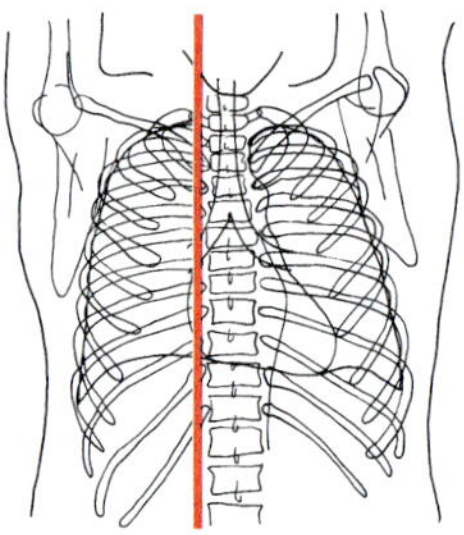

1. Sternocleidomastoid muscle (목빗근)
2. Levator scapulae muscle (어깨올림근)
3. Subclavian artery [빗장밑동맥(쇄골하동맥)]
4. Splenius cervicis muscle and splenius capitis muscle (목널판근과 머리근)
5. Subclavian vein (빗장밑정맥)
6. Rhomboid minor muscle (작은마름근)
7. Clavicle [빗장뼈(쇄골)] ▶

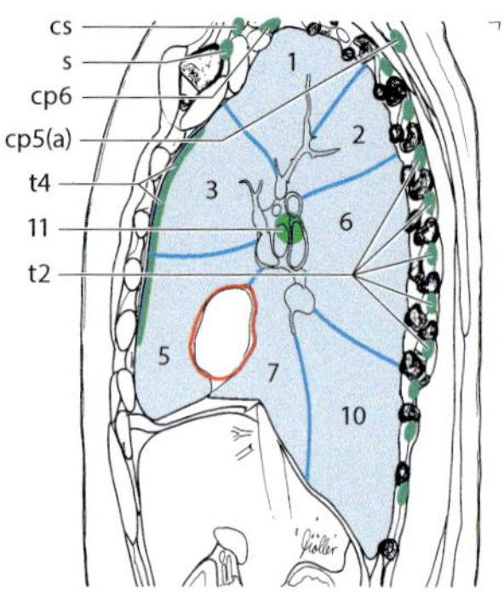

Right lung (오른허파, 우폐)

1. Apical segment of upper lobe (상엽의 꼭대기구역)
2. Posterior segment of upper lobe (상엽의 뒤구역)
3. Anterior segment of upper lobe (상엽의 앞구역)
5. Medial segment of middle lobe (중간엽의 안쪽구역)
6. Superior segment of lower lobe (하엽의 위구역)
7. Medial basal segment of lower lobe (하엽의 안쪽바닥구역)
10. Posterior basal segment of lower lobe (하엽의 뒤바닥구역)

● = Lymph node (림프절)
—— = Borders of lung segments (허파구역의 가장자리)
—— = Pericardium (심장막)

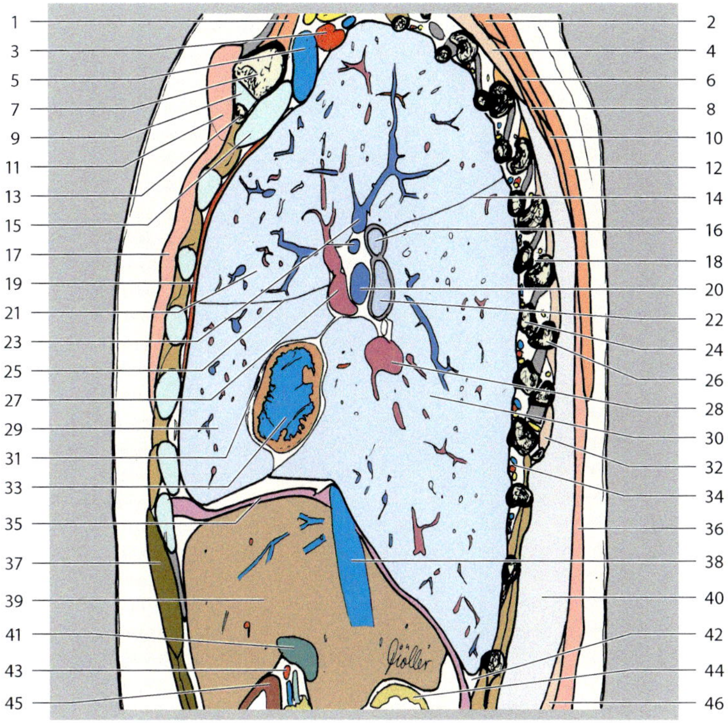

8. Serratus posterior superior muscle (위뒤톱니근)
9. Sternoclavicular joint (복장빗장관절)
10. Rhomboid major muscle (큰마름근)
11. Pectoralis major muscle (clavicular part) [큰가슴근(빗장부분)]
12. Trapezius muscle (등세모근)
13. Sternum (manubrium) [복장뼈, 흉골(복장뼈자루)]
14. Oblique fissure (빗틈새)
15. Rib 1 (costal cartilage) [첫 번째 갈비뼈(갈비연골)]
16. Right superior lobar bronchus (오른위엽 기관지)
17. Pectoralis major muscle (sternocostal part) [큰가슴근(복장갈비부분)]
18. Costotransverse joint [갈비가로돌기관절(늑골횡돌기관절)]
19. Internal thoracic artery (속가슴동맥)
20. Right pulmonary artery (main trunk of inferior lobar and middle lobar segmental arteries) [오른허파, 우폐동맥(아래엽과 중간엽 동맥들의 주줄기)]
21. Right lung (upper lobe) [오른허파, 우폐(상엽)]
22. Right inferior lobar bronchus (오른아래엽기관지)
23. Right pulmonary artery (superior lobar arteries) [오른허파, 우폐동맥(위엽 동맥들)]
24. Tubercle of rib 7 (일곱 번째 갈비뼈의 결절)
25. Horizontal fissure (수평틈새)
26. Transverse process (가로돌기)
27. Right superior pulmonary vein [오른위 허파정맥(우상폐정맥)]
28. Right inferior pulmonary vein [오른아래 허파정맥(우하폐정맥)]
29. Right lung (middle lobe) [오른허파, 우폐(중간엽)]
30. Right lung (lower lobe) [오른허파, 우폐(하엽)]
31. Right coronary artery [오른심장동맥(우관상동맥)]
32. Intertransversarii muscle (가로돌기사이근육)
33. Right ventricle [오른심실(우심실)]
34. Posterior intercostal artery and vein (dorsal branch) [뒤갈비사이 동맥과 정맥(등쪽 분지)]
35. Diaphragm [가로막(횡격막)]
36. Latissimus dorsi muscle (넓은등근)
37. Rectus abdominis muscle (배곧은근, 복직근)
38. Inferior vena cava [아래대정맥(하대정맥)]
39. Liver (right lobe) (오른간엽)
40. Erector spinae muscle (lateral tract) [척주세움근(가쪽관)]
41. Portal vein (문맥)
42. Costodiaphragmatic recess (갈비가로막오목)
43. Hepatic artery (간동맥)
44. Suprarenal gland (콩팥위샘, 부신)
45. Duodenum [샘창자(십이지장)]
46. Serratus posterior inferior muscle (아래뒤톱니근)

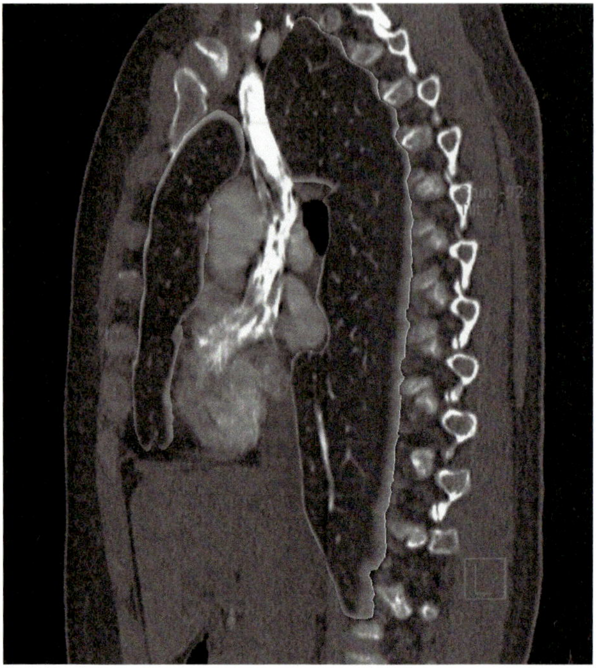

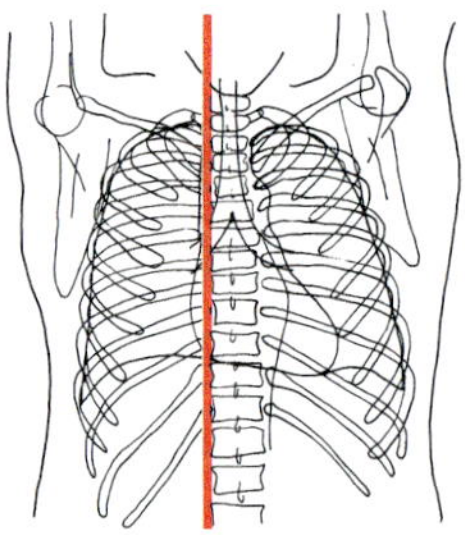

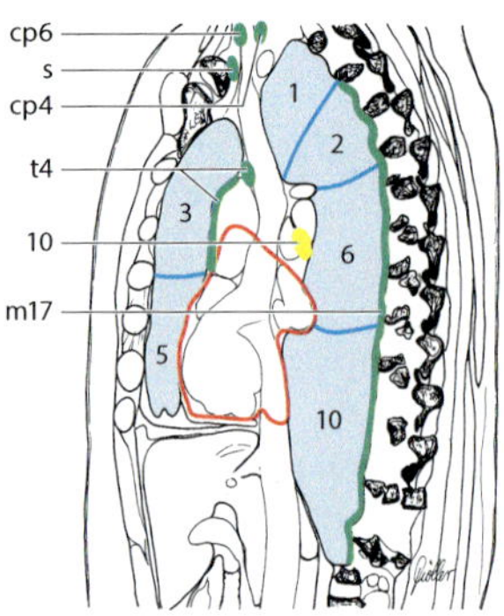

1. Sternocleidomastoid muscle (목빗근)
2. Middle scalene muscle [중간목갈비근 (경추늑골근)]
3. Sternohyoid muscle (복장목뿔근, 흉골설골근)
4. Spinalis cervicis muscle and multifidus muslce (목가시근과 뭇갈래근)
5. Cervical plexus (목신경얼기) ▶

Right lung (오른허파, 우폐)

1. Apical segment of upper lobe (상엽의 꼭대기구역)
2. Posterior segment of upper lobe (상엽의 뒤구역)
3. Anterior segment of upper lobe (상엽의 앞구역)
5. Medial segment of middle lobe (중간엽의 안쪽구역)
6. Superior segment of lower lobe (하엽의 위구역)
10. Posterior basal segment of lower lobe (하엽의 뒤바닥구역)

● ● = Lymph node (림프절)
—— = Borders of lung segments (허파구역의 가장자리)
—— = Pericardium (심장막)

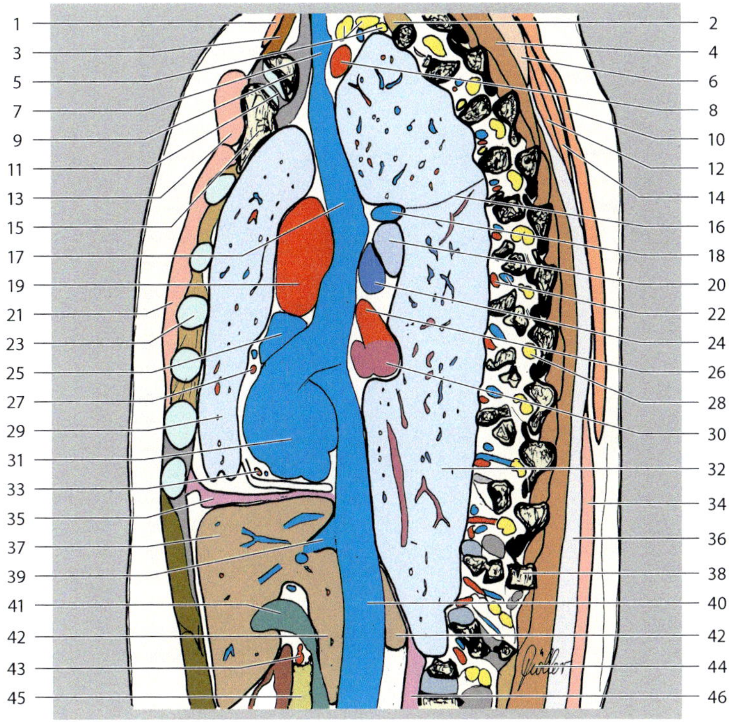

6. Splenius cervicis muscle and splenius capitis muscle (목널판근과 머리근)
7. Internal jugular vein [속목정맥(내경정맥)]
8. Right subclavian artery [오른빗장밑동맥 (우쇄골하동맥)]
9. Clavicle [빗장뼈(쇄골)]
10. Trapezius muscle (등세모근)
11. Sternoclavicular joint (복장빗장관절)
12. Serratus posterior superior muscle (위뒤톱니근)
13. Pectoralis major muscle (clavicular part) [큰가슴근(빗장부분)]
14. Rhomboid major muscle (큰마름근)
15. Sternum (manubrium) [복장뼈, 흉골(복장뼈자루)]
16. Oblique fissure (빗틈새)
17. Superior vena cava [위대정맥(상대정맥)]
18. Azygos vein [홀정맥(기정맥)]
19. Ascending aorta [오름대동맥(상행대동맥)]
20. Right main bronchus (오른 주기관지)
21. Pectoralis major muscle (sternocostal part) [큰가슴근(복장갈비부분)]
22. Posterior intercostal artery and vein (dorsal branch) [뒤갈비사이 동맥과 정맥(등쪽 분지)]
23. Rib 4 (costal part) [네 번째 갈비뼈(갈비부분)]
24. Right pulmonary artery (오른허파, 우폐동맥)
25. Right atrium (auricle) [오른심방, 우심방(심방귀)]
26. Left atrium (왼심방, 좌심방)
27. Right coronary artery [오른심장동맥(우관상동맥)]
28. Spinal ganglion (척수신경절)
29. Right lung (오른허파, 우폐)
30. Right inferior pulmonary vein [오른아래 허파정맥(우하폐정맥)]
31. Right atrium (오른심방, 우심방)
32. Right lung (lower lobe) [오른허파, 우폐(하엽)]
33. Right coronary artery (right marginal branch) [오른심장동맥(오른모서리가지)]
34. Latissimus dorsi muscle (넓은등근)
35. Diaphragm (costal part) [가로막(갈비부분)]
36. Erector spinae muscle (척주세움근)
37. Liver (left lobe) (왼간엽)
38. Transverse process (가로돌기)
39. Hepatic veins (간정맥)
40. Inferior vena cava [아래대정맥(하대정맥)]
41. Portal veins (left branch) [문맥(왼가지)]
42. Liver (caudate lobe) [간(꼬리엽)]
43. Hepatic artery (간동맥)
44. Multifidus muslce (뭇갈래근)
45. Pancreas [이자(췌장)]
46. Diaphragm (lumbar part) [가로막(허리부분)]

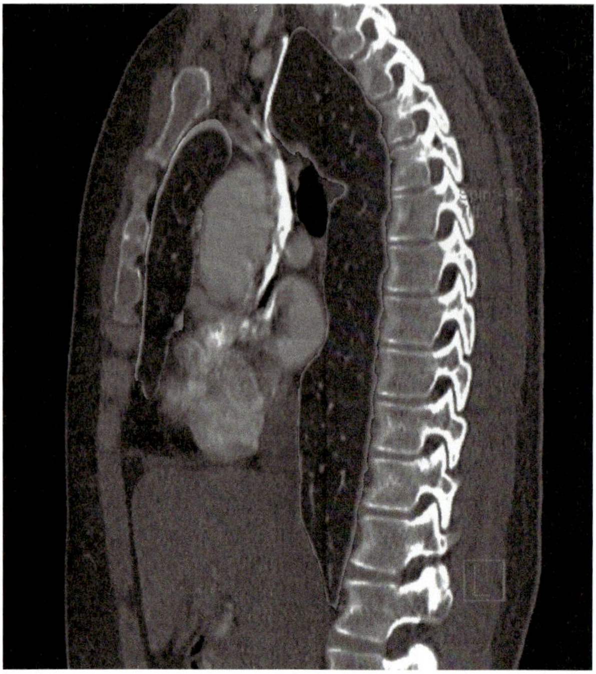

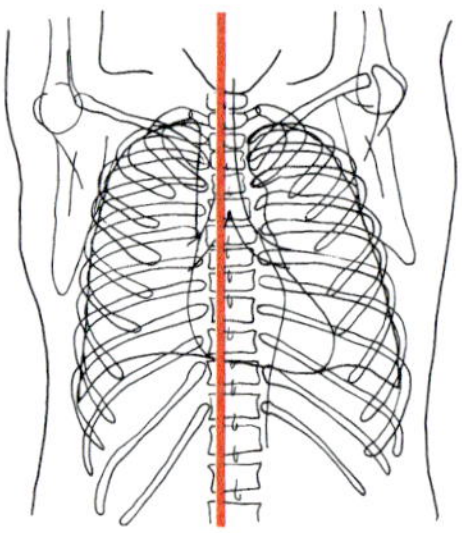

1. Sternocleidomastoid muscle (목빗근)
2. Semispinalis capitis muscle (머리반가시근)
3. Anterior scalene muscle (앞목갈비근육)
4. Spinalis cervicis muscle and multifidus muslce (목가시근과 뭇갈래근)
5. Vertebral artery (척추동맥)
6. Right subclavian artery [오른 빗장밑동맥 (쇄골하동맥)]
7. Sternoclavicular joint (복장빗장관절)
8. Spinalis thoracis muscle (등가시근)
9. Sternum (manubrium) [복장뼈, 흉골(복장뼈자루)] ▶

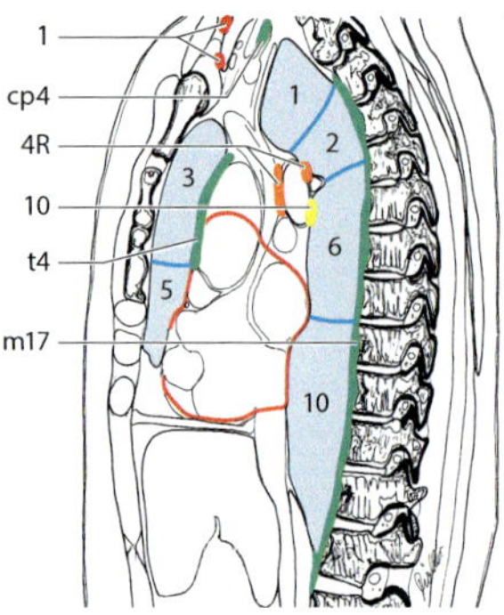

Right lung (오른허파, 우폐)
1. Apical segment of upper lobe (상엽의 꼭대기구역)
2. Posterior segment of upper lobe (상엽의 뒤구역)
3. Anterior segment of upper lobe (상엽의 앞구역)
5. Medial segment of middle lobe (중간엽의 안쪽구역)
6. Superior segment of lower lobe (하엽의 위구역)
10. Posterior basal segment of lower lobe (하엽의 뒤바닥구역)

● ● ● ● = Lymph node (림프절)
—— = Borders of lung segments (허파구역의 가장자리)
—— = Pericardium (심장막)

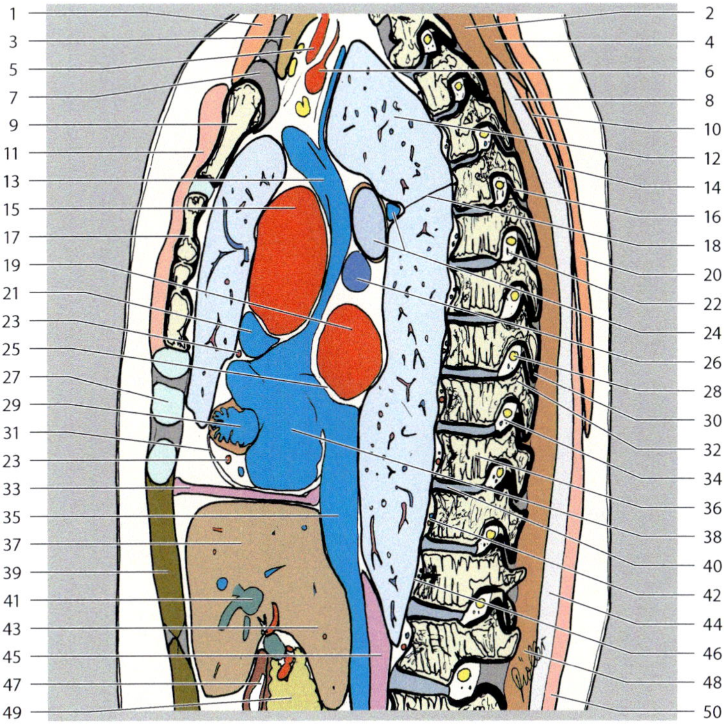

10. Serratus posterior superior muscle (위뒤톱니근)
11. Pectoralis major muscle (큰가슴근)
12. Right lung (오른허파, 우폐)
13. Superior vena cava [위대정맥(상대정맥)]
14. Rhomboid major muscle (큰마름근)
15. Ascending aorta [오름대동맥(상행대동맥)]
16. Zygapophysial joint (돌기사이관절)
17. Sternum (body) (복장뼈몸통)
18. Oblique fissure (빗틈새)
19. Left atrium (왼심방, 좌심방)
20. Trapezius muscle (등세모근)
21. Right atrial appendage (auricle) (오른심방귀, 우심방귀)
22. Intervertebral vein (척추사이정맥)
23. Right coronary artery [오른심장동맥(우관상동맥)]
24. Right main bronchus and azygos vein (오른 주기관지와 홀정맥)
25. Interatrial septum (심방사이막)
26. Right pulmonary artery (오른허파, 우폐동맥)
27. Rib 6 (costal cartilage) [여섯 번째 갈비뼈(갈비연골)]
28. Spinal ganglion (척수신경절)
29. Right ventricle (오른심실, 우심실)
30. Inferior articular process (아래관절돌기)
31. Pericardial cavity (심장막안, 심낭)
32. Superior articular process (위관절돌기)
33. Diaphragm [가로막(횡격막)]
34. Intervertebral (neural) foramen (척추사이(신경)구멍)
35. Inferior vena cava [아래대정맥(하대정맥)]
36. Vertebral body (T8) [척추뼈몸통(여덟 번째 등뼈)]
37. Liver (left lobe) (왼간엽)
38. Right atrium (오른심방, 우심방)
39. Rectus abdominis muscle [배곧은근(복직근)]
40. Intervertebral disk (척추원반)
41. Portal vein (left branch) [문맥(왼가지)]
42. Posterior intercostal artery and vein (dorsal branch) [뒤갈비사이 동맥과 정맥(등쪽 분지)]
43. Liver (caudate lobe) [간(꼬리엽)]
44. Erector spinae muscle (척주세움근)
45. Diaphragm (lumbar part) [가로막(허리부분)]
46. Anterior longitudinal ligament (앞세로인대)
47. Duodenum [샘창자(십이지장)]
48. Semispinalis thoracis muscle and multifidus muscle (등반가시근과 뭇갈래근)
49. Pancreas [이자(췌장)]
50. Latissimus dorsi muscle (넓은등근)

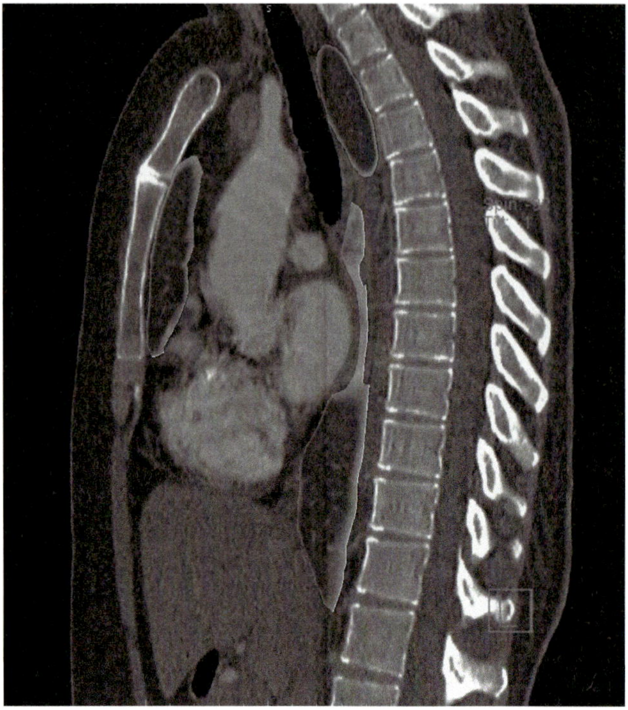

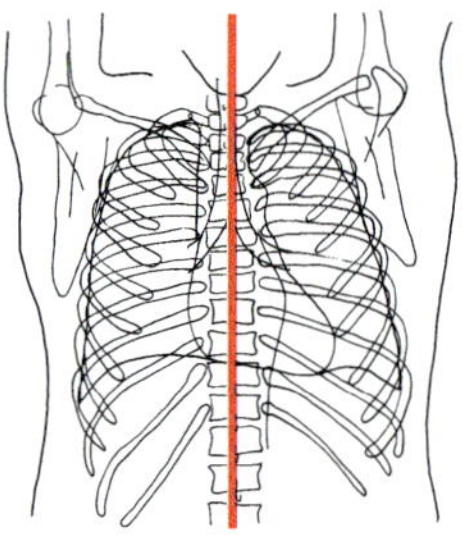

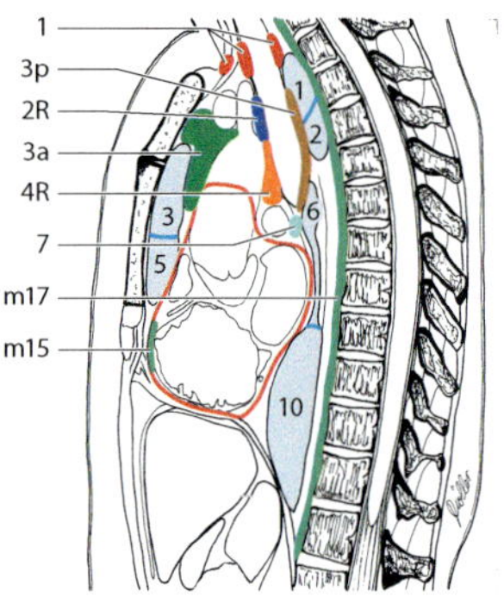

Right lung (오른허파, 우폐)

1. Apical segment of upper lobe
   (상엽의 꼭대기구역)
2. Posterior segment of upper lobe
   (상엽의 뒤구역)
3. Anterior segment of upper lobe
   (상엽의 앞구역)
5. Medial segment of middle lobe
   (중간엽의 안쪽구역)
6. Superior segment of lower lobe
   (하엽의 위구역)
10. Posterior basal segment of lower lobe
   (하엽의 뒤바닥구역)

● ● ● ● ● ● = Lymph node (림프절)

—— = Borders of lung segments (허파구역의 가장자리)

—— = Pericardium (심장막)

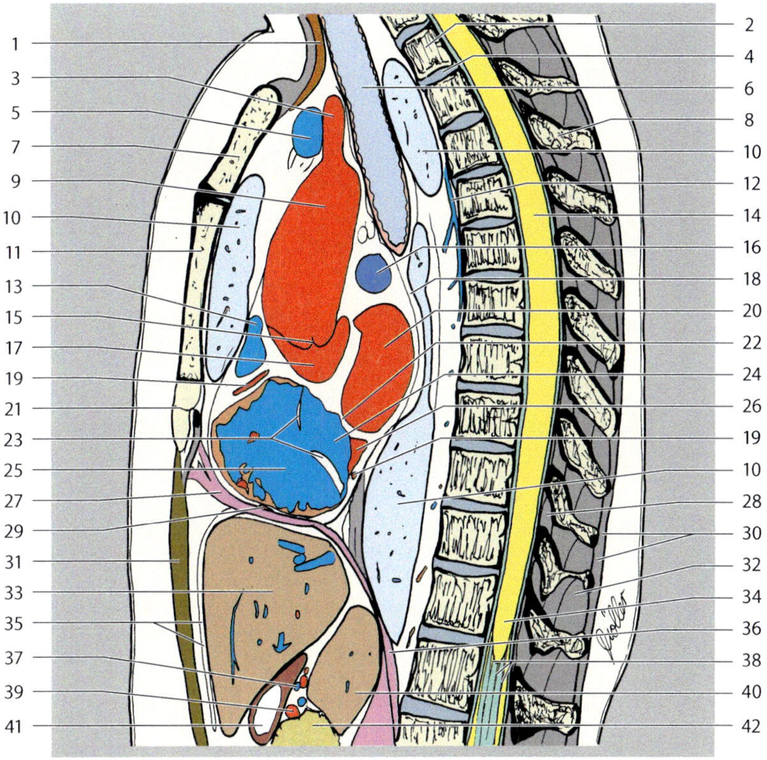

1. Sternohyoid muscle (복장목뿔근, 흉골설골근)
2. Vertebral body (T1) [척추뼈몸통(첫 번째 등뼈)]
3. Brachiocephalic trunk (팔머리동맥)
4. Intervertebral disk (척추원반)
5. Left brachiocephalic vein (왼팔머리정맥)
6. Trachea (기관)
7. Sternum (manubrium) [복장뼈, 흉골(복장뼈자루)]
8. Spinous process (가시돌기)
9. Ascending aorta [오름대동맥(상행대동맥)]
10. Right lung (오른허파, 우폐)
11. Sternum (body) (복장뼈몸통)
12. Azygos vein [홑정맥(기정맥)]
13. Right atrial appendage (auricle) (오른심방귀, 우심방귀)
14. Thoracic spinal cord (가슴척수)
15. Aortic valve (대동맥판막)
16. Left pulmonary artery (왼허파, 좌폐동맥)
17. Left ventricle [왼심실(좌심실)]
18. Oblique pericardial sinus (빗심장막굴)
19. Right coronary artery (anterior branch) [오른심장동맥(앞쪽가지)]
20. Left atrium (왼심방, 좌심방)
21. Xiphoid process (칼돌기)
22. Interatrial septum (심방사이막)
23. Right atrioventricular (tricuspid) valve [오른방실판막(삼첨판막)]
24. Right atrium (오른심방, 우심방)
25. Right ventricle (오른심실, 우심실)
26. Coronary sinus (심장정맥굴)
27. Diaphragm [가로막(횡격막)]
28. Ligamentum flavum (황색인대)
29. Right coronary artery (right marginal branch) [오른심장동맥(오른모서리가지)]
30. Supraspinous ligament (위가시돌기인대)
31. Rectus abdominis muscle [배곧은근(복직근)]
32. Interspinal ligament (가시사이인대)
33. Liver (left lobe) (왼간엽)
34. Conus medullaris (척수원뿔)
35. Greater omentum [큰그물막(대망)]
36. Diaphragm (lumbar part) [가로막(허리부분)]
37. Left gastric vein (왼위정맥)
38. Nerve filament (cauda equina) [신경미세섬유(말총)]
39. Common hepatic artery (온간동맥)
40. Liver (caudate lobe) [간(꼬리엽)]
41. Duodenum [샘창자(십이지장)]
42. Pancreas [이자(췌장)]

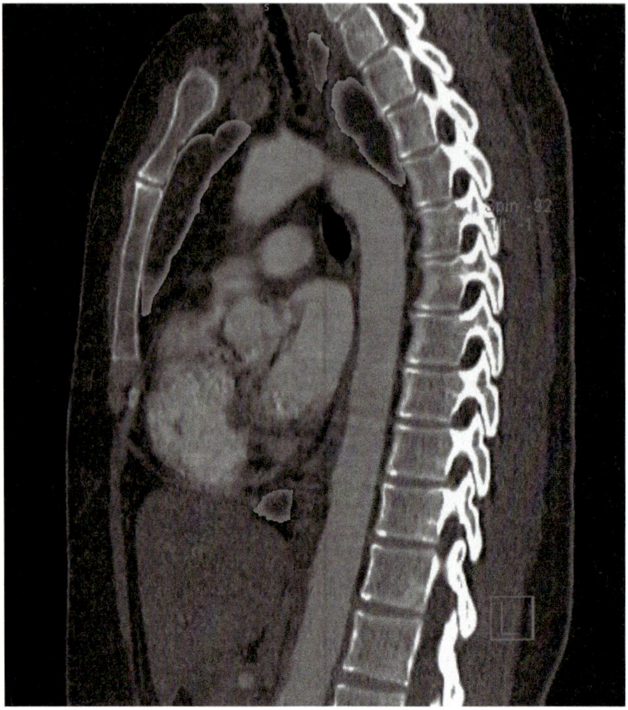

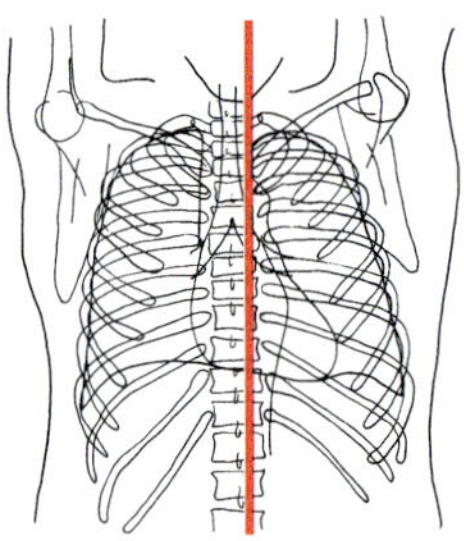

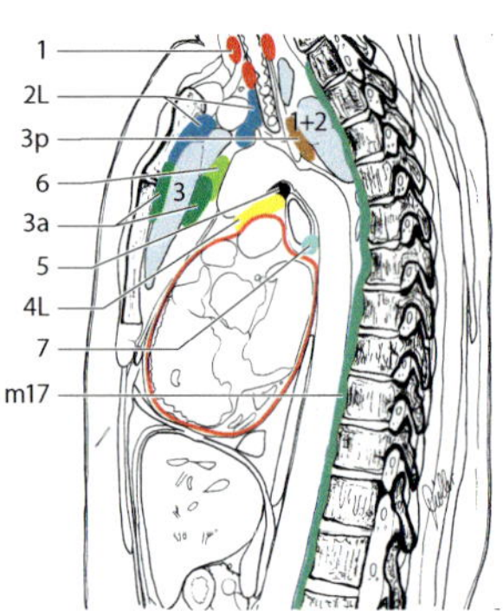

1. Sternothyroid muscle (복장방패근)
2. Splenius cervicis muscle (part of erector spinae muscle, lateral tract) [목널판근(척주세움근, 가쪽관 부분)]
3. Trachea (기관)
4. Semispinalis capitis muscle (medial tract) and longissimus thoracis (lateral tract) muscles (part of erector spinae muscle) [머리반가시근(안쪽관)과 등가장긴(가쪽관)근(척주세움근 부분)]
5. Brachiocephalic vein (팔머리정맥)
6. Left lung (왼허파, 좌폐)
7. Sternum (manubrium) [복장뼈, 흉골(복장뼈자루)]
8. Rhomboid major muscle (큰마름근)
9. Brachiocephalic trunk (팔머리동맥)
10. Serratus posterior superior muscle (위뒤톱니근)
11. Pectoralis major muscle (큰가슴근)
12. Spinal foramen (척추구멍)
13. Aortic arch [대동맥활(대동맥궁)]
14. Vertebral body (T4) [척추뼈몸통(네 번째 등뼈)]
15. Right pulmonary artery (오른허파, 우폐동맥)

● ● ● ● = Lymph node (림프절)
● ● ● ●

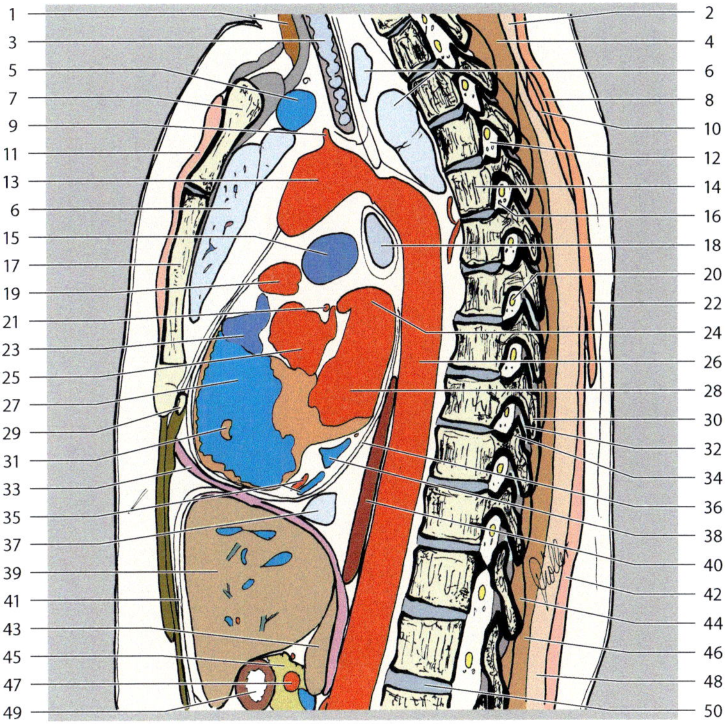

16. Intervertebral veins (척추사이정맥)
17. Sternum (body) (복장뼈몸통)
18. Left main bronchus (왼 주기관지)
19. Ascending aorta (bulb) [상행대동맥(팽대)]
20. Spinal ganglion (T4 nerve root) [척수신경절(네 번째 등뼈 신경뿌리)]
21. Left coronary artery [왼심장동맥(좌관상동맥)]
22. Trapezius muscle (등세모근)
23. Pulmonary outflow tract (폐의 유출관)
24. Left atrial appendage (왼심방귀)
25. Left ventricle [왼심실(좌심실)]
26. Descending aorta (thoracic) [하행대동맥(가슴부위)]
27. Right ventricle (오른심실, 우심실)
28. Left atrium (왼심방, 좌심방)
29. Xiphoid process (칼돌기)
30. Inferior articular process (아래관절돌기)
31. Anterior papillary muscle (앞꼭지근)
32. Zygapophysial joint (돌기사이관절)
33. Diaphragm [가로막(횡격막)]
34. Superior articular process (위관절돌기)
35. Right coronary artery and middle cardiac vein (오른심장동맥과 중간심장정맥)
36. Pericardium (심장막)
37. Left lung (lower lobe) [왼허파, 좌폐(하엽)]
38. Coronary sinus (심장정맥굴)
39. Liver (left lobe) (왼간엽)
40. Oesophagus (식도)
41. Greater omentum [큰그물막(대망)]
42. Latissimus dorsi muscle (넓은등근)
43. Liver (caudate lobe) [간(꼬리엽)]
44. Rotatores longi and brevi muscles (part of erector spinae muscle, transversospinal system, medial tract) [긴, 짧은 돌림근(척주세움근 부분, 가로돌기가시계통, 안쪽관)]
45. Pancreas [이자(췌장)]
46. Semispinalis thoracis muscle and multifidus muscle (part of erector spinae muscle, transversospinal system, medial tract) [등반가시근과 뭇갈래근(척주세움근 부분, 가로돌기가시계통, 안쪽관)]
47. Splenic artery [비장동맥(지라동맥)]
48. Longissimus, iliocostalis lumborum, and iliocostalis thoracis muscles (part of erector spinae muscle, sacrospinal system, lateral tract) [등가장긴근, 엉덩갈비근, 등엉덩갈비근 (척주세움근, 엉치가시 계통, 가쪽관)]
49. Duodenum [샘창자(십이지장)]
50. Intervertebral disk (척추원반)

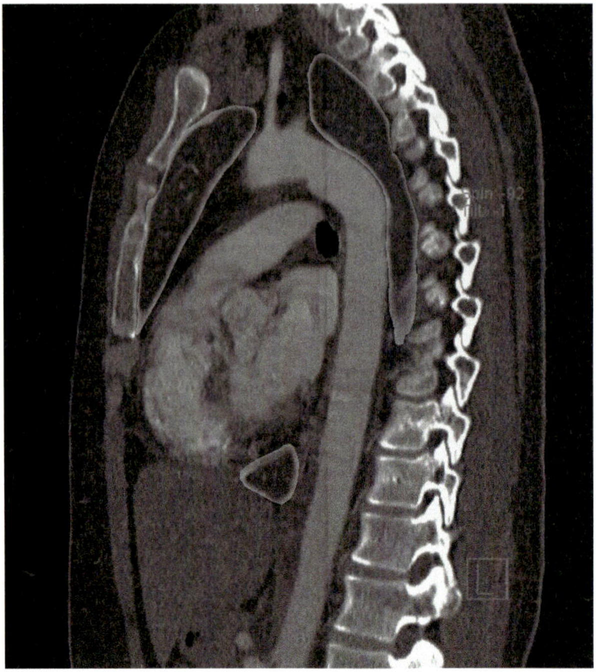

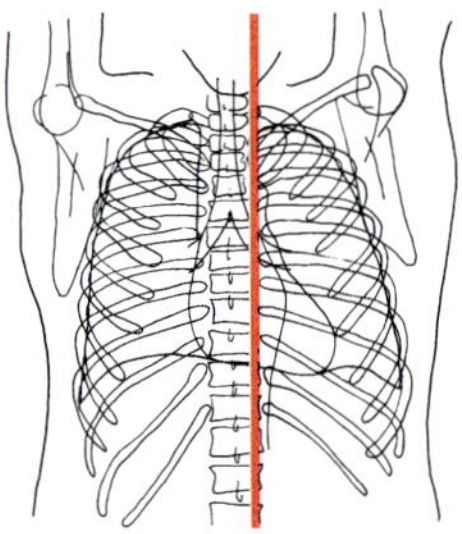

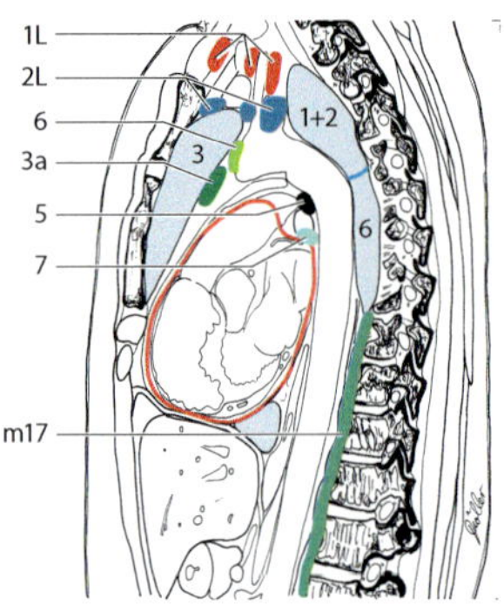

1. Thyroid gland [갑상샘(갑상선)]
2. Splenius cervicis muscle (목널판근)
3. Sternocleidomastoid muscle (목빗근)
4. Multifidus muslce (뭇갈래근)
5. Left common carotid artery [왼온목동맥(좌총경동맥)]
6. Rhomboid major muscle (큰마름근)
7. Sternohyoid muscle (복장목뿔근, 흉골설골근)
8. Serratus posterior superior muscle (위뒤톱니근)
9. Brachiocephalic vein (팔머리정맥)
10. Left lung (upper lobe) [왼허파, 좌폐(상엽)]
11. Pectoralis major muscle (큰가슴근)
12. Trachea (section) [기관(잘린면)]
13. Sternum (manubrium) [복장뼈, 흉골(복장뼈자루)]
14. Left subclavian artery [왼 빗장밑동맥(쇄골하동맥)]
15. Aortic arch [대동맥활(대동맥궁)]
16. Accessory hemi-azygos vein [덧반홀정맥(부반기정맥)]

▶

Right lung (오른허파, 우폐)

1+2. Apicoposterior segment of upper lobe (상엽의 뒤꼭대기구역)

3. Anterior segment of upper lobe (상엽의 앞구역)

6. Superior segment of lower lobe (하엽의 위구역)

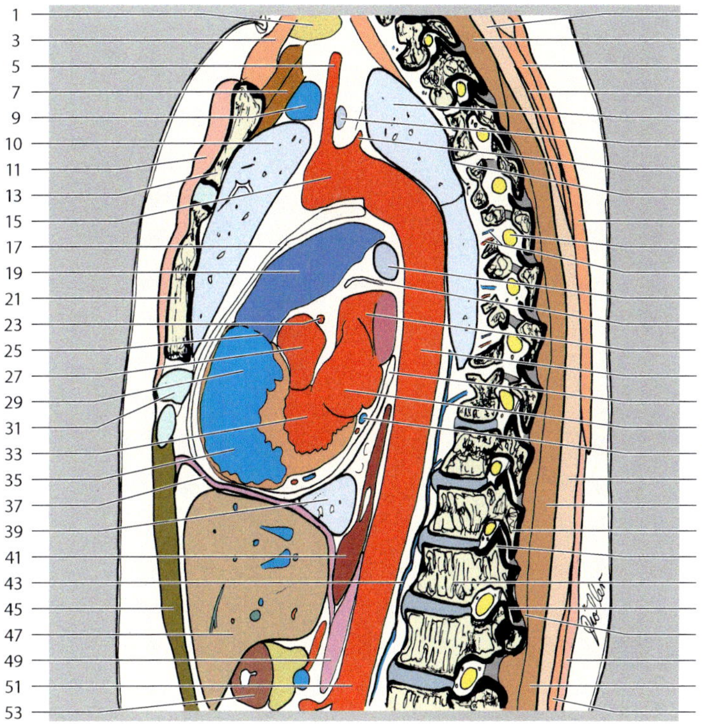

17. Pericardium (심장막)
18. Trapezius muscle (등세모근)
19. Pulmonary artery (trunk) [허파, 폐동맥(줄기)]
20. Spinal ganglion (T4) [척수신경절(네 번째 등뼈)]
21. Sternum (body) (복장뼈몸통)
22. Posterior intercostal artery and vein (뒤갈비사이 동맥과 정맥)
23. Left coronary artery [왼심장동맥(좌관상동맥)]
24. Left main bronchus (왼 주기관지)
25. Pulmonary valve (허파동맥판막)
26. Transverse pericardial sinus (가로심장막굴)
27. Ascending aorta (bulb) [상행대동맥(팽대)]
28. Left atrial appendage (왼심방귀)
29. Conus arteriosus (동맥원뿔)
30. Descending aorta (thoracic) [하행대동맥(가슴부위)]
31. Xiphoid process (칼돌기)
32. Oblique pericardial sinus (빗심장막굴)
33. Left ventricle [왼심실(좌심실)]
34. Left atrium (왼심방, 좌심방)
35. Right ventricle (오른심실, 우심실)
36. Coronary sinus (심장정맥굴)
37. Diaphragm [가로막(횡격막)]
38. Longissimus thoracis muscle and iliocostalis muscle (part of erector spinae muscle, lateral tract) [등가장긴근, 엉덩갈비근 (척주세움근 부분, 가쪽관)]
39. Left lung (lower lobe) [왼허파, 좌폐(하엽)]
40. Semispinalis thoracis muscle (part of erector spinae muscle, medial tract) [등반가시근(척주세움근 부분, 안쪽관)]
41. Oesophagus (식도)
42. Inferior articular process (아래관절돌기)
43. Hemi-azygos vein [반홀정맥(반기정맥)]
44. Superior articular process (위관절돌기)
45. Rectus abdominis muscle [배곧은근(복직근)]
46. Vertebral body (T10) [척추뼈몸통(열 번째 등뼈)]
47. Liver (left lobe) (왼간엽)
48. Zygapophysial joint (돌기사이관절)
49. Diaphragm (lumbar part) [가로막(허리부분)]
50. Spinalis and interspinales muscles (part of erector spinae muscle, medial tract) [가시근과 가시사이근 (척주세움근 부분, 안쪽관)]
51. Descending aorta (abdominal) [하행대동맥(배부위)]
52. Latissimus dorsi muscle (넓은등근)
53. Duodenum [샘창자(십이지장)]
54. Multifidus muscle (part of erector spinae muscle, medial tract) [뭇갈래근(척주세움근 부분, 안쪽관)]
55. Serratus posterior inferior muscle (아래뒤톱니근)

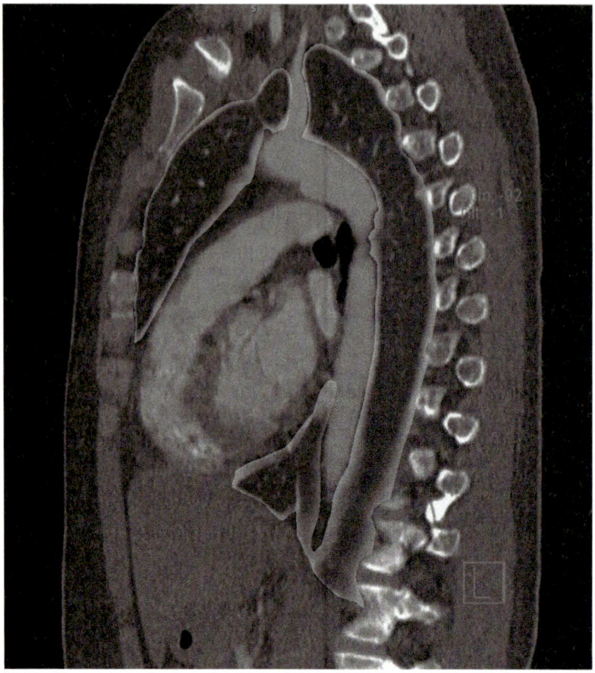

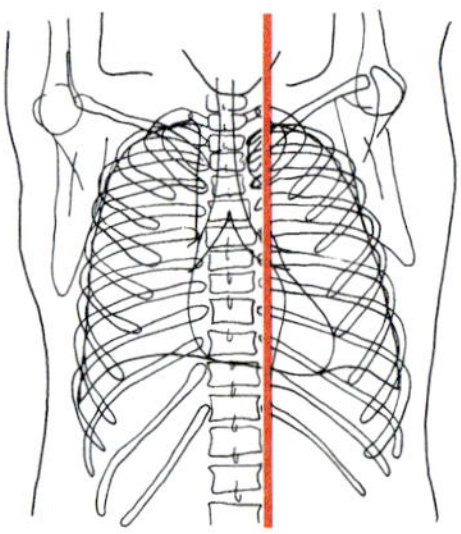

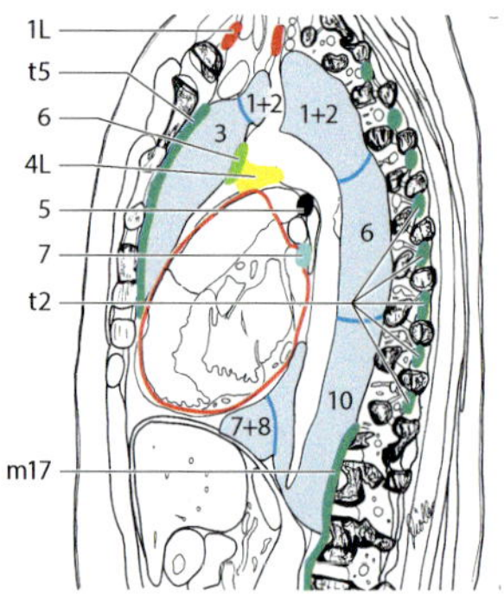

1. Sternocleidomastoid muscle (목빗근)
2. Levator scapulae muscle (어깨올림근)
3. Anterior scalene muscle (앞목갈비근육)
4. Cervical plexus (목신경얼기)
5. Sternohyoid muscle (복장목뿔근, 흉골설골근)
6. Vertebral artery (척추동맥)
7. Clavicle [빗장뼈(쇄골)]
8. Splenius cervicis muscle (part of erector spinae muscle, spinotransverse system, lateral tract) [목널판근(척주세움근, 가로돌기가시계통, 가쪽관 부분)]
9. Left brachiocephalic vein (왼팔머리정맥)
10. Rhomboid major and minor muscle (큰마름근과 작은마름근)
11. Left subclavian artery [왼 빗장밑동맥(쇄골하동맥)]
12. Serratus posterior superior muscle (위뒤톱니근)
13. Sternum (manubrium) [복장뼈, 흉골(복장뼈자루)]
14. Trapezius muscle (등세모근) ▶

● ● ● ● ● ● = Lymph node (림프절)

—— = Borders of lung segments (허파구역의 가장자리)

—— = Pericardium (심장막)

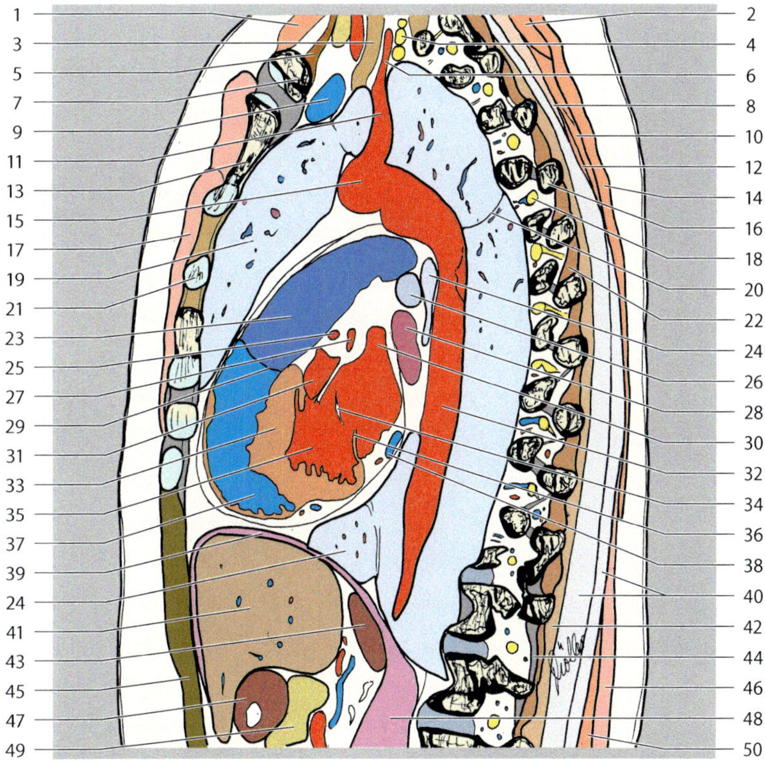

15. Aortic arch [대동맥활(대동맥궁)]
16. Transverse process (가로돌기)
17. Pectoralis major muscle (큰가슴근)
18. Spinal ganglion (T4) [척수신경절(네 번째 등뼈)]
19. Left lung (upper lobe) [왼허파, 좌폐(상엽)]
20. Oblique fissure (빗틈새)
21. Rib 3 (costal cartilage) [세 번째 갈비뼈(갈비연골)]
22. Intertransversarii muscles (part of erector spinae muscle, intertransverse system, lateral tract) [가로돌기사이근(척주세움근, 가로돌기사이계통, 가쪽관 부분)]
23. Pulmonary artery outflow tract (허파동맥 유출로)
24. Left lung (lower lobe) [왼허파, 좌폐(하엽)]
25. Left coronary artery [왼심장동맥(좌관상동맥)]
26. Left main bronchus (왼 주기관지)
27. Left coronary artery, circumflex branch (Cx) [왼심장동맥, 휘돌이가지(Cx)]
28. Pulmonary vein [허파정맥(폐정맥)]
29. Pulmonary valve (허파동맥판막)
30. Left atrial appendage (왼심방귀)
31. Ascending aorta (bulb) [상행대동맥(팽대)]
32. Descending aorta (thoracic) [하행대동맥(가슴부위)]
33. Interventricular septum (심실사이막)
34. Mitral valve, anterior cusp (승모판막, 앞엽)
35. Left ventricle [왼심실(좌심실)]
36. Mitral valve, anterior cusp (승모판막, 뒷엽)
37. Right ventricle (오른심실, 우심실)
38. Coronary sinus (심장정맥굴)
39. Diaphragm [가로막(횡격막)]
40. Longissimus thoracis muscle and iliocostalis muscle (part of erector spinae muscle, lateral tract) [등가장긴근, 엉덩갈비근(척주세움근 부분, 가쪽관)]
41. Liver (left lobe) (왼간엽)
42. Multifidus muscle (part of erector spinae muscle, transversospinal system, medial tract) [뭇갈래근 (척주세움근 부분, 가로돌기가시계통, 안쪽관)]
43. Stomach (위)
44. Ligamentum flavum (황색인대)
45. Rectus abdominis muscle [배곧은근(복직근)]
46. Latissimus dorsi muscle (넓은등근)
47. Stomach (pylorus) [위(날문)]
48. Diaphragm (lumbar part) [가로막(허리부분)]
49. Pancreas [이자(췌장)]
50. Serratus posterior inferior muscle (아래뒤톱니근)

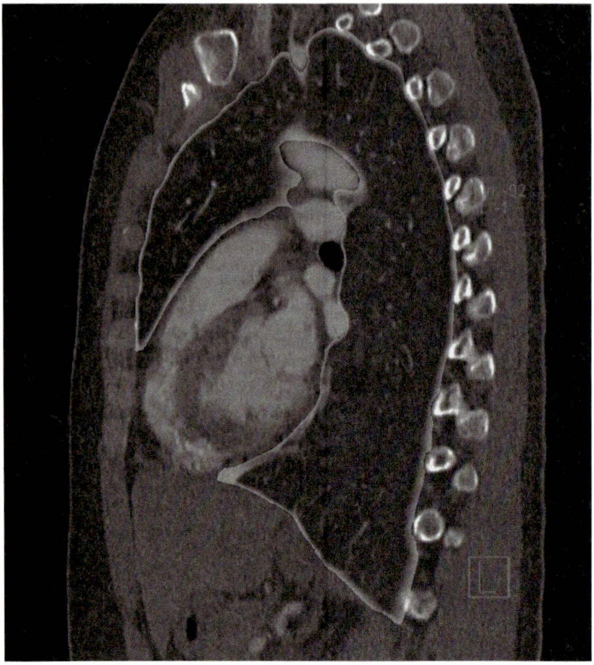

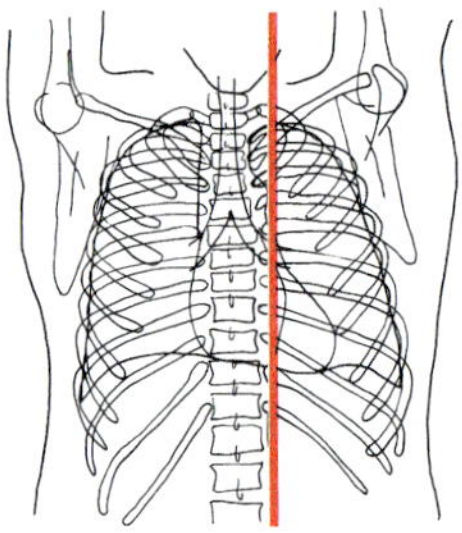

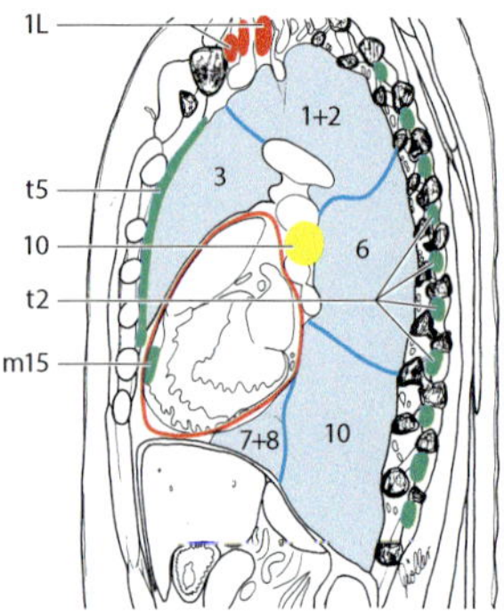

1. Sternocleidomastoid muscle (목빗근)
2. Middle scalene muscle [중간목갈비근(경추늑골근)]
3. Internal jugular vein [속목정맥(내경정맥)]
4. Levator scapulae muscle (어깨올림근)
5. Clavicle [빗장뼈(쇄골)]
6. Cervical plexus (목신경얼기)
7. Left subclavian vein [왼 빗장밑정맥(쇄골하정맥)]
8. Splenius cervicis muscle (part of erector spinae muscle, spinotransverse system, lateral tract) [목널판근(척주세움근, 가로돌기가시계통, 가쪽관 부분)]
9. Sternoclavicular joint (복장빗장관절)
10. Subclavian artery [빗장밑동맥(쇄골하동맥)]
11. Sternum (manubrium) [복장뼈, 흉골(복장뼈자루)]
12. Rhomboid major and minor muscle (큰마름근과 작은마름근)
13. Pectoralis major muscle (큰가슴근)
14. Trapezius muscle (등세모근)
15. Left lung (upper lobe) [왼허파, 좌폐(상엽)] ▶

● ● ● = Lymph node (림프절)
—— = Borders of lung segments (허파구역의 가장자리)
—— = Pericardium (심장막)

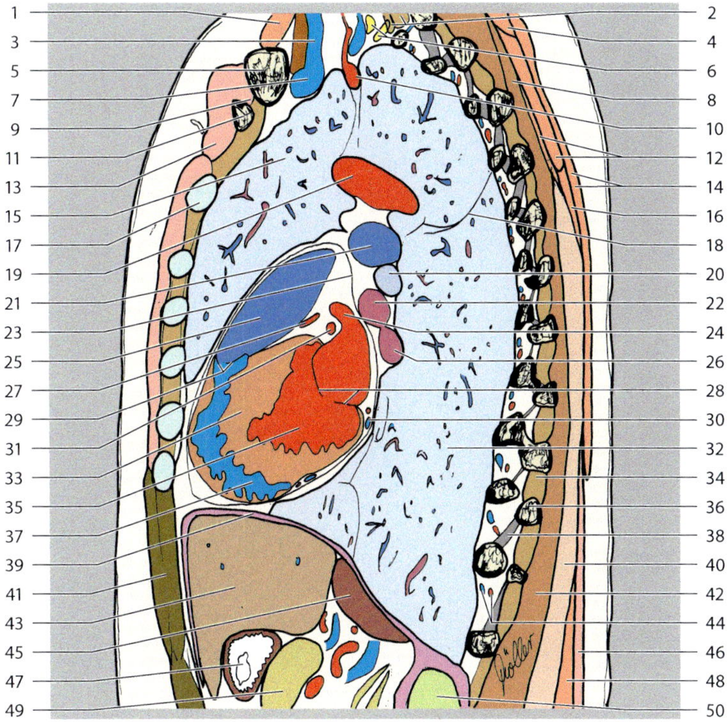

16. Serratus posterior superior muscle (위뒤톱니근)
17. Rib 2 (costal cartilage) [두 번째 갈비뼈(갈비연골)]
18. Oblique fissure (빗틈새)
19. Aortic arch [대동맥활(대동맥궁)]
20. Left main bronchus (왼 주기관지)
21. Left pulmonary artery (왼허파, 좌폐동맥)
22. Left superior pulmonary vein [왼위 허파정맥(좌상폐정맥)]
23. Pericardial cavity (심장막안, 심낭)
24. Left atrial appendage (왼심방귀)
25. Pulmonary trunk (허파동맥)
26. Left inferior pulmonary vein [왼아래 허파정맥(좌하폐정맥)]
27. Left coronary artery (anterior interventricular branch) [왼심장동맥(앞심실사이가지)]
28. Mitral valve (승모판)
29. Pulmonary valve (허파동맥판막)
30. Coronary sinus (심장정맥굴)
31. Left coronary artery, circumflex branch (Cx) [왼심장동맥, 휘돌이가지(Cx)]
32. Left lung (lower lobe) [왼허파, 좌폐(하엽)]
33. Interventricular septum (심실사이막)
34. Intertransversarii muscles (part of erector spinae muscle, intertransverse system, lateral tract) [가로돌기사이근(척주세움근, 가로돌기사이계통, 가쪽관 부분)]
35. Left ventricle [왼심실(좌심실)]
36. Transverse process (가로돌기)
37. Right ventricle (오른심실, 우심실)
38. Superior costotransverse ligament (위갈비가로돌기인대)
39. Diaphragm [가로막(횡격막)]
40. Longissimus thoracis muscle and iliocostalis muscle (part of erector spinae muscle, lateral tract) [등가장긴근, 엉덩갈비근(척주세움근 부분, 가쪽관)]
41. Rectus abdominis muscle [배곧은근(복직근)]
42. Multifidus muscle (part of erector spinae muscle, transversospinal system, medial tract) [뭇갈래근(척주세움근 부분, 가로돌기가시계통, 안쪽관)]
43. Liver (left lobe) (왼간엽)
44. Posterior intercostal artery and vein (뒤갈비사이 동맥과 정맥)
45. Stomach (cardia) [위(들문)]
46. Latissimus dorsi muscle (넓은등근)
47. Stomach (prepyloric part) [위(날문앞부분)]
48. Serratus posterior inferior muscle (아래뒤톱니근)
49. Pancreas [이자(췌장)]
50. Left kidney [왼콩팥(신장)]

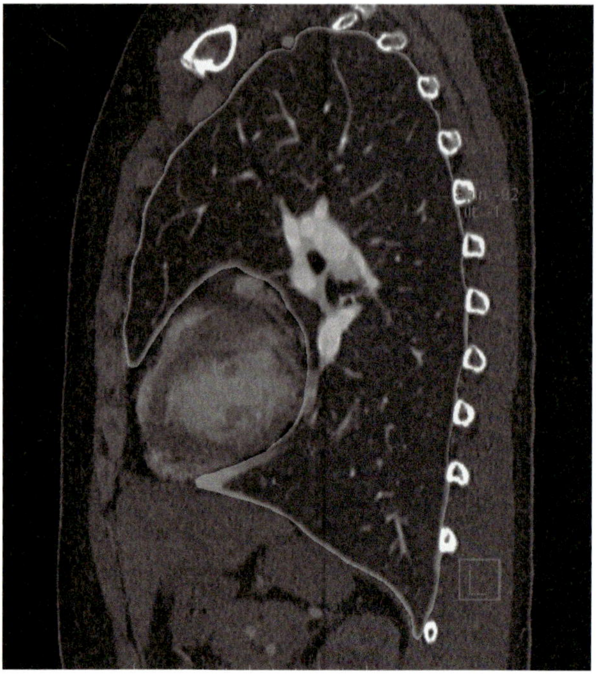

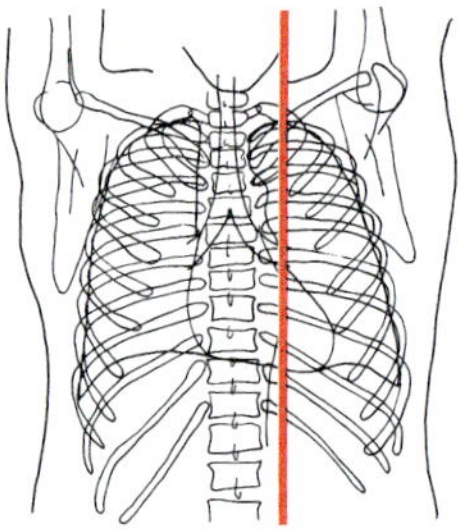

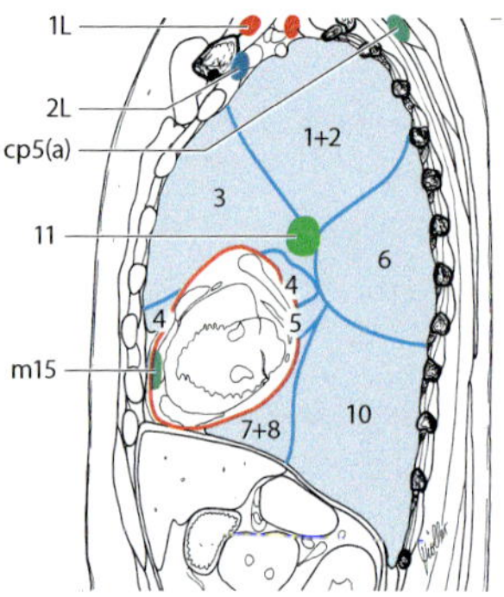

1. Sternocleidomastoid muscle (목빗근)
2. Middle and posterior scalene muscles (중간 및 뒤목갈비근육)
3. Anterior scalene muscle (앞목갈비근육)
4. Splenius cervicis muscle (part of erector spinae muscle, spinotransverse system, lateral tract) [목널판근(척주세움근, 가로돌기가시계통, 가쪽관 부분)]
5. Cervical plexus (목신경얼기)
6. Levator scapulae muscle (어깨올림근)
7. Clavicle [빗장뼈(쇄골)]
8. Serratus posterior superior muscle (위뒤톱니근)
9. Left subclavian vein [왼 빗장밑정맥(쇄골하정맥)]
10. Rhomboid major and minor muscle (큰마름근과 작은마름근)
11. Left subclavian artery [왼 빗장밑동맥(쇄골하동맥)]
12. Trapezius muscle (등세모근)
13. Pectoralis major muscle (clavicular part) [큰가슴근(빗장부분)] ▶

● ● = Lymph node (림프절)
—— = Borders of lung segments (허파구역의 가장자리)
—— = Pericardium (심장막)

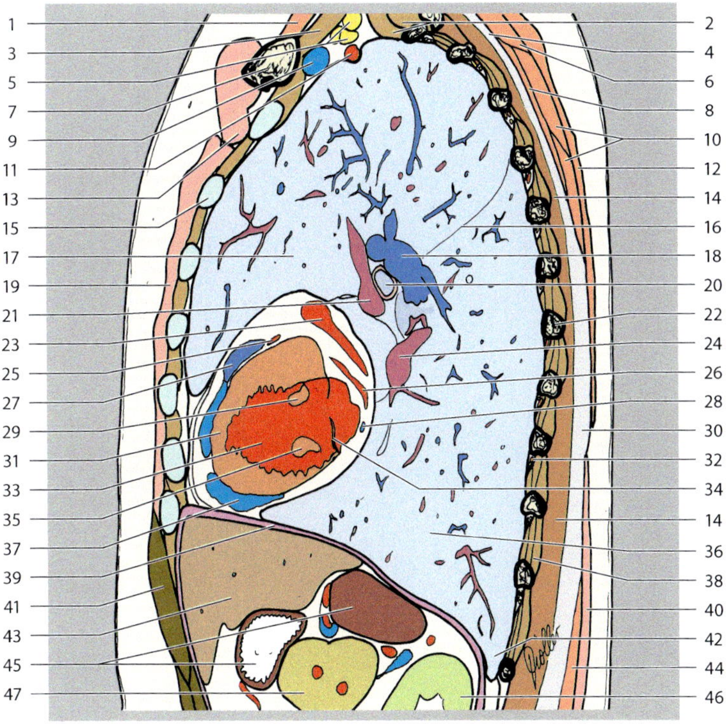

14. Multifidus muscle (part of erector spinae muscle, transversospinal system, medial tract) [뭇갈래근(척주세움근 부분, 가로돌기가시계통, 안쪽관)]
15. Rib 2 (costal cartilage) [두 번째 갈비뼈(갈비연골)]
16. Oblique fissure (빗틈새)
17. Left lung (upper lobe) [왼허파, 좌폐(상엽)]
18. Left pulmonary artery (왼허파, 좌폐동맥)
19. Pectoralis major muscle (sternal part) [큰가슴근(복장부분)]
20. Left main bronchus (왼 주기관지)
21. Left superior pulmonary vein [왼위 허파정맥(좌상폐정맥)]
22. Rib 7 (일곱 번째 갈비뼈)
23. Left atrial appendage (왼심방귀)
24. Left inferior pulmonary vein [왼아래 허파정맥(좌하폐정맥)]
25. Left coronary artery (anterior interventricular branch) [왼심장동맥(앞심실사이가지)]
26. Left coronary artery, circumflex branch (Cx) [왼심장동맥, 휘돌이가지(Cx)]
27. Pulmonary trunk (허파동맥)
28. Great cardiac vein (큰심장정맥)
29. Anterior papillary muscle (앞꼭지근)
30. Longissimus thoracis muscle and iliocostalis muscle (part of erector spinae muscle, lateral tract) [등가장긴근, 엉덩갈비근(척주세움근 부분, 가쪽관)]
31. Interventricular septum (심실사이막)
32. Intercostal vein, artery and nerve (갈비사이정맥, 동맥과 신경)
33. Left ventricle [왼심실(좌심실)]
34. Mitral valve (승모판)
35. Posterior papillary muscle (뒤꼭지근)
36. Left lung (lower lobe) [왼허파, 좌폐(하엽)]
37. Right ventricle (오른심실, 우심실)
38. External intercostal muscle (바깥갈비사이근)
39. Diaphragm [가로막(횡격막)]
40. Latissimus dorsi muscle (넓은등근)
41. Rectus abdominis muscle [배곧은근(복직근)]
42. Costodiaphragmatic recess (갈비가로막오목)
43. Liver (left lobe) (왼간엽)
44. Serratus posterior inferior muscle (아래뒤톱니근)
45. Stomach (위)
46. Left kidney [왼콩팥(신장)]
47. Pancreas [이자(췌장)]

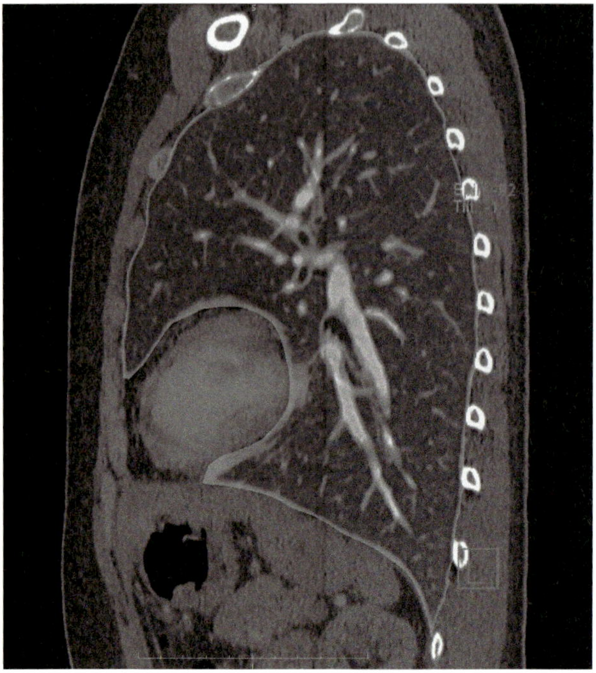

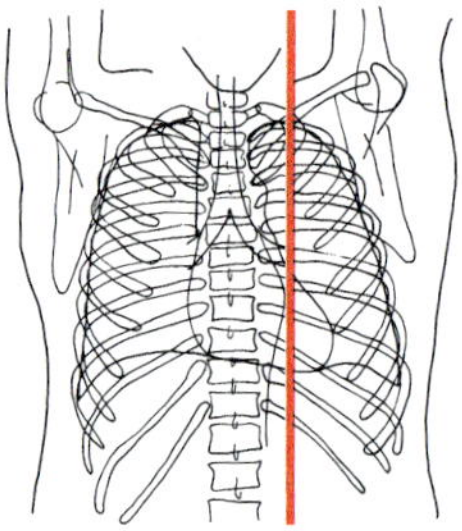

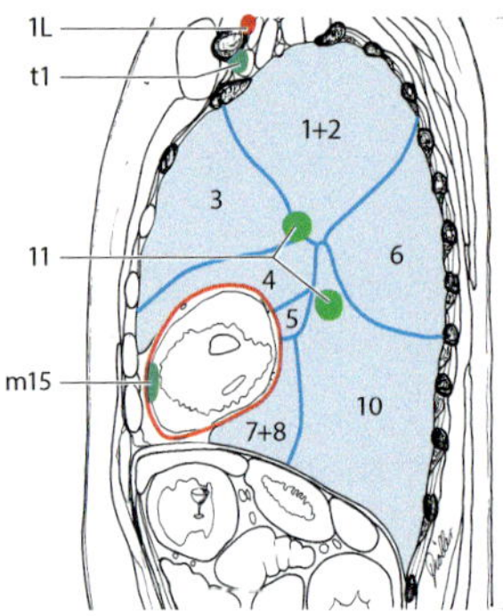

1. Sternocleidomastoid muscle (목빗근)
2. Middle and posterior scalene muscles (중간 및 뒤목갈비근육)
3. Anterior scalene muscle (앞목갈비근육)
4. Iliocostalis cervicis muscle (part of erector spinae muscle, lateral tract) [목엉덩갈비근(척주세움근, 가쪽관 부분)]
5. Clavicle [빗장뼈(쇄골)]
6. Levator scapulae muscle (어깨올림근)
7. Cervical plexus and subclavian artery (목신경얼기와 빗장밑동맥)
8. Splenius cervicis muscle (part of erector spinae muscle, spinotransverse system, lateral tract) [목널판근(척주세움근, 가로돌기가시계통, 가쪽관 부분)]
9. Left subclavian vein [왼 빗장밑정맥(쇄골하정맥)]
10. Rhomboid minor muscle (작은마름근)
11. Subclavius muscle (빗장밑근)
12. Serratus posterior superior muscle (위뒤톱니근)
13. Pectoralis major muscle (clavicular part) [큰가슴근(빗장부분)]
14. Trapezius muscle (등세모근)
15. Rib 1 (첫 번째 갈비뼈)
16. Rhomboid major muscle (큰마름근)
17. Pectoralis major muscle (sternal part) [큰가슴근(복장부분)]
18. Oblique fissure (빗틈새) ▶

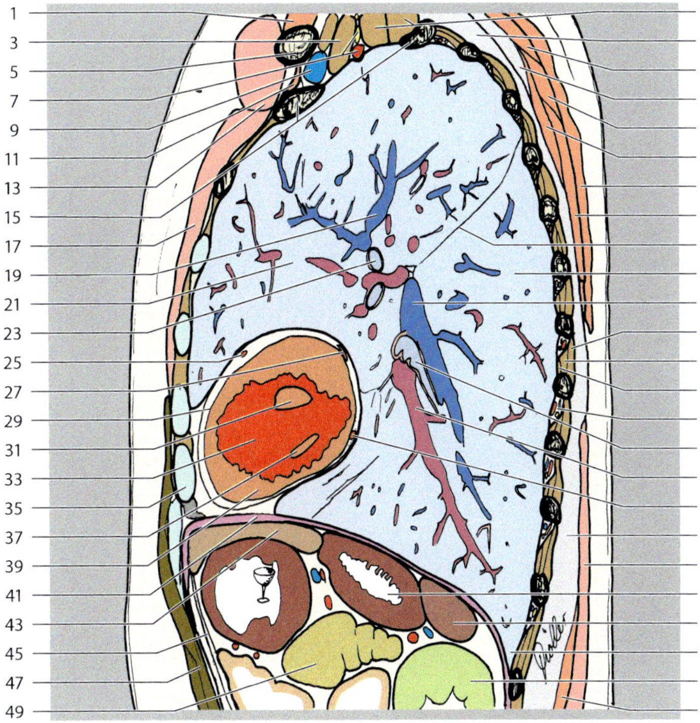

19. Left pulmonary artery (apical segmental artery) [왼허파동맥(꼭대기구역동맥)]
20. Left lung (lower lobe) [왼허파, 좌폐(하엽)]
21. Left lung (upper lobe) [왼허파, 좌폐(상엽)]
22. Left pulmonary artery (inferior lobar arteries) [왼허파동맥(아래엽동맥)]
23. Apicoposterior and anterior segmental bronchi of left upper lobe (왼허파 상엽의 꼭대기뒤구역과 앞구역 기관지)
24. External intercostal muscle (바깥갈비사이근)
25. Left coronary artery, anterior interventricular branch, and anterior interventricular vein (왼심장동맥, 앞심실사이가지와 앞심실사이정맥)
26. Internal intercostal muscle (속갈비사이근)
27. Left coronary artery (left marginal branch) [왼심장동맥(왼모서리가지)]
28. Innermost intercostal muscle (맨속갈비사이근)
29. Pericardium (심장막)
30. Intercostal vein, artery and nerve (갈비사이정맥, 동맥과 신경)
31. Anterior papillary muscle (앞꼭지근)
32. Left inferior lobar bronchus (왼아래엽기관지)
33. Left ventricle [왼심실(좌심실)]
34. Left inferior pulmonary vein [왼아래 허파정맥(좌하폐정맥)]
35. Rib 6 (costal cartilage) [여섯 번째 갈비뼈(갈비연골)]
36. Left coronary artery (posterior left ventricular branch) [왼심장동맥(뒤왼심실가지)]
37. Posterior papillary muscle (뒤꼭지근)
38. Longissimus thoracis and iliocostalis muscle (part of erector spinae muscle, lateral tract) [등가장긴근과 엉덩갈비근(척주세움근 부분, 가쪽관)]
39. Myocardium (심근)
40. Latissimus dorsi muscle (넓은등근)
41. Diaphragm [가로막(횡격막)]
42. Stomach (위)
43. Liver (left lobe) (왼간엽)
44. Spleen (지라, 비장)
45. Greater omentum [큰그물막(대망)]
46. Costodiaphragmatic recess (갈비가로막오목)
47. Rectus abdominis muscle [배곧은근(복직근)]
48. Left kidney [왼콩팥(신장)]
49. Pancreas [이자(췌장)]
50. Serratus posterior inferior muscle (아래뒤톱니근)

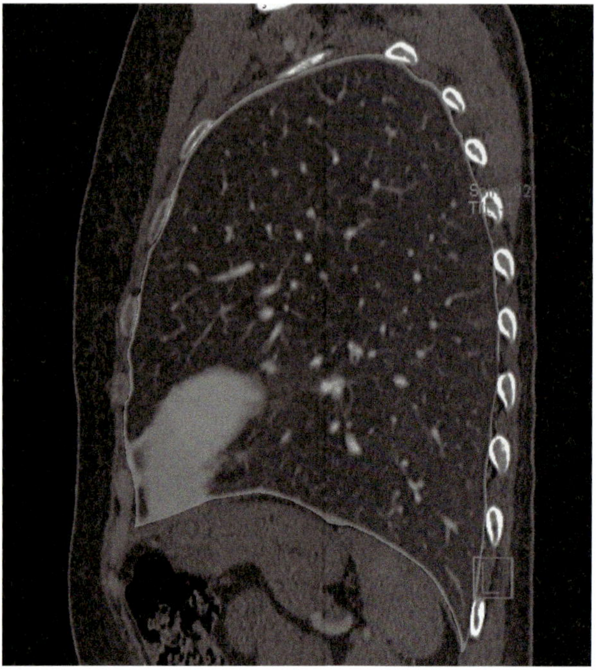

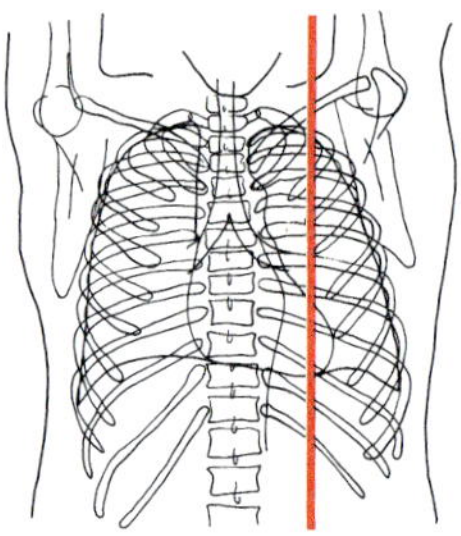

1. Clavicle [빗장뼈(쇄골)]
2. Levator scapulae muscle (어깨올림근)
3. Subclavius muscle (빗장밑근)
4. Cervical plexus (목신경얼기)
5. Anterior scalene muscle (앞목갈비근육)
6. Serratus anterior muscle (앞톱니근)
7. Left subclavian artery
   [왼 빗장밑동맥(쇄골하동맥)]

▶

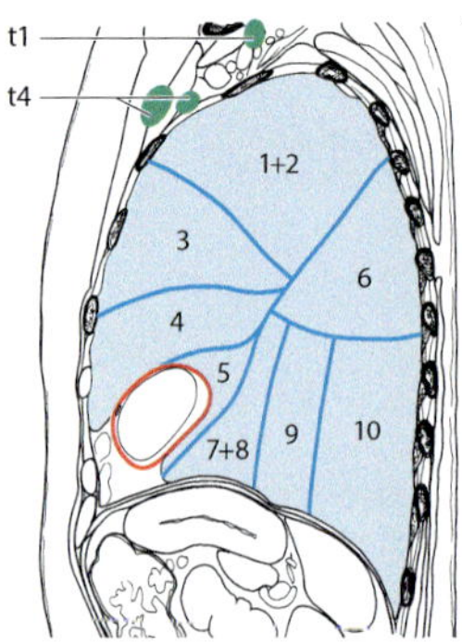

1+2. Apicoposterior segment of upper lobe (위엽의 꼭대기뒷구역)
3. Anterior segment of upper lobe (위엽의 앞구역)
4. Superior lingular segment (위혀구역)
5. Inferior lingular segment (아래혀구역)
6. Superior segment of lower lobe (하엽의 위구역)
7+8. Medial basal (cardiac) + anterior basal segment of lower lobe [하엽의 안쪽바닥구역(심장구역)]
9. Lateral basal segment of lower lobe (하엽의 가쪽바닥구역)
10. Posterior basal segment of lower lobe (하엽의 뒤바닥구역)

● = Lymph node (림프절)
—— = Borders of lung segments (허파구역의 가장자리)
—— = Pericardium (심장막)

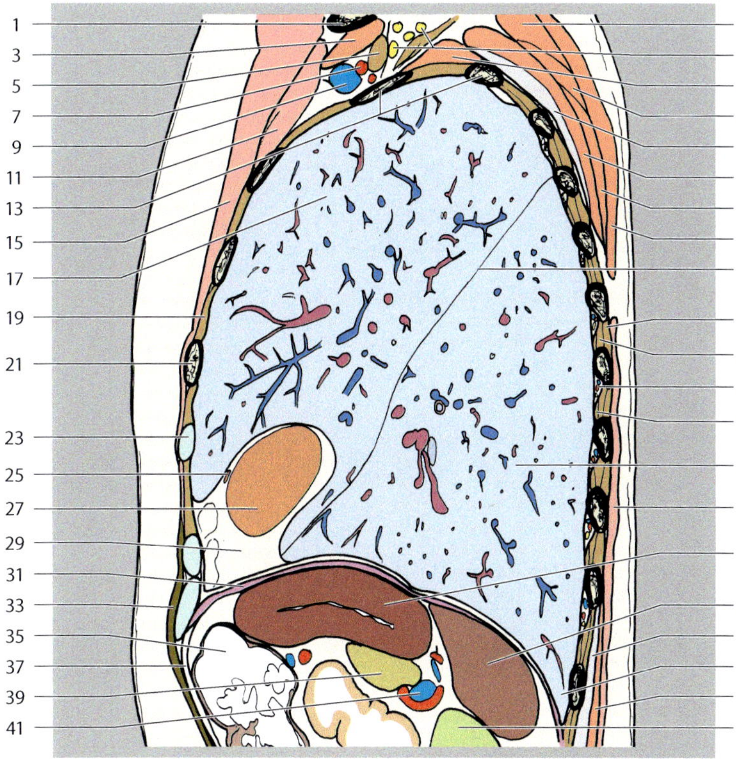

8. Rhomboid minor muscle (작은마름근)
9. Left subclavian vein [왼 빗장밑정맥(쇄골하정맥)]
10 Iliocostalis cervicis muscle (part of erector spinae muscle, lateral tract) [목엉덩갈비근(척주세움근, 가쪽관 부분)]
11. Pectoralis minor muscle (작은가슴근)
12. Serratus posterior superior muscle (위뒤톱니근)
13. Rib 1 (첫 번째 갈비뼈)
14. Rhomboid major muscle (큰마름근)
15. Pectoralis major muscle (큰가슴근)
16. Trapezius muscle (등세모근)
17. Left lung (upper lobe) [왼허파, 좌폐(상엽)]
18. Oblique fissure (빗틈새)
19. External intercostal muscle (바깥갈비사이근)
20. Internal intercostal muscle (속갈비사이근)
21. Rib 4 (네 번째 갈비뼈)
22. Intercostal vein, artery and nerve (갈비사이정맥, 동맥과 신경)
23. Rib 5 (costal cartilage) [다섯 번째 갈비뼈(갈비연골)]
24. Innermost intercostal muscle (맨속갈비사이근)
25. Anterior interventricular branch (앞심실사이가지)
26. Left lung (lower lobe) [왼허파, 좌폐(하엽)]
27. Left ventricle [왼심실(좌심실)]
28. Latissimus dorsi muscle (넓은등근)
29. Pericardial fat (심장막지방)
30. Stomach (위)
31. Diaphragm [가로막(횡격막)]
32. Spleen (지라, 비장)
33. Rectus abdominis muscle [배곧은근(복직근)]
34. Longissimus thoracis muscle and iliocostalis lumborum muscle (part of erector spinae muscle, lateral tract) [등가장긴근, 엉덩갈비근(척주세움근 부분, 가쪽관)]
35. Colon (left flexure) [결장, 잘록창자(왼창자굽이)]
36. Costodiaphragmatic recess (갈비가로막오목)
37. Greater omentum [큰그물막(대망)]
38. Serratus posterior inferior muscle (아래뒤톱니근)
39. Pancreas [이자(췌장)]
40. Left kidney [왼콩팥(신장)]
41. Splenic artery and vein (비장동맥과 정맥)

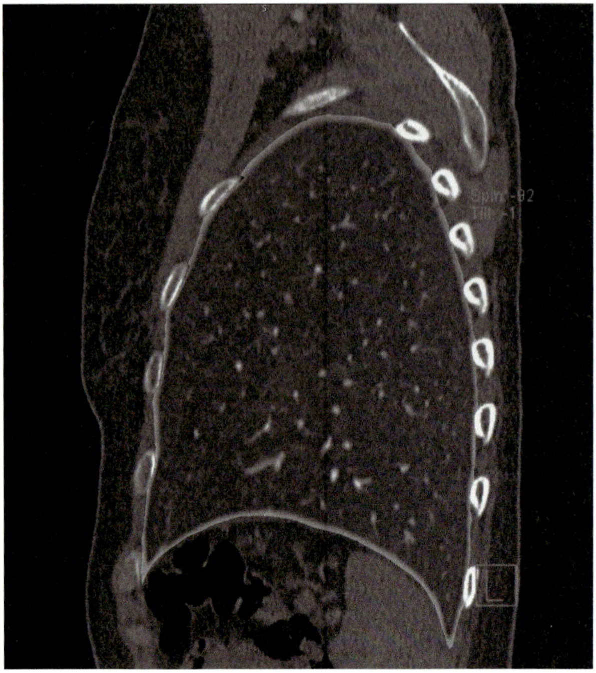

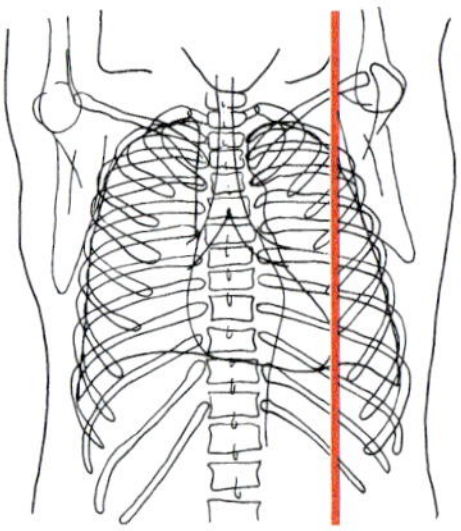

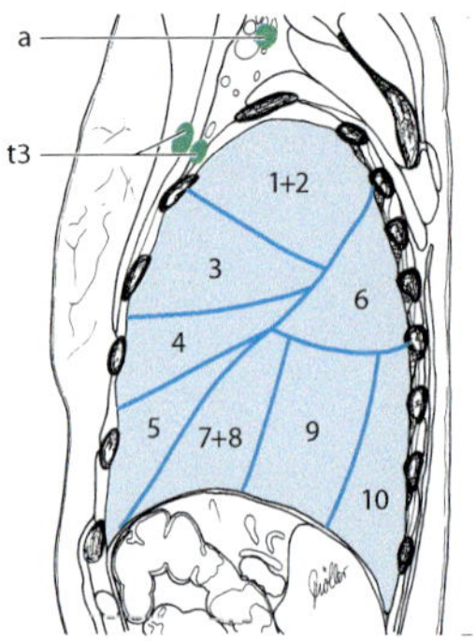

1+2. Apicoposterior segment of upper lobe (위엽의 꼭대기뒷구역)
3. Anterior segment of upper lobe (위엽의 앞구역)
4. Superior lingular segment (위혀구역)
5. Inferior lingular segment (아래혀구역)
6. Superior segment of lower lobe (하엽의 위구역)
7+8. Medial basal (cardiac) + anterior basal segment of lower lobe [하엽의 안쪽바닥구역(심장구역)]
9. Lateral basal segment of lower lobe (하엽의 가쪽바닥구역)
10. Posterior basal segment of lower lobe (하엽의 뒤바닥구역)

● = Lymph node (림프절)
—— = Borders of lung segments (허파구역의 가장자리)

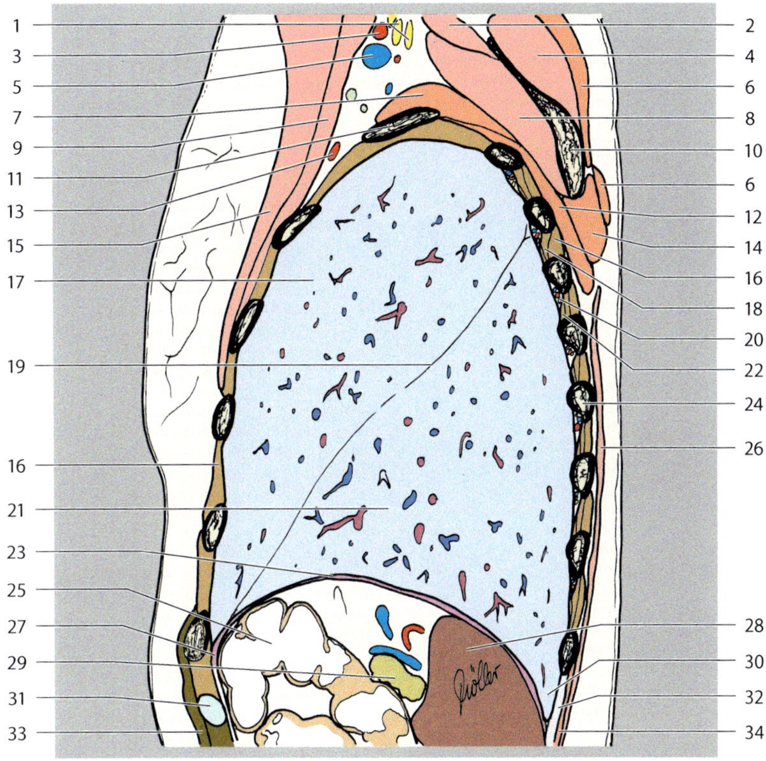

1. Brachial plexus (팔신경얼기)
2. Levator scapulae muscle (어깨올림근)
3. Left subclavian artery [왼 빗장밑동맥(쇄골하동맥)]
4. Supraspinatus muscle (가시위근)
5. Left subclavian vein [왼 빗장밑정맥(쇄골하정맥)]
6. Trapezius muscle (등세모근)
7. Serratus anterior muscle (앞톱니근)
8. Subscapularis muscle (어깨밑근)
9. Pectoralis minor muscle (작은가슴근)
10. Scapula (medial border) [어깨뼈, 견갑골(안쪽 가장자리)]
11. Rib 2 (두 번째 갈비뼈)
12. Serratus posterior superior muscle (위뒤톱니근)
13. Thoraco-acromial artery (가슴봉우리동맥)
14. Rhomboid major muscle (큰마름근)
15. Pectoralis major muscle (큰가슴근)
16. External intercostal muscle (바깥갈비사이근)
17. Left lung (upper lobe) [왼허파, 좌폐(상엽)]
18. Internal intercostal muscle (속갈비사이근)
19. Oblique fissure (빗틈새)
20. Intercostal vein, artery and nerve (갈비사이정맥, 동맥과 신경)
21. Left lung (lower lobe) [왼허파, 좌폐(하엽)]
22. Innermost intercostal muscle (맨속갈비사이근)
23. Diaphragm [가로막(횡격막)]
24. Rib 7 (posterior part) [일곱 번째 갈비뼈(뒷부분)]
25. Transverse colon [횡행결장(가로잘록창자)]
26. Latissimus dorsi muscle (넓은등근)
27. Greater omentum [큰그물막(대망)]
28. Spleen (지라, 비장)
29. Pancreas [이자(췌장)]
30. Costodiaphragmatic recess (갈비가로막오목)
31. Rib 8 (costal cartilage) [여덟 번째 갈비뼈(갈비연골)]
32. Longissimus thoracis muscle and iliocostalis lumborum muscle (part of erector spinae muscle, lateral tract) [등가장긴근, 엉덩갈비근(척주세움근 부분, 가쪽관)]
33. Rectus abdominis muscle [배곧은근(복직근)]
34. Serratus posterior inferior muscle (아래뒤톱니근)

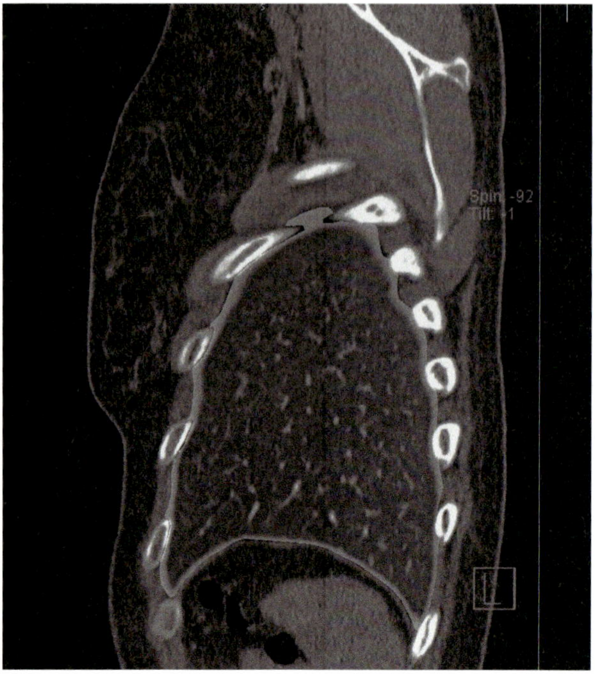

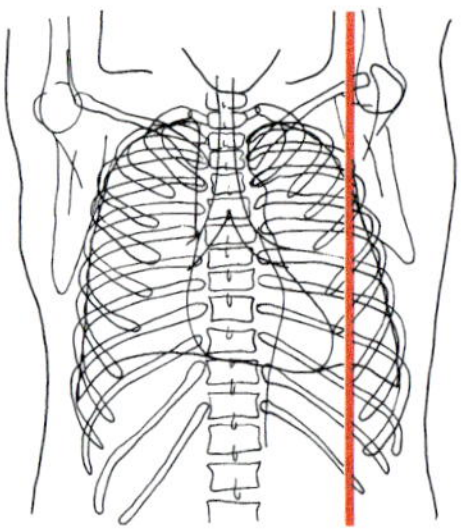

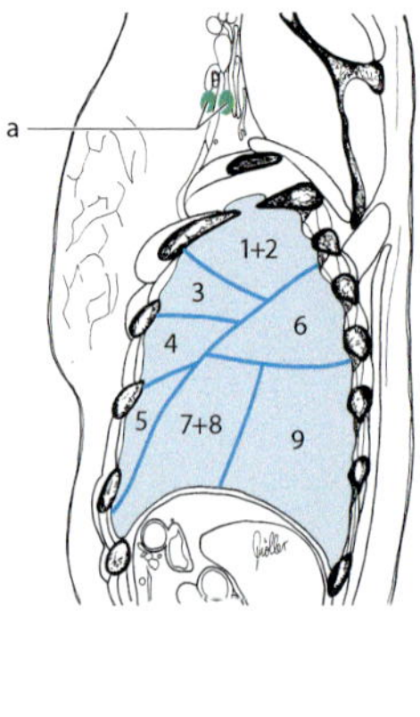

1+2. Apicoposterior segment of upper lobe (위엽의 꼭대기뒷구역)
3. Anterior segment of upper lobe (위엽의 앞구역)
4. Superior lingular segment (위혀구역)
5. Inferior lingular segment (아래혀구역)
6. Superior segment of lower lobe (하엽의 위구역)
7+8. Medial basal (cardiac) + anterior basal segment of lower lobe [하엽의 안쪽바닥구역(심장구역)]
9. Lateral basal segment of lower lobe (하엽의 가쪽바닥구역)

● = Lymph node (림프절)
—— = Borders of lung segments (허파구역의 가장자리)

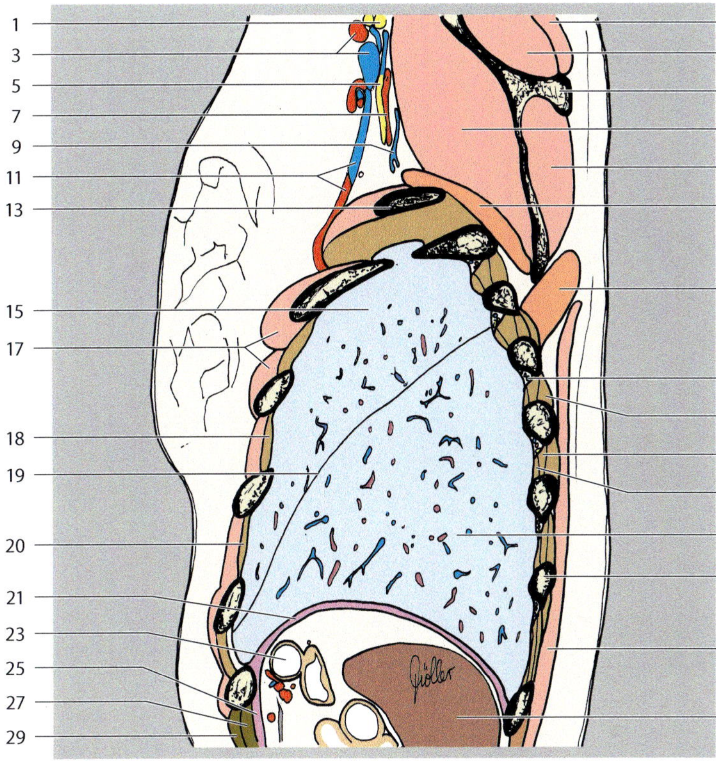

1. Brachial plexus (팔신경얼기)
2. Trapezius muscle (등세모근)
3. Left subclavian artery and vein (왼빗장밑동맥과 정맥)
4. Supraspinatus muscle (가시위근)
5. Subscapular nerve (어깨밑신경)
6. Spine of scapula (어깨뼈가시)
7. Circumflex scapular artery (어깨 휘돌이동맥)
8. Subscapularis muscle (어깨밑근)
9. Circumflex scapular vein (어깨 휘돌이정맥)
10. Infraspinatus muscle (가시아래근)
11. Lateral thoracic artery and vein (가쪽가슴동맥과 정맥)
12. Serratus anterior muscle (앞톱니근)
13. Rib 3 (세 번째 갈비뼈)
14. Rhomboid major muscle (큰마름근)
15. Left lung (upper lobe) [왼허파, 좌폐(상엽)]
16. Intercostal vein, artery and nerve (갈비사이정맥, 동맥과 신경)
17. Pectoralis major muscle (큰가슴근)
18. External intercostal muscle (바깥갈비사이근)
19. Oblique fissure (빗틈새)
20. Internal intercostal muscle (속갈비사이근)
21. Diaphragm [가로막(횡격막)]
22. Innermost intercostal muscle (맨속갈비사이근)
23. Transverse colon [횡행결장(가로잘록창자)]
24. Left lung (lower lobe) [왼허파, 좌폐(하엽)]
25. Transversus abdominis muscle [가로배근(복횡근)]
26. Rib 9 (posterior part) [아홉번째 갈비뼈(뒷부분)]
27. Internal oblique muscle (배속빗근)
28. Latissimus dorsi muscle (넓은등근)
29. External oblique muscle (배바깥빗근)
30. Spleen (지라, 비장)

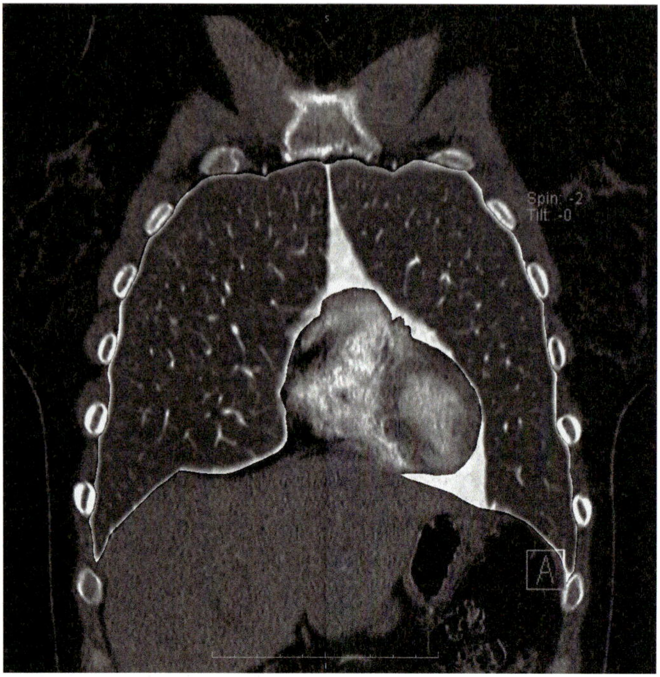

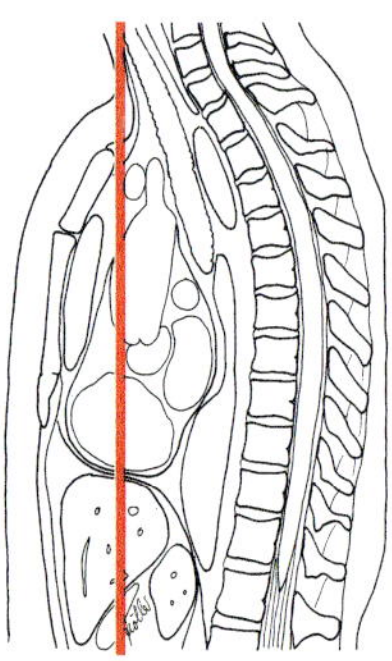

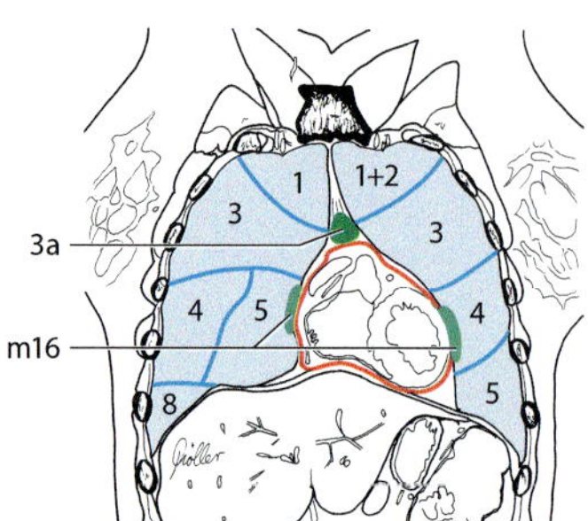

Right lung (오른허파)

1. Apical segment of upper lobe (위엽의 꼭대기구역)
3. Anterior segment of upper lobe (위엽의 앞구역)
4. Lateral segment of middle lobe (중간엽의 가쪽구역)
5. Medial segment of middle lobe (중간엽의 안쪽구역)
8. Anterior basal segment of lower lobe (하엽의 앞바닥구역)

Left lung (왼허파)

1+2. Apicoposterior segment of upper lobe (위엽의 꼭대기뒷구역)
3. Anterior segment of upper lobe (위엽의 앞구역)
4. Superior lingular segment of upper lobe (위엽의 위혀구역)
5. Inferior lingular segment of upper lobe (위엽의 아래혀구역)

● = Lymph node (림프절)
— = Borders of lung segments (허파구역의 가장자리)
— = Pericardium (심장막)

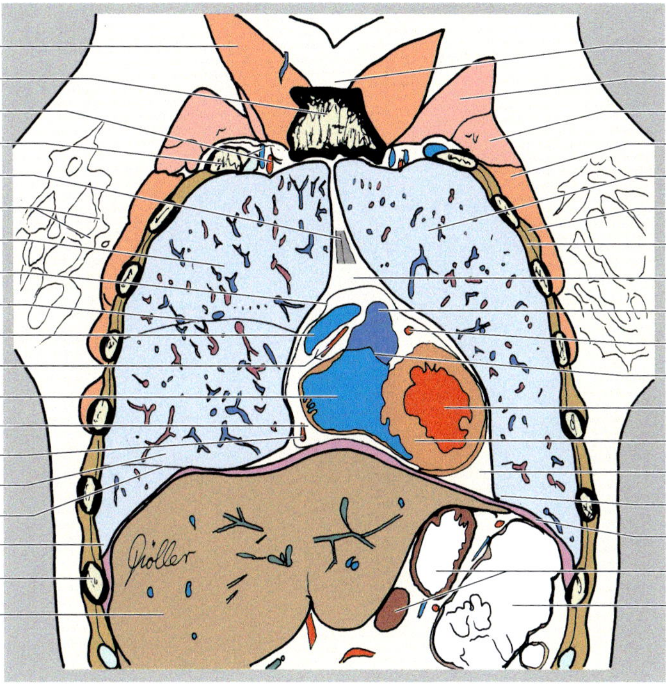

1. Sternocleidomastoid muscle (목빗근)
2. Suprasternal notch (목아래패임)
3. Sternum (manubrium) [복장뼈, 흉골(복장뼈자루)]
4. Pectoralis major muscle (큰가슴근)
5. Internal thoracic artery and vein (속가슴동맥과 정맥)
6. Pectoralis minor muscle (작은가슴근)
7. Rib 1 (bony and cartilaginous parts) [첫 번째 갈비뼈(뼈와 연골부분)]
8. Serratus anterior muscle (앞톱니근)
9. Sternopericardial ligament (복장심장막인대)
10. Left lung (upper lobe) [왼허파, 좌폐(상엽)]
11. Parenchyma of right breast (오른유방의 실질)
12. External intercostal muscle (바깥갈비사이근)
13. Right lung (upper lobe) [오른허파, 우폐(상엽)]
14. Internal intercostal muscle (속갈비사이근)
15. Pericardium (심장막)
16. Anterior mediastinum [앞가슴세로칸(종격동)]
17. Horizontal fissure (수평틈새)
18. Right ventricular outflow tract (pulmonary trunk) [오른심실 유출로(폐동맥)]
19. Right atrial appendage (auricle) (오른심방귀, 우심방귀)
20. Left coronary artery (interventricular branch) [왼심장동맥(심실사이가지)]
21. Right coronary artery in coronary sulcus (방실사이고랑내 오른심장동맥)
22. Pulmonary valve (허파동맥판막)
23. Right ventricle [오른심실(우심실)]
24. Left ventricle [왼심실(좌심실)]
25. Subepicardial fat (심장바깥밑 지방)
26. Interventricular septum (심실사이막)
27. Right coronary artery [오른심장동맥(우관상동맥)]
28. Mediastinal fat (가슴세로칸 지방)
29. Right lung (middle lobe) [오른허파, 우폐(중간엽)]
30. Phrenicomediastinal recess (가로막세로칸오목)
31. Oblique fissure (빗틈새)
32. Diaphragm [가로막(횡격막)]
33. Costodiaphragmatic recess (갈비가로막오목)
34. Stomach (위)
35. Rib 7 (bony part) [일곱 번째 갈비뼈(뼈부분)]
36. Colon (left flexure) [결장, 잘록창자(왼창자굽이)]
37. Liver (간)

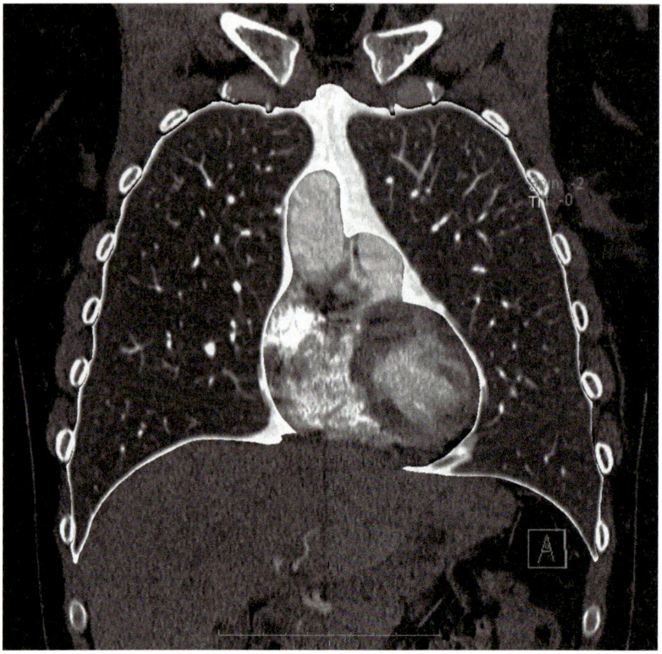

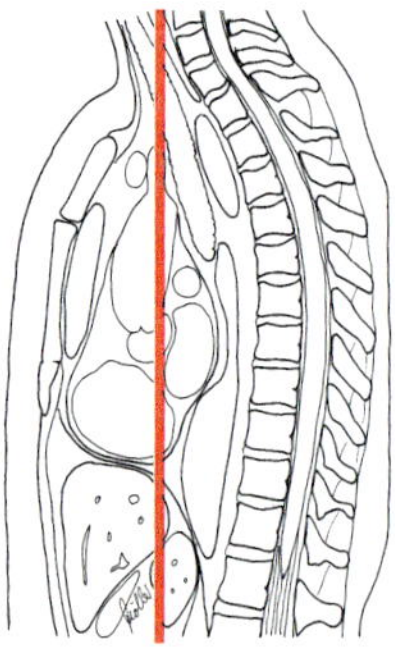

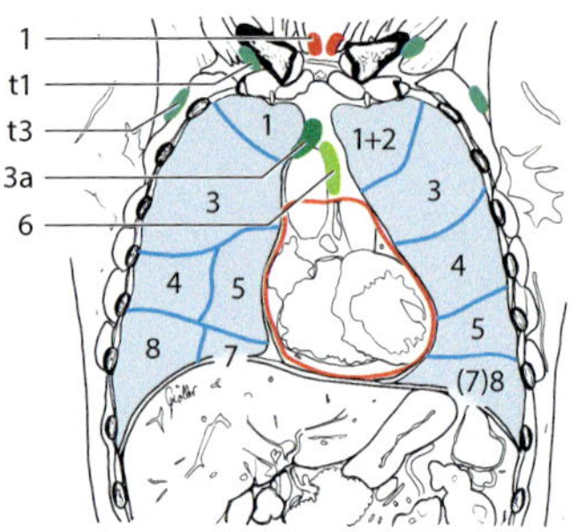

Right lung (오른허파)

1. Apical segment of upper lobe (위엽의 꼭대기구역)
2. Posterior segment of upper lobe (위엽의 뒤구역)
3. Anterior segment of upper lobe (위엽의 앞구역)
4. Lateral segment of middle lobe (중간엽의 가쪽구역)
5. Medial segment of middle lobe (중간엽의 안쪽구역)
6. Superior segment of lower lobe (하엽의 위구역)

Left lung (왼허파)

1+2. Apicoposterior segment of upper lobe (위엽의 꼭대기뒷구역)
3. Anterior segment of upper lobe (위엽의 앞구역)
4. Superior lingular segment (위혀구역)
5. Inferior lingular segment (아래혀구역)
(7+)8. Medial basal (cardiac) + anterior basal segments of lower lobe [하엽의 안쪽바닥구역(심장구역)과 앞바닥구역]

● ● ● = Lymph node (림프절)
—— = Borders of lung segments (허파구역의 가장자리)
—— = Pericardium (심장막)

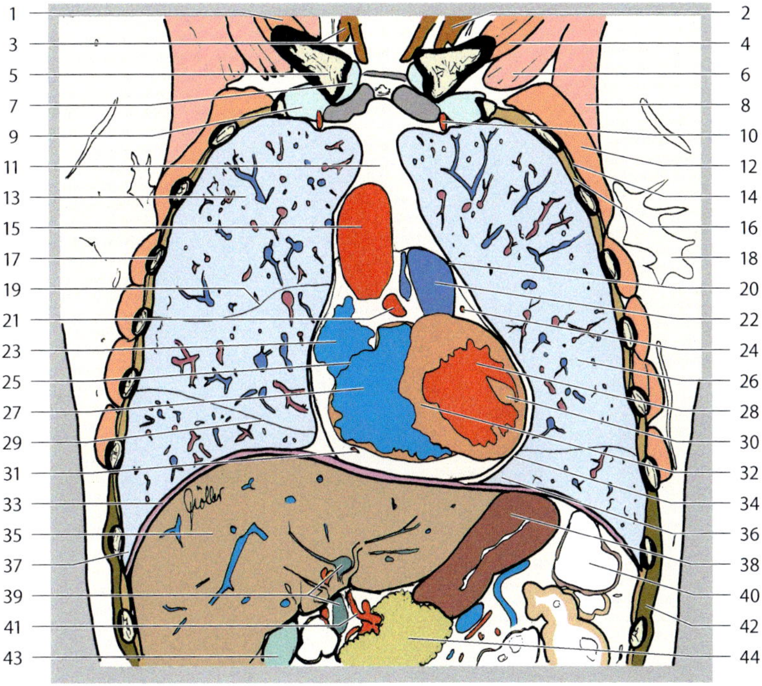

1. Sternocleidomastoid muscle (목빗근)
2. Sternothyroid muscle (복장방패근)
3. Sternohyoid muscle (복장목뿔근, 흉골설골근)
4. Subclavius muscle (빗장밑근)
5. Clavicle [빗장뼈(쇄골)]
6. Pectoralis major muscle (큰가슴근)
7. Rib 1 (costal cartilage) [첫 번째 갈비뼈(갈비연골)]
8. Pectoralis minor muscle (작은가슴근)
9. Sternoclavicular joint (복장빗장관절)
10. Internal thoracic artery (속가슴동맥)
11. Anterior mediastinum [앞가슴세로칸(종격동)]
12. Serratus anterior muscle (앞톱니근)
13. Right lung (upper lobe) [오른허파, 우폐(상엽)]
14. External intercostal muscle (바깥갈비사이근)
15. Ascending aorta [오름대동맥(상행대동맥)]
16. Internal intercostal muscle (속갈비사이근)
17. Rib 4 (bony part) [네 번째 갈비뼈(뼈부분)]
18. Breast parenchyma (유방 실질)
19. Horizontal fissure (수평틈새)
20. Pericardial cavity (심장막안, 심낭)
21. Aortic bulb [대동맥 팽대(잘린면)]
22. Pulmonary trunk (허파동맥)
23. Right atrium (오른심방, 우심방)
24. Left coronary artery, circumflex branch (Cx) [왼심장동맥, 휘돌이가지(Cx)]
25. Right atrioventricular (tricuspid) valve [오른방실판막 (삼첨판막)]
26. Left lung (upper lobe) [왼허파, 좌폐(상엽)]
27. Right ventricle (오른심실, 우심실)
28. Left ventricle [왼심실(좌심실)]
29. Oblique fissure (빗틈새)
30. Anterior papillary muscle (앞꼭지근)
31. Right coronary artery [오른심장동맥(우관상동맥)]
32. Interventricular septum (심실사이막)
33. Diaphragm [가로막(횡격막)]
34. Apex of heart (심장끝)
35. Liver (right lobe) (오른간엽)
36. Phrenicomediastinal recess (가로막세로칸오목)
37. Costodiaphragmatic recess (갈비가로막오목)
38. Stomach (위)
39. Portal vein (문맥)
40. Colon (left flexure) [결장, 잘록창자(왼창자굽이)]
41. Common hepatic artery (온간동맥)
42. External oblique muscle (배바깥빗근)
43. Gallbladder [쓸개(담낭)]
44. Pancreas [이자(췌장)]

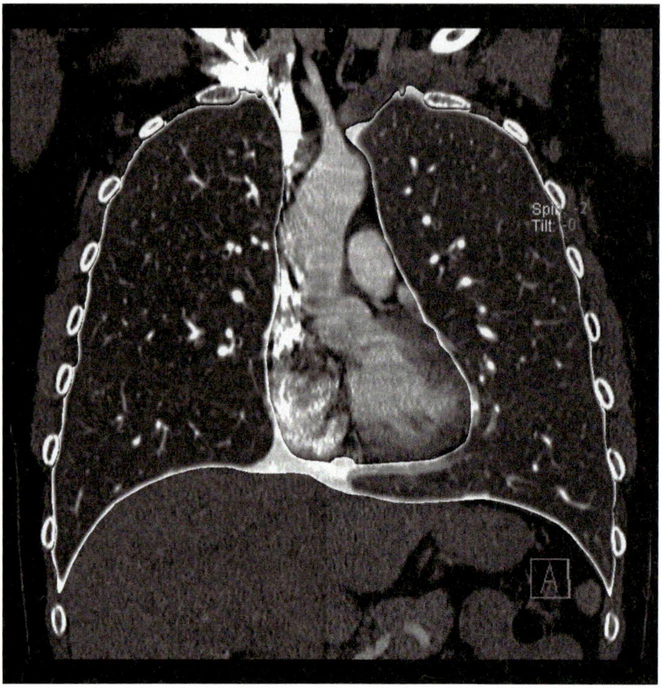

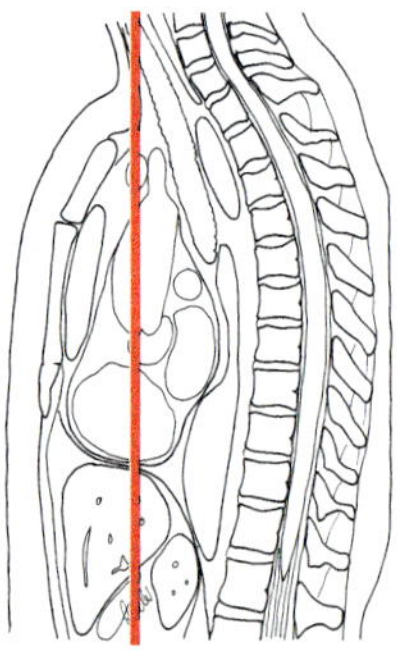

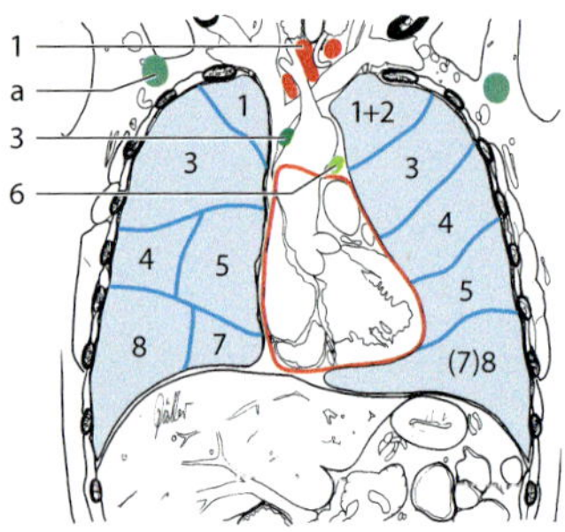

1. Thyroid gland [갑상샘(갑상선)]
2. Clavicle [빗장뼈(쇄골)]
3. Right subclavian vein
   [오른빗장밑정맥(우쇄골하정맥)]
4. Trachea (기관)
5. Common carotid artery
   [온목동맥(총경동맥)]
6. Thyroid ima artery (맨아래갑상동맥)
7. Subclavian artery [빗장밑동맥(쇄골하동맥)]
8. Pectoralis major muscle (큰가슴근)
9. Rib 1 (bony part) [첫 번째 갈비뼈(뼈부분)]
10. Brachiocephalic veins (right and left)
    [팔머리정맥(오른쪽, 왼쪽)]
11. Brachiocephalic trunk (팔머리동맥)
12. Latissimus dorsi muscle (넓은등근) ▶

● ● ● ● = Lymph node (림프절)
—— = Borders of lung segments (허파구역의 가장자리)
—— = Pericardium (심장막)

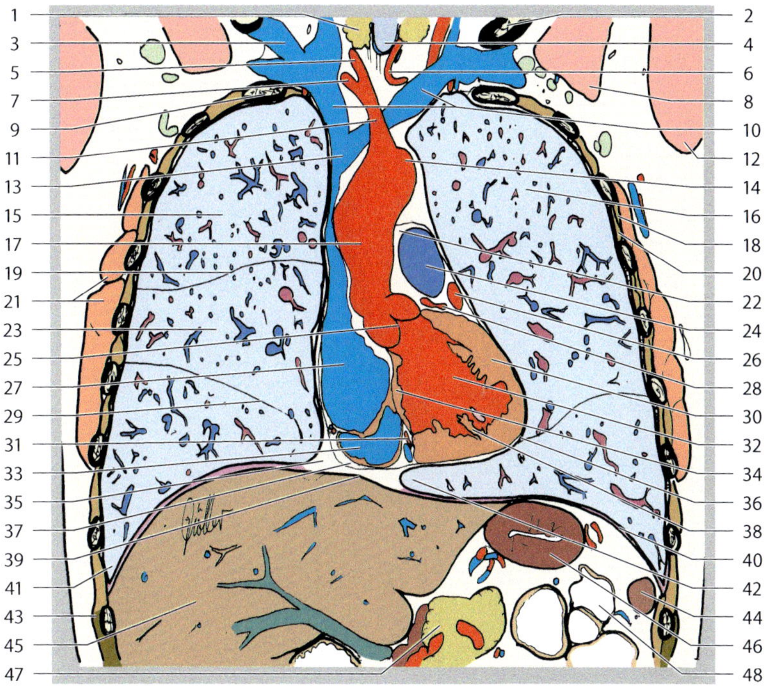

13. Superior vena cava [위대정맥(상대정맥)]
14. Aortic arch [대동맥활(대동맥궁)]
15. Right lung (upper lobe) [오른허파, 우폐(상엽)]
16. Left lung (upper lobe) [왼허파, 좌폐(상엽)]
17. Ascending aorta [오름대동맥(상행대동맥)]
18. External intercostal muscle (바깥갈비사이근)
19. Horizontal fissure (수평틈새)
20. Internal intercostal muscle (속갈비사이근)
21. Serratus anterior muscle (앞톱니근)
22. Pericardium (superior aortic recess) [심장막(대동맥위 오목)]
23. Right lung (middle lobe) [오른허파, 우폐(중간엽)]
24. Pulmonary trunk (허파동맥)
25. Aortic valve (대동맥판막)
26. Left atrial appendage (왼심방귀)
27. Right atrium (오른심방, 우심방)
28. Left coronary artery, circumflex branch (Cx) [왼심장동맥, 휘돌이가지(Cx)]
29. Oblique fissure (빗틈새)
30. Myocardium (심근)
31. Right coronary artery [오른심장동맥(우관상동맥)]
32. Left ventricle [왼심실(좌심실)]
33. Right ventricle (오른심실, 우심실)
34. Interventricular septum (심실사이막)
35. Mediastinal fat (가슴세로칸 지방)
36. Apex of heart (심장끝)
37. Subepicardial fat (심장바깥밑 지방)
38. Anterior papillary muscle (앞꼭지근)
39. Central tendon (중심인대)
40. Diaphragm [가로막(횡격막)]
41. Costodiaphragmatic recess (갈비가로막오목)
42. Phrenicomediastinal recess (가로막세로칸오목)
43. External oblique muscle (배바깥빗근)
44. Spleen (지라, 비장)
45. Liver (right lobe) (오른간엽)
46. Stomach (위)
47. Pancreas [이자(췌장)]
48. Colon (left flexure) [결장, 잘록창자(왼창자굽이)]

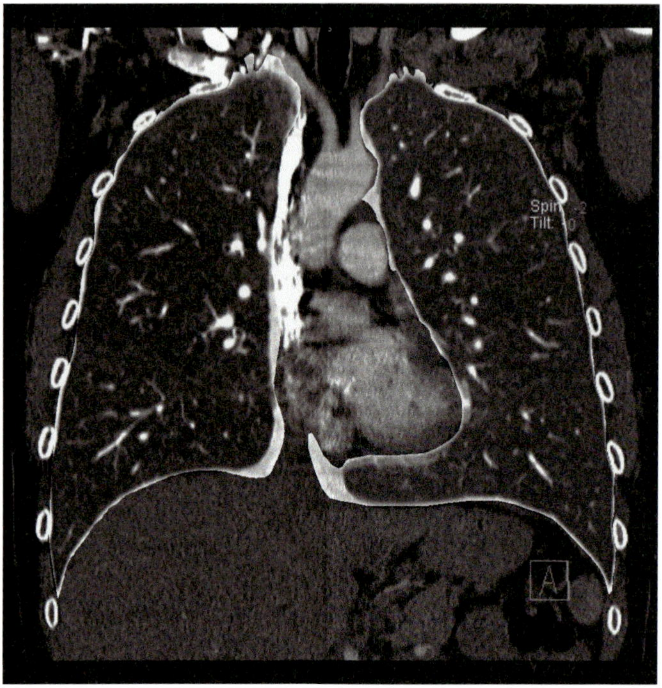

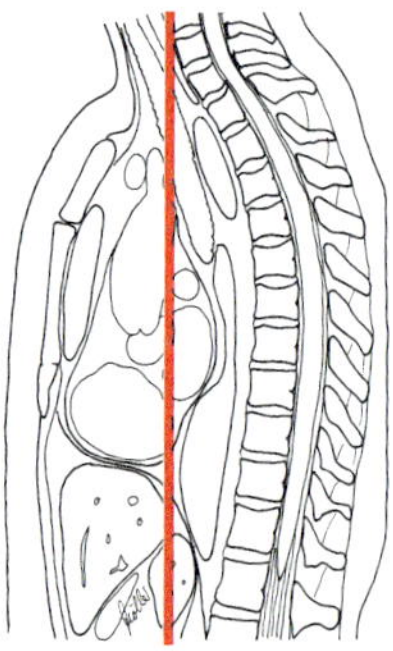

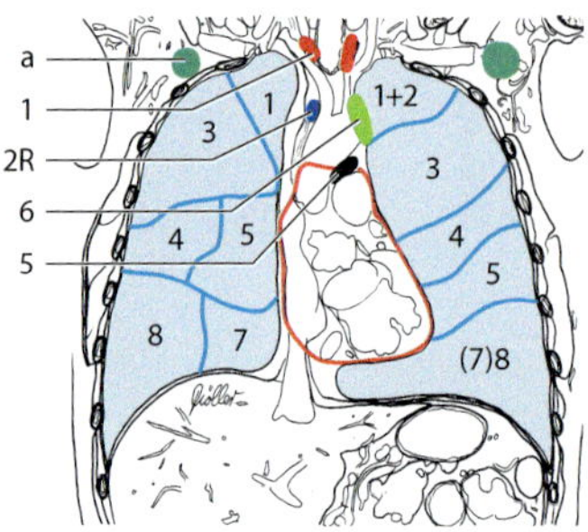

1. Right common carotid artery [오른온목동맥(우총경동맥)]
2. Clavicle [빗장뼈(쇄골)]
3. Trachea (기관)
4. Jugular vein [목정맥(경정맥)]
5. Right subclavian artery [오른빗장밑동맥(우쇄골하동맥)]
6. Left subclavian vein [왼 빗장밑정맥(쇄골하정맥)]
7. Brachiocephalic trunk (팔머리동맥)
8. Rib 1 (bony part) [첫 번째 갈비뼈(뼈부분)]
9. Aortic arch [대동맥활(대동맥궁)]
10. Latissimus dorsi muscle (넓은등근)
11. Pericardial cavity (lateral part of superior aortic recess) [심장막안(대동맥위 오목의 가쪽)]
12. Left common carotid artery [왼온목동맥(좌총경동맥)]
13. Internal intercostal muscle (속갈비사이근)
14. Pericardial cavity (superior aortic recess) [심장막안(대동맥위 오목)]

▶

● ● ● ● ● = Lymph node (림프절)
—— = Borders of lung segments (허파구역의 가장자리)
—— = Pericardium (심장막)

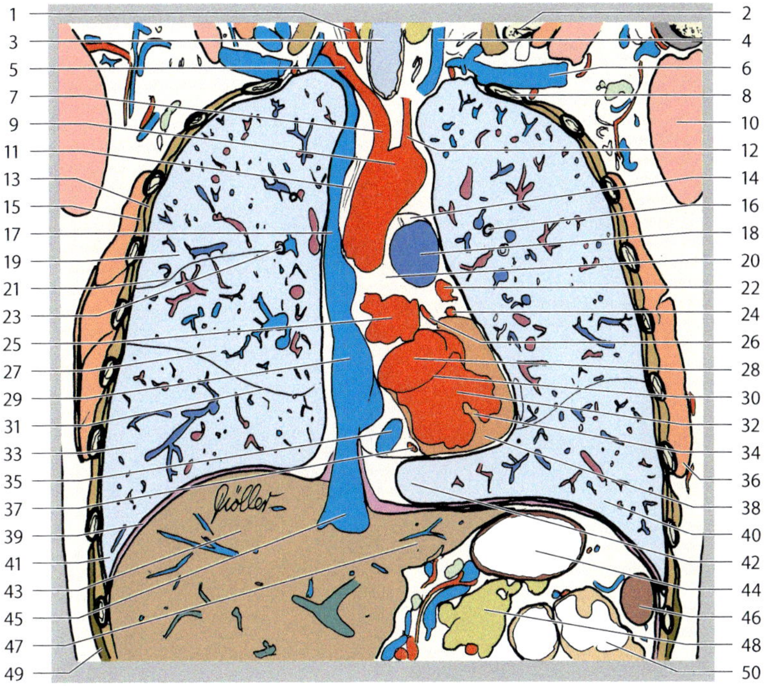

15. External intercostal muscle (바깥갈비사이근)
16. Anterior segmental bronchus of left upper lobe (왼허파 상엽의 앞구역 기관지)
17. Superior vena cava [위대정맥(상대정맥)]
18. Pulmonary trunk (허파동맥)
19. Right lung (upper lobe) [오른허파, 우폐(상엽)]
20. Transverse pericardial sinus (가로심장막굴)
21. Horizontal fissure (수평틈새)
22. Left atrial appendage (auricle) [왼심방귀(좌심방귀)]
23. Anterior segmental bronchus of right upper lobe (오른허파 상엽의 앞구역 기관지)
24. Left coronary artery, circumflex branch (Cx) [왼심장동맥, 휘돌이가지(Cx)]
25. Right atrial appendage (오른심방귀, 우심방귀)
26. Left coronary artery, anterior interventricular branch (LAD) (왼심장동맥, 앞심실사이가지)
27. Right lung (middle lobe) [오른허파, 우폐(중간엽)]
28. Left atrium (왼심방, 좌심방)
29. Right atrium (오른심방, 우심방)
30. Left atrioventricular (mitral) valve [왼방실판막(승모판)]
31. Oblique fissure (빗틈새)
32. Left ventricle [왼심실(좌심실)]
33. Right lung (lower lobe) [오른허파, 우폐(하엽)]
34. Posterior papillary muscle in left ventricle (왼심실의 뒤꼭지근)
35. Coronary sinus (심장정맥굴)
36. Serratus anterior muscle (앞톱니근)
37. Right coronary artery [오른심장동맥(우관상동맥)]
38. Myocardium (심근)
39. Diaphragm [가로막(횡격막)]
40. Left lung (lower lobe) [왼허파, 좌폐(하엽)]
41. Costodiaphragmatic recess (갈비가로막오목)
42. Phrenicomediastinal recess (가로막세로칸오목)
43. Liver (right lobe) (오른간엽)
44. Stomach (위)
45. Inferior vena cava [아래대정맥(하대정맥)]
46. Spleen (지라, 비장)
47. Liver (left lobe) (왼간엽)
48. Pancreas [이자(췌장)]
49. External oblique muscle (배바깥빗근)
50. Colon (left flexure) [결장, 잘록창자(왼창자굽이)]

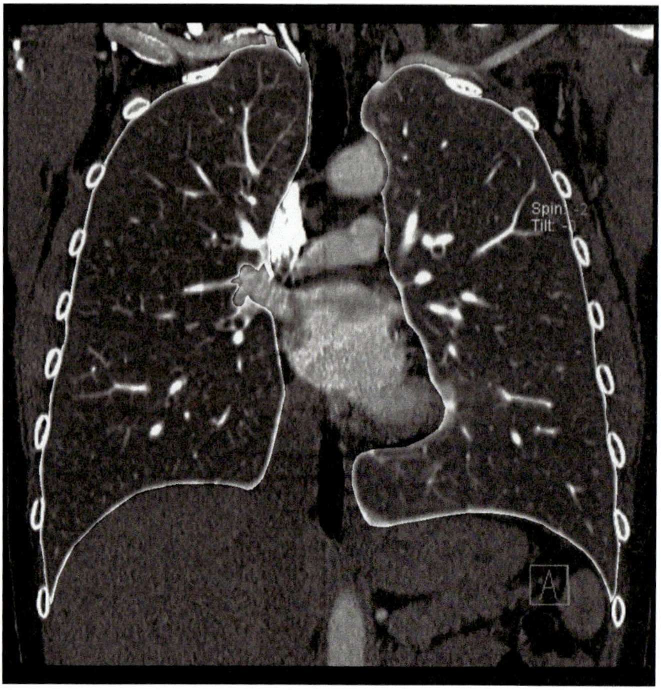

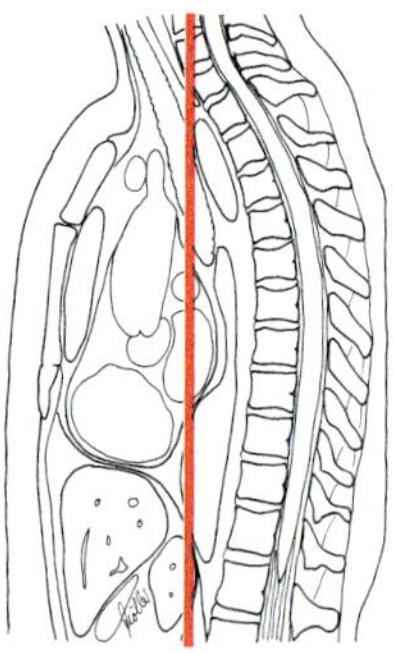

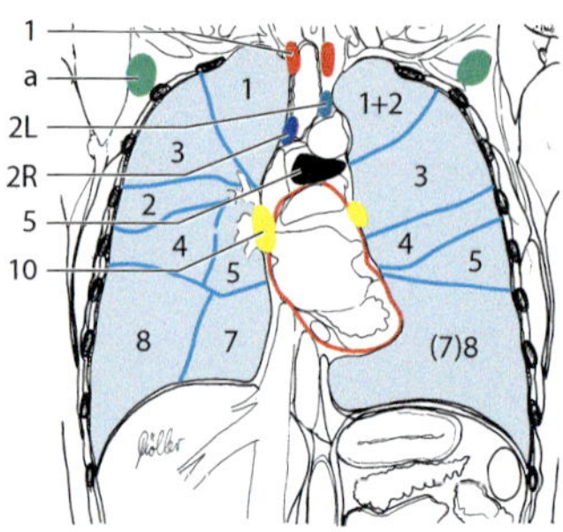

1. Right vertebral artery (오른척추동맥)
2. Subclavian artery and vein (빗장밑동맥과 정맥)
3. Subscapularis muscle (어깨밑근)
4. Trachea (기관)
5. Rib 1 (bony part) [첫 번째 갈비뼈(뼈부분)]
6. Latissimus dorsi muscle (넓은등근)
7. Right lung (upper lobe) [오른허파, 우폐(상엽)]
8. Left lung (upper lobe) [왼허파, 좌폐(상엽)]
9. Superior vena cava [위대정맥(상대정맥)]
10. Aortic arch [대동맥활(대동맥궁)]
11. Right pulmonary artery (오른허파, 우폐동맥)
12. Aortopulmonary window (대동맥폐동맥창)
13. Anterior segmental bronchus (upper lobe) [앞구역 기관지(상엽)] ▶

● ● ● = Lymph node (림프절)
● ● ●

—— = Borders of lung segments (허파구역의 가장자리)

—— = Pericardium (심장막)

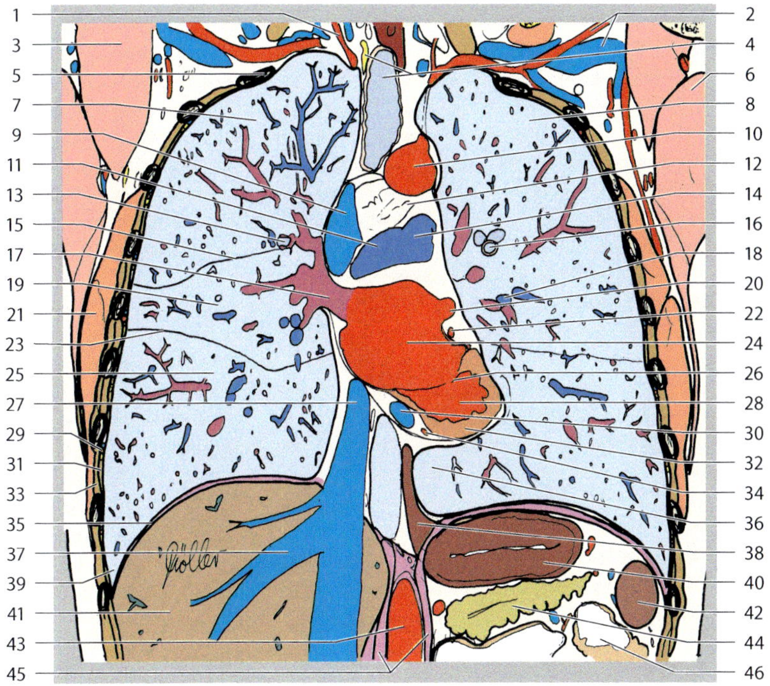

14. Pulmonary trunk (허파동맥)
15. Horizontal fissure (수평틈새)
16. Anterior segmental bronchus (left), upper lobe (왼허파 상엽의 앞구역 기관지)
17. Right superior pulmonary vein [오른위 허파정맥(우상폐정맥)]
18. Superior lingular bronchus (left) [위혀구역 기관지(왼쪽)]
19. Right lung (middle lobe) [오른허파, 우폐(중간엽)]
20. Left atrial appendage (왼심방귀)
21. Serratus anterior muscle (앞톱니근)
22. Left coronary artery, circumflex branch (Cx) [왼심장동맥, 휘돌이가지(Cx)]
23. Oblique fissure (빗틈새)
24. Left atrium (왼심방, 좌심방)
25. Right lung (lower lobe) [오른허파, 우폐(하엽)]
26. Mitral valve (승모판)
27. Inferior vena cava [아래대정맥(하대정맥)]
28. Left ventricle [왼심실(좌심실)]
29. Intercostal vein, artery and nerve (갈비사이정맥, 동맥과 신경)
30. Coronary sinus (심장정맥굴)
31. Internal intercostal muscle (속갈비사이근)
32. Myocardium (심근)
33. External intercostal muscle (바깥갈비사이근)
34. Right coronary artery [오른심장동맥(우관상동맥)]
35. Diaphragm [가로막(횡격막)]
36. Phrenicomediastinal recess (가로막세로칸오목)
37. Hepatic vein (간정맥)
38. Oesophagus (식도)
39. Costodiaphragmatic recess (갈비가로막오목)
40. Stomach (위)
41. Liver (right lobe) (오른간엽)
42. Spleen (지라, 비장)
43. Descending aorta [내림대동맥(하행대동맥)]
44. Pancreas [이자(췌장)]
45. Diaphragm (lumbar part) [가로막(허리부분)]
46. Colon (결장, 잘록창자)

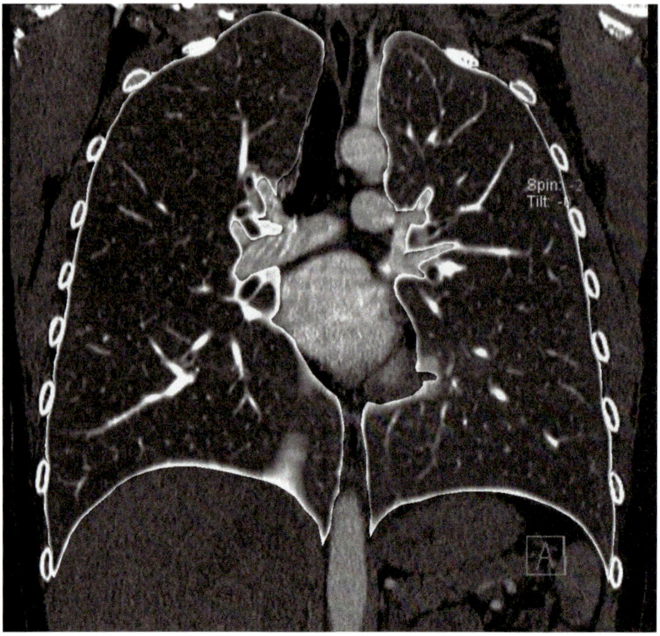

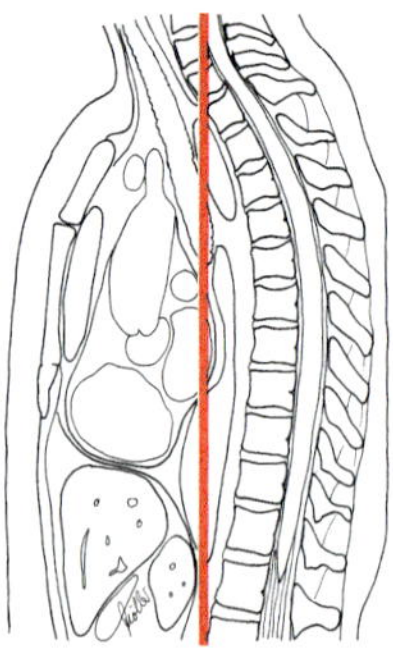

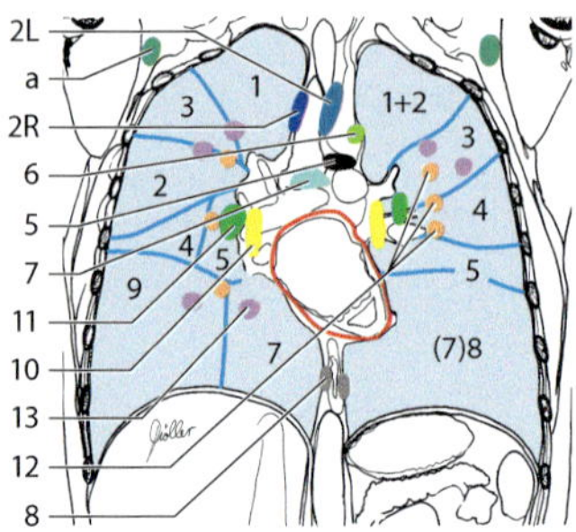

Right lung (오른허파)

1. Apical segment of upper lobe (위엽의 꼭대기구역)
2. Posterior segment of upper lobe (위엽의 뒤구역)
3. Anterior segment of upper lobe (위엽의 앞구역)
4. Lateral segment of middle lobe (중간엽의 가쪽구역)
5. Medial segment of middle lobe (중간엽의 안쪽구역)
7. Medial basal segment of lower lobe (하엽의 안쪽바닥구역)
9. Lateral basal segment of lower lobe (하엽의 가쪽바닥구역)

Left lung (왼허파)

1+2. Apicoposterior segment of upper lobe (위엽의 꼭대기뒷구역)
3. Anterior segment of upper lobe (위엽의 앞구역)
4. Superior lingular segment (위혀구역)
5. Inferior lingular segment (아래혀구역)
(7+)8. Medial basal (cardiac) + anterior basal segments of lower lobe [하엽의 안쪽바닥구역(심장구역)과 앞바닥구역]

= Lymph node (림프절)

= Borders of lung segments (허파구역의 가장자리)

= Pericardium (심장막)

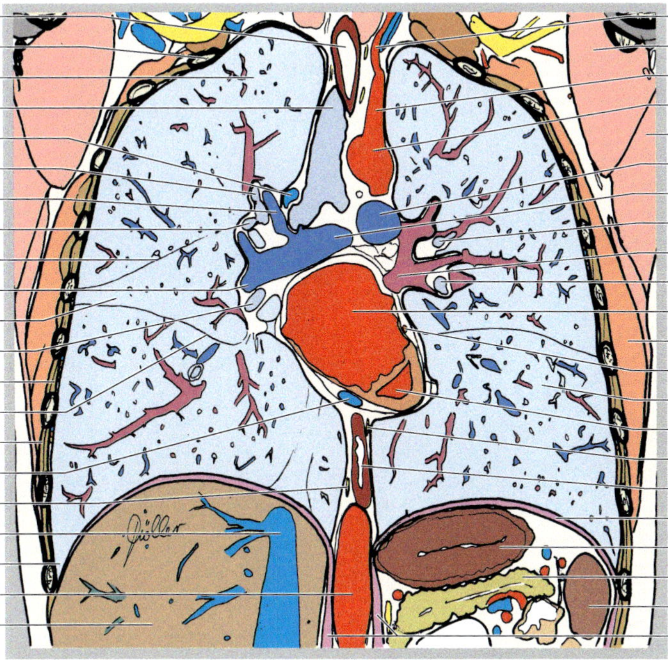

1. Oesophagus (식도)
2. Left vertebral artery (왼척추동맥)
3. Rib 1 (bony part) [첫 번째 갈비뼈(뼈부분)]
4. Subscapularis muscle (어깨밑근)
5. Right lung (upper lobe) [오른허파, 우폐(상엽)]
6. Left subclavian artery [왼 빗장밑동맥(쇄골하동맥)]
7. Trachea (기관)
8. Aortic arch [대동맥활(대동맥궁)]
9. Azygos vein [홑정맥(기정맥)]
10. Latissimus dorsi muscle (넓은등근)
11. Right superior lobar bronchus (오른위엽 기관지)
12. Left pulmonary artery (왼허파, 좌폐동맥)
13. Right ascending pulmonary artery (오른쪽 오름허파동맥)
14. Left pulmonary artery (왼허파, 좌폐동맥)
15. Anterior segmental bronchus (right), upper lobe (오른허파 상엽의 앞구역 기관지)
16. Anterior segmental bronchus (left), upper lobe (왼허파 상엽의 앞구역 기관지)
17. Horizontal fissure (수평틈새)
18. Superior pulmonary vein (위허파정맥)
19. Right descending pulmonary artery (오른쪽 내림허파동맥)
20. Superior lingular bronchus (위혀구역 기관지)
21. Right lung (middle lobe) [오른허파, 우폐(중간엽)]
22. Left atrium (왼심방, 좌심방)
23. Medial segmental bronchus (right), middle lobe (오른허파 중간엽의 안쪽구역 기관지)
24. Serratus anterior muscle (앞톱니근)
25. Internal intercostal muscle (속갈비사이근)
26. Left coronary artery, circumflex branch (Cx) [왼심장동맥, 휘돌이가지(Cx)]
27. Oblique fissure (빗틈새)
28. Left lung (lower lobe) [왼허파, 좌폐(하엽)]
29. External intercostal muscle (바깥갈비사이근)
30. Left ventricle [왼심실(좌심실)]
31. Coronary sinus (심장정맥굴)
32. Vagus nerve (left) [미주신경(왼쪽)]
33. Vagus nerve (right) [미주신경(오른쪽)]
34. Diaphragm [가로막(횡격막)]
35. Inferior vena cava [아래대정맥(하대정맥)]
36. Stomach (위)
37. Costodiaphragmatic recess (갈비가로막오목)
38. Pancreas [이자(췌장)]
39. Descending aorta [내림대동맥(하행대동맥)]
40. Spleen (지라, 비장)
41. Liver (right lobe) (오른간엽)
42. Diaphragm (lumbar part) [가로막(허리부분)]

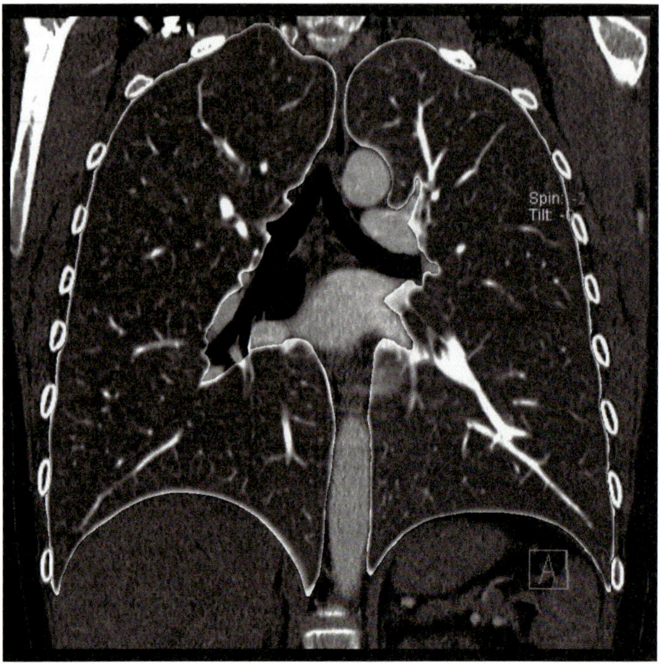

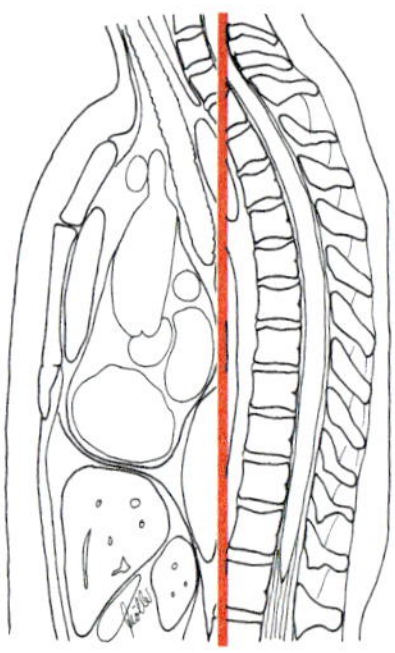

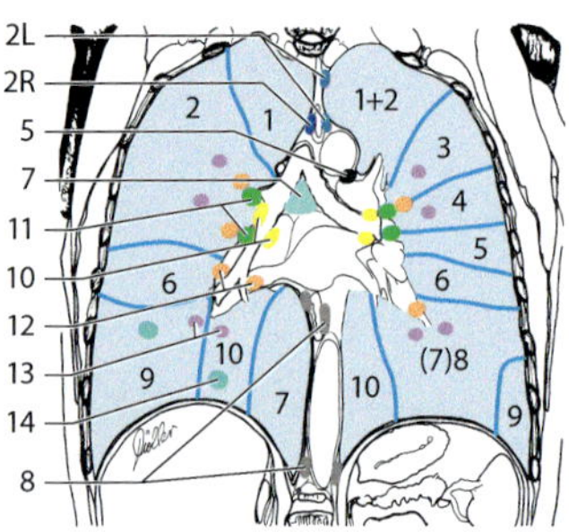

1. Rib 1 (bony part) [첫 번째 갈비뼈(뼈부분)]
2. Middle scalene muscle [중간목갈비근(경추늑골근)]
3. Infraspinatus muscle (가시아래근)
4. Subscapularis muscle (어깨밑근)
5. Scapula [어깨뼈(견갑골)]
6. Left lung (upper lobe) [왼허파, 좌폐(상엽)]
7. Right lung (upper lobe) [오른허파, 우폐(상엽)]
8. Latissimus dorsi muscle (넓은등근)
9. Carina (tracheal bifurcation) [용골(기관분기부)]
10. Oesophagus (식도)
11. Azygos vein and right main bronchus (홀정맥과 오른 주기관지)
12. Aortic arch [대동맥활(대동맥궁)]
13. Subcarinal space (기관분지하부)
14. Apical segmental artery (left apical pulmonary artery) [꼭대기구역 동맥(왼 꼭대기 허파동맥)] ▶

● ● ● ● = Lymph node (림프절)
● ● ●

—— = Borders of lung segments (허파구역의 가장자리)

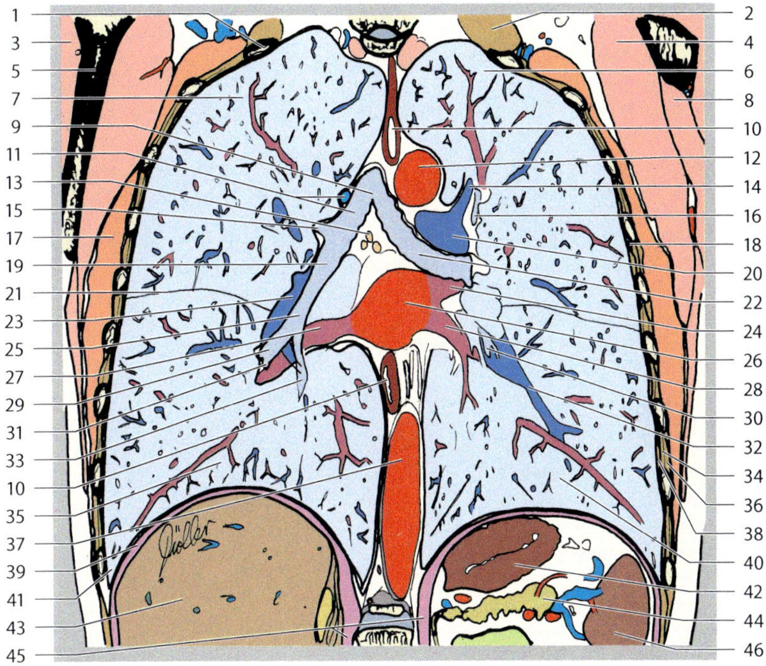

15. Right superior lobar bronchus (오른위엽 기관지)
16. Apicoposterior segmental bronchus (left, I and II), upper lobe [허파 상엽의 꼭대기뒤구역 기관지(왼쪽 I, II)]
17. Serratus anterior muscle (앞톱니근)
18. Intercostal vein, artery and nerve (갈비사이정맥, 동맥과 신경)
19. Intermediate bronchus (middle and lower lobe) [중간 기관지(중간, 하엽)]
20. Left pulmonary artery (왼허파, 좌폐동맥)
21. Oblique fissure (right) [빗틈새(오른쪽)]
22. Left main bronchus (왼 주기관지)
23. Right pulmonary artery (오른허파, 우폐동맥)
24. Left superior pulmonary vein [왼위 허파정맥(좌상폐정맥)]
25. Right inferior lobar bronchus (basal trunk) [오른아래엽기관지(바닥줄기)]
26. Left atrium (왼심방, 좌심방)
27. Right inferior pulmonary vein [오른아래 허파정맥(우하폐정맥)]
28. Left inferior pulmonary vein [왼아래 허파정맥(좌하폐정맥)]
29. Anterior basal segmental bronchus (VIII), lower lobe [앞바닥구역 기관지(VIII), 하엽]
30. Superior segmental bronchus (VI), lower lobe [위구역(VI), 하엽]
31. Lateral basal segmental bronchus (IX), lower lobe [가쪽바닥구역 기관지(IX), 하엽]
32. Left (interlobar) pulmonary artery, basal part [왼(엽사이) 허파동맥, 바닥구역]
33. Posterior basal segmental bronchus (X), lower lobe [뒤바닥구역 기관지(X), 하엽]
34. Internal intercostal muscle (속갈비사이근)
35. Right lung (lower lobe) [오른허파, 우폐(하엽)]
36. External intercostal muscle (바깥갈비사이근)
37. Descending aorta [내림대동맥(하행대동맥)]
38. Innermost intercostal muscle (맨속갈비사이근)
39. Diaphragm [가로막(횡격막)]
40. Left lung (lower lobe) [왼허파, 좌폐(하엽)]
41. Costodiaphragmatic recess (갈비가로막오목)
42. Stomach (위)
43. Liver (right lobe) (오른간엽)
44. Pancreas [이자(췌장)]
45. Diaphragm (lumbar part) [가로막(허리부분)]
46. Spleen (지라, 비장)

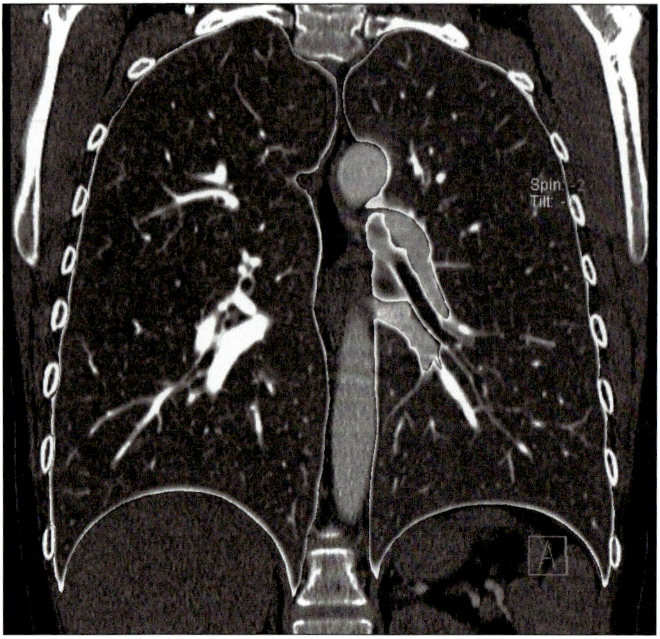

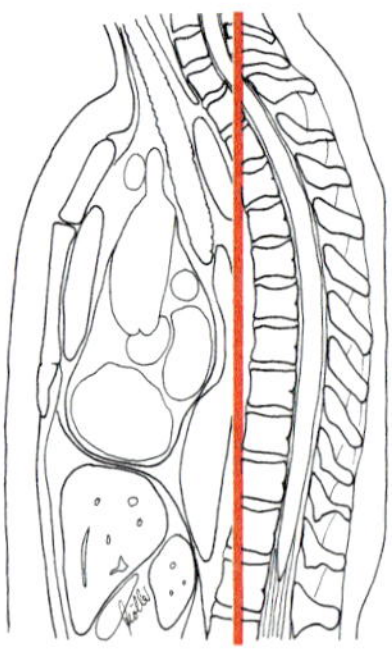

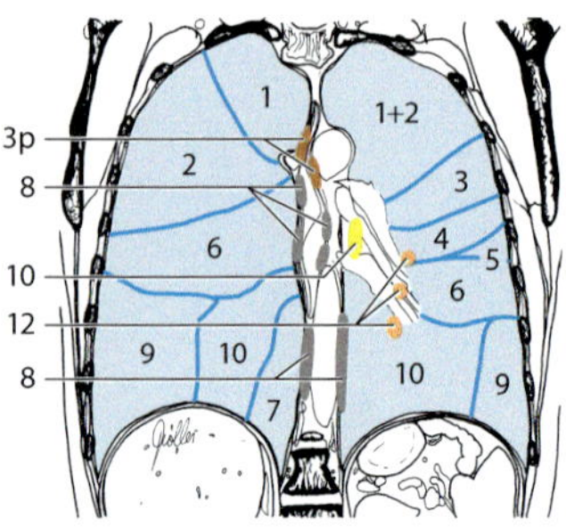

Right lung (오른허파)

1. Apical segment of upper lobe (위엽의 꼭대기구역)
2. Posterior segment of upper lobe (위엽의 뒤구역)
6. Superior segment of lower lobe (하엽의 위구역)
7. Medial basal (cardiac) segment of lower lobe [하엽의 안쪽바닥구역(심장구역)]
9. Lateral basal segment of lower lobe (하엽의 가쪽바닥구역)
10. Posterior basal segment of lower lobe (하엽의 뒤바닥구역)

Left lung (왼허파)

1+2. Apicoposterior segment of upper lobe (위엽의 꼭대기뒷구역)
3. Anterior segment of upper lobe (위엽의 앞구역)
4. Superior lingular segment (위혀구역)
6. Superior segment of lower lobe (하엽의 위구역)
9. Lateral basal segment of lower lobe (하엽의 가쪽바닥구역)
10. Posterior basal segment of lower lobe (하엽의 뒤바닥구역)

●●●●● = Lymph node (림프절)

—— = Borders of lung segments (허파구역의 가장자리)

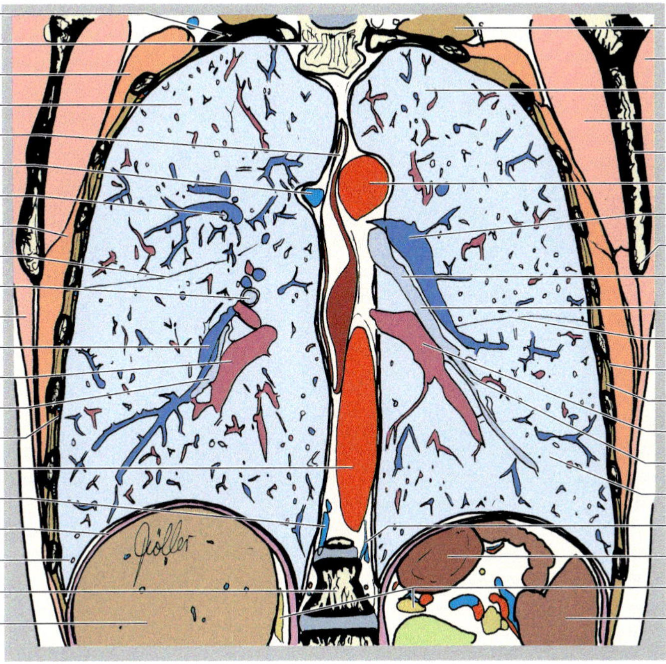

1. Rib 1 (bony part) [첫 번째 갈비뼈(뼈부분)]
2. Middle scalene muscle [중간목갈비근(경추늑골근)]
3. T1 vertebral body (첫 번째 등뼈 척추뼈몸통)
4. Infraspinatus muscle (가시아래근)
5. Serratus anterior muscle (앞톱니근)
6. Left lung (upper lobe) [왼허파, 좌폐(상엽)]
7. Right lung (upper lobe) [오른허파, 우폐(상엽)]
8. Subscapularis muscle (어깨밑근)
9. Oesophagus (식도)
10. Scapula (어깨뼈, 견갑골)
11. Azygos vein (arch) [홑정맥(궁)]
12. Aortic arch [대동맥활(대동맥궁)]
13. Posterior segmental bronchus (right, II), upper lobe [뒤구역 기관지(오른쪽, II), 상엽]
14. Left (interlobar) pulmonary artery [왼(엽사이)허파동맥]
15. Right oblique fissure (오른 빗틈새)
16. Scapula (apex) [어깨뼈(꼭지)]
17. Superior segmental bronchus (VI), lower lobe [위구역(VI), 하엽]
18. Left inferior lobar bronchus (intermediate bronchus) [왼아래엽기관지(중간기관지)]
19. Latissimus dorsi muscle (넓은등근)
20. Left inferior lobar bronchus (basal trunk) [왼아래엽기관지(바닥줄기)]
21. Right (interlobar) pulmonary artery [오른(엽사이)허파동맥]
22. Left oblique fissure (왼 빗틈새)
23. Right inferior pulmonary vein [오른아래 허파정맥(우하폐정맥)]
24. External intercostal muscle (바깥갈비사이근)
25. Lateral basal segmental bronchus (IX), lower lobe [가쪽바닥구역 기관지(IX), 하엽]
26. Internal intercostal muscle (속갈비사이근)
27. Intercostal vein, artery and nerve (갈비사이정맥, 동맥과 신경)
28. Left inferior pulmonary vein [왼아래 허파정맥(좌하폐정맥)]
29. Descending aorta [내림대동맥(하행대동맥)]
30. Posterior basal segmental bronchus (X), lower lobe [뒤바닥구역 기관지(X), 하엽]
31. Azygos vein [홑정맥(기정맥)]
32. Left lung (lower lobe) [왼허파, 좌폐(하엽)]
33. Diaphragm [가로막(횡격막)]
34. Hemi-azygos vein [반홑정맥(반기정맥)]
35. Costodiaphragmatic recess (갈비가로막오목)
36. Stomach (위)
37. Vertebral body (T11) [척추뼈몸통(열한 번째 등뼈)]
38. Suprarenal gland (콩팥위샘, 부신)
39. Liver (right lobe) (오른간엽)
40. Spleen (지라, 비장)

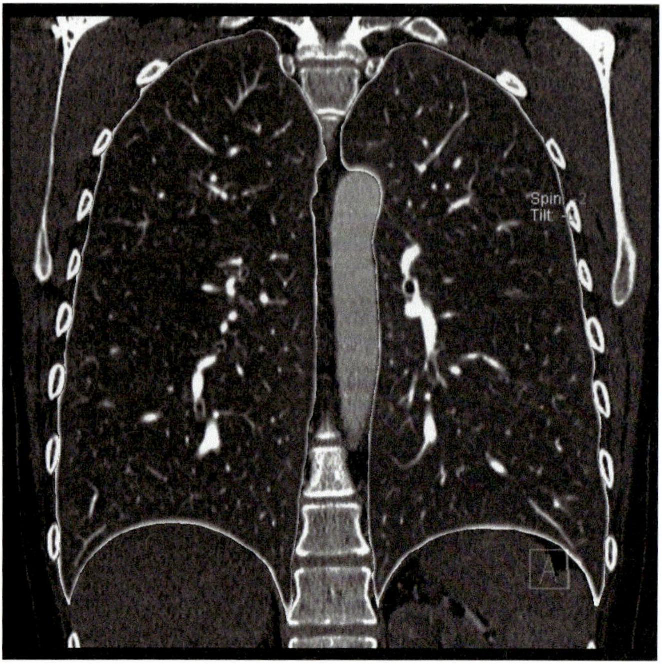

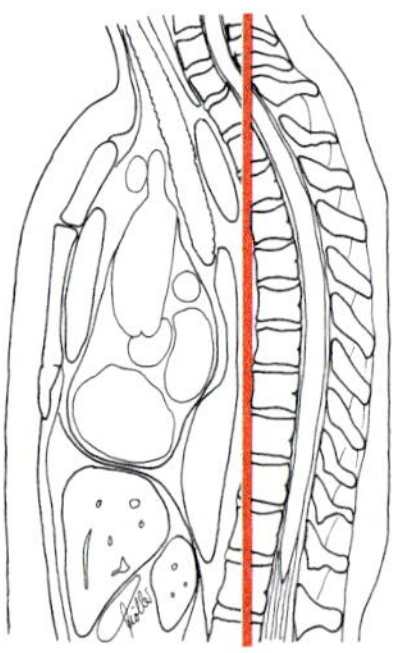

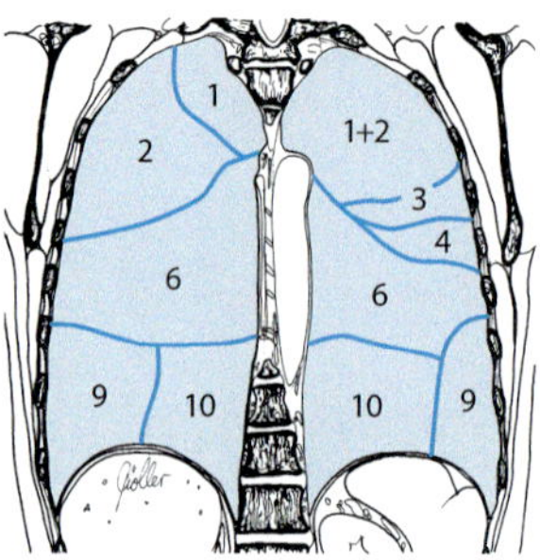

Right lung (오른허파)

1. Apical segment of upper lobe (위엽의 꼭대기구역)
2. Posterior segment of upper lobe (위엽의 뒤구역)
6. Superior segment of lower lobe (하엽의 위구역)
9. Lateral basal segment of lower lobe (하엽의 가쪽바닥구역)
10. Posterior basal segment of lower lobe (하엽의 뒤바닥구역)

Left lung (왼허파)

1+2. Apicoposterior segment of upper lobe (위엽의 꼭대기뒷구역)
3. Anterior segment of upper lobe (위엽의 앞구역)
4. Superior lingular segment (위혀구역)
6. Superior segment of lower lobe (하엽의 위구역)
9. Lateral basal segment of lower lobe (하엽의 가쪽바닥구역)
10. Posterior basal segment of lower lobe (하엽의 뒤바닥구역)

—— = Borders of lung segments (허파구역의 가장자리)

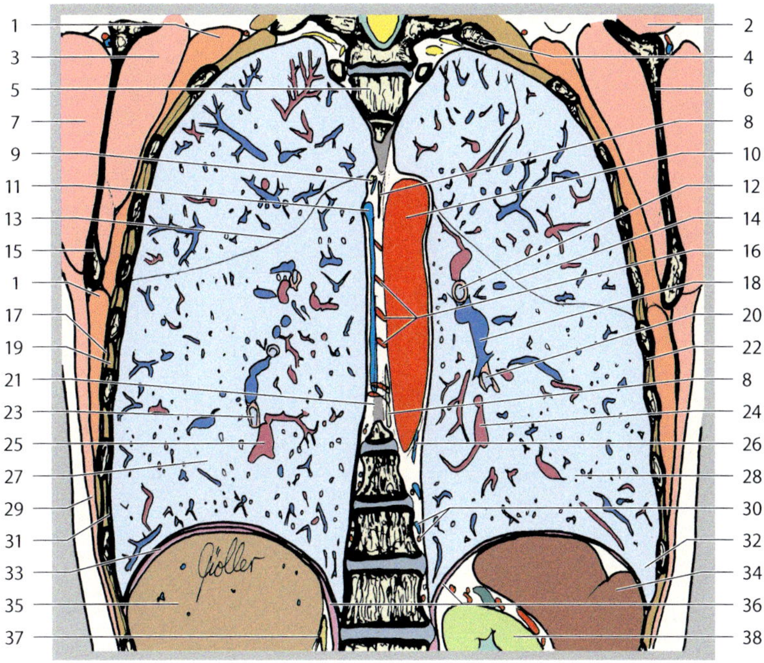

1. Serratus anterior muscle (앞톱니근)
2. Supraspinatus muscle (가시위근)
3. Subscapularis muscle (어깨밑근)
4. Rib 1 (bony part) [첫 번째 갈비뼈(뼈부분)]
5. Vertebral body (T2) [척추뼈몸통(두 번째 등뼈)]
6. Scapula [어깨뼈(견갑골)]
7. Infraspinatus muscle (가시아래근)
8. Thoracic duct [가슴림프관(흉관)]
9. Vagus nerve (미주신경)
10. Descending aorta [내림대동맥(하행대동맥)]
11. Azygos vein[홀정맥(기정맥)]
12. Superior segmental bronchus (VI), lower lobe [위구역(VI), 하엽]
13. Right oblique fissure (오른 빗틈새)
14. Left oblique fissure (왼 빗틈새)
15. Scapula (inferior border) [어깨뼈(아래모서리)]
16. Intercostal arteries (갈비사이 동맥들)
17. External intercostal muscle (바깥갈비사이근)
18. Left inferior pulmonary artery [왼아래 허파동맥(좌하폐동맥)]
19. Internal intercostal muscle (속갈비사이근)
20. Posterior basal segmental bronchus (left, X), lower lobe [뒤바닥구역 기관지(왼쪽, X), 하엽]
21. Anterior longitudinal ligament (앞세로인대)
22. Intercostal vein, artery and nerve (갈비사이정맥, 동맥과 신경)
23. Posterior basal segmental bronchus (right, X), lower lobe [뒤바닥구역 기관지(오른쪽, X), 하엽]
24. Inferior basal vein (to left pulmonary vein) [아래바닥정맥(왼허파정맥방향)]
25. Inferior basal vein (to right pulmonary vein) [아래바닥정맥(오른허파정맥방향)]
26. Hemi-azygos vein [반홀정맥(반기정맥)]
27. Right lung (lower lobe) [오른허파, 우폐(하엽)]
28. Left lung (lower lobe) [왼허파, 좌폐(하엽)]
29. Latissimus dorsi muscle (넓은등근)
30. Lumbar artery and vein (허리동맥과 정맥)
31. Innermost intercostal muscle (맨속갈비사이근)
32. Costodiaphragmatic recess (갈비가로막오목)
33. Diaphragm [가로막(횡격막)]
34. Spleen (지라, 비장)
35. Liver (right lobe) (오른간엽)
36. Diaphragm (lumbar part) [가로막(허리부분)]
37. Suprarenal gland (콩팥위샘, 부신)
38. Left kidney [왼콩팥(신장)]

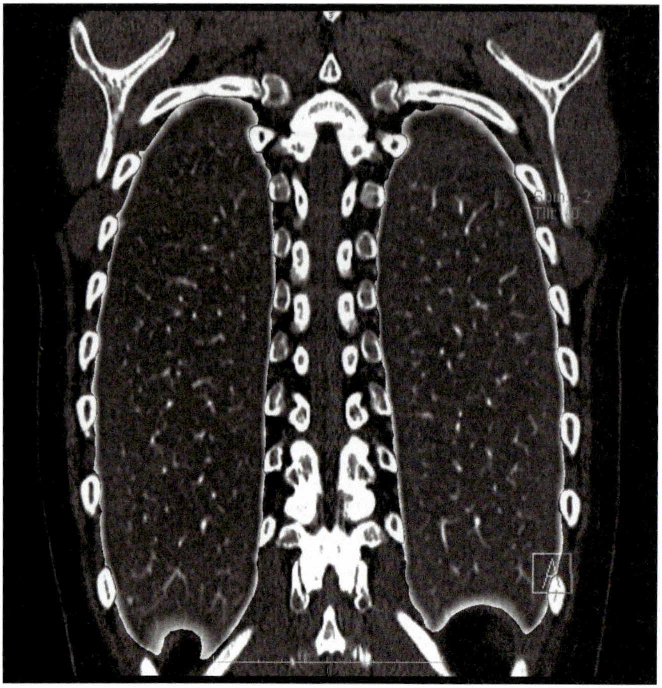

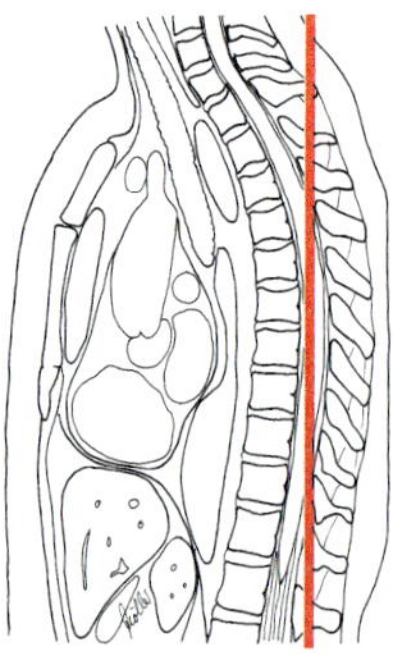

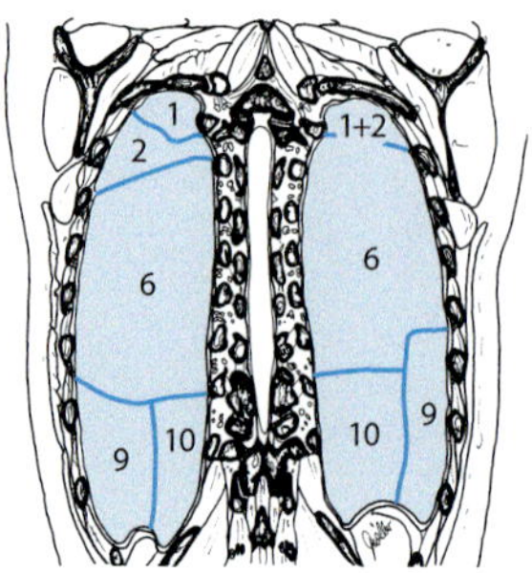

Right lung (오른허파)

1. Apical segment of upper lobe (위엽의 꼭대기구역)
2. Posterior segment of upper lobe (위엽의 뒤구역)
6. Superior segment of lower lobe (하엽의 위구역)
9. Lateral basal segment of lower lobe (하엽의 가쪽바닥구역)
10. Posterior basal segment of lower lobe (하엽의 뒤바닥구역)

Left lung (왼허파)

1+2. Apicoposterior segment of upper lobe (위엽의 꼭대기뒷구역)
6. Superior segment of lower lobe (하엽의 위구역)
9. Lateral basal segment of lower lobe (하엽의 가쪽바닥구역)
10. Posterior basal segment of lower lobe (하엽의 뒤바닥구역)

—— = Borders of lung segments (허파구역의 가장자리)

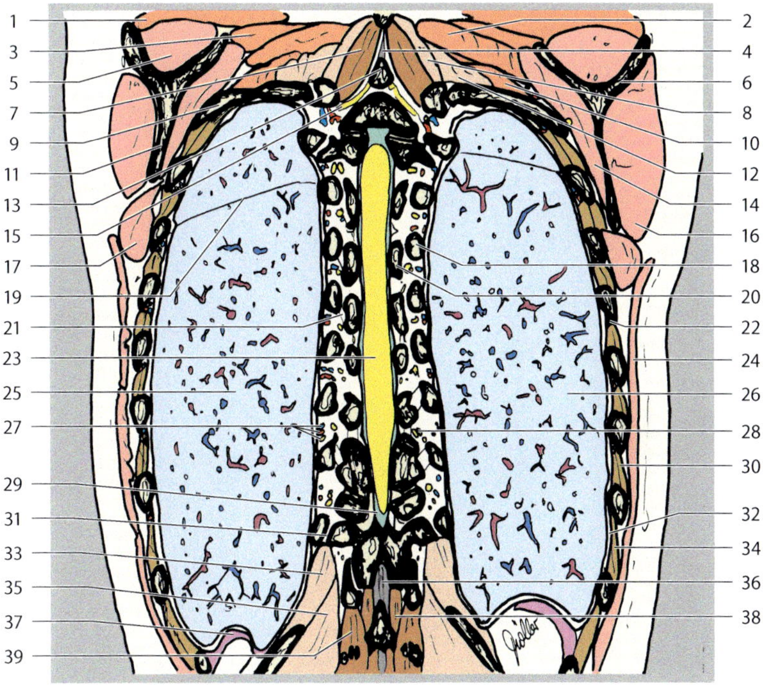

1. Trapezius muscle (등세모근)
2. Rhomboid muscle (마름근)
3. Levator scapulae muscle (어깨올림근)
4. Interspinous ligament (가시사이인대)
5. Supraspinatus muscle (가시위근)
6. Spine of scapula (어깨뼈가시)
7. Erector spinae muscle (spinalis cervicis muscle and semispinalis capitis muscle) [척주세움근(목가시근과 머리반가시근)]
8. Longissimus muscle (가장긴근)
9. Rib 3 (bony part) [세 번째 갈비뼈(뼈부분)]
10. Serratus posterior superior muscle (위뒤톱니근)
11. Scapula [어깨뼈(견갑골)]
12. Splenius cervicis muscle and iliocostalis cervicis muscle (목널판근과 목엉덩갈비근)
13. Spinous process (가시돌기)
14. Subscapularis muscle (어깨밑근)
15. Intercostal nerve (갈비사이 신경)
16. Infraspinatus muscle (가시아래근)
17. Teres major muscle (큰원근)
18. Neck of rib 6 (여섯 번째 갈비뼈의 목)
19. Right oblique fissure (오른 빗틈새)
20. Pedicle of vertebral arch (척추뼈고리의 뿌리)
21. Costotransverse ligament (갈비가로돌기인대)
22. Intercostal vein, artery and nerve (갈비사이정맥, 동맥과 신경)
23. Thoracic spinal cord (가슴척수)
24. Latissimus dorsi muscle (넓은등근)
25. Right lung (lower lobe) [오른허파, 우폐(하엽)]
26. Left lung (lower lobe) [왼허파, 좌폐(하엽)]
27. Posterior intercostal vein, artery and nerve (뒤갈비사이 정맥, 동맥과 신경)
28. Spinal ganglion (척수신경절)
29. Spinal dura and dural sac (척수경질막과 경질막주머니)
30. External intercostal muscle (바깥갈비사이근)
31. Costotransverse joint [갈비가로돌기관절(늑골횡돌기관절)]
32. Innermost intercostal muscle (맨속갈비사이근)
33. Iliocostalis muslce (엉덩갈비근)
34. Internal intercostal muscle (속갈비사이근)
35. Longissimus muscle (erector spinae muscle, lateral part) [가장긴근(척주세움근, 가쪽관)]
36. Interspinous ligament (가시사이인대)
37. Diaphragm [가로막(횡격막)]
38. Intertransversarii and rotatores muscles (erector spinae muscle, medial tract) [가로돌기사이근육과 돌림근(척주세움근, 안쪽관)]
39. Spinalis lumborum muscle (erector spinae muscle, medial tract) [허리척추근(척주세움근, 안쪽관)]

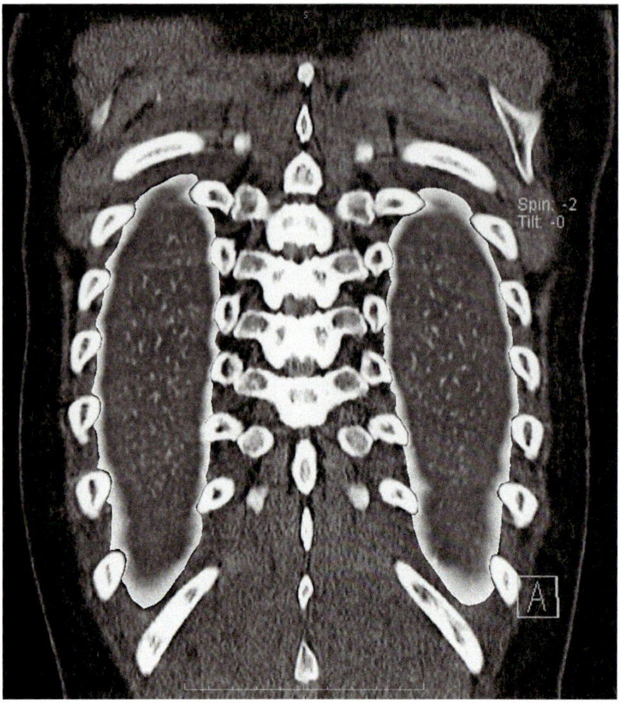

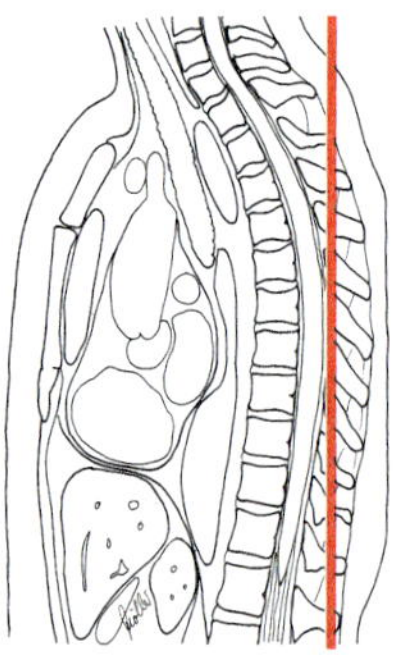

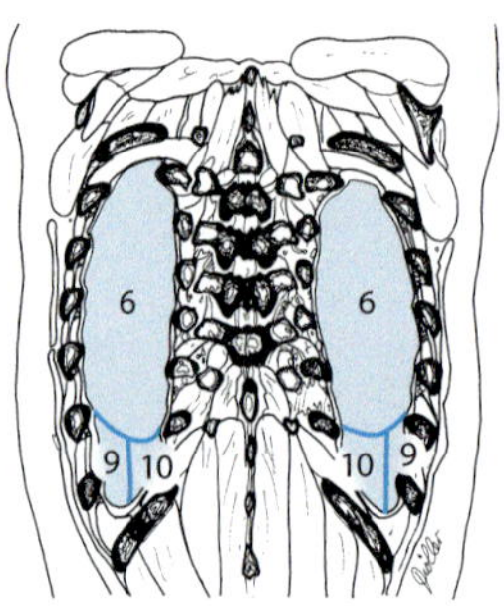

Right lung (오른허파)

6. Superior segment of lower lobe
(하엽의 위구역)
9. Lateral basal segment of lower lobe
(하엽의 가쪽바닥구역)
10. Posterior basal segment of lower lobe
(하엽의 뒤바닥구역)

Left lung (왼허파)

6. Superior segment of lower lobe
(하엽의 위구역)
9. Lateral basal segment of lower lobe
(하엽의 가쪽바닥구역)
10. Posterior basal segment of lower lobe
(하엽의 뒤바닥구역)

—— = Borders of lung segments
(허파구역의 가장자리)

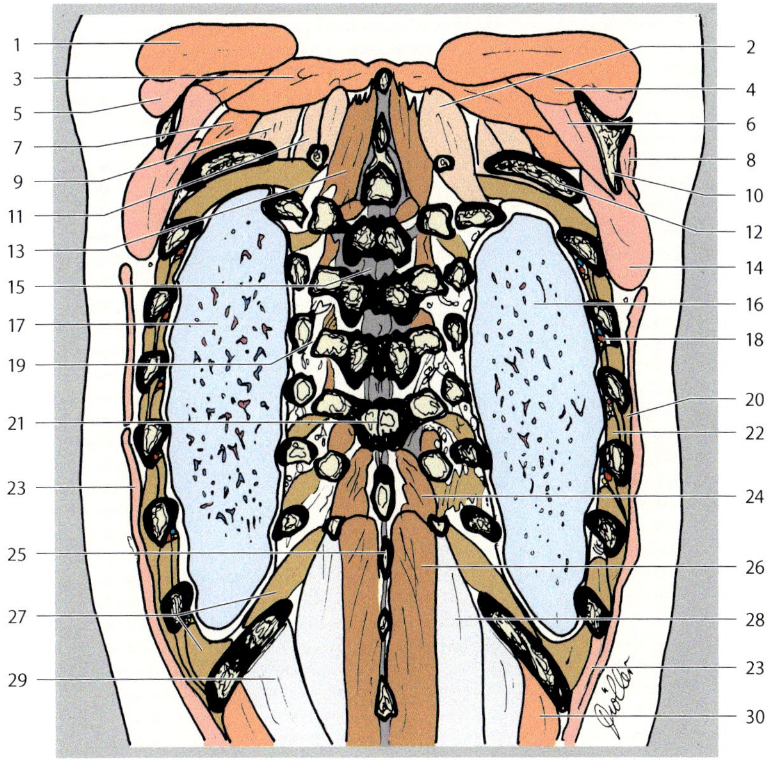

1. Trapezius muscle (등세모근)
2. Longissimus muscle (erector spinae muscle, lateral part) [가장긴근(척주세움근, 가쪽관)]
3. Rhomboid minor muscle (작은마름근)
4. Levator scapulae muscle (어깨올림근)
5. Supraspinatus muscle (가시위근)
6. Subscapularis muscle (어깨밑근)
7. Serratus posterior superior muscle (위뒤톱니근)
8. Infraspinatus muscle (가시아래근)
9. Iliocostalis cervicis muscle (목엉덩갈비근)
10. Scapula [어깨뼈(견갑골)]
11. Splenius cervicis muscle (목널판근)
12. Rib 4 (bony part) [네 번째 갈비뼈(뼈부분)]
13. Spinalis muscle (erector spinae muscle, medial tract) [가시근(척주세움근, 안쪽관)]
14. Teres major muscle (큰원근)
15. Interspinous ligament (가시사이인대)
16. Left lung (lower lobe) [왼허파, 좌폐(하엽)]
17. Right lung (lower lobe) [오른허파, 우폐(하엽)]
18. Intercostal vein, artery and nerve (갈비사이정맥, 동맥과 신경)
19. Costotransverse joint [갈비가로돌기관절(늑골횡돌기관절)]
20. External intercostal muscle (바깥갈비사이근)
21. Posterior vertebral arch (뒤척추뼈고리)
22. Internal intercostal muscle (속갈비사이근)
23. Latissimus dorsi muscle (넓은등근)
24. Transversospinales musle (erector spinae muslce, medial tract) [가로돌기가시근(척주세움근, 안쪽관)]
25. Spinous process (가시돌기)
26. Spinalis lumborum muscle (erector spinae muscle, medial tract) [허리척추근(척주세움근, 안쪽관)]
27. External and internal intercostal muscle (바깥과 속갈비사이근)
28. Longissimus muscle (erector spinae muscle, lateral part) [가장긴근(척주세움근, 가쪽관)]
29. Iliocostalis lumborum muscle (erector spinae muscle, lateral tract) [엉덩갈비근(척주세움근, 가쪽관)]
30. Serratus posterior inferior muscle (아래뒤톱니근)

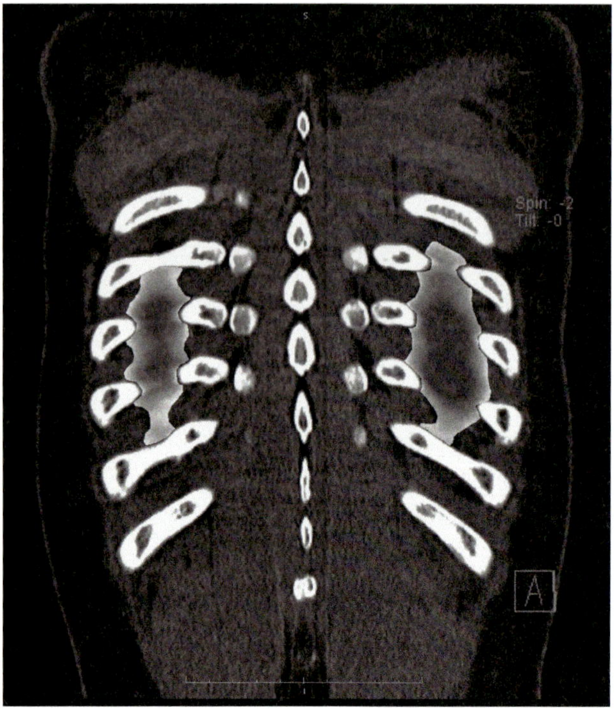

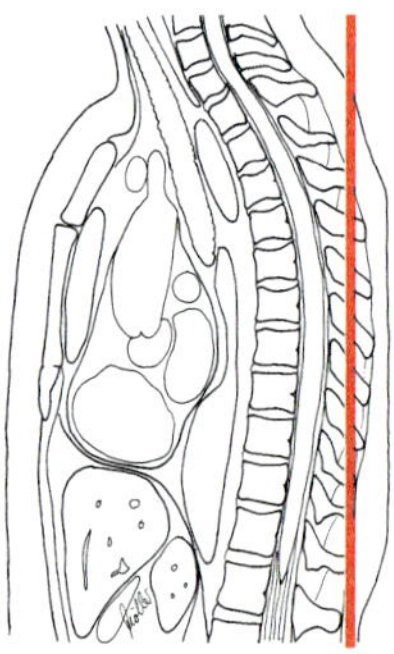

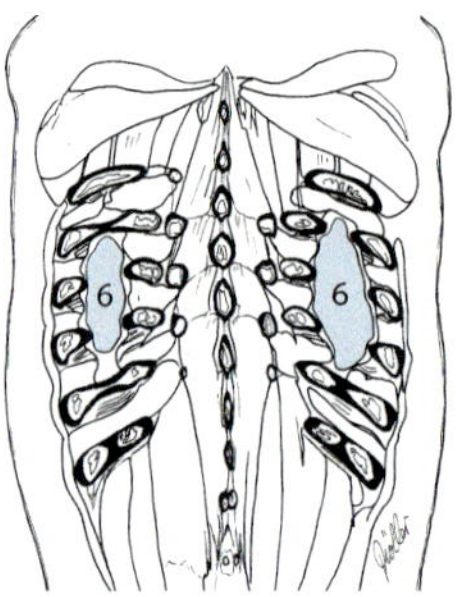

Right lung (오른허파)

6. Superior segment of lower lobe
   (하엽의 위구역)

Left lung (왼허파)

6. Superior segment of lower lobe
   (하엽의 위구역)

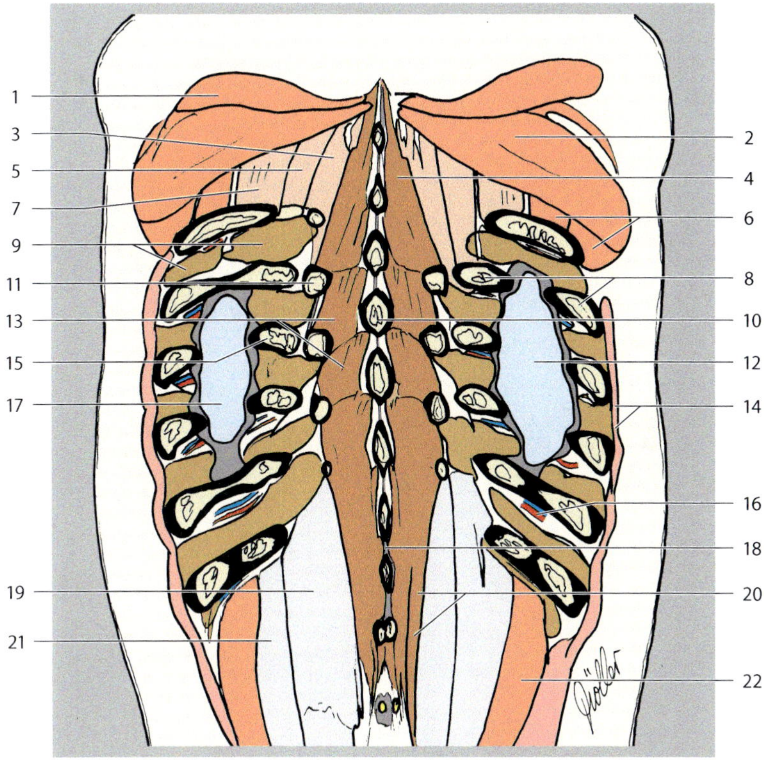

1. Trapezius muscle (등세모근)
2. Rhomboid major muscle (큰마름근)
3. Longissimus thoracis muscle (part of erector spinae muscle, lateral tract) [등가장긴근(척주세움근 부분, 가쪽관)]
4. Spinalis cervicis muscle (part of erector spinae muscle, medial tract) [목가시근(척주세움근, 안쪽관)]
5. Splenius cervicis muscle (목널판근)
6. Serratus posterior superior muscle (위뒤톱니근)
7. Iliocostalis cervicis muscle (목엉덩갈비근)
8. Rib 5 (posterior part) [다섯 번째 갈비뼈(뒷부분)]
9. External and internal intercostal muscle (바깥과 속갈비사이근)
10. Spinous process (가시돌기)
11. Transverse process (가로돌기)
12. Left lung (lower lobe) [왼허파, 좌폐(하엽)]
13. Spinalis thoracis muscle (part of erector spinae muscle, medial tract) [등가시근(척주세움근 부분, 안쪽관)]
14. Latissimus dorsi muscle (넓은등근)
15. Costal tubercle (갈비결절)
16. Intercostal vein, artery and nerve (갈비사이정맥, 동맥과 신경)
17. Right lung (lower lobe) [오른허파, 우폐(하엽)]
18. Interspinous ligament (가시사이인대)
19. Longissimus muscle (part of erector spinae muscle, lateral tract [가장긴근(척주세움근 부분, 가쪽관)]
20. Spinalis thoracis muscle (part of erector spinae muscle, medial tract) [등가시근(척주세움근 부분, 안쪽관)]
21. Iliocostalis lumborum muscle (part of erector spinae muscle, lateral tract) [엉덩갈비근(척주세움근 부분, 가쪽관)]
22. Serratus posterior inferior muscle (아래뒤톱니근)

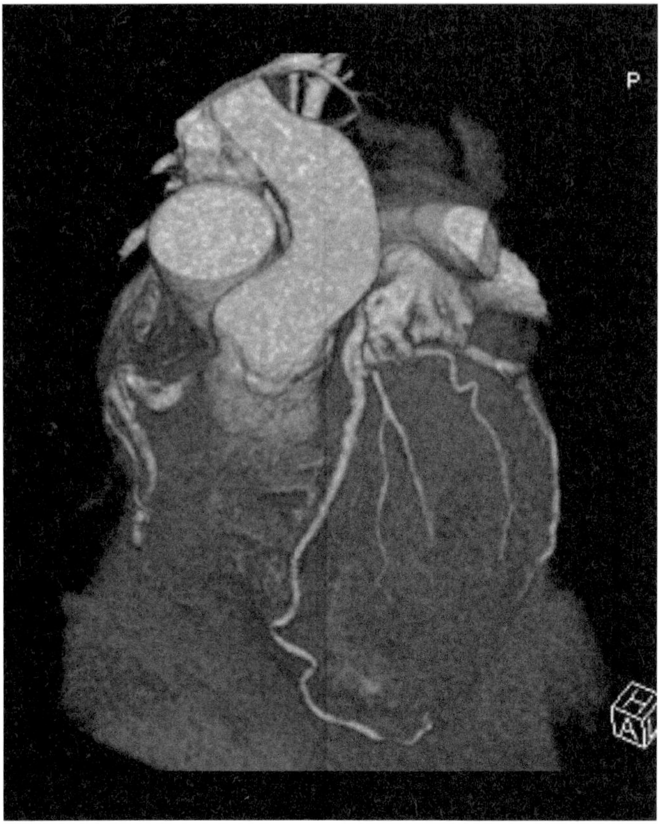
P
H
A

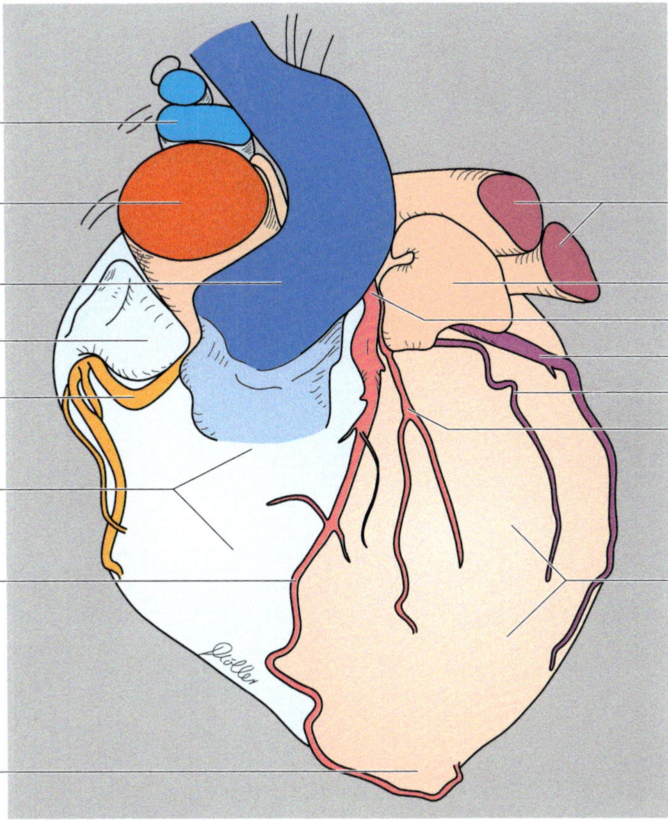

1. Superior vena cava (위대정맥)
2. Left pulmonary vein (왼허파정맥)
3. Ascending aorta (오름대동맥)
4. Left auricle (왼심방귀)
5. Pulmonary trunk (허파동맥)
6. Left coronary artery, main stem (segment 5) [왼심장동맥, 주줄기(5번째 분절)]
7. Right auricle (오른심방귀)
8. Circumflex branch of left coronary artery (LCX, segment 13) [왼심장동맥의 휘돌이가지(LCX, 13번째 분절)]
9. Right coronary artery (RCA, segment 1) [오른심장동맥(RCA, 1번째 분절)]
10. Left marginal branch of left coronary artery (first marginal branch, M1, segment 12) [왼심장동맥의 모서리가지(첫 번째 모서리가지, 12번째 분절)]
11. Right ventricle (오른심실, 우심실)
12. First lateral branch of left coronary artery (segment 9) [왼심장동맥의 첫 번째 가쪽가지(9번째 분절)]
13. Anterior interventricular branch of left coronary artery (LAD = RIVA, segment 7) [왼심장동맥의 앞심실사이가지(LAD = RIVA, 7번째 분절)]
14. Left ventricle [왼심실(좌심실)]
15. Apex of heart (심장끝)

- Right coronary artery (RCA) [오른심장동맥 (RCA)]
- Left coronary artery (LCA) [왼심장동맥(LCA)]
- Left coronary artery (anterior interventricular branch, LAD) [왼심장동맥(앞심실사이가지, LAD)]
- Left coronary artery (circumflex branch, LCX) [왼심장동맥(휘돌이가지, LCX)]

(Segments of coronary arteries are designated according to the classification of the American Heart Association; see Austen et al. 1975)

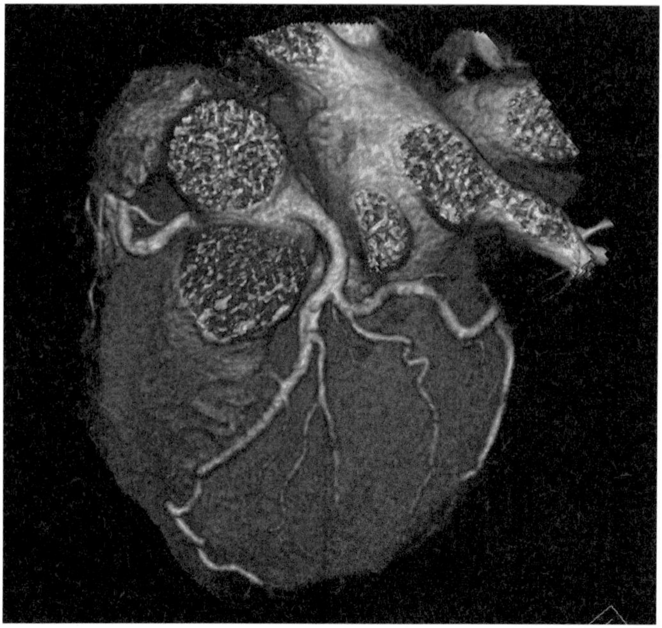

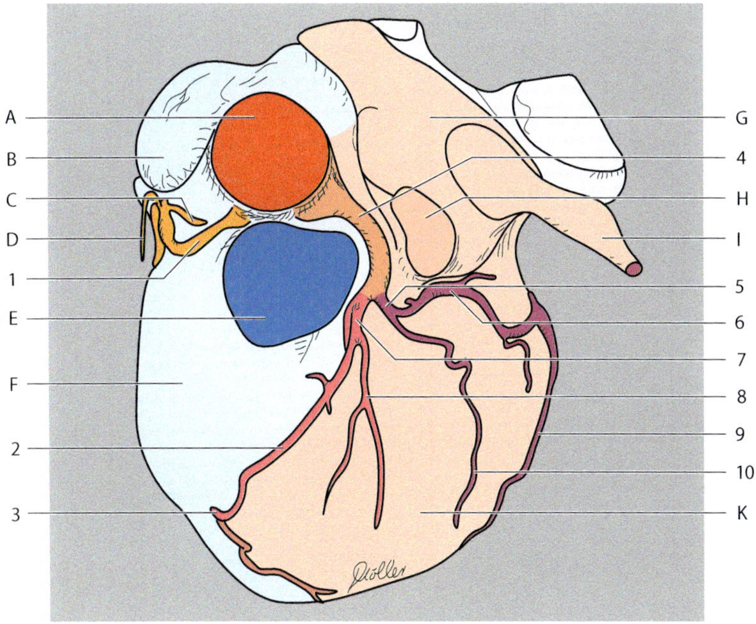

1. Right coronary artery (RCA, proximal segment) [오른심장동맥(근위분절)]
2. Anterior interventricular branch of left coronary artery (LAD = RIVA, middle segment) [왼심장동맥의 앞심실사이가지 (LAD = RIVA, 중간분절)]
3. Anterior interventricular branch of left coronary artery (LAD = RIVA, distal segment) [왼심장동맥의 앞심실사이가지 (LAD = RIVA, 원위분절)]
4. Left coronary artery (main stem) [왼심장동맥(주줄기)]
5. Circumflex branch of left coronary artery (LCX, proximal segment) [왼심장동맥의 휘돌이가지(LCX, 근위분절)]
6. Circumflex branch of left coronary artery (LCX, middle segment) [왼심장동맥의 휘돌이가지(LCX, 중간분절)]
7. Anterior interventricular branch of left coronary artery (LAD = RIVA, proximal segment) [왼심장동맥의 앞심실사이가지 (LAD = RIVA, 근위분절)]
8. First diagonal branch (첫 번째 대각선가지)
9. Circumflex branch of left coronary artery (LCX, distal segment) [왼심장동맥의 휘돌이가지(LCX, 원위분절)]
10. First marginal branch, M1 [첫 번째 모서리가지(M1)]

A Ascending aorta and aortic sinus (오름대동맥과 대동맥굴)
B Right auricle (오른심방귀)
C Sinuatrial nodal branch (동굴심방결절가지)
D Conus branch (동맥원뿔가지)
E Pulmonary trunk (허파동맥)
F Right ventricle (오른심실, 우심실)
G Left atrium (왼심방, 좌심방)
H Left auricle (왼심방귀)
I Left pulmonary vein (왼허파정맥)
K Left ventricle [왼심실(좌심실)]

- Right coronary artery (RCA) [오른심장동맥(RCA)]
- Left coronary artery (LCA) [왼심장동맥(LCA)]
- Left coronary artery (anterior interventricular branch, LAD) [왼심장동맥(앞심실사이가지, LAD)]
- Left coronary artery (circumflex branch, LCX) [왼심장동맥(휘돌이가지, LCX)]

(Segments of coronary arteries are designated according to the classification of the American Heart Association; see Austen et al. 1975)

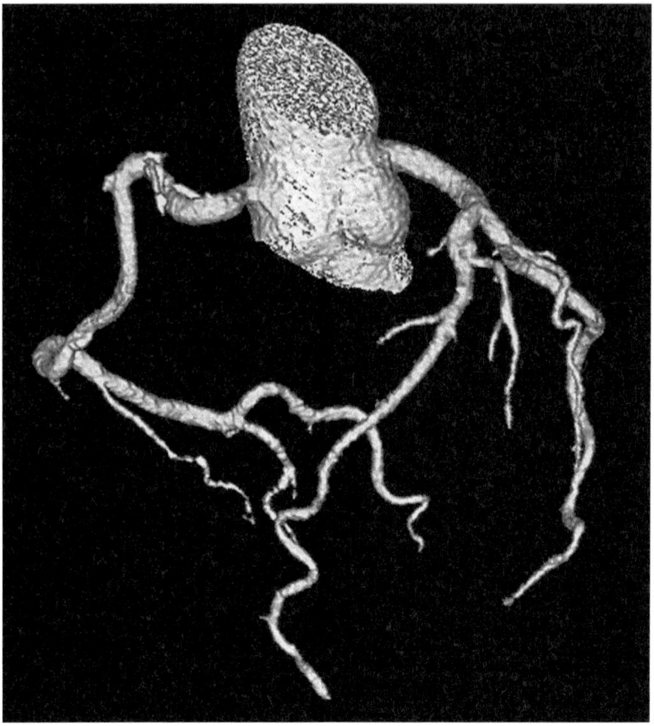

1. Right coronary artery (RCA, proximal segment) [오른심장동맥(근위분절)]
2. Right coronary artery (RCA, middle segment) [오른심장동맥(중간분절)]
3. Right coronary artery (RCA, distal segment) [오른심장동맥(원위분절)]
4. Posterior interventricular branch of right coronary artery (오른심장동맥의 뒤심실사이가지)
5. Posterior left interventricular branch of right coronary artery (오른심장동맥의 뒤왼심실사이가지)
6. Left coronary artery (main stem) [왼심장동맥(주줄기)] ▶

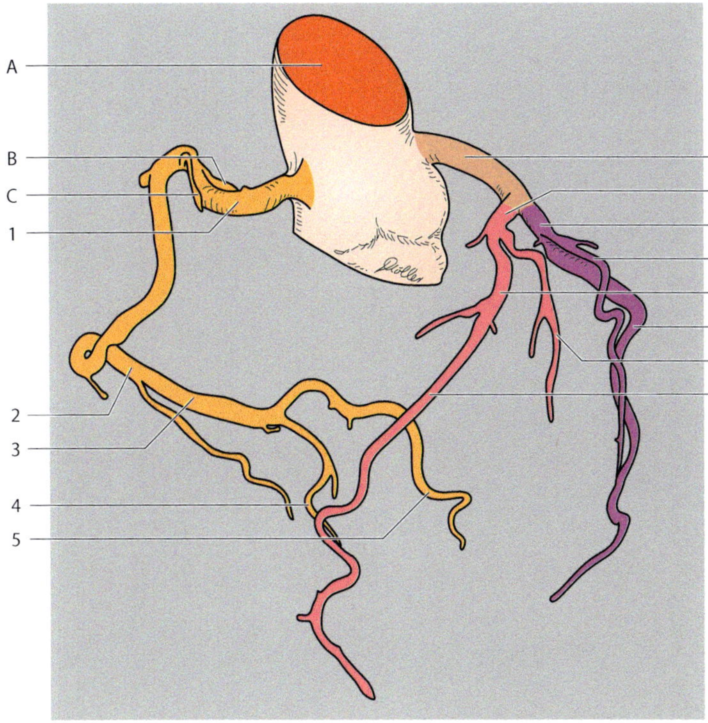

7. Anterior interventricular branch of left coronary artery (LAD = RIVA, middle segment) [왼심장동맥의 앞심실사이가지 (LAD = RIVA, 중간분절)]
8. Circumflex branch of left coronary artery (LCX, proximal segment) [왼심장동맥의 휘돌이가지(LCX, 근위분절)]
9. First marginal branch, M1 [첫 번째 모서리가지(M1)]
10. Anterior interventricular branch of left coronary artery (LAD = RIVA, middle segment) [왼심장동맥의 앞심실사이가지 (LAD = RIVA, 중간분절)]
11. Circumflex branch of left coronary artery (LCX, middle segment) [왼심장동맥의 휘돌이가지(LCX, 중간분절)]
12. First diagonal branch (첫 번째 대각선가지)
13. Anterior interventricular branch of left coronary artery (LAD = RIVA, distal segment) [왼심장동맥의 앞심실사이가지 (LAD = RIVA, 원위분절)]

A Ascending aorta (오름대동맥과 대동맥굴)
B Sinuatrial nodal branch (동굴심방결절가지)
C Conus branch (동맥원뿔가지)

- Right coronary artery (RCA) [오른심장동맥(RCA)]
- Left coronary artery (LCA) [왼심장동맥(LCA)]
- Left coronary artery (anterior interventricular branch, LAD) [왼심장동맥(앞심실사이가지, LAD)]
- Left coronary artery (circumflex branch, LCX) [왼심장동맥(휘돌이가지, LCX)]

(Segments of coronary arteries are designated according to the classification of the American Heart Association; see Austen et al. 1975)

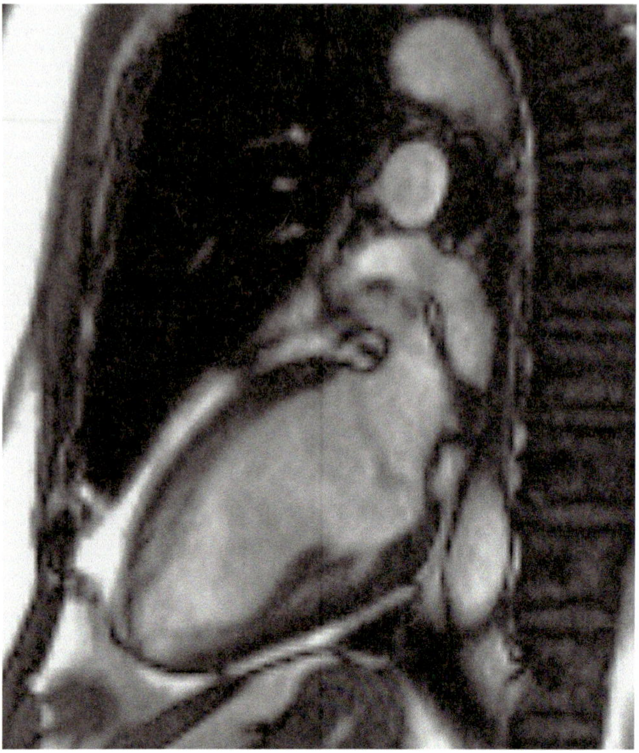

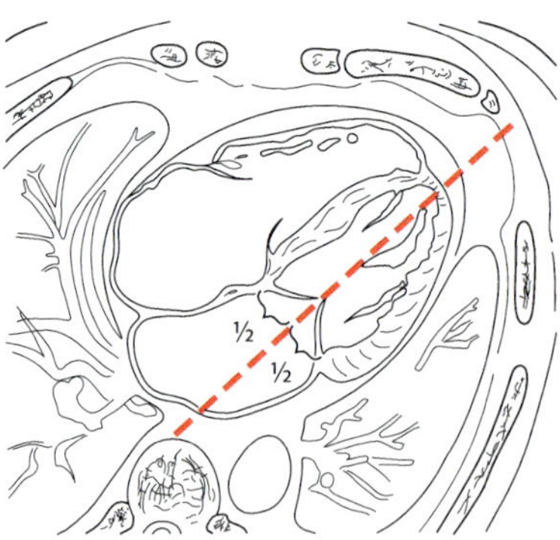
½
½

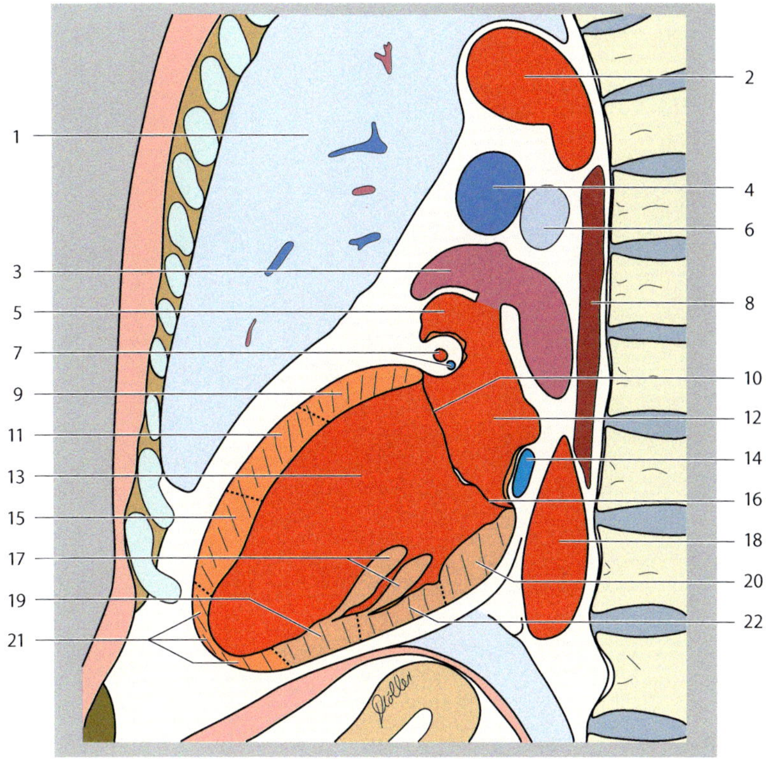

1. Left lung (왼허파)
2. Aortic arch (대동맥활)
3. Pulmonary vein (허파정맥)
4. Pulmonary artery (허파동맥)
5. Left auricle (왼심방귀)
6. Left main bronchus (왼기관지)
7. Left coronary artery [왼심장동맥(왼관상동맥)]
8. Oesophagus (식도)
9. Ventricular myocardium (anterior basal segment) [심실근(앞바닥구역)]
10. Left atrioventicular (mitral) valve, anterior cusp [왼방실판막(승모판막), 앞첨판]
11. Ventricular myocardium (anterior medial segment) [심실근(앞안쪽구역)]
12. Left atrium (왼심방, 좌심방)
13. Left ventricle [왼심실(좌심실)]
14. Coronary sinus (심장정맥굴)
15. Ventricular myocardium (anterior apical segment) [심실근(앞꼭대기구역)]
16. Left atrioventicular (mitral) valve, posterior cusp [왼방실판막(승모판막), 뒤첨판]
17. Posterior papillary muscle (뒤꼭지근)
18. Descending aorta (내림대동맥)
19. Ventricular myocardium (inferior apical segment) [심실근(아래꼭대기구역)]
20. Ventricular myocardium (inferior basal segment) [심실근(아래바닥구역)]
21. Apex of heart (심장끝)
22. Ventricular myocardium (inferior medial segment) [심실근(아래안쪽구역)]

Right coronary artery (RCA) [오른심장동맥(RCA)]

Left coronary artery (anterior interventricular branch, LAD) [왼심장동맥(앞심실사이가지, LAD)]

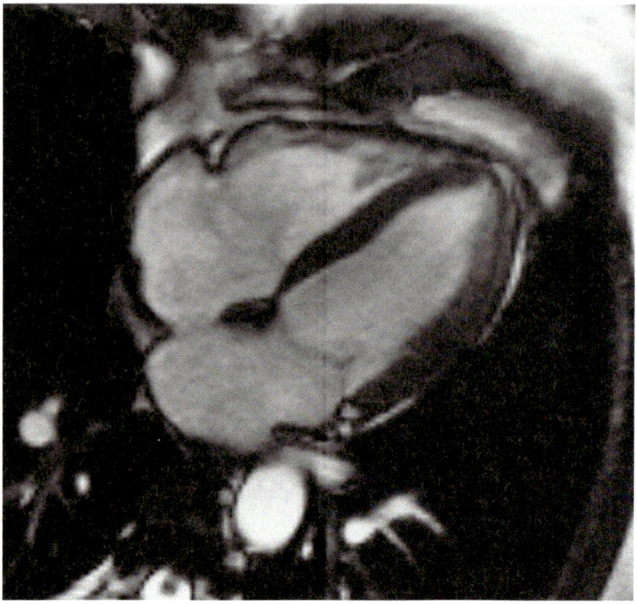

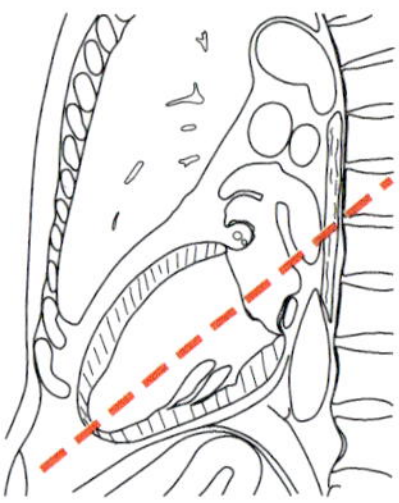

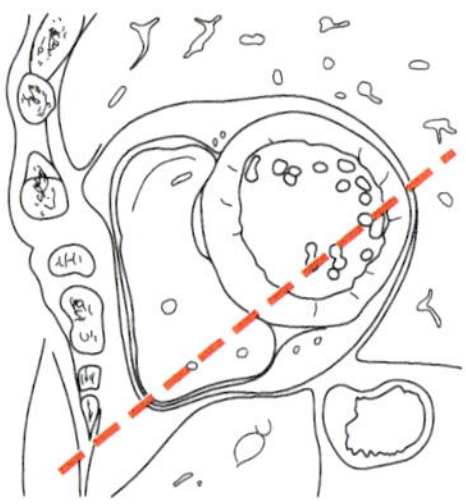

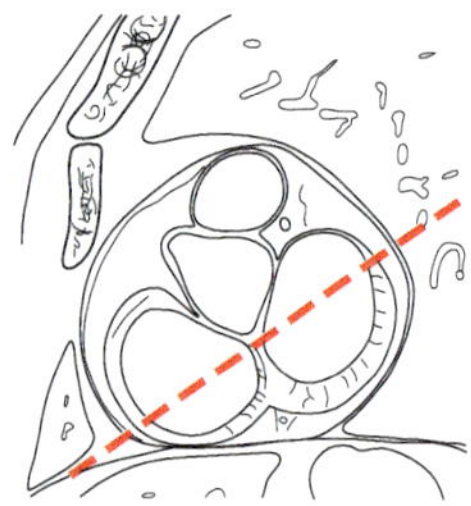

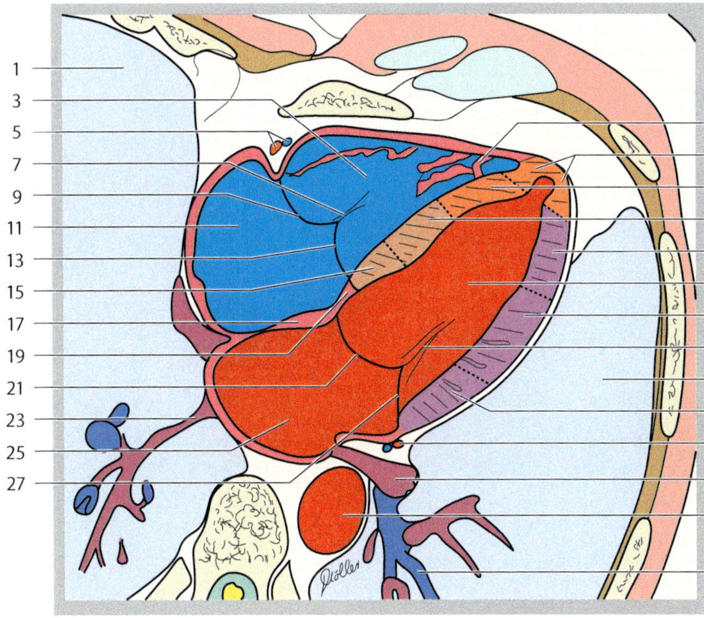

1. Right lung (오른허파)
2. Septomarginal trabecula (moderator band) [사이막모서리기둥(조절띠)]
3. Right coronary artery (오른심장동맥)
4. Apex of heart (심장끝)
5. Right ventricle (오른심실, 우심실)
6. Interventricular septum (apical septal segment) [심실사이막(꼭대기 사이막구역)]
7. Tendinous cords (힘줄끈)
8. Interventricular septum (medial inferoseptal segment) [심실사이막(안쪽 아래 사이막구역)]
9. Right atrioventricular (tricuspid) valve, anterior cusp [오른방실판막(삼첨판막), 앞첨판]
10. Ventricular myocardium (lateral apical segment) [심실근(가쪽꼭대기구역)]
11. Right atrium (오른심방, 우심방)
12. Left ventricle (왼심실, 좌심실)
13. Right atrioventricular (tricuspid) valve, septal cusp [오른방실판막(삼첨판막), 사이막판]
14. Ventricular myocardium (medial anterolateral segment) [심실근(안쪽 앞가쪽구역)]
15. Interventricular septum (basal inferoseptal segment) [심실사이막(바닥 아래사이막구역)]
16. Left lung (왼허파)
17. Interatrial septum (심방사이막)
18. Ventricular myocardium (basal anterolateral segment) [심실근(바닥 앞가쪽구역)]
19. Atrioventricular septum (방실사이막)
20. Left coronary artery (circumflex branch) [왼심장동맥(휘돌이가지)]
21. Left atrioventicular (mitral) valve, anterior cusp [왼방실판막(승모판막), 앞첨판]
22. Left pulmonary vein (왼허파정맥)
23. Right pulmonary vein (오른허파정맥)
24. Descending aorta (내림대동맥)
25. Left atrium (왼심방, 좌심방)
26. Left pulmonary artery (왼허파동맥)
27. Left atrioventicular (mitral) valve, posterior cusp [왼방실판막(승모판막), 뒤첨판]

Right coronary artery (RCA) [오른심장동맥(RCA)]

Left anterior descending artery (LAD) [왼심장동맥 앞심실사이가지(LAD)]

Left circumflex artery (LCX) [왼심장동맥 휘돌이가지(LCX)]

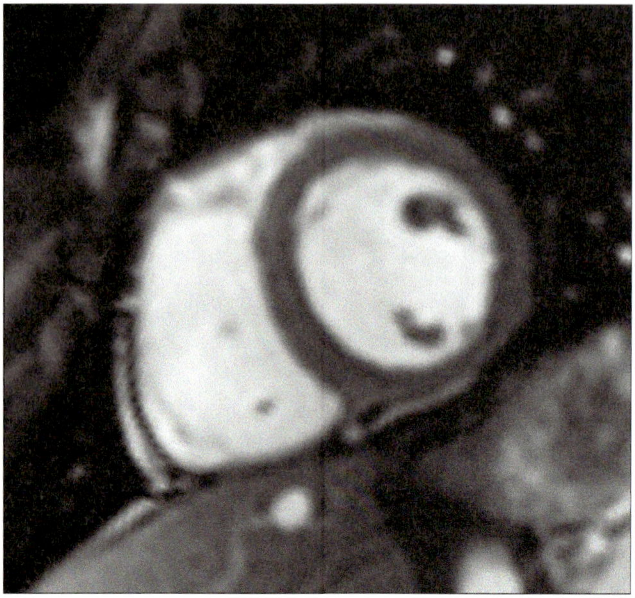

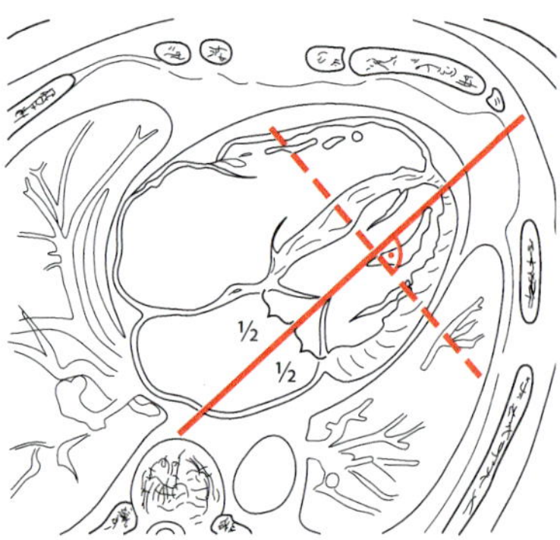
½
½

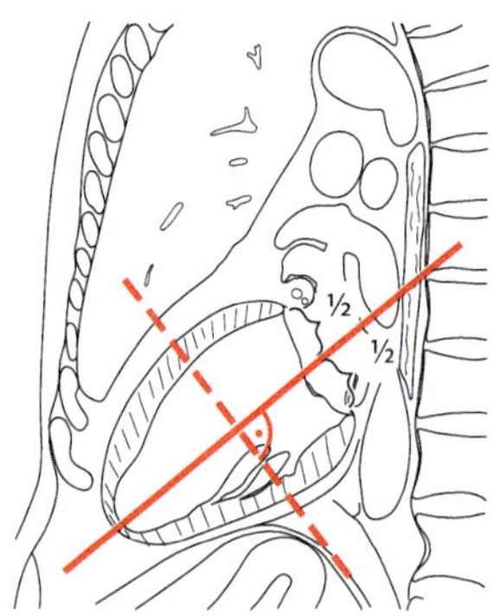
½
½

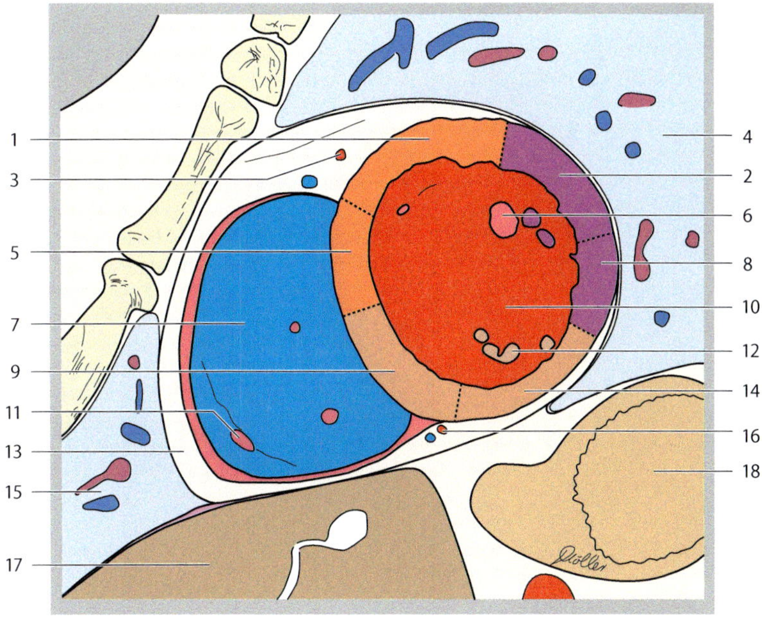

1. Ventricular myocardium (anterior segment) [심실근(앞구역)]
2. Ventricular myocardium (anterolateral segment) [심실근(앞가쪽구역)]
3. Anterior interventricular branch of left coronary artery (왼심장동맥의 앞심실사이가지)
4. Left lung (왼허파)
5. Interventricular septum (anteroseptal segment) [심실사이막(앞사이막구역)]
6. Anterior papillary muscle (앞꼭지근)
7. Right ventricle (오른심실, 우심실)
8. Ventricular myocardium (inferolateral segment) [심실근(아래가쪽구역)]
9. Interventricular septum (inferoseptal segment) [심실사이막(아래사이막구역)]
10. Left ventricle (왼심실, 좌심실)
11. Trabeculae carneae (in right ventricle) [근육기둥(오른심실)]
12. Posterior papillary muscle (뒤꼭지근)
13. Epicardial fatty tissue (심장바깥막 지방조직)
14. Ventricular myocardium (inferorior segment) [심실근(아래구역)]
15. Right lung (오른허파)
16. Posterior interventricular branch of right coronary artery (오른심장동맥의 뒤심실사이가지)
17. Liver (간)
18. Stomach (위)

Right coronary artery (RCA) [오른심장동맥(RCA)]

Left anterior descending artery (LAD) [왼심장동맥 앞심실사이가지(LAD)]

Left circumflex artery (LCX) [왼심장동맥 휘돌이가지(LCX)]

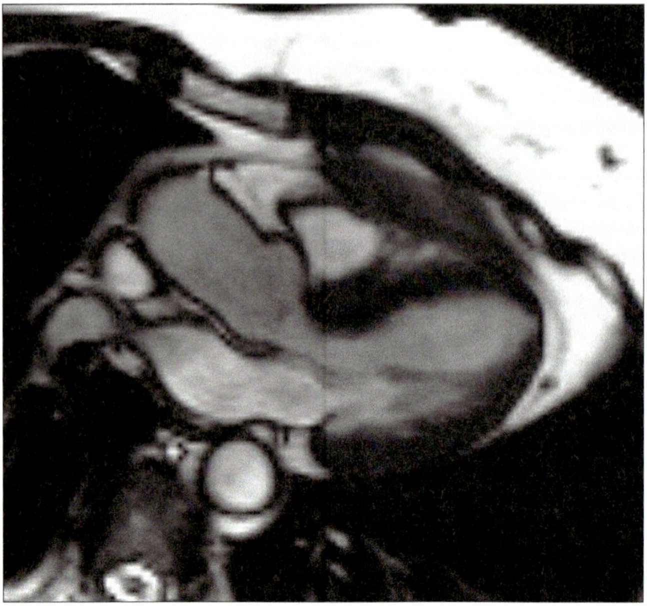

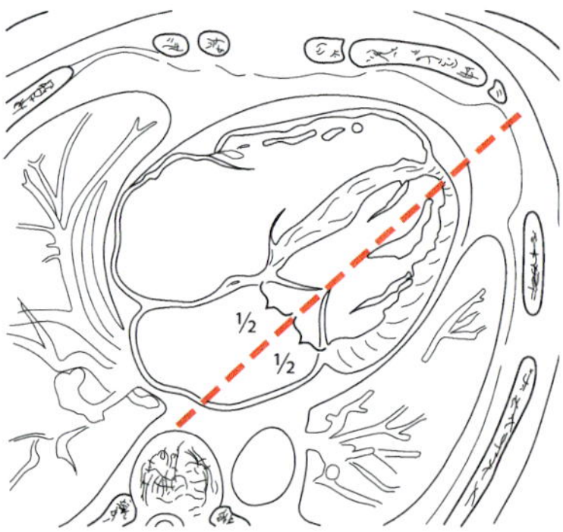
½
½

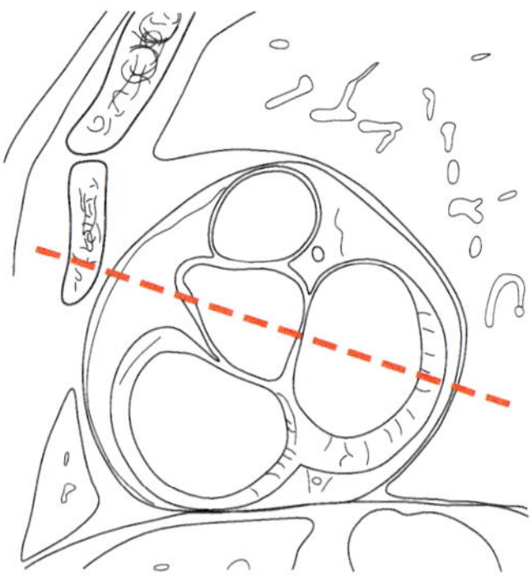

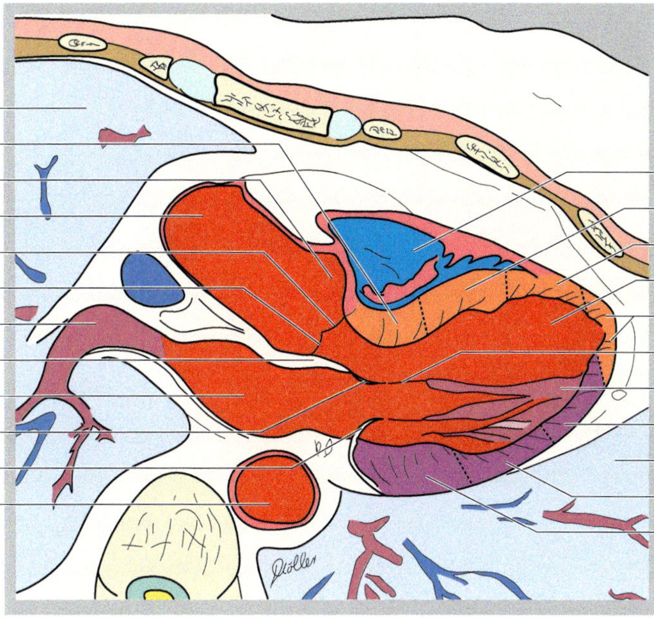

1. Right lung (오른허파)
2. Right ventricle (오른심실)
3. Interventricular septum (basal anteroseptal segment) [심실사이막(바닥 앞사이막구역)]
4. Interventricular septum (medial anteroseptal segment) [심실사이막(안쪽 앞사이막구역)]
5. Aortic bulb (대동맥팽대)
6. Interventricular septum (apical septal segment) [심실사이막(꼭대기 사이막구역)]
7. Ascending aorta (오른대동맥)
8. Left ventricle (왼심실, 좌심실)
9. Aortic valve, right semilunar cusp (대동맥판막, 오른반달판)
10. Apex of heart (심장끝)
11. Aortic valve, left semilunar cusp (대동맥판막, 왼반달판)
12. Tendinous cords (힘줄끈)
13. Right pulmonary vein (오른허파정맥)
14. Papillary muscle (꼭지근)
15. Atrioventricular septum (방실사이막)
16. Ventricular myocardium (lateral apical segment) [심실근(가쪽 꼭대기구역)]
17. Left atrium (왼심방, 좌심방)
18. Left lung (왼허파)
19. Left atrioventicular valve (mitral valve), anterior cusp [왼방실판막(승모판막), 앞첨판]
20. Ventricular myocardium (medial inferolateral segment) [심실근(안쪽 아래가쪽구역)]
21. Left atrioventicular valve (mitral valve), posterior cusp [왼방실판막(승모판막), 뒤첨판]
22. Septum (basal inferoseptal segment) [사이막(바닥 아래사이막쪽 구역)]
23. Descending aorta (내림대동맥)

Left anterior descending artery (LAD) [왼심장동맥 앞심실사이가지(LAD)]

Left circumflex artery (LCX) [왼심장동맥 휘돌이가지(LCX)]

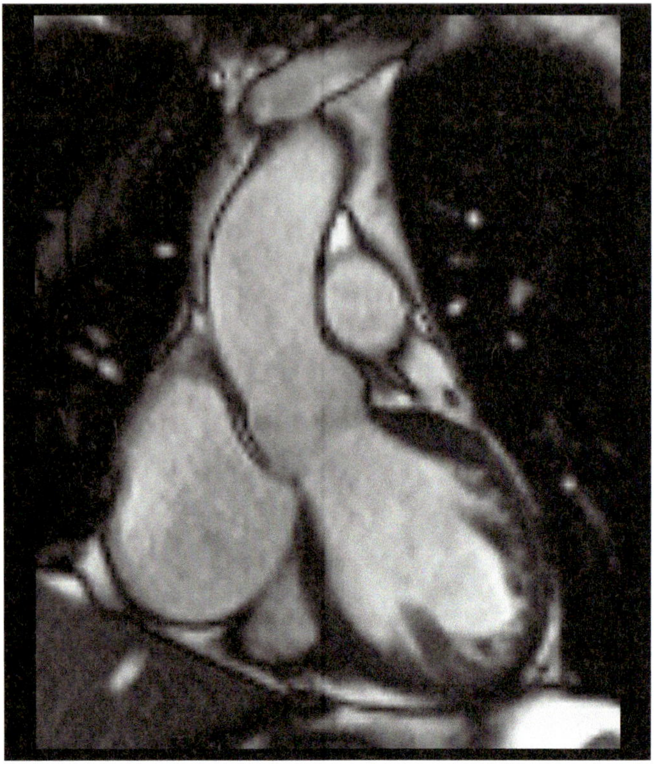

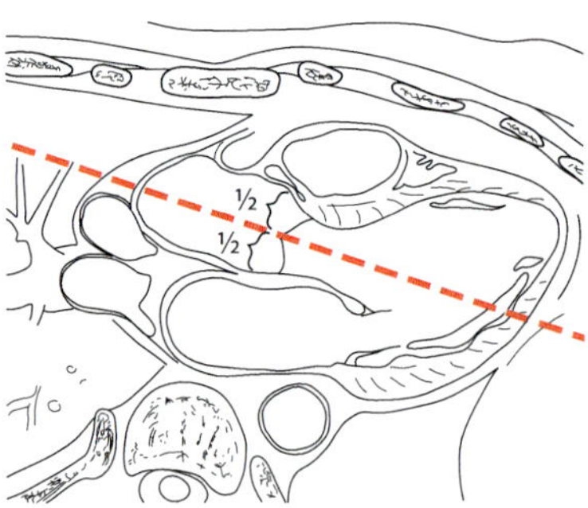
½
½

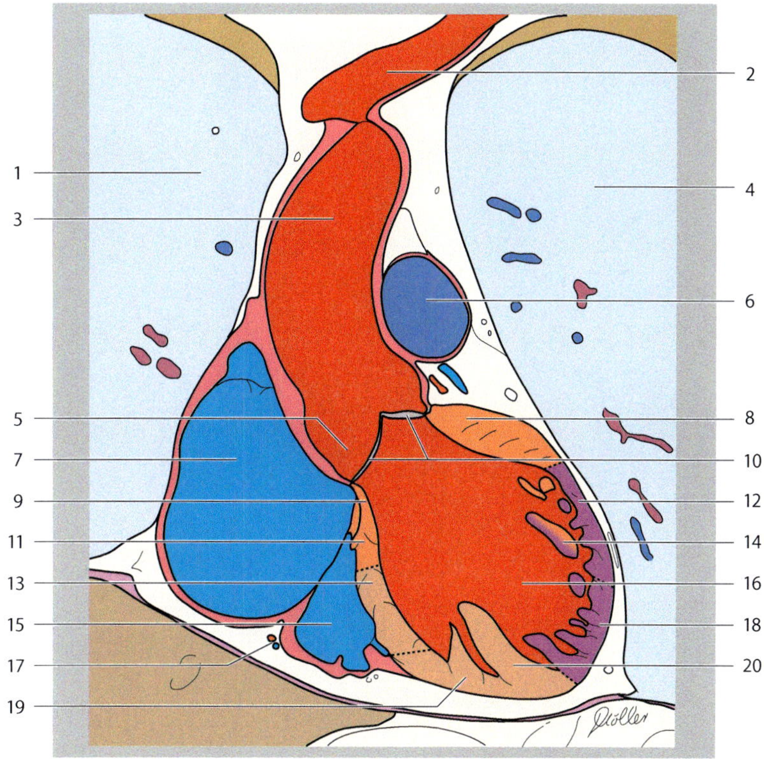

1. Right lung (오른허파)
2. Brachiocephalic trunk (팔머리동맥)
3. Ascending aorta (오름대동맥)
4. Left lung (왼허파)
5. Aortic bulb (대동맥팽대)
6. Pulmonary artery (허파동맥)
7. Right atrium (오른심방, 우심방)
8. Ventricular myocardium (anterior segment) [심실근(앞구역)]
9. Atrioventricular septum (방실사이막)
10. Aortic valve (대동맥판막)
11. Interventricular septum (anteroseptal segment) [심실사이막(앞사이막구역)]
12. Ventricular myocardium (anterolateral segment) [심실근(앞가쪽구역)]
13. Interventricular septum (inferoseptal segment) [심실사이막(아래사이막구역)]
14. Anterior papillary muscle (앞꼭지근)
15. Right ventricle (오른심실, 우심실)
16. Left ventricle (왼심실, 좌심실)
17. Right coronary artery [오른심장동맥(오른관상동맥)]
18. Ventricular myocardium (inferolateral segment, base of heart) [심실근(아래가쪽구역, 심장바닥)]
19. Ventricular myocardium (inferior segment) [심실근(아래구역)]
20. Posterior papillary muscle (뒤꼭지근)

Right coronary artery (RCA) [오른심장동맥(RCA)]

Left anterior descending artery (LAD) [왼심장동맥 앞심실사이가지(LAD)]

Left circumflex artery (LCX) [왼심장동맥 휘돌이가지(LCX)]

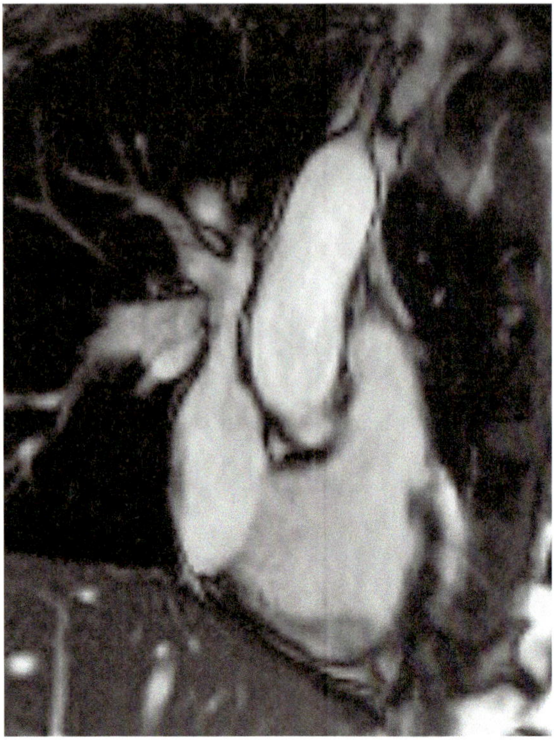

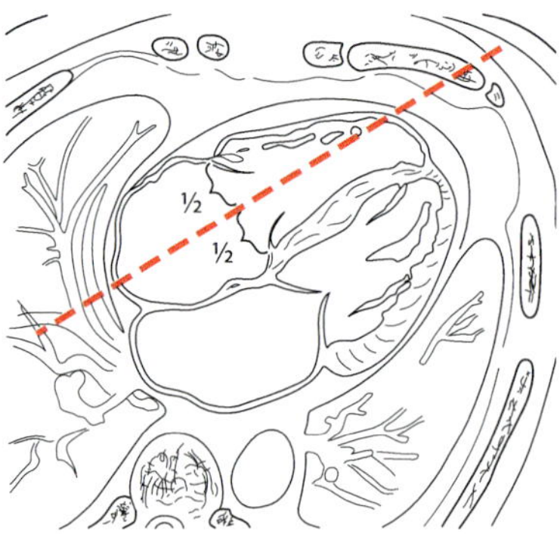
½
½

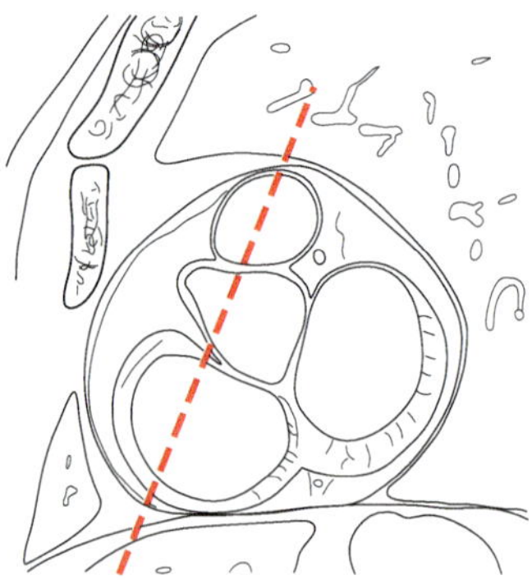

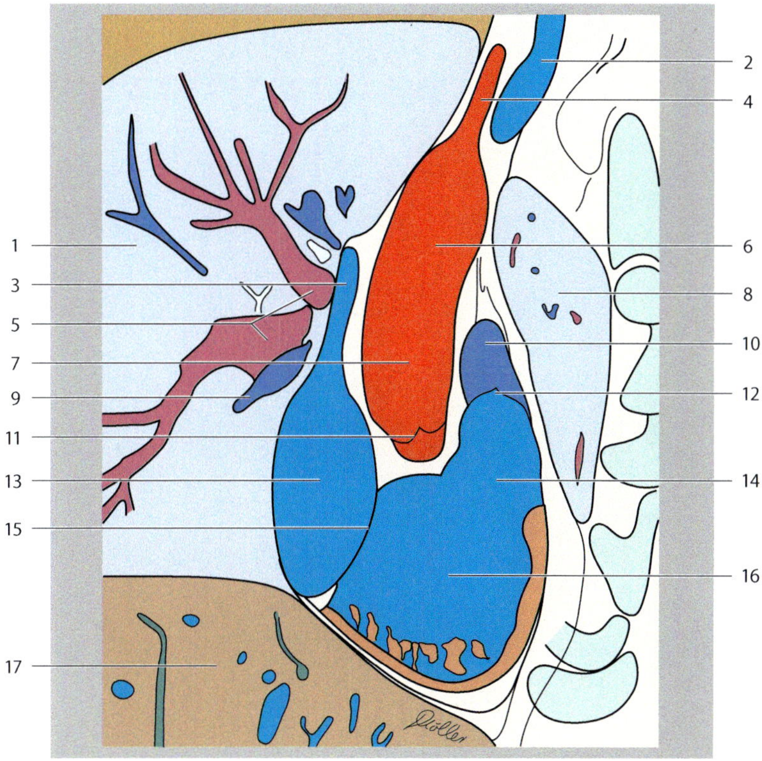

1. Left lung (왼허파)
2. Right brachiocephalic vein (오른팔머리정맥)
3. Superior vena cava (위대정맥)
4. Brachiocephalic trunk (팔머리동맥)
5. Right pulmonary veins (오른허파정맥)
6. Ascending aorta (오름대동맥)
7. Aortic bulb (대동맥팽대)
8. Right lung (오른허파)
9. Left pulmonary artery (왼허파동맥)
10. Pulmonary trunk (허파동맥)
11. Aortic valve (대동맥판막)
12. Pulmonary valve (허파동맥판막)
13. Right atrium (오른심방, 우심방)
14. Right ventricular outflow tract (오른심실유출로)
15. Right atrioventricular valve (tricuspid valve) [오른방실판막(삼첨판막)]
16. Right ventricle (오른심실, 우심실)
17. Liver (간)

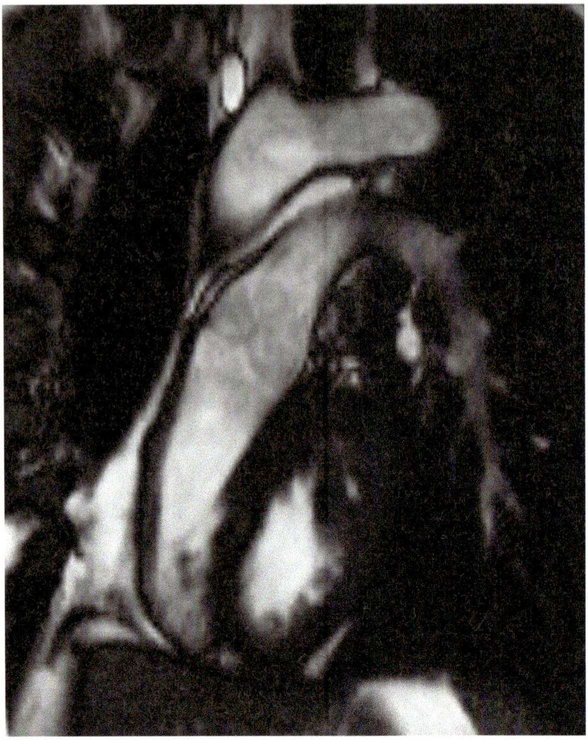

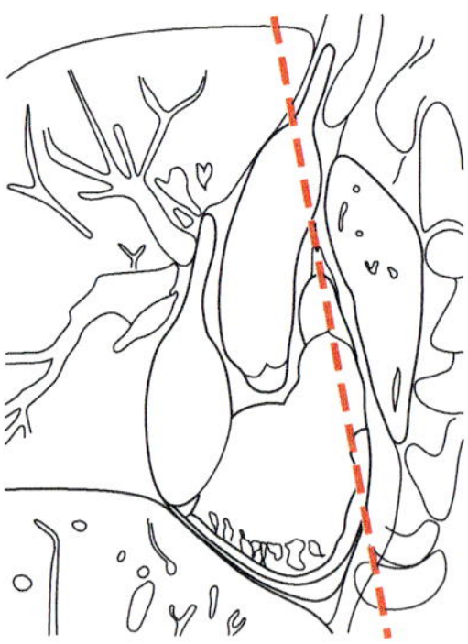

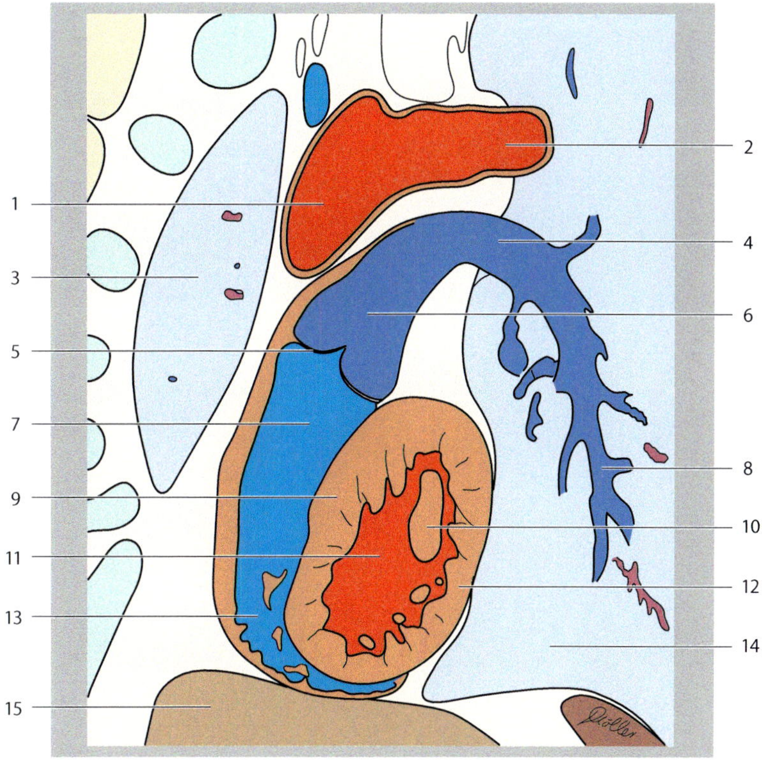

1. Ascending aorta (오름대동맥)
2. Aortic arch (대동맥활)
3. Right lung (오른허파)
4. Left pulmonary artery (왼허파동맥)
5. Pulmonary valve (허파동맥판막)
6. Pulmonary trunk (허파동맥)
7. Right ventricular outflow tract (오른심실유출로)
8. Basal segmental arteries of inferior lobar arteries of left pulmonary artery (왼허파동맥, 아래엽가지동맥의 바닥구역동맥)
9. Interventricular septum (심실사이막)
10. Papillary muscle (꼭지근)
11. Left ventricle (왼심실, 좌심실)
12. Ventricular myocardium (posterior wall) [심실근(뒤벽)]
13. Right ventricle (오른심실, 우심실)
14. Left lung (왼허파)
15. Liver (간)

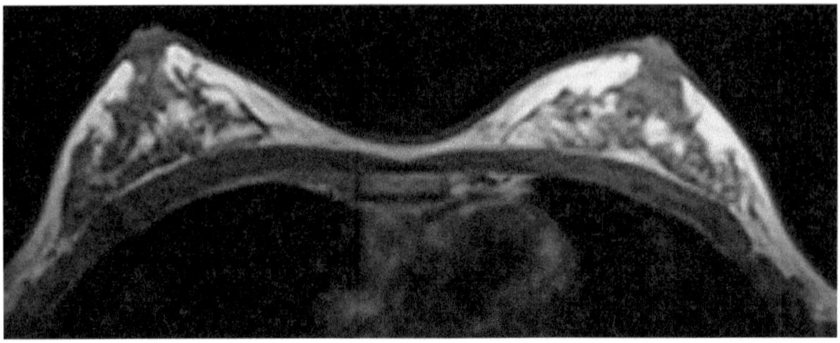

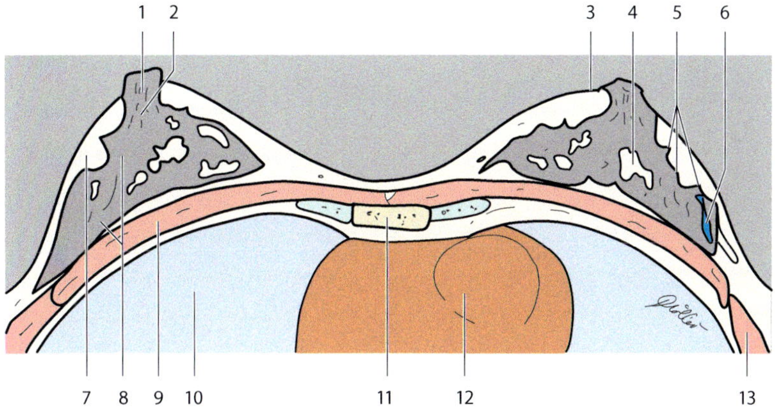

1. Nipple [젖꼭지(유두)]
2. Mammary ducts and areolar ducts (젖샘관과 젖꽃판관)
3. Skin (피부)
4. Fatty island (지방섬)
5. Cooper's ligaments (쿠퍼인대)
6. Vein (정맥)
7. Subcutaneous fat (피부밑지방)
8. Glandular body (샘몸통)
9. Pectoralis muscle (가슴근)
10. Right lung (오른허파)
11. Sternum (복장뼈)
12. Heart (심장)
13. Anterior serratus muscle (앞톱니근)

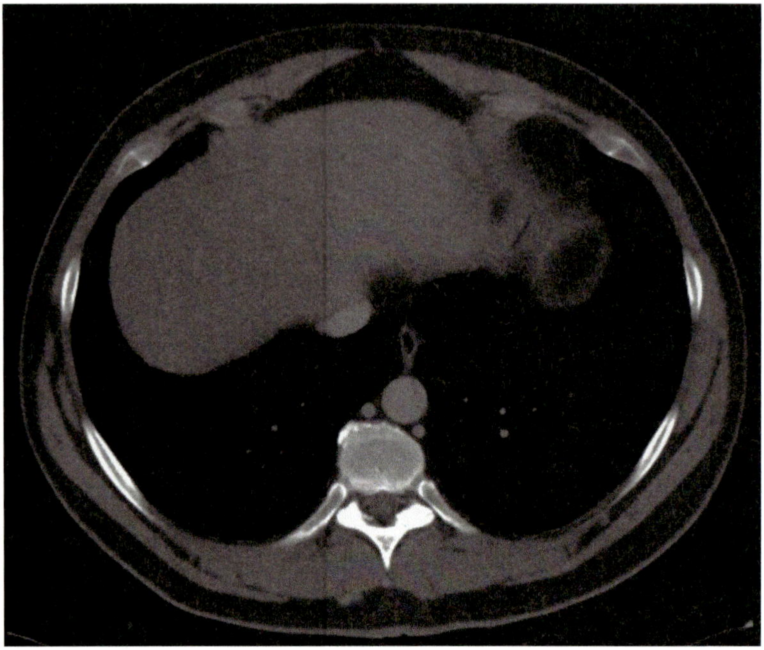

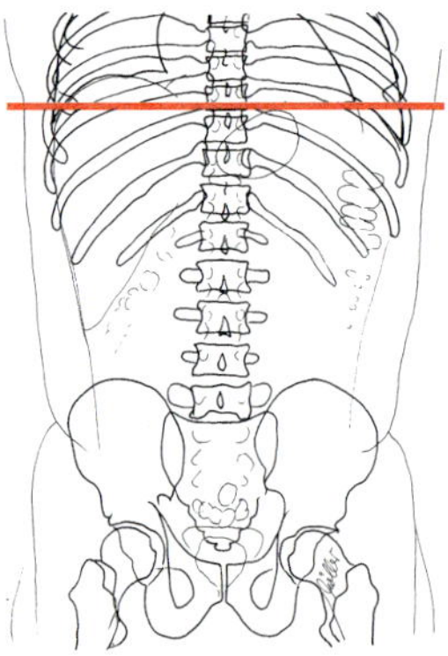

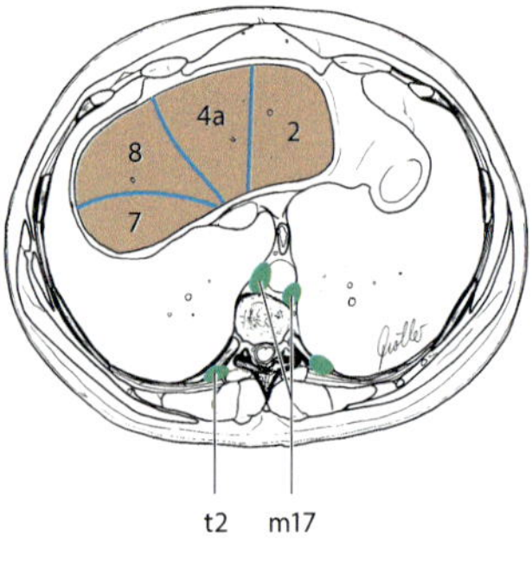

● = Lymph node (림프절)

—— = Borders of hepatic segments
(간구역의 가장자리)

Numbers indicate the hepatic segments
(see inside back cover)
숫자는 간의 구역을 표시함(책의 맨 뒷장 참조)

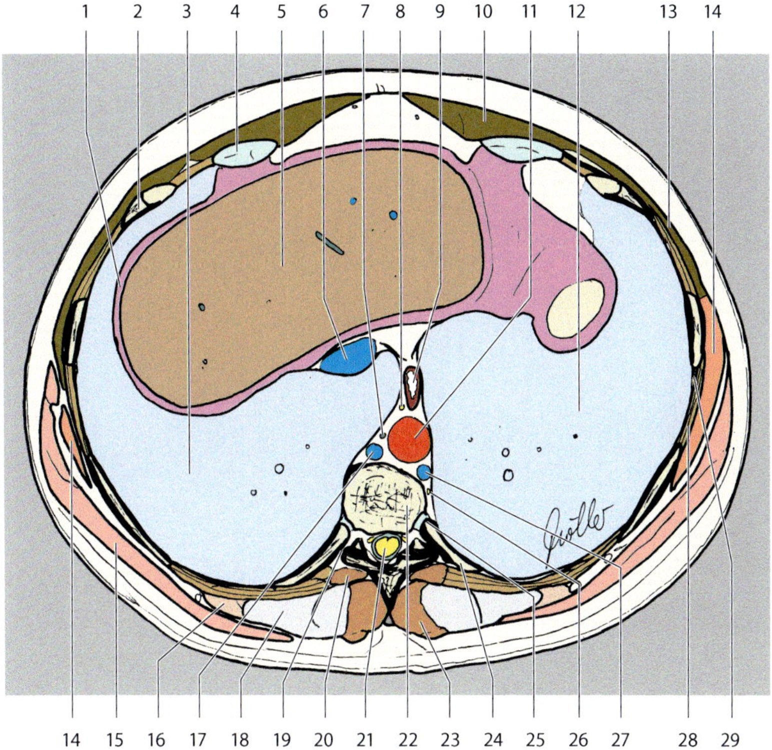

1. Diaphragm [가로막(횡격막)]
2. Rib 7 (bony part) [일곱 번째 갈비뼈(뼈부분)]
3. Right lung (오른허파, 우폐)
4. Rib 6 (costal cartilage) [여섯 번째 갈비뼈(갈비연골)]
5. Liver (간)
6. Inferior vena cava [아래대정맥(하대정맥)]
7. Thoracic duct [가슴림프관(흉관)]
8. Vagus nerve (미주신경)
9. Oesophagus (식도)
10. Rectus abdominis muscle [배곧은근(복직근)]
11. Descending aorta [내림대동맥(하행대동맥)]
12. Left lung (왼허파, 좌폐)
13. External oblique muscle (배바깥빗근)
14. Serratus anterior muscle (앞톱니근)
15. Latissimus dorsi muscle (넓은등근)
16. Iliocostalis thoracis muscles (part of erector spinae muscle, lateral tract) [등엉덩갈비근(척주세움근, 가쪽관)]
17. Azygos vein [홀정맥(기정맥)]
18. Longissimus thoracis muscle (part of erector spinae muscle, lateral tract) [등가장긴근(척주세움근 부분, 가쪽관)]
19. Costotransverse joint [갈비가로돌기관절(늑골횡돌기관절)]
20. Multifidus muscle (part of erector spinae muscle, medial tract) [뭇갈래근(척주세움근 부분, 안쪽관)]
21. Thoracic cord in spinal canal (흉부 척추관내 척수)
22. Vertebral body (T10) [척추뼈몸통(열 번째 등뼈)]
23. Spinalis muscle (part of erector spinae muscle, medial tract) [가시근(척주세움근, 안쪽관 부분)]
24. Rib 10 (posterior bony part) [열 번째 갈비뼈(뒷뼈부분)]
25. Costovertebral joint (갈비척추관절)
26. Sympathetic trunk (교감신경줄기)
27. Hemi-azygos vein [반홀정맥(반기정맥)]
28. Intercostal muscles (갈비사이근)
29. Intercostal vein, artery and nerve (갈비사이정맥, 동맥과 신경)

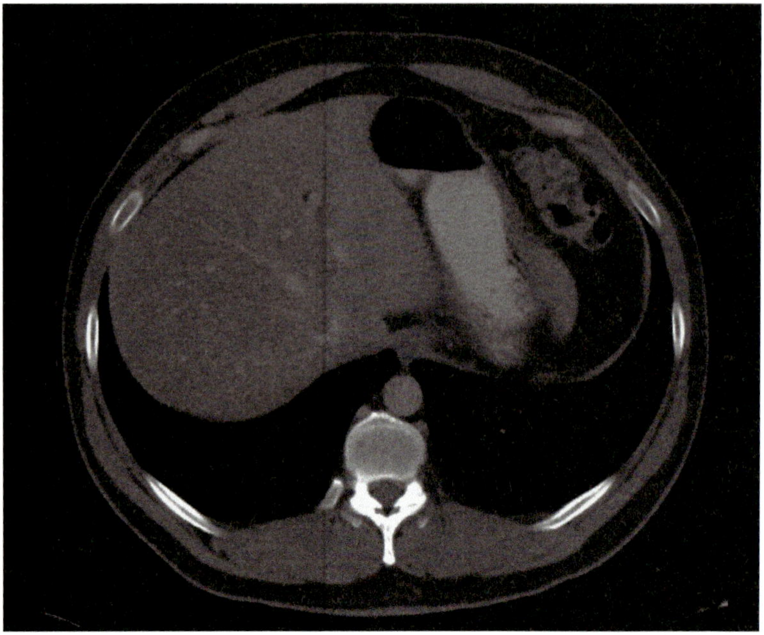

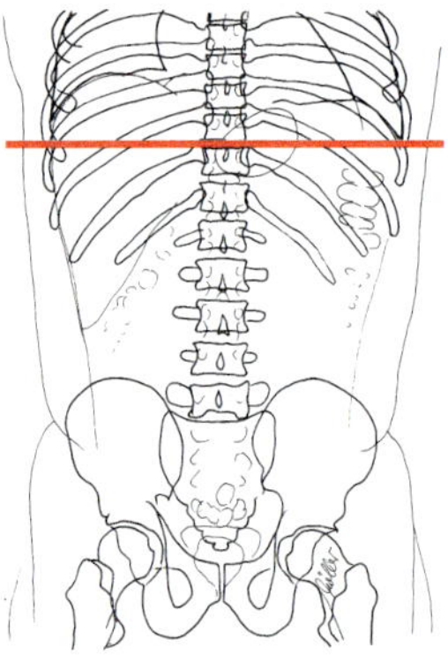

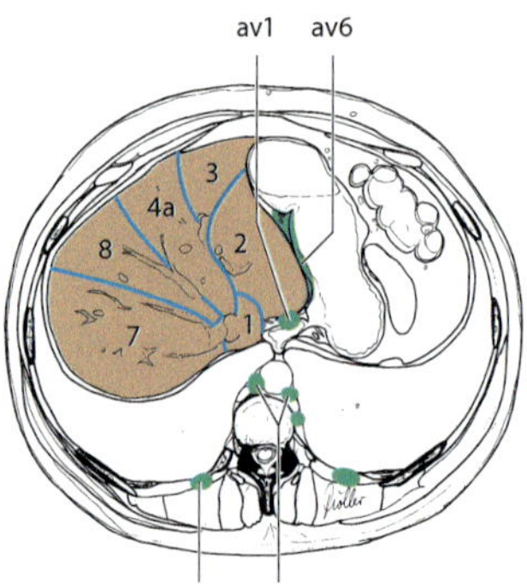

1. External oblique muscle (배바깥빗근)
2. Liver (right lobe) (오른간엽)
3. Diaphragm [가로막(횡격막)]
4. Right hepatic veins (branches and termination) [오른간정맥(가지 및 끝)]
5. Middle hepatic vein (중간 간정맥)
6. Portal vein, right branch (anterior branches) [문맥 오른가지(앞쪽 가지들)]
7. Portal vein, left branch (문맥, 왼가지)
8. Inferior vena cava [아래대정맥(하대정맥)]
9. Liver (caudate lobe) [간(꼬리엽)]
10. Left hepatic vein (왼간정맥)
11. Left gastric artery (oesophageal branch) [왼위동맥(식도가지)]
12. Liver (left lobe) (왼간엽)
13. Right gastric artery (오른위동맥)
14. Oesophageal hiatus (식도구멍)
15. Stomach (body) [위(몸통)]
16. Rectus abdominis muscle [배곧은근(복직근)]
17. Left colic artery (왼잘록창자동맥) ▶

● = Lymph node (림프절)

—— = Borders of hepatic segments (간구역의 가장자리)

Numbers indicate the hepatic segments (see inside back cover)
숫자는 간의 구역을 표시함(책의 맨 뒷장 참조)

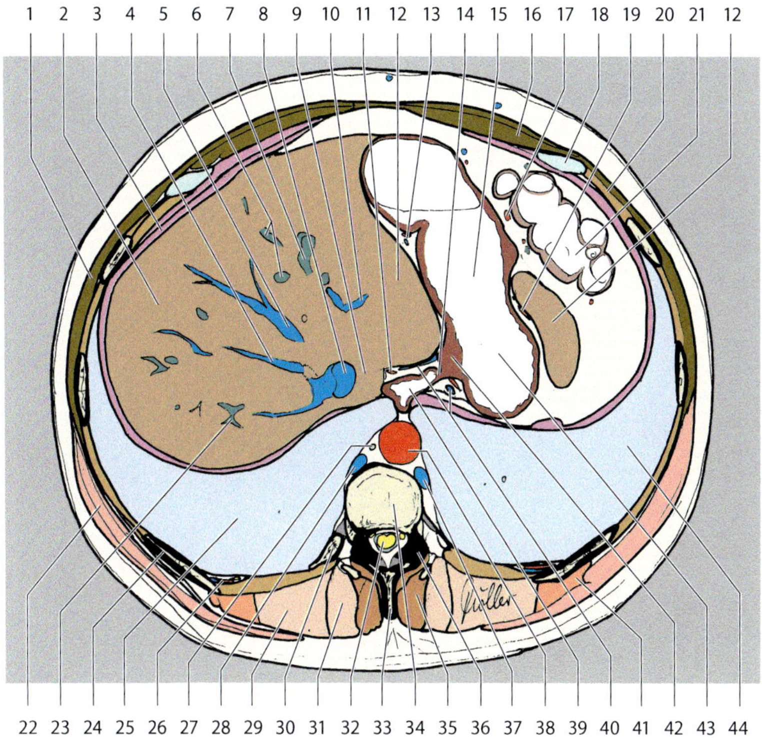

18. Rib 7 (costal cartilage) [일곱 번째 갈비뼈(갈비연골)]
19. Left gastro-omental artery (왼위그물막동맥)
20. Intercostal muscle (갈비사이근)
21. Left colic flexure (왼 잘록창자굽이)
22. Latissimus dorsi muscle (넓은등근)
23. Portal vein, right branch (posterior branches) [문맥 오른가지(뒤쪽 가지들)]
24. Rib 10 (bony part) [아홉 번째 갈비뼈(뼈부분)]
25. Right lung (오른허파, 우폐)
26. Intercostal vein, artery and nerve (갈비사이정맥, 동맥과 신경)
27. Thoracic duct [가슴림프관(흉관)]
28. Azygos vein [홀정맥(기정맥)]
29. Iliocostalis lumborum muscle (part of erector spinae muscle, lateral tract) [엉덩갈비근(척주세움근 부분, 가쪽관)]
30. Rib 9 (head) [아홉 번째 갈비뼈(머리)]
31. Longissimus lumbalis muscle (part of erector spinae muscle, lateral tract) [허리가장긴근(척주세움근 부분, 가쪽관)]
32. Spina cord in thoracic spinal canal (흉부 척추관내 척수)
33. Spinous process (가시돌기)
34. Vertebral body (T11) [척추뼈몸통(열한 번째 등뼈)]
35. Spinalis muscle (part of erector spinae muscle, medial tract) [가시근(척주세움근, 안쪽관 부분)]
36. Zygapophysial joint (돌기사이관절)
37. Hemi-azygos vein [반홀정맥(반기정맥)]
38. Abdominal aorta [복부대동맥(배대동맥)]
39. Oesophagus (abdominal part) [식도(배부분)]
40. Oesophageal veins (venous plexus of oesophagus) [식도정맥(식도의 정맥얼기)]
41. Serratus posterior inferior muscle (아래뒤톱니근)
42. Stomach (cardia) [위(들문)]
43. Stomach (fundus) [위(바닥)]
44. Left lung (왼허파, 좌폐)

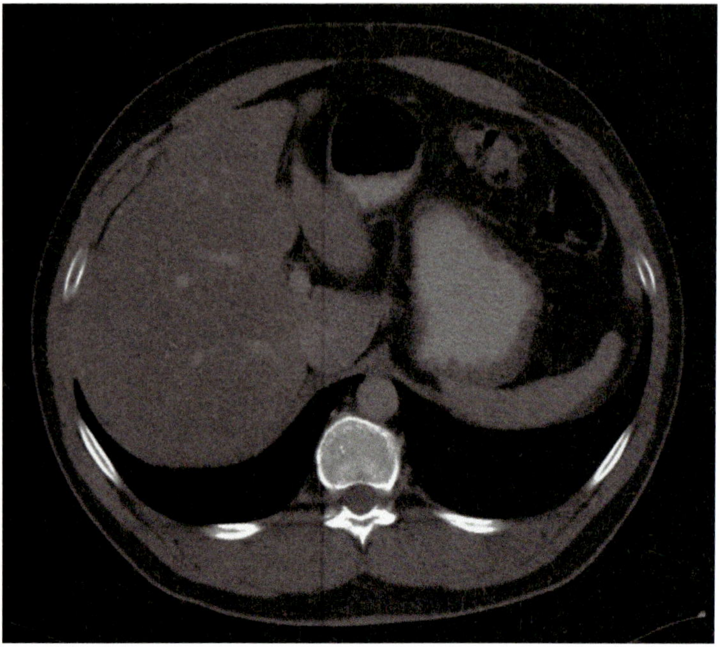

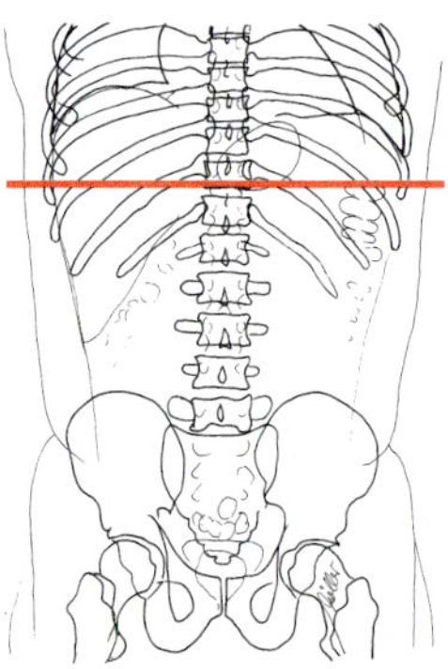

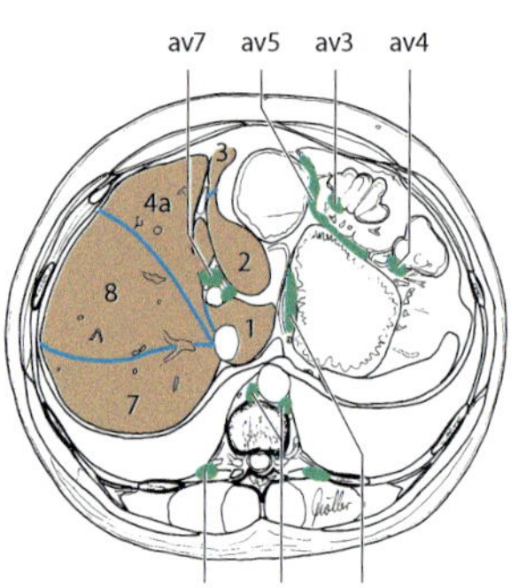

1. Rib 9 (bony part) [아홉 번째 갈비뼈(뼈부분)]
2. External intercostal muscle (바깥갈비사이근)
3. Internal intercostal muscle (속갈비사이근)
4. Innermost intercostal muscle (맨속갈비사이근)
5. Rib 8 (bony part) [여덟 번째 갈비뼈(뼈)]
6. Portal vein (right anterior branch) [문맥(오른앞쪽가지)]
7. Middle hepatic vein (중간 간정맥)
8. Left hepatic duct (왼간담관)
9. Round ligament of liver (간원인대)
10. Portal vein (left branch) [문맥(왼가지)]
11. Hepatic artery proper (left branch) [고유간동맥(왼가지)]
12. Liver (left lobe) (왼간엽)
13. Liver (caudate lobe) [간(꼬리엽)]
14. Left gastric artery (왼위동맥) ▶

● = Lymph node (림프절)

—— = Borders of hepatic segments (간구역의 가장자리)

Numbers indicate the hepatic segments (see inside back cover)
숫자는 간의 구역을 표시함(책의 맨 뒷장 참조)

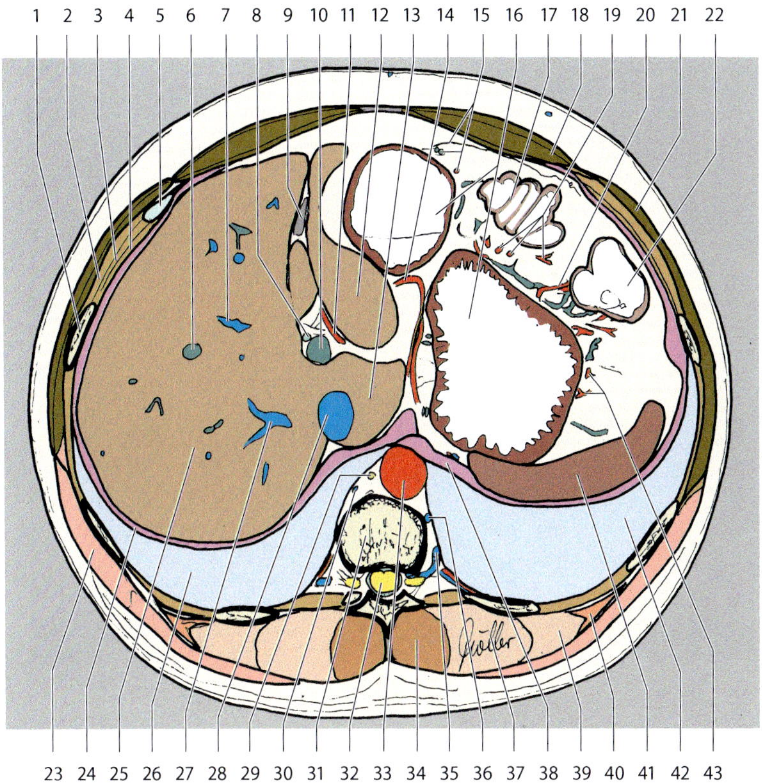

15. Right gastro-omental artery and greater omentum (오른위그물막동맥과 큰그물막)
16. Stomach (body) [위(몸통)]
17. Transverse colon [횡행결장(가로잘록창자)]
18. Rectus abdominis muscle [배곧은근(복직근)]
19. Middle colic artery (region of Riolan anastomosis) [중간잘록창자동맥(Riolan 연결부위)]
20. Left colic artery (왼잘록창자동맥)
21. External oblique muscle (배바깥빗근)
22. Descending colon (내림잘록창자)
23. Latissimus dorsi muscle (넓은등근)
24. Diaphragm (costal part) [가로막(갈비부분)]
25. Liver (right lobe) (오른간엽)
26. Right lung (오른허파, 우폐)
27. Portal vein (right posterior branch) [문맥(오른뒤쪽가지)]
28. Inferior vena cava [아래대정맥(하대정맥)]
29. Thoracic duct [가슴림프관(흉관)]
30. Azygos vein [홀정맥(기정맥)]
31. Vertebral body (T11) [척추뼈몸통(열한 번째 등뼈)]
32. Spina cord in thoracic spinal canal (흉부 척추관내 척수)
33. Abdominal aorta [복부대동맥(배대동맥)]
34. Spinalis muscle (part of erector spinae muscle, medial tract) [가시근(척주세움근, 안쪽관 부분)]
35. Posterior intercostal vein (뒤갈비사이 정맥)
36. Hemi-azygos vein [반홀정맥(반기정맥)]
37. Longissimus lumbalis muscle (part of erector spinae muscle, lateral tract) [허리가장긴근(척주세움근 부분, 가쪽관)]
38. Diaphragm, lumbar part, left curs (가로막, 허리부분, 왼갈래)
39. Iliocostalis lumborum muscle (erector spinae muscle, lateral tract) [엉덩갈비근(척주세움근, 가쪽관)]
40. Serratus posterior inferior muscle (아래뒤톱니근)
41. Spleen (지라, 비장)
42. Left lung (왼허파, 좌폐)
43. Left gastro-omental artery (왼위그물막동맥)

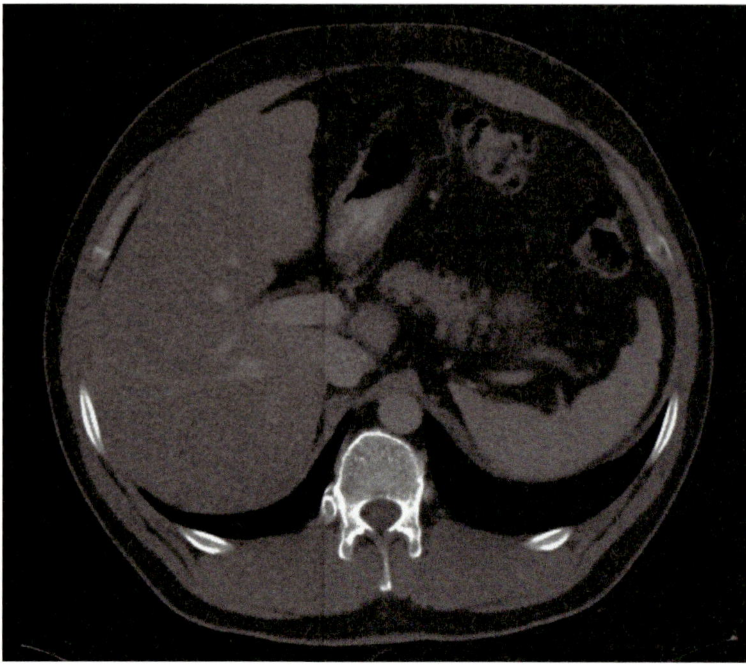

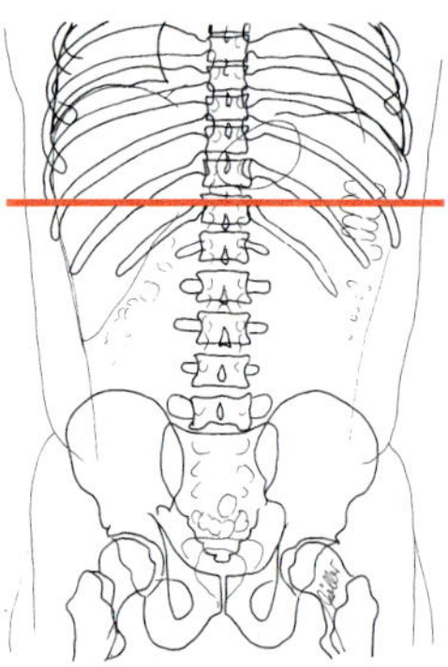

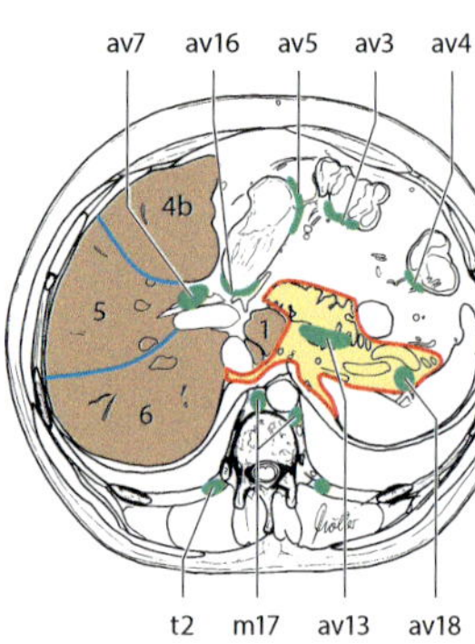

1. Intercostal muscle (갈비사이근)
2. External oblique muscle (배바깥빗근)
3. Liver (right lobe) (오른간엽)
4. Portal vein (right posterior branch) [문맥(오른뒤쪽가지)]
5. Portal vein (right anterior branch) [문맥(오른앞쪽가지)]
6. Middle hepatic vein (중간 간정맥)
7. Portal vein (문맥)
8. Common hepatic duct (온간담관)
9. Inferior vena cava [아래대정맥(하대정맥)]
10. Liver (caudate lobe) [간(꼬리엽)]
11. Falciform ligament (낫인대)
12. Common hepatic artery (온간동맥)
13. Right gastric artery (오른위동맥)
14. Stomach (pyloric antrum) [위(날문방)]
15. Greater omentum [큰그물막(대망)]
16. Middle colic artery (중간잘록창자동맥)
17. Aortic hiatus with median arcuate ligament (중간활꼴인대와 대동맥구멍)
18. Transverse colon [횡행결장(가로잘록창자)]
19. Rectus abdominis muscle [배곧은근(복직근)]
20. Pancreas (body) [이자(몸통)]
21. Stomach, greater curvature (section) [위, 큰굽이(잘린면)]

▶

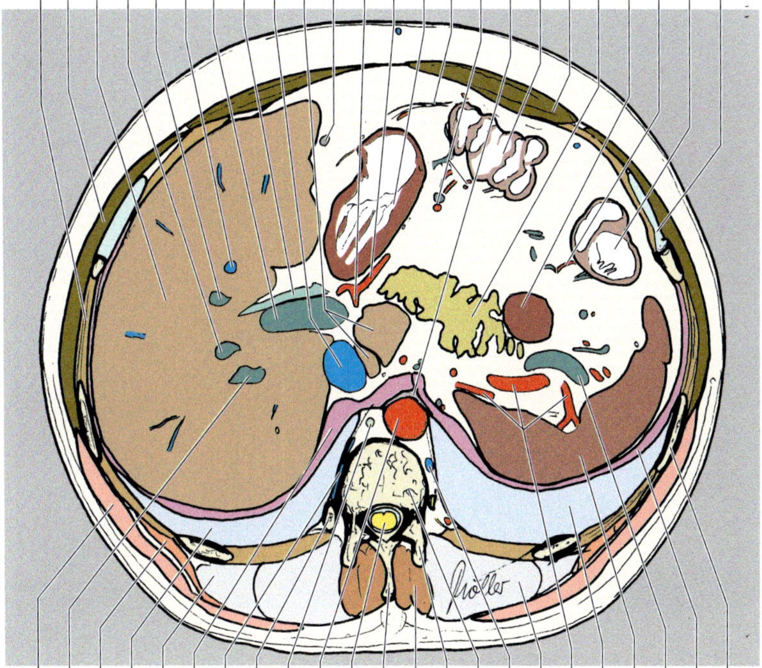

22. Left colic artery (왼잘록창자동맥)
23. Descending colon (내림잘록창자)
24. Rib 9 (costal cartilage) [아홉 번째 갈비뼈(갈비연골)]
25. Latissimus dorsi muscle (넓은등근)
26. Portal vein (right posterior branch) [문맥(오른뒤쪽가지)]
27. Serratus posterior inferior muscle (아래뒤톱니근)
28. Right lung (오른허파, 우폐)
29. Iliocostalis lumborum muscle (part of erector spinae muscle, lateral tract) [엉덩갈비근(척주세움근, 가쪽관)]
30. Diaphragm (lumbar part, right crus) [가로막(허리부분, 오른갈래)]
31. Subcostal vein (갈비밑 정맥)
32. Rib 12 (head) [열두 번째 갈비뼈(머리)]
33. Thoracic duct [가슴림프관(흉관)]
34. Abdominal aorta [복부대동맥(배대동맥)]
35. Spina cord in thoracic spinal canal (흉부 척추관내 척수)
36. Spinous process (T12) [가시돌기(열두 번째 등뼈)]
37. Spinalis muscle (part of erector spinae muscle, medial tract) [가시근(척주세움근, 안쪽관 부분)]
38. Vertebral body (T12) [척추뼈몸통(열두 번째 등뼈)]
39. Transverse process (T12) [가로돌기(열두 번째 등뼈)]
40. Hemi-azygos vein [반홑정맥(반기정맥)]
41. Longissimus lumbalis muscle (part of erector spinae muscle, lateral tract) [허리가장긴근(척주세움근 부분, 가쪽관)]
42. Splenic artery [비장동맥(지라동맥)]
43. Left lung (왼허파, 좌폐)
44. Spleen (지라, 비장)
45. Splenic vein (지라정맥)
46. Diaphragm (costal part) [가로막(갈비부분)]
47. Rib 10 (costal cartilage) [아홉 번째 갈비뼈(갈비연골)]

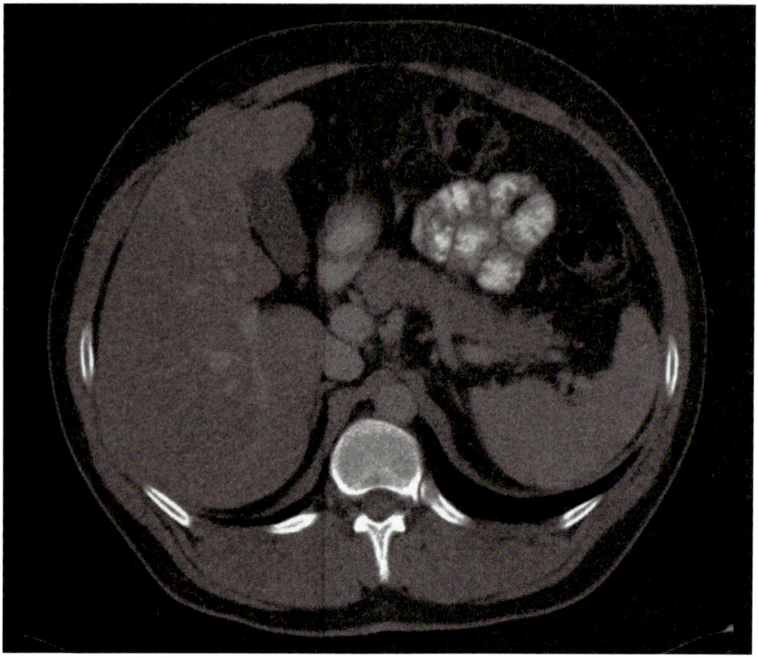

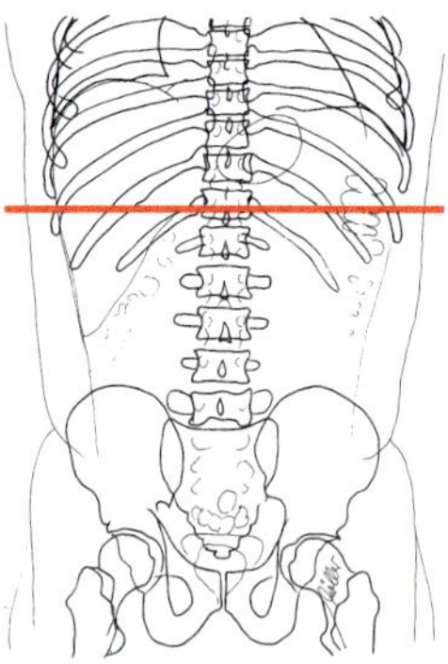

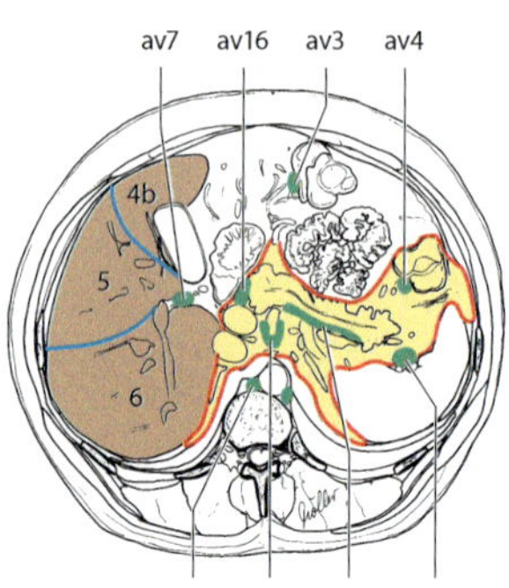

1. External oblique muscle (배바깥빗근)
2. Internal oblique muscle (배속빗근)
3. Liver (right lobe) (오른간엽)
4. Portal vein (right branch) [문맥(오른가지)]
5. Middle hepatic vein (중간 간정맥)
6. Gallbladder [쓸개(담낭)]
7. Liver (left lobe) (왼간엽)
8. Cystic duct and cystic artery (쓸개주머니관과 쓸개동맥)
9. Bile duct [쓸개관(담관)]
10. Stomach (pylorus) [위(날문)]
11. Falciform ligament (낫인대)
12. Gastroduodenal artery (위샘창자동맥)
13. Common hepatic artery (온간동맥)
14. Middle colic artery (중간잘록창자동맥)
15. Splenic artery [비장동맥(지라동맥)]
16. Pancreas (body) [이자(몸통)]
17. Transverse colon [횡행결장(가로잘록창자)]
18. Pancreatic duct [이자관(췌장관)]
19. Rectus abdominis muscle [배곧은근(복직근)]
20. Jejunum [빈창자(공장)]
21. Pancreas (tail) [이자(꼬리)]
22. Left colic artery and vein (왼잘록창자동맥과 정맥)

▶

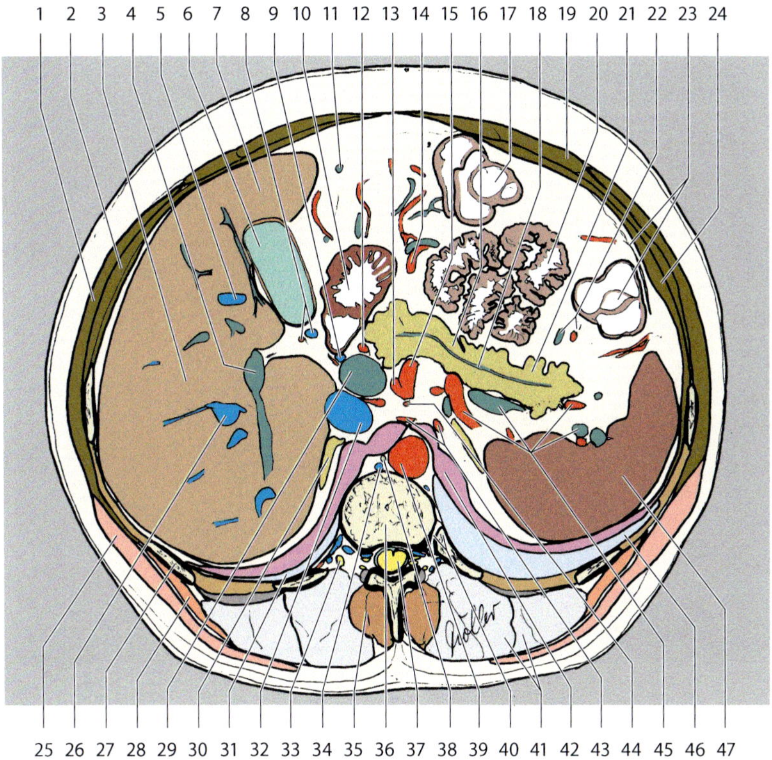

23. Descending colon and greater omentum (내림잘록창자과 큰그물막)
24. Transversus abdominis muscle [가로배근(복횡근)]
25. Latissimus dorsi muscle (넓은등근)
26. Right hepatic vein (오른간정맥)
27. Rib 11 (bony posterior part) [열한 번째 갈비뼈(뒷뼈부분)]
28. Serratus posterior inferior muscle (아래뒤톱니근)
29. Portal vein (문맥)
30. Right suprarenal gland (오른 콩팥위샘)
31. Right lung (costodiaphragmatic recess) [오른허파(갈비가로막오목)]
32. Inferior vena cava [아래대정맥(하대정맥)]
33. Spinal nerve (척수신경)
34. Right ascending lumbar vein (오른쪽 오름허리정맥)
35. Spinalis muscle (medial part of erector spinae muscle, medial tract) [가시근(척주세움근 안쪽관의 안쪽부분)]
36. Vertebral body (T12) [척추뼈몸통(열두 번째 등뼈)]
37. Spinal cord in thoracic spinal canal (흉부 척추관내 척수)
38. Thoracic duct [가슴림프관(흉관)]
39. Abdominal aorta in aortic hiatus (대동맥구멍내 복부대동맥)
40. Costovertebral joint (XII) and head of rib 12 [갈비척추관절(XII)과 열두 번째 갈비뼈의 머리]
41. Iliocostalis lumborum muscle and longissimus lumbalis muscle (part of erector spinae muscle, lateral tract) [엉덩갈비근과 허리가장긴근(척주세움근, 가쪽관)]
42. Diaphragm (lumbar part. Left crus) [가로막(허리부분, 왼갈래)]
43. Inferior phrenic arteries (아래가로막동맥)
44. Left gastric artery (왼위동맥)
45. Splenic artery and vein (비장동맥과 정맥)
46. Left lung (costodiaphragmatic recess) [왼허파(갈비가로막오목)]
47. Spleen (지라, 비장)

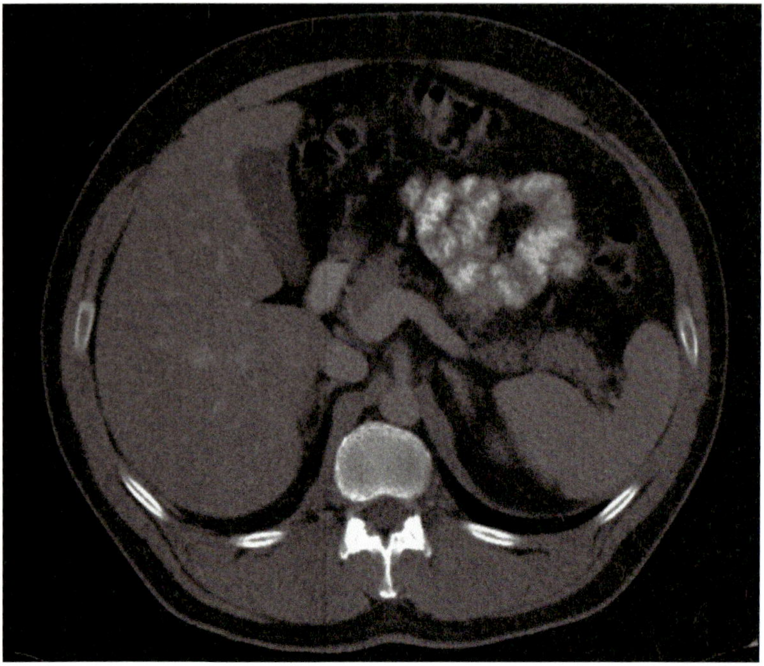

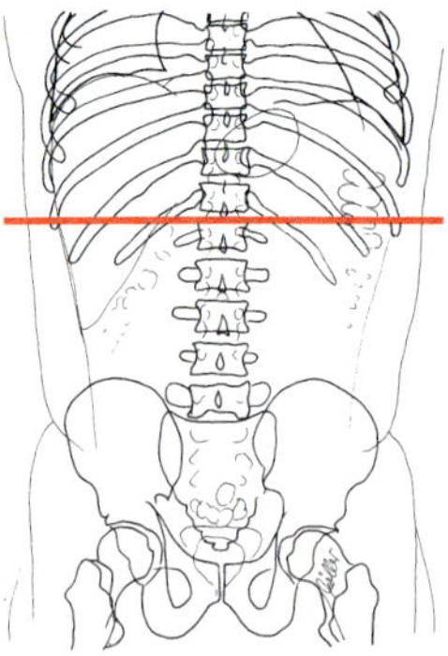

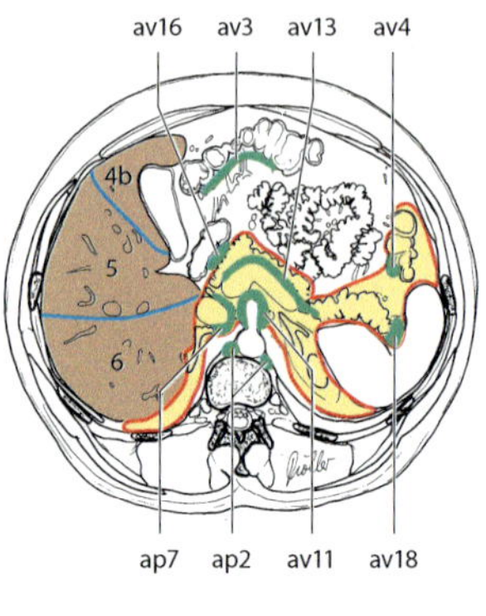

1. Liver (right lobe) (오른간엽)
2. Aponeurosis of external and internal obllique and transversus abdominis muscles
   (배바깥, 배속빗근과 가로배근의 널힘줄)
3. Pancreas (head) [이자(머리)]
4. Liver (left lobe) (왼간엽)
5. Gallbladder [쓸개(담낭)]
6. Duodenum [샘창자(십이지장)]
7. Gastroduodenal artery (위샘창자동맥)
8. Portal vein (confluence) [문맥(합류부)]
9. Transverse colon [횡행결장(가로잘록창자)]

10 "Arcades" of middle colic artery and vein (중간잘록창자동맥, 정맥의 연속활)

11. Linea alba (백색선)
12. Middle colic artery (중간잘록창자동맥)
13. Splenic vein (지라정맥)
14. Pancreas (body) [이자(몸통)]
15. Jejunal arteries and veins
    (빈창자동맥과 정맥)
16. Rectus abdominis muscle
    [배곧은근(복직근)]
17. Jejunum [빈창자(공장)]
18. Pancreas (tail) [이자(꼬리)]
19. Transversus abdominis muscle
    [가로배근(복횡근)]

▶

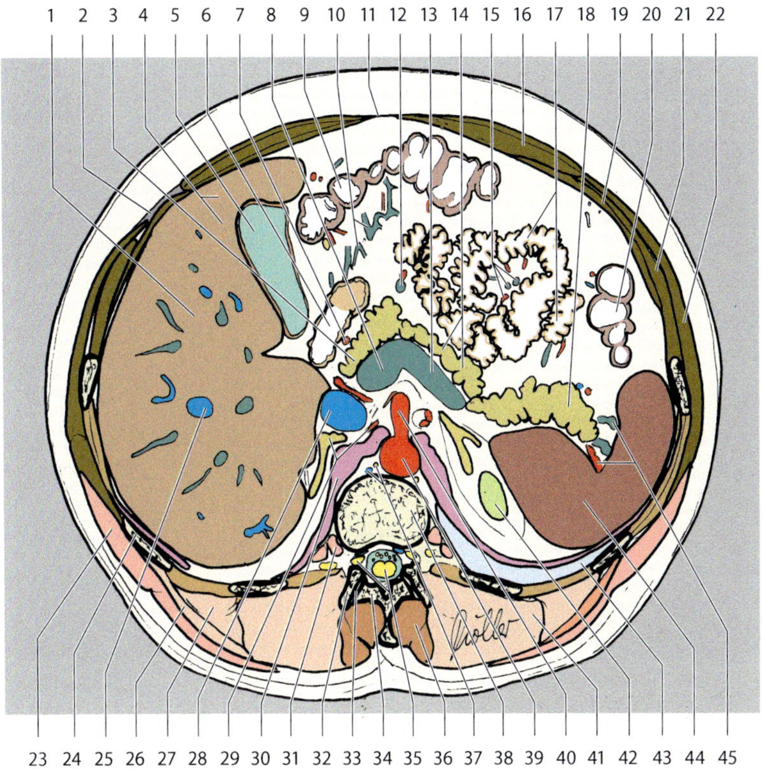

20. Descending colon (내림잘록창자)
21. Internal oblique muscle (배속빗근)
22. External oblique muscle (배바깥빗근)
23. Latissimus dorsi muscle (넓은등근)
24. Rib 11 (posterior part) [열한 번째 갈비뼈 (뒷부분)]
25. Right hepatic vein (오른간정맥)
26. Serratus posterior inferior muscle (아래뒤톱니근)
27. Iliocostalis lumborum muscle (erector spinae muscle, lateral tract) [엉덩갈비근(척주세움근, 가쪽관)]
28. Inferior vena cava [아래대정맥(하대정맥)]
29. Right suprarenal gland and (superior) suprarenal artery (오른 콩팥위샘과 콩팥위동맥)
30. Diaphragm (right crus) [가로막(오른갈래)]
31. Psoas major muscle [큰허리근(대요근)]
32. Superior articular process (위관절돌기)
33. Zygapophysial joint (돌기사이관절)
34. Vertebral arch (lamina) [척추뼈고리(판)]
35. Conus medullaris in lumbar spinal canal and T12 spinal ganglion (nerve root) [허리척추관내 척수원뿔과 열두 번째 척수신경절(신경뿌리)]
36. Spinalis muscle (medial part of erector spinae muscle) [가시근(척주세움근의 안쪽부분)]
37. Right ascending lumbar vein and thoracic duct (오른쪽 오름허리정맥과 가슴림프관)
38. Lumbar vertebral body (L1) [허리 척추뼈몸통(첫 번째 허리뼈)]
39. Abdominal aorta [복부대동맥(배대동맥)]
40. Coeliac trunk (복강동맥)
41. Longissimus lumbalis muscle (part of erector spinae muscle, lateral tract) [허리가장긴근(척주세움근 부분, 가쪽관)]
42. Left kidney (superior pole) [왼콩팥(맨위부분)]
43. Left lung (costodiaphragmatic recess) [왼허파(갈비가로막오목)]
44. Spleen (지라, 비장)
45. Splenic artery and vein (비장동맥과 정맥)

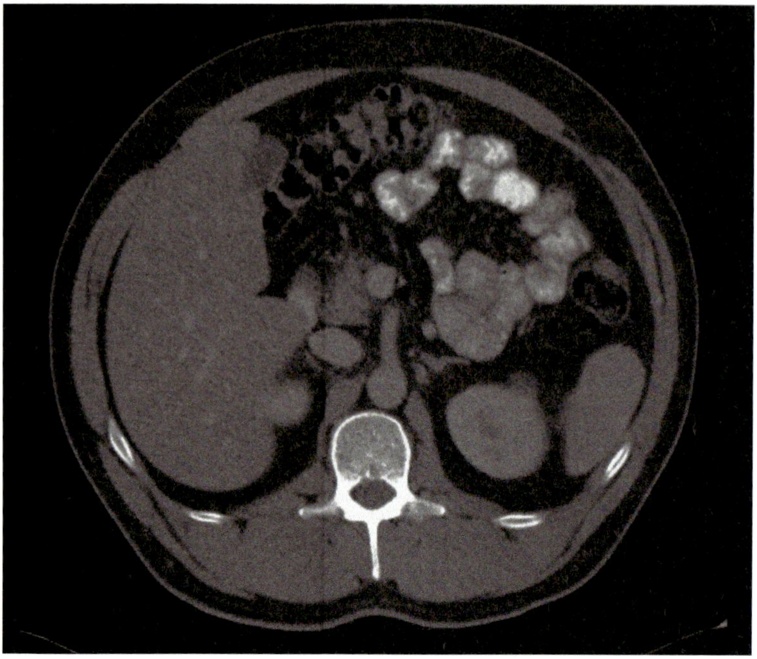

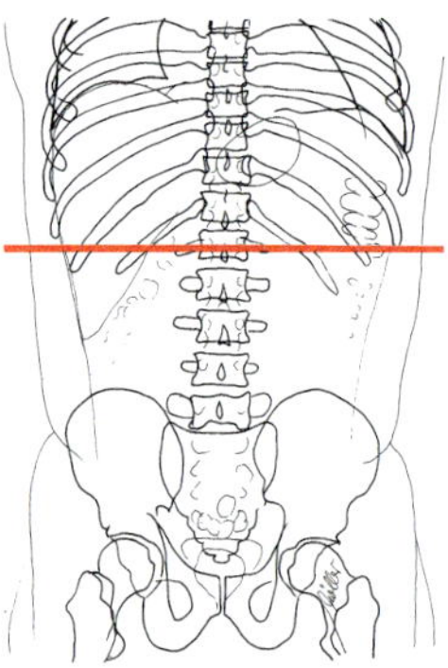

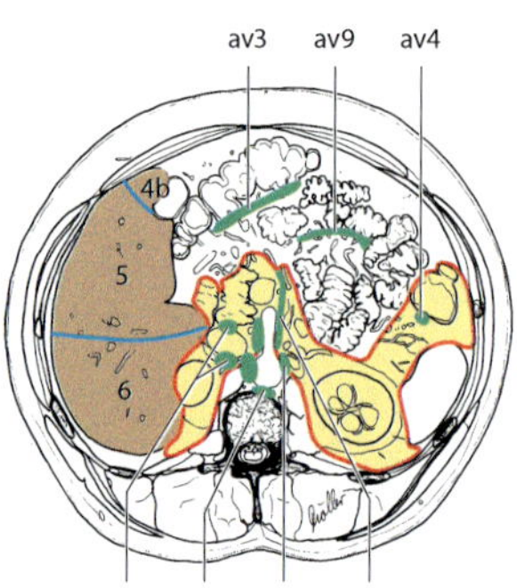

1. External oblique muscle (배바깥빗근)
2. Liver (right lobe) (오른간엽)
3. Aponeurosis of external and internal obllique and transversus abdominis muscles (배바깥, 배속빗근과 가로배근의 널힘줄)
4. Inferior vena cava [아래대정맥(하대정맥)]
5. Duodenum (descending part) [샘창자(내림부분)]
6. Gallbladder [쓸개(담낭)]
7. Gastroduodenal artery (위샘창자동맥)
8. Pancreas (head) [이자(머리)]
9. Middle colic vein (중간잘록창자정맥)
10. Falciform ligament (낫인대)
11. Superior mesenteric vein (위창자간막정맥)
12. Transverse colon [횡행결장(가로잘록창자)]
13. Superior mesenteric artery (위창자간막동맥)
14. Inferior mesenteric vein (아래창자간막정맥)
15. Jejunal arteries and veins (빈창자동맥과 정맥)
16. Rectus abdominis muscle [배곧은근(복직근)]
17. Jejunum [빈창자(공장)]
18. Left colic artery and vein (왼잘록창자동맥과 정맥)
19. Descending colon (내림잘록창자)
20. Transversus abdominis muscle [가로배근(복횡근)]

▶

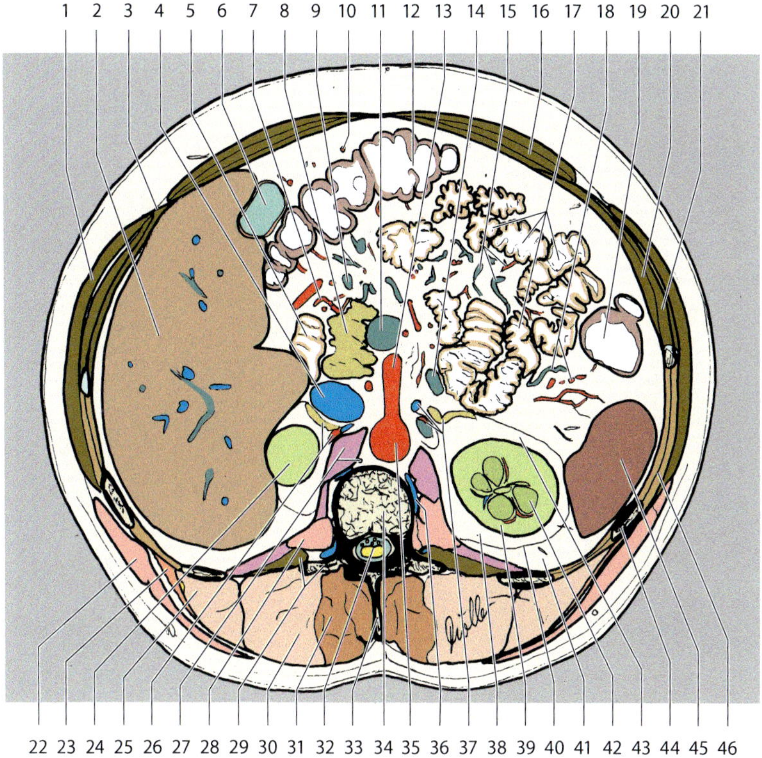

21. Internal oblique muscle (배속빗근)
22. Latissimus dorsi muscle (넓은등근)
23. Serratus posterior inferior muscle (아래뒤톱니근)
24. Right kidney (superior pole) [오른콩팥(맨위부분)]
25. Iliocostalis lumborum muscle (part of erector spinae muscle, lateral tract) [엉덩갈비근(척주세움근, 가쪽관)]
26. Right suprarenal gland and (superior) suprarenal artery (오른 콩팥위샘과 콩팥위동맥)
27. Diaphragm, right crus, and thoracic duct (가로막, 오른갈래와 가슴림프관)
28. Psoas major muscle [큰허리근(대요근)]
29. Transverse process and quadratus lumborum muscle (가로돌기와 허리네모근)
30. Longissimus lumbalis muscle (part of erector spinae muscle, lateral tract) [허리가장긴근(척주세움근 부분, 가쪽관)]
31. Spinalis muscle (part of erector spinae muscle, medial tract) [가시근(척주세움근, 안쪽관 부분)]
32. Conus medullaris in lumbar spinal canal with nerve filaments (허리척추관내 척수원뿔과 신경미세섬유)
33. Spinous process (가시돌기)
34. Vertebral body (L1) [척추뼈몸통(첫 번째 허리뼈)]
35. Abdominal aorta [복부대동맥(배대동맥)]
36. Left ascending lumbar vein (왼쪽 오름허리정맥)
37. Left suprarenal gland and (superior) suprarenal artery and vein (왼 콩팥위샘과 콩팥위동맥과 정맥)
38. Posterior perirenal space (뒤 콩팥주위공간)
39. Left kidney (cortex) [왼콩팥(겉질)]
40. Posterior renal fascia (뒤콩팥근막)
41. Posterior pararenal space (뒤콩팥곁공간)
42. Left kidney (medulla) [왼콩팥(속질)]
43. Anterior perirenal space (앞 콩팥주위공간)
44. Rib 11 (posterior part) [열한 번째 갈비뼈(뒷부분)]
45. Spleen (지라, 비장)
46. Intercostal muscles (갈비사이근)

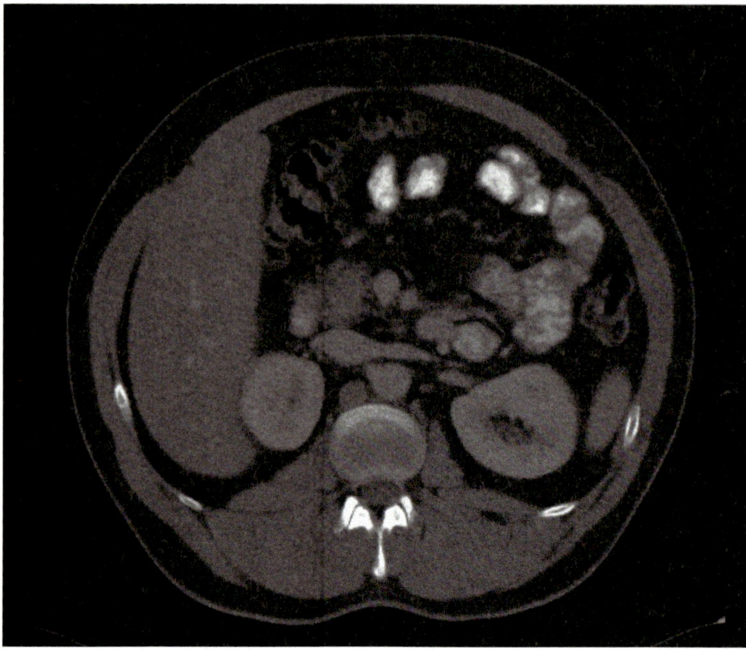

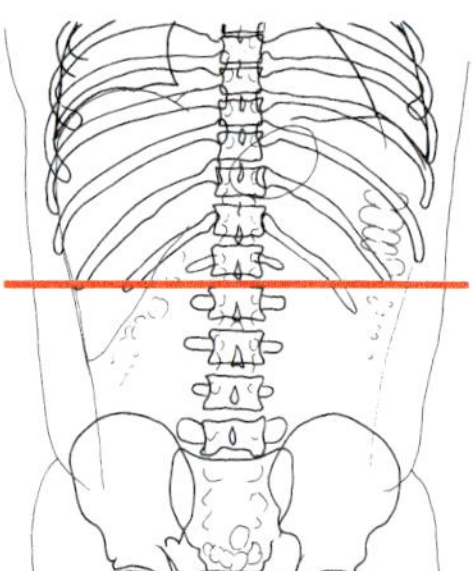

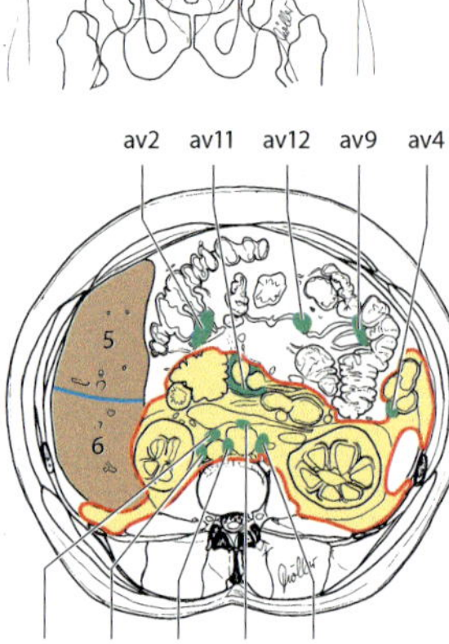

1. External oblique muscle (배바깥빗근)
2. Internal oblique muscle (배속빗근)
3. Transversus abdominis muscle [가로배근(복횡근)]
4. Aponeurosis of external and internal obllique and transversus abdominis muscles (배바깥, 배속빗근과 가로배근의 널힘줄)
5. Renal fascia and anterior perirenal space (콩팥근막과 앞 콩팥주위공간)
6. Duodenum (descending part) [샘창자(내림부분)]
7. Inferior vena cava [아래대정맥(하대정맥)]
8. Transverse colon [횡행결장(가로잘록창자)]
9. Pancreas (head) [이자(머리)]
10. Right colic (artery and) vein [오른잘록창자(동맥과) 정맥]
11. Linea alba (백색선)
12. Superior mesenteric artery and vein (위창자간막동맥과 정맥)
13. Left renal artery and vein (왼 콩팥동맥과 정맥)
14. Duodenojejunal flexure (샘빈창자굽이)
15. Inferior mesenteric vein (아래창자간막정맥)
16. Ileojejunal veins (돌-빈창자정맥)
17. Rectus abdominis muscle [배곧은근(복직근)]
18. Jejunum [빈창자(공장)]

▶

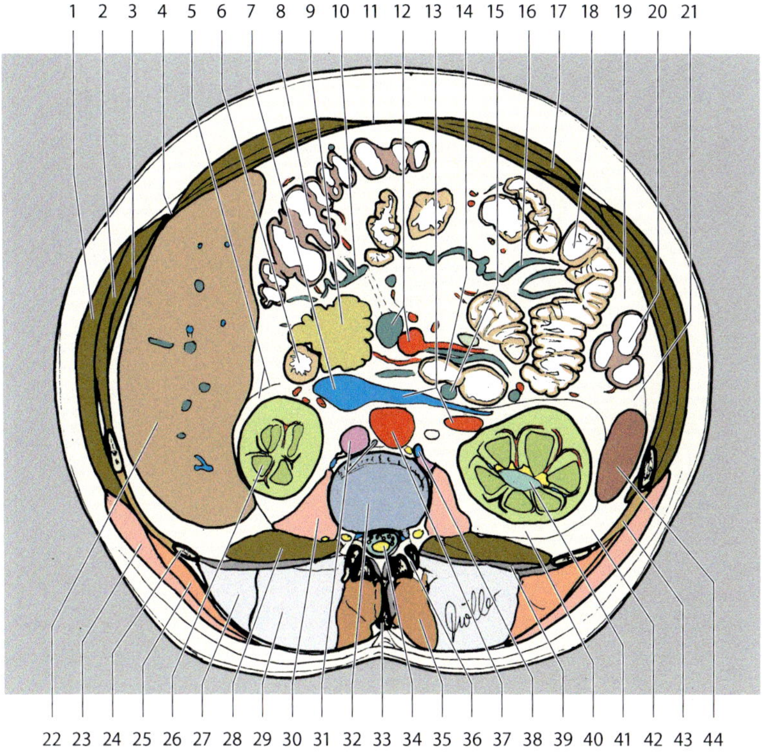

19. Anterior paracolic space (앞잘록창자옆 공간)
20. Descending colon (내림잘록창자)
21. Posterior paracolic space (뒤잘록창자옆 공간)
22. Liver (right lobe) (오른간엽)
23. Latissimus dorsi muscle (넓은등근)
24. Rib 12 (열두 번째갈비뼈)
25. Serratus posterior inferior muscle (아래뒤톱니근)
26. Right kidney (renal pyramid, medulla) [오른콩팥(콩팥피라미드, 속질)]
27. Iliocostalis lumborum muscle (part of erector spinae muscle, lateral tract) [엉덩갈비근(척주세움근 부분, 가쪽관)]
28. Quadratus lumborum muscle (허리네모근)
29. Longissimus lumbalis muscle (part of erector spinae muscle, lateral tract) [허리가장긴근(척주세움근 부분, 가쪽관)]
30. Psoas major muscle [큰허리근(대요근)]
31. Diaphragm, right crus, and thoracic duct (가로막, 오른갈래와 가슴림프관)
32. Nucleus pulposus (intervertebral disk, L1-L2) [속질핵(척추원반, L1-L2)]
33. Spinous process (가시돌기)
34. Conus medullaris in lumbar spinal canal with nerve filaments and L1 spinal nerve (허리척추관내 척수원뿔과 신경미세섬유, L1 척수신경)
35. Spinalis muscle (medial part of erector spinae muscle, medial tract) [가시근(척주세움근 안쪽관의 안쪽부분)]
36. Zygapophysial joint (돌기사이관절)
37. Abdominal aorta and origin of right renal artery (복부대동맥과 오른콩팥동맥의 기시부)
38. Left ascending lumbar vein (왼쪽 오름허리정맥)
39. Thoracolumbar fascia (등허리근막)
40. Posterior perirenal space (뒤 콩팥주위공간)
41. Left kidney (calices, renal pelvis) [왼콩팥(콩팥잔, 콩팥깔때기)]
42. Posterior pararenal space (뒤콩팥곁공간)
43. Intercostal muscle (갈비사이근)
44. Spleen (지라, 비장)

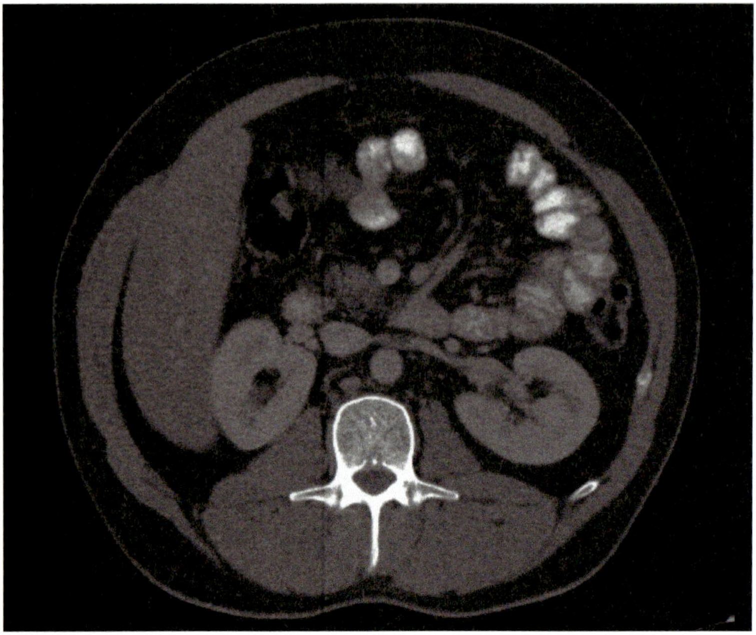

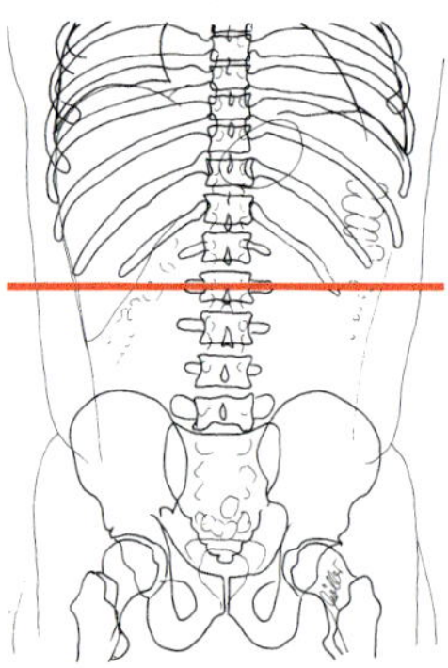

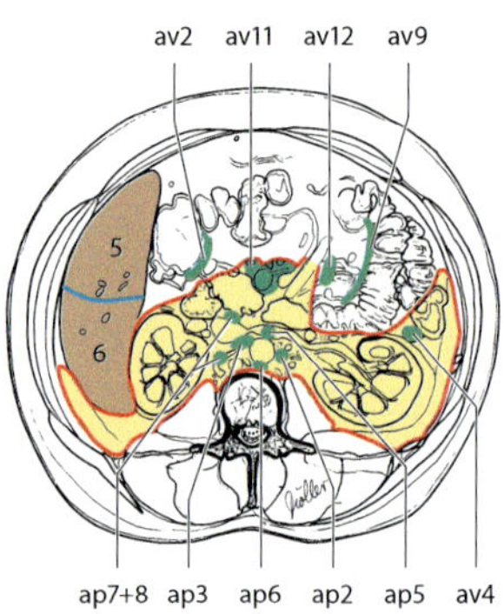

1. External oblique muscle (배바깥빗근)
2. Internal oblique muscle (배속빗근)
3. Transversus abdominis muscle [가로배근(복횡근)]
4. Liver (right lobe) (오른간엽)
5. Renal fascia and anterior perirenal space (콩팥근막과 앞 콩팥주위공간)
6. Right renal artery and vein (오른 콩팥동맥과 정맥)
7. Duodenum (descending part) [샘창자(내림부분)]
8. Transverse colon [횡행결장(가로잘록창자)]
9. Right colic artery and vein (오른잘록창자동맥과 정맥)
10. Inferior vena cava [아래대정맥(하대정맥)]
11. Pancreas (head) [이자(머리)]
12. Linea alba (백색선)
13. Jejunum [빈창자(공장)]
14. Superior mesenteric artery and vein (위창자간막동맥과 정맥)
15. Duodenum (ascending part) [샘창자(오름부분)]

▶

● = Lymph node (림프절)

——— = Borders of hepatic segments (간구역의 가장자리)

——— = Retroperitoneum (배막뒤공간)

Numbers indicate the hepatic segments (see inside back cover)
숫자는 간의 구역을 표시함(책의 맨 뒷장 참조)

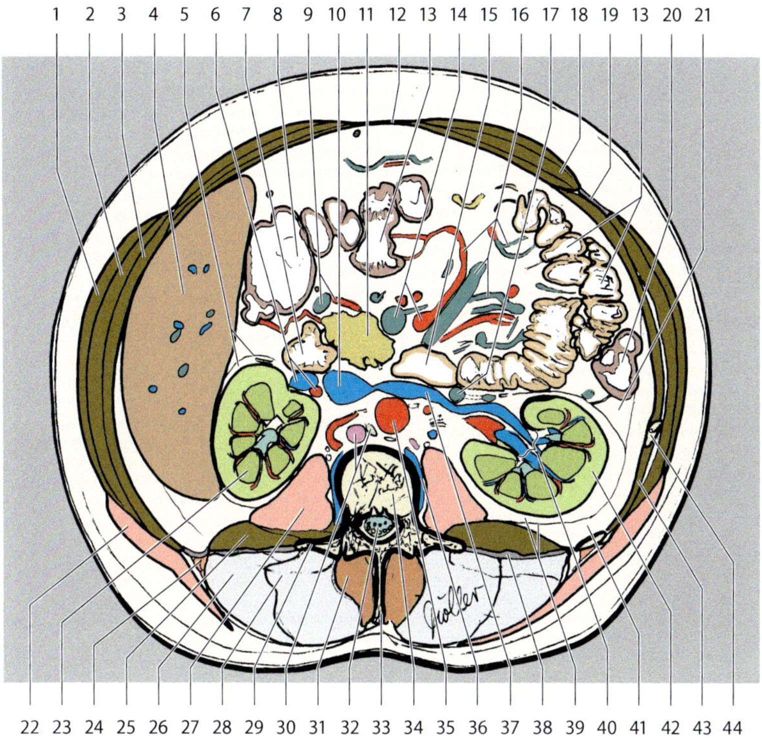

16. Ileojejunal arteries and veins (돌-빈창자 동맥과 정맥들)
17. Inferior mesenteric vein (아래창자간막정맥)
18. Rectus abdominis muscle [배곧은근(복직근)]
19. Aponeurosis of external and internal obllique and transversus abdominis muscles (배바깥, 배속빗근과 가로배근의 널힘줄)
20. Descending colon (내림잘록창자)
21. Posterior paracolic space (뒤잘록창자옆 공간)
22. Latissimus dorsi muscle (넓은등근)
23. Right kidney (renal pyramid, medulla) [오른콩팥(콩팥피라미드, 속질)]
24. Serratus posterior inferior muscle (아래뒤톱니근)
25. Quadratus lumborum muscle (허리네모근)
26. Iliocostalis lumborum muscle (part of erector spinae muscle, lateral tract) [엉덩갈비근(척주세움근 부분, 가쪽관)]
27. Psoas major muscle [큰허리근(대요근)]
28. Longissimus lumbalis muscle (part of erector spinae muscle, lateral tract) [허리가장긴근(척주세움근 부분, 가쪽관)]
29. Transverse (costal) process [가로돌기(갈비)]
30. Diaphragm, right crus, and thoracic duct (가로막, 오른갈래와 가슴림프관)
31. Spinalis muscle (part of erector spinae muscle, medial tract) [가시근(척주세움근, 안쪽관 부분)]
32. Cauda equina in lumbar spinal canal (허리척추관내 말총)
33. Spinous process (가시돌기)
34. Vertebral body (L2) [척추뼈몸통(두 번째 허리뼈)]
35. Abdominal aorta [복부대동맥(배대동맥)]
36. Left ascending lumbar vein (왼쪽 오름허리정맥)
37. Left renal vein (왼 콩팥정맥)
38. Thoracolumbar fascia (등허리근막)
39. Renal fascia and posterior perirenal space (콩팥근막과 뒤콩팥주위공간)
40. Left kidney (hilum) [왼콩팥(콩팥문)]
41. Posterior pararenal space (뒤콩팥곁공간)
42. Left kidney (cortex) [왼콩팥(겉질)]
43. Intercostal muscle (갈비사이근)
44. Rib 12 (열두 번째 갈비뼈)

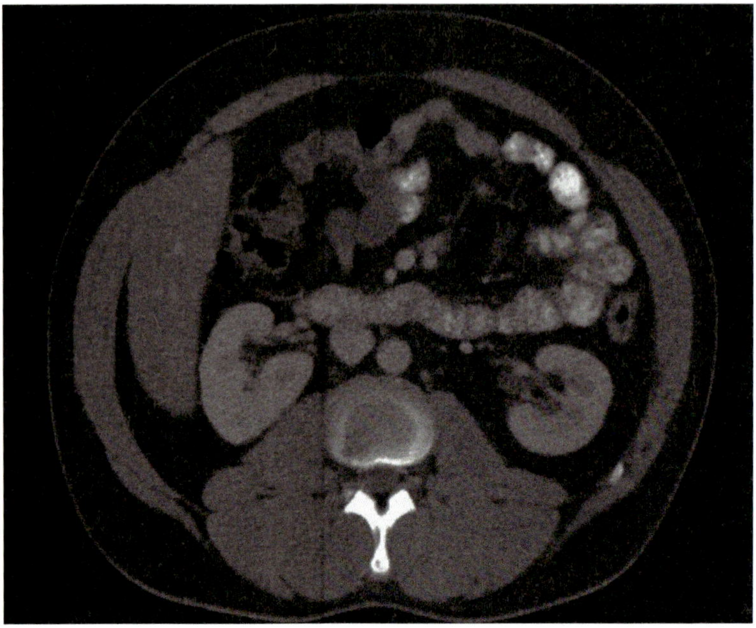

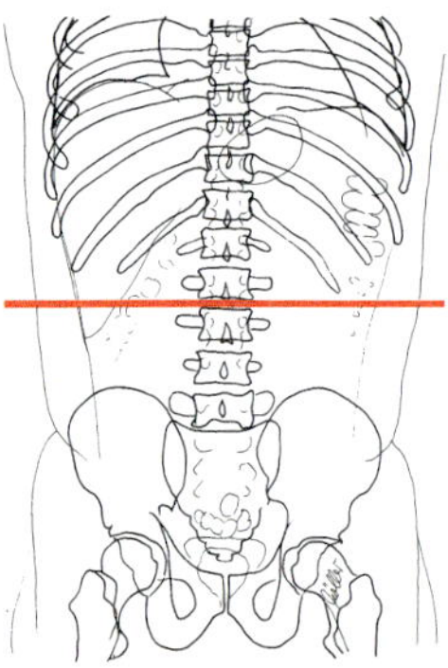

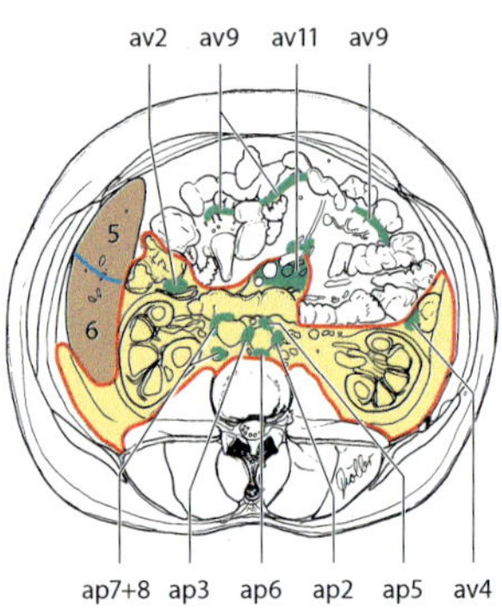

1. External oblique muscle (배바깥빗근)
2. Internal oblique muscle (배속빗근)
3. Transversus abdominis muscle [가로배근(복횡근)]
4. Liver (right lobe) (오른간엽)
5. Renal fascia and anterior perirenal space (콩팥근막과 앞 콩팥주위공간)
6. Ascending colon (오름잘록창자)
7. Right colic artery and vein (오른잘록창자동맥과 정맥)
8. Rectus abdominis muscle [배곧은근(복직근)]
9. Inferior vena cava [아래대정맥(하대정맥)]
10. Duodenum (horizontal part) [샘창자(수평부분)]
11. Linea alba (백색선)
12. Ileocolic vein (돌-잘록창자 정맥)
13. Superior mesenteric artery and vein (위창자간막동맥과 정맥)
14. Abdominal aorta [복부대동맥(배대동맥)]
15. Inferior mesenteric vein (아래창자간막정맥)

▶

● = Lymph node (림프절)

—— = Borders of hepatic segments (간구역의 가장자리)

—— = Retroperitoneum (배막뒤공간)

Numbers indicate the hepatic segments (see inside back cover)
숫자는 간의 구역을 표시함(책의 맨 뒷장 참조)

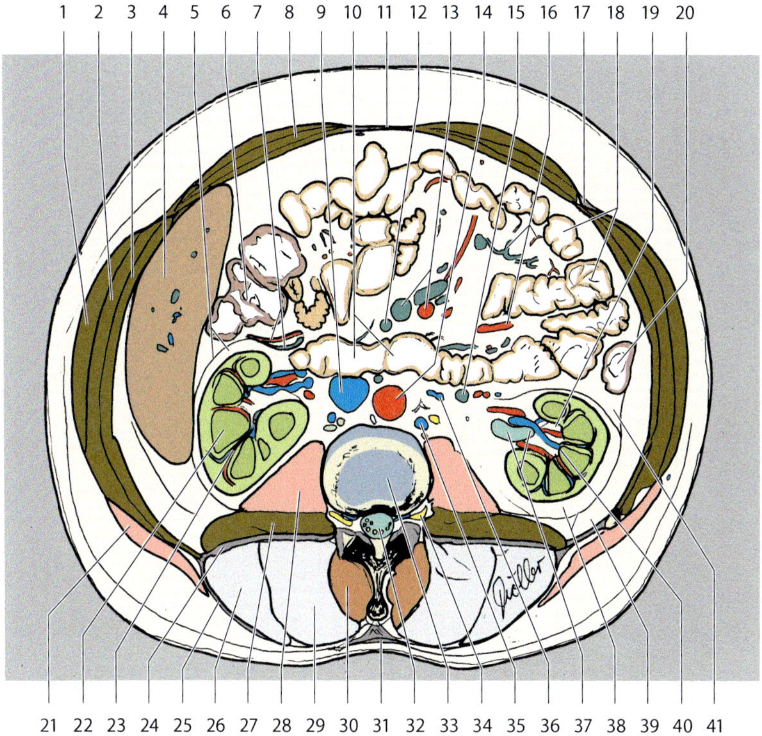

16. Ileojejunal arteries and veins (돌-빈창자 동맥과 정맥들)
17. Aponeurosis of external and internal obllique and transversus abdominis muscles (배바깥, 배속빗근과 가로배근의 널힘줄)
18. Jejunum [빈창자(공장)]
19. Left kidney (peripelvic fat) [왼콩팥(깔때기주변 지방)]
20. Descending colon (내림잘록창자)
21. Latissimus dorsi muscle (넓은등근)
22. Right kidney (renal pyramid, medulla) [오른콩팥(콩팥피라미드, 속질)]
23. Right kidney (renal column) [오른콩팥(콩팥기둥)]
24. Thoracolumbar fascia (deep layer) [등허리근막(깊은층)]
25. Thoracolumbar fascia (superficial layer) [등허리근막(얕은층)]
26. Iliocostalis lumborum muscle (part of erector spinae muscle, lateral tract) [엉덩갈비근(척주세움근 부분, 가쪽관)]
27. Quadratus lumborum muscle (허리네모근)
28. Psoas major muscle [큰허리근(대요근)]
29. Longissimus lumbalis muscle (part of erector spinae muscle, lateral tract) [허리가장긴근(척주세움근 부분, 가쪽관)]
30. Spinalis muscle (medial part of erector spinae muscle, medial tract) [가시근(척주세움근의 안쪽부분, 안쪽관)]
31. Supraspinous ligament (위가시돌기인대)
32. Spinal canal with cauda equina (척추관과 말총)
33. Intervertebral disk (L2-L3) [척추원반(두 번째-세 번째 허리뼈)]
34. Spinal ganglion (L2 nerve root) [척수신경절(두 번째 허리뼈 신경뿌리)]
35. Left ascending lumbar vein (왼쪽 오름허리정맥)
36. Left testicular vein (왼고환정맥)
37. Left kidney (pelvis) [왼콩팥(깔때기)]
38. Renal fascia and posterior perirenal space (콩팥근막과 뒤콩팥주위공간)
39. Posterior pararenal space (뒤콩팥곁공간)
40. Left kidney (papilla) [왼콩팥(유두)]
41. Posterior paracolic space (뒤잘록창자옆 공간)

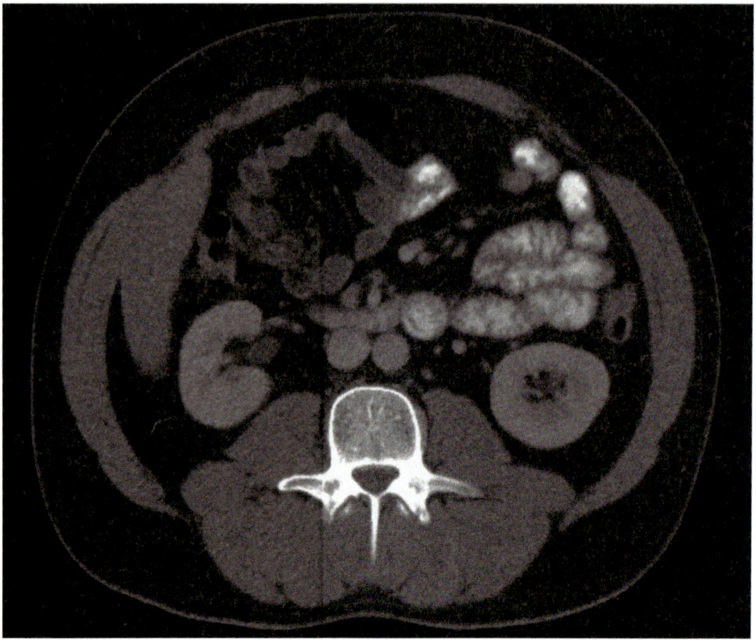

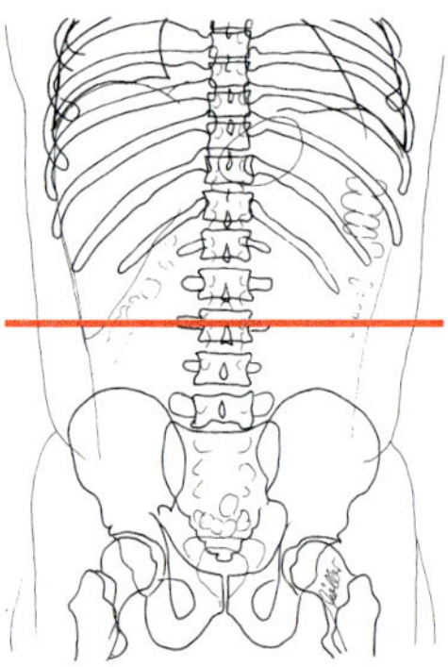

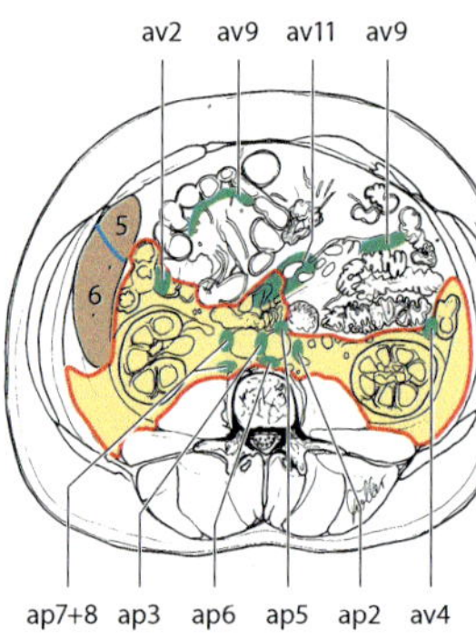

1. External oblique muscle (배바깥빗근)
2. Internal oblique muscle (배속빗근)
3. Transversus abdominis muscle [가로배근(복횡근)]
4. Liver (right lobe) (오른간엽)
5. Renal fascia and anterior perirenal space (콩팥근막과 앞 콩팥주위공간)
6. Ascending colon (오름잘록창자)
7. Right kidney (pelvis) [오른콩팥(깔때기)]
8. Small intestine (작은창자)
9. Duodenum (horizontal part) [샘창자(수평부분)]
10. Inferior vena cava [아래대정맥(하대정맥)]
11. Ileojejunal arteries and veins (돌-빈창자 동맥과 정맥들)
12. Linea alba (백색선)
13. Ileocolic artery and vein (돌-잘록창자 동맥과 정맥)
14. Root of mesentery (창자간막뿌리)
15. Superior mesenteric artery and vein (위창자간막동맥과 정맥)
16. Rectus abdominis muscle [배곧은근(복직근)] ▶

● = Lymph node (림프절)

—— = Borders of hepatic segments (간구역의 가장자리)

—— = Retroperitoneum (배막뒤공간)

Numbers indicate the hepatic segments (see inside back cover)
숫자는 간의 구역을 표시함(책의 맨 뒷장 참조)

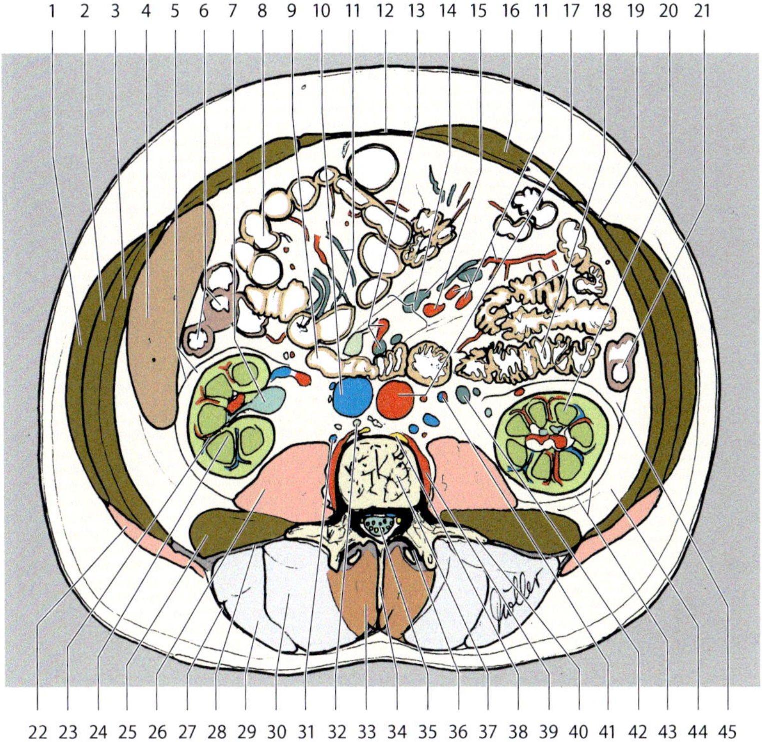

17. Abdominal aorta [복부대동맥(배대동맥)]
18. Jejunum [빈창자(공장)]
19. Aponeurosis of external and internal obllique and transversus abdominis muscles (배바깥, 배속빗근과 가로배근의 널힘줄)
20. Left kidney (renal pyramid, medulla) [왼콩팥(콩팥피라미드, 속질)]
21. Descending colon (내림잘록창자)
22. Latissimus dorsi muscle (넓은등근)
23. Right kidney (renal column) [오른콩팥(콩팥기둥)]
24. Right kidney (renal papilla) [오른콩팥(콩팥유두)]
25. Quadratus lumborum muscle (허리네모근)
26. Psoas major muscle [큰허리근(대요근)]
27. Thoracolumbar fascia (superficial layer) [등허리근막(얕은층)]
28. Thoracolumbar fascia (deep layer) [등허리근막(깊은층)]
29. Iliocostalis lumborum muscle (part of erector spinae muscle, lateral tract) [엉덩갈비근(척주세움근 부분, 가쪽관)]
30. Longissimus lumbalis muscle (part of erector spinae muscle, lateral tract) [허리가장긴근(척주세움근 부분, 가쪽관)]
31. Right ascending lumbar vein (오른쪽 오름허리정맥)
32. Thoracic duct [가슴림프관(흉관)]
33. Spinalis muscle (part of erector spinae muscle) [가시근(척주세움근 부분)]
34. Spinous process (가시돌기)
35. Spinal canal with cauda equina (척추관과 말총)
36. Zygapophysial joint (돌기사이관절)
37. Vertebral body (L3) [척추뼈몸통(세 번째 허리뼈)]
38. Lumbar (sympathetic) ganglion [허리신경절(교감신경계)]
39. Lumbar artery (dorsal branch) [허리동맥(등쪽가지)]
40. Transverse (costal) process [가로돌기(갈비)]
41. Left testicular artery and vein (왼고환동맥과 정맥)
42. Inferior mesenteric vein (아래창자간막정맥)
43. Renal fascia and posterior perirenal space (콩팥근막과 뒤 콩팥주위공간)
44. Posterior pararenal space (뒤콩팥곁공간)
45. Posterior paracolic space (뒤잘록창자옆 공간)

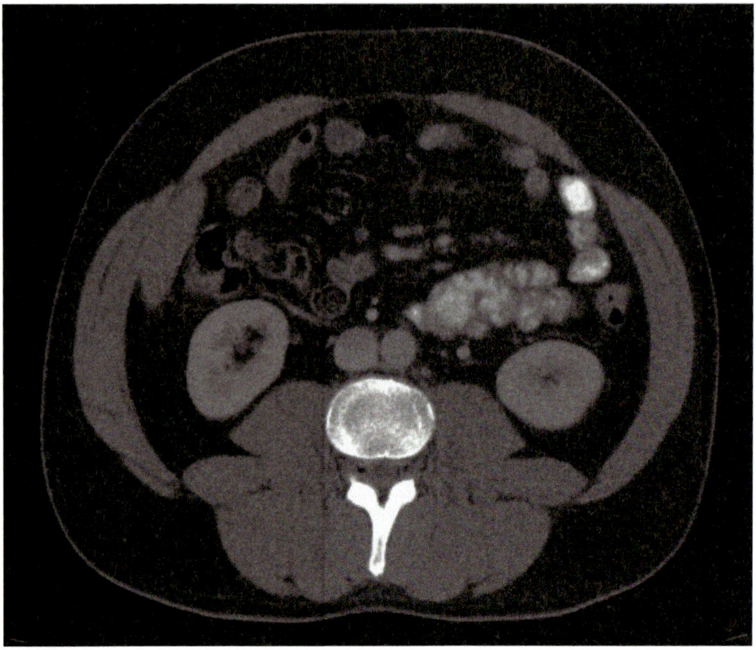

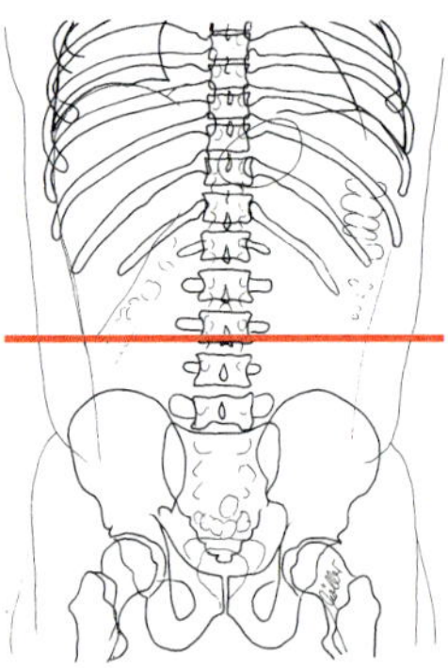

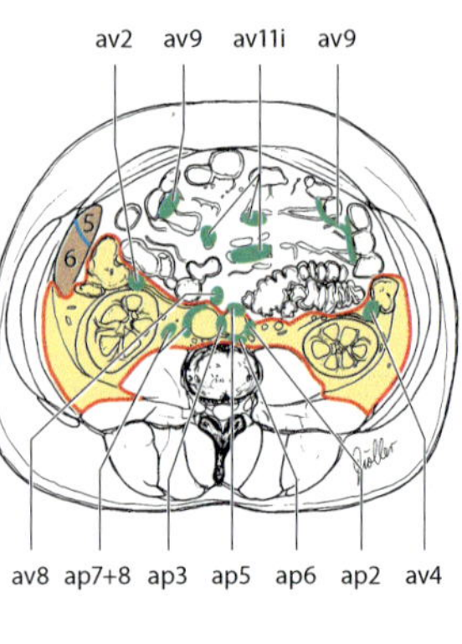

1. External oblique muscle (배바깥빗근)
2. Internal oblique muscle (배속빗근)
3. Transversus abdominis muscle [가로배근(복횡근)]
4. Liver (right lobe) (오른간엽)
5. Renal fascia and anterior perirenal space (콩팥근막과 앞 콩팥주위공간)
6. Ascending colon (오름잘록창자)
7. Right ureter (오른요관)
8. Left testicular (artery and) vein [왼고환(동맥과) 정맥]
9. Small intestine (작은창자)
10. Linea alba (백색선)
11. Ileocolic artery and vein (돌-잘록창자 동맥과 정맥)
12. Inferior vena cava [아래대정맥(하대정맥)]
13. Abdominal aorta and origin of inferior mesenteric artery (복부대동맥과 아래창자간막동맥의 기시부)
14. Ileojejunal arteries and veins (돌-빈창자 동맥과 정맥들)
15. Jejunum [빈창자(공장)] ▶

● = Lymph node (림프절)

—— = Borders of hepatic segments (간구역의 가장자리)

—— = Retroperitoneum (배막뒤공간)

Numbers indicate the hepatic segments (see inside back cover)
숫자는 간의 구역을 표시함(책의 맨 뒷장 참조)

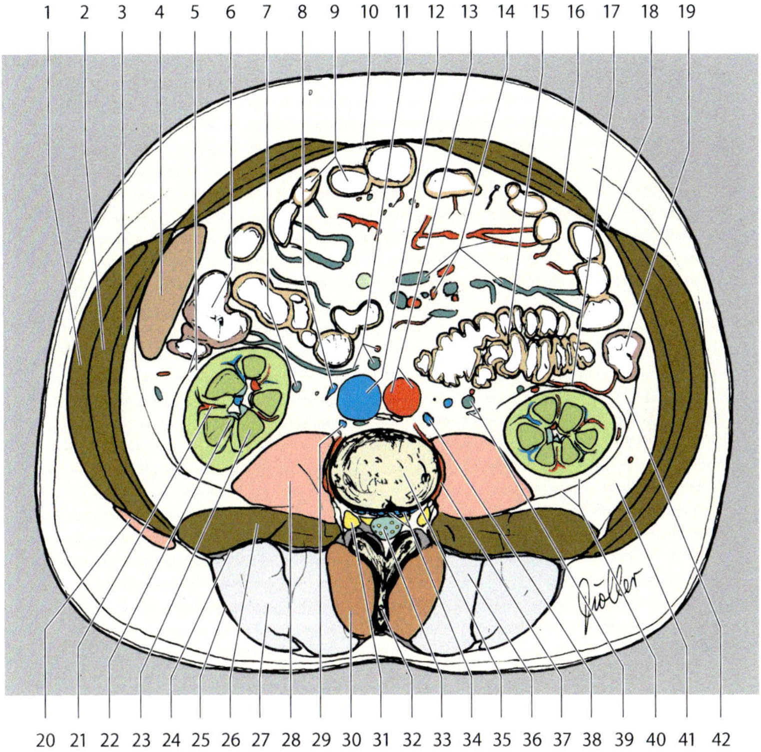

16. Rectus abdominis muscle [배곧은근(복직근)]
17. Left colic artery (왼잘록창자동맥)
18. Aponeurosis of external and internal obllique and transversus abdominis muscles (배바깥, 배속빗근과 가로배근의 널힘줄)
19. Descending colon (내림잘록창자)
20. Latissimus dorsi muscle (넓은등근)
21. Right kidney (renal column) [오른콩팥(콩팥기둥)]
22. Right kidney (renal papilla) [오른콩팥(콩팥유두)]
23. Right kidney (renal pyramid, medulla) [오른콩팥(콩팥피라미드, 속질)]
24. Thoracolumbar fascia (deep layer) [등허리근막(깊은층)]
25. Thoracolumbar fascia (superficial layer) [등허리근막(얕은층)]
26. Quadratus lumborum muscle (허리네모근)
27. Iliocostalis lumborum muscle (part of erector spinae muscle, lateral tract) [엉덩갈비근(척주세움근 부분, 가쪽관)]
28. Psoas major muscle [큰허리근(대요근)]
29. Left ascending lumbar vein (왼쪽 오름허리정맥)
30. Spinalis muscle (part of erector spinae muscle, medial tract) [가시근(척주세움근, 안쪽관 부분)]
31. Spinal ganglion (L3 nerve root) [척수신경절(세 번째 허리뼈 신경뿌리)]
32. Spinous process (가시돌기)
33. Spinal canal with cauda equina (척추관과 말총)
34. Spinal venous plexus (척추정맥얼기)
35. Vertebral body (L3) [척추뼈몸통(세 번째 허리뼈)]
36. Longissimus lumbalis muscle (part of erector spinae muscle, lateral tract) [허리가장긴근(척주세움근 부분, 가쪽관)]
37. Lumbar artery (dorsal branch) [허리동맥(등쪽가지)]
38. Right ascending lumbar vein (오른쪽 오름허리정맥)
39. Inferior mesenteric vein and left ureter (아래창자간막정맥과 왼요관)
40. Renal fascia and posterior perirenal space (콩팥근막과 뒤 콩팥주위공간)
41. Posterior pararenal space (뒤콩팥곁공간)
42. Posterior paracolic space (뒤잘록창자옆 공간)

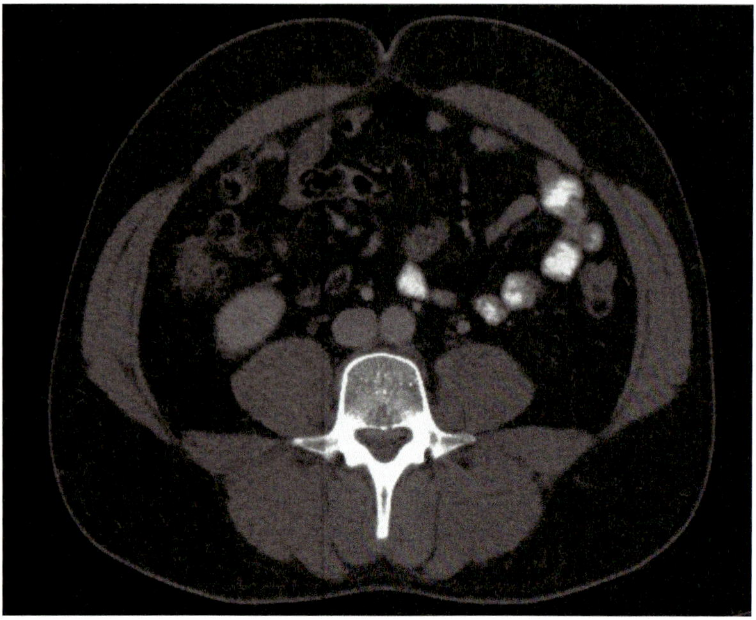

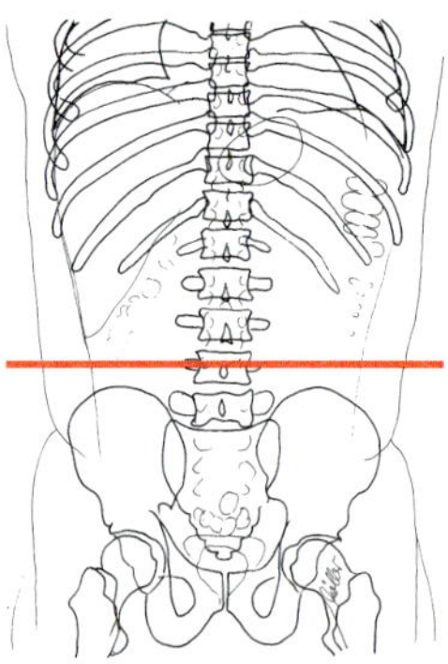

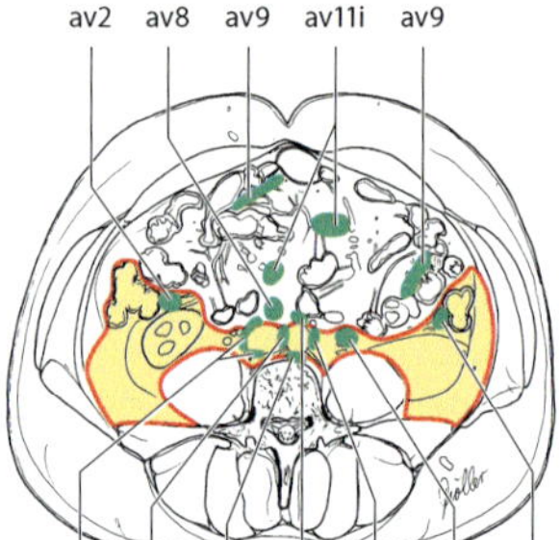

1. External oblique muscle (배바깥빗근)
2. Internal oblique muscle (배속빗근)
3. Transversus abdominis muscle [가로배근(복횡근)]
4. Renal fascia and perirenal space (콩팥근막과 콩팥주위공간)
5. Ascending colon (오름잘록창자)
6. Right kidney (renal pyramid, medulla) [오른콩팥(콩팥피라미드, 속질)]
7. Right colic artery and vein (오른잘록창자동맥과 정맥)
8. Small intestine (작은창자)
9. Right testicular artery and vein (오른 고환동맥과 정맥)
10. Inferior vena cava [아래대정맥(하대정맥)]
11. Umbilicus (배꼽)
12. Ileojejunal arteries and veins (돌–빈창자 동맥과 정맥들)
13. Ileocolic artery and vein (돌–잘록창자 동맥과 정맥)
14. Abdominal aorta [복부대동맥(배대동맥)]
15. Inferior mesenteric artery (아래창자간막동맥)
16. Inferior mesenteric vein (아래창자간막정맥)

▶

● = Lymph node (림프절)

—— = Retroperitoneum (배막뒤공간)

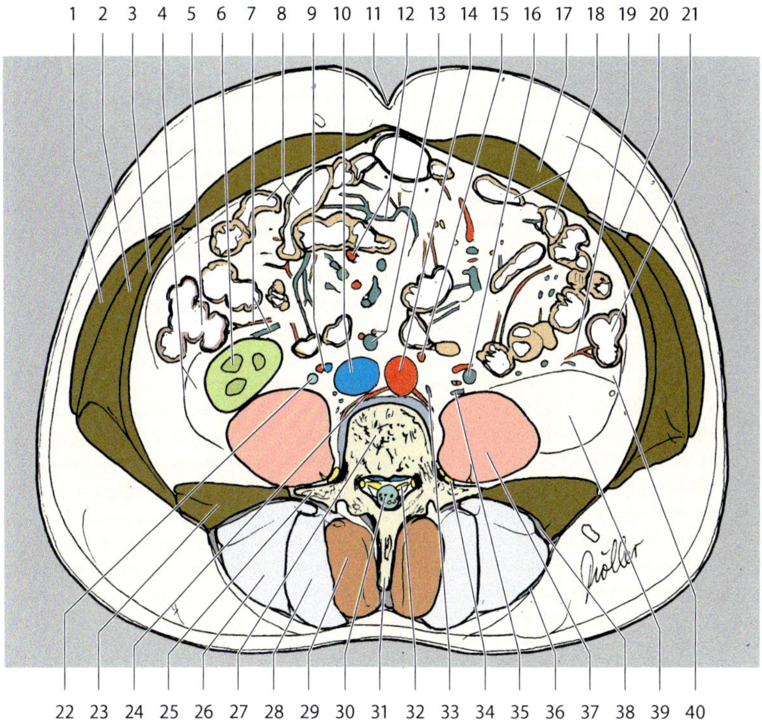

17. Rectus abdominis muscle [배곧은근(복직근)]
18. Jejunum [빈창자(공장)]
19. Left colic artery (왼잘록창자동맥)
20. Aponeurosis of external and internal obllique and transversus abdominis muscles (배바깥, 배속빗근과 가로배근의 널힘줄)
21. Descending colon (내림잘록창자)
22. Right ureter (오른요관)
23. Quadratus lumborum muscle (허리네모근)
24. Right lumbar artery (오른 허리동맥)
25. Transverse (costal) process [가로돌기(갈비)]
26. Iliocostalis lumborum muscle (part of erector spinae muscle, lateral tract) [엉덩갈비근(척주세움근 부분, 가쪽관)]
27. Vertebral body (L4) [척추뼈몸통(네 번째 허리뼈)]
28. Longissimus lumbalis muscle (part of erector spinae muscle, lateral tract) [허리가장긴근(척주세움근 부분, 가쪽관)]
29. Multifidus muscle (part of erector spinae muscle, medial tract) [뭇갈래근(척주세움근 부분, 안쪽관)]
30. Dural sac with cauda equina in lumbar spinal canal (경질막주머니와 허리척추관내 말총)
31. Spinous process (가시돌기)
32. Spinal ganglion (nerve root) in epidural fat [경질막바깥지방내 척수신경절(신경뿌리)]
33. Right ascending lumbar vein (오른쪽 오름허리정맥)
34. Lumbar plexus (허리신경얼기)
35. Left ureter (왼요관)
36. Thoracolumbar fascia (superficial layer) [등허리근막(얕은층)]
37. Psoas major muscle [큰허리근(대요근)]
38. Thoracolumbar fascia (deep layer) [등허리근막(깊은층)]
39. Infrarenal space (콩팥아래 공간)
40. Posterior paracolic space (뒤잘록창자옆 공간)

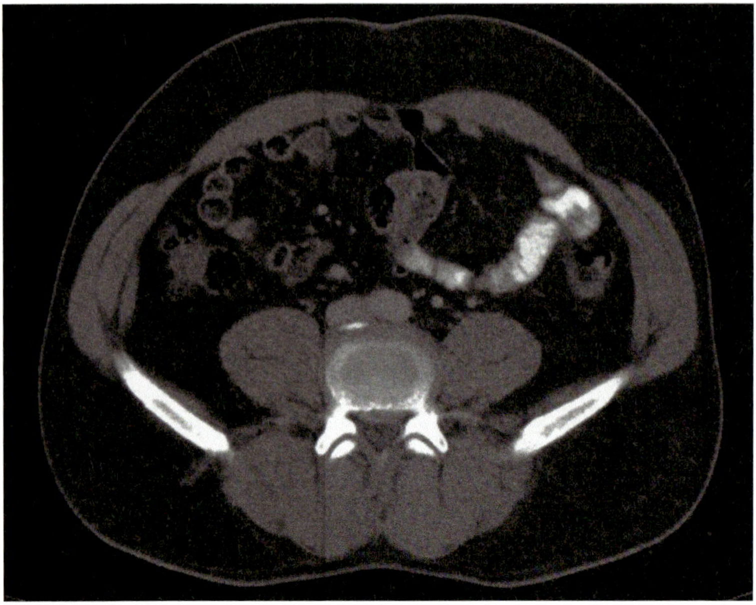

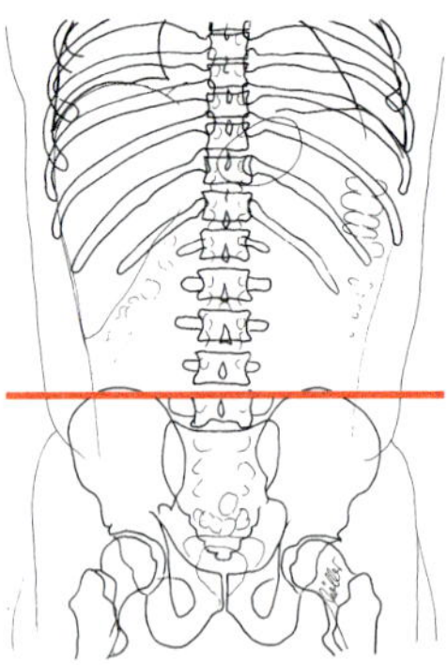

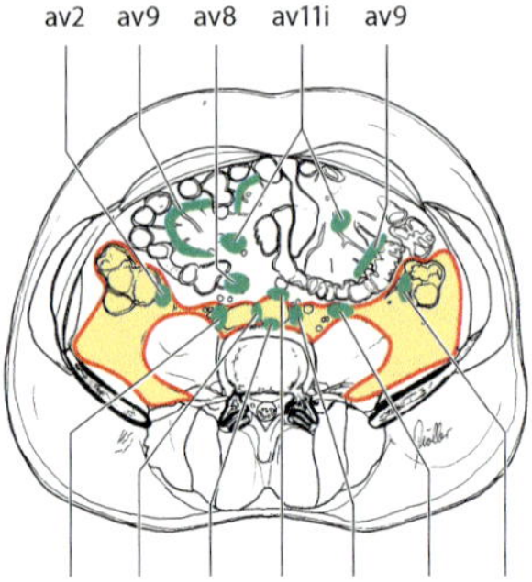

1. External oblique muscle (배바깥빗근)
2. Internal oblique muscle (배속빗근)
3. Transversus abdominis muscle [가로배근(복횡근)]
4. Ascending colon (오름잘록창자)
5. Aponeurosis of external and internal obllique and transversus abdominis muscles (배바깥, 배속빗근과 가로배근의 널힘줄)
6. Small intestine (작은창자)
7. Ileojejunal arteries and veins (돌-빈창자 동맥과 정맥들)
8. Rectus abdominis muscle [배곧은근(복직근)]
9. Right testicular artery and vein (오른 고환동맥과 정맥)
10 Ileocolic artery and vein (돌-잘록창자 동맥과 정맥)
11. Linea alba (백색선)
12. Inferior vena cava [아래대정맥(하대정맥)]
13. Abdominal aorta [복부대동맥 (배대동맥)]
14. Jejunal arteries and veins (빈창자동맥과 정맥) ▶

● = Lymph node (림프절)
—— = Retroperitoneum (배막뒤공간)

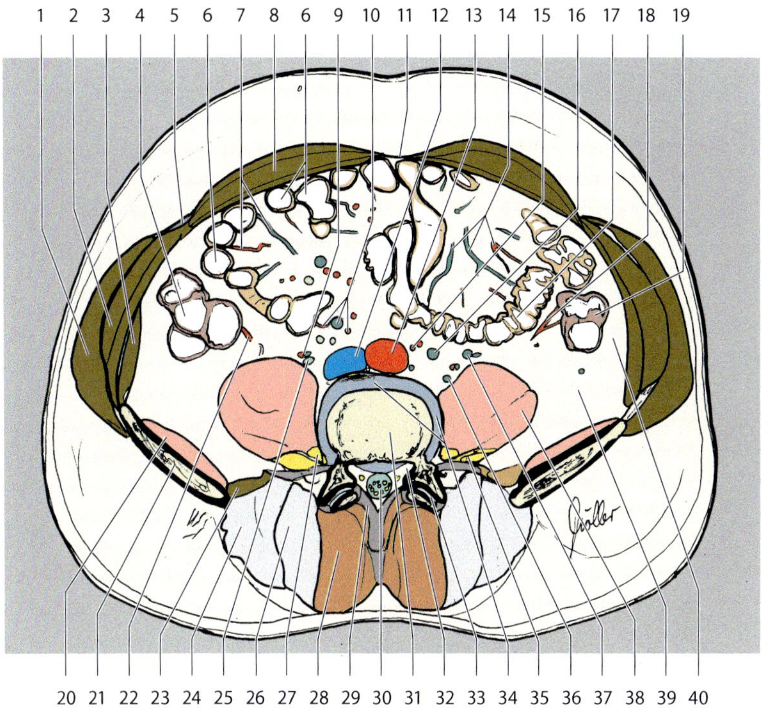

15. Superior rectal artery (위곧창자동맥)
16. Inferior mesenteric vein (아래창자간막정맥)
17. Jejunum [빈창자(공장)]
18. Left colic artery (왼잘록창자동맥)
19. Descending colon (내림잘록창자)
20. Iliacus muscle (엉덩근)
21. Wing of ilium (superior border) [엉덩뼈날개(위경계)]
22. Right colic artery (오른잘록창자동맥)
23. Quadratus lumborum muscle (허리네모근)
24. Iliocostalis lumborum muscle (part of erector spinae muscle, lateral tract) [엉덩갈비근(척주세움근 부분, 가쪽관)]
25. Right ureter (오른요관)
26. Longissimus lumbalis muscle (part of erector spinae muscle, lateral tract) [허리가장긴근(척주세움근 부분, 가쪽관)]
27. Lumbar plexus (허리신경얼기)
28. Multifidus muscle (part of erector spinae muscle, medial tract) [뭇갈래근(척주세움근 부분, 안쪽관)]
29. Ligamentum flavum (황색인대)
30. Dural sac with cauda equina in lumbar spinal canal (경질막주머니와 허리척추관내 말총)
31. Vertebral body of L4 (lower endplate) [네 번째 허리척추뼈몸통(아래끝판)]
32. Lateral recess (가쪽오목)
33. Zygapophysial joint (돌기사이관절)
34. Intervertebral disk (L4-L5) [척추원반(네 번째-다섯 번째 허리뼈)]
35. Femoral nerve (넙다리신경)
36. Left ureter (왼요관)
37. Sigmoid artery and veins (구불창자동맥과 정맥)
38. Psoas major muscle [큰허리근(대요근)]
39. Infrarenal space (콩팥아래 공간)
40. Posterior paracolic space (뒤잘록창자옆 공간)

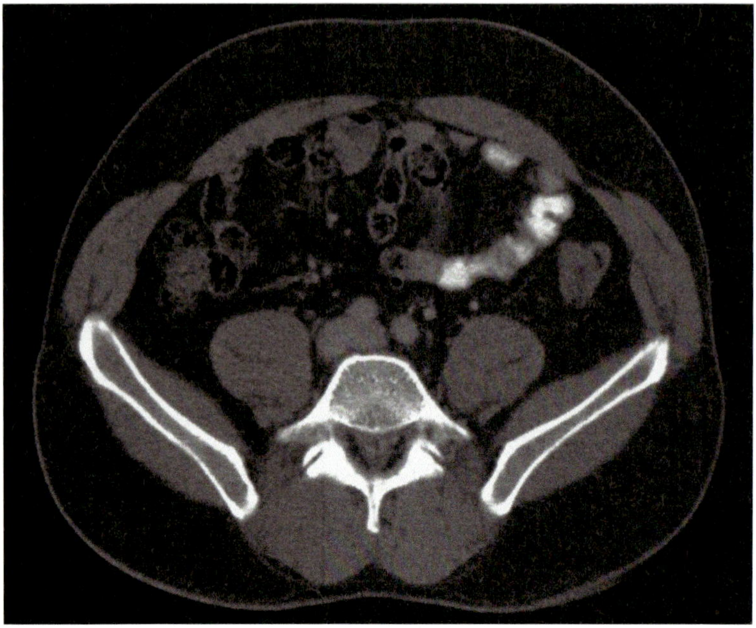

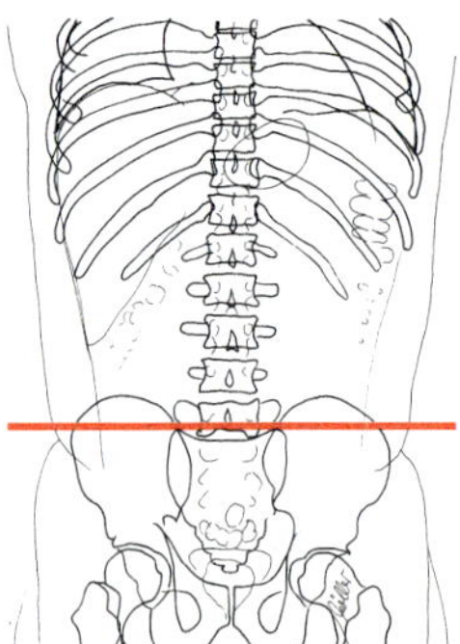

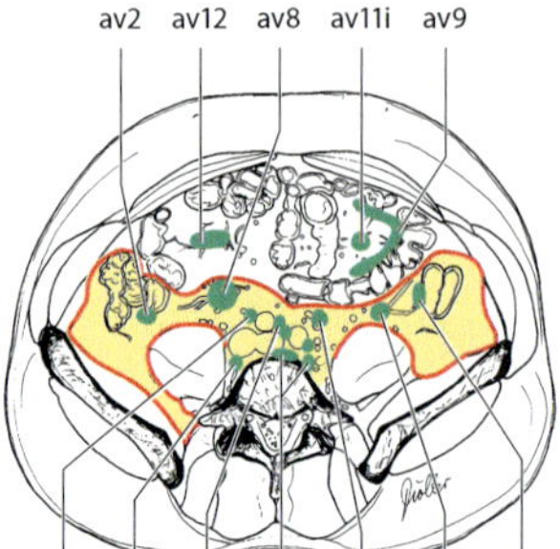

1. Anterior superior iliac crest (앞위엉덩뼈능선)
2. External oblique muscle (배바깥빗근)
3. Transversus abdominis muscle [가로배근(복횡근)]
4. Internal oblique muscle (배속빗근)
5. Ascending colon (오름잘록창자)
6. Ileum [돌창자(회장)]
7. Right testicular artery and vein (오른 고환동맥과 정맥)
8. Ileojejunal arteries and veins (돌-빈창자 동맥과 정맥들)
9. Ileocolic artery and vein (colic and ileal branches) [돌-잘록창자 동맥과 정맥(잘록창자, 돌창자 분지)]
10. Inferior vena cava (confluence) [아래대정맥(합류부)]
11. Linea alba (백색선)
12. Common iliac arteries (온엉덩동맥) ▶

● = Lymph node (림프절)
—— = Retroperitoneum (배막뒤공간)

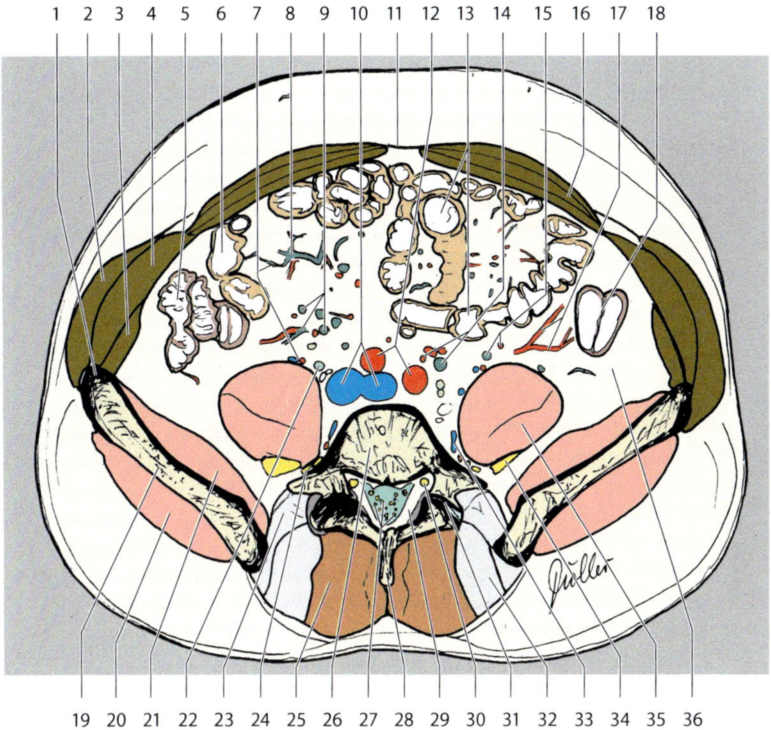

13. Small intestine (작은창자)
14. Superior rectal artery and vein (위곧창자동맥과 정맥)
15. Sigmoid artery and vein (구불창자동맥과 정맥)
16. Rectus abdominis muscle (배곧은근, 복직근)
17. Left colic artery (왼잘록창자동맥)
18. Descending colon (내림잘록창자)
19. Wing of ilium (superior border) [엉덩뼈날개(위경계)]
20. Gluteus medius muscle (중간볼기근)
21. Iliacus muscle (엉덩근)
22. Right ureter (오른요관)
23. Iliocostalis lumborum muscle (part of erector spinae muscle, lateral tract) [엉덩갈비근(척주세움근 부분, 가쪽관)]
24. Lumbar plexus (허리신경얼기)
25. Multifidus muscle (part of erector spinae muscle, medial tract) [뭇갈래근(척주세움근 부분, 안쪽관)]
26. Lumbar vertebral body (L5) [허리 척추뼈몸통(다섯 번째 허리뼈)]
27. Spinal canal with dural sac and nerve filaments (척추관내 경질막주머니와 신경미세섬유)
28. Spinous process (가시돌기)
29. Peridural fat (경질막주위 지방)
30. Spinal ganglion V in lateral recess [가쪽오목내 척수신경절(다섯 번째)]
31. Zygapophysial joint (돌기사이관절)
32. Longissimus lumbalis muscle (part of erector spinae muscle, lateral tract) [허리가장긴근(척주세움근 부분, 가쪽관)]
33. Lumbar vein (허리정맥)
34. Femoral nerve (넙다리신경)
35. Psoas major muscle [큰허리근(대요근)]
36. Posterior paracolic space (뒤잘록창자옆 공간)

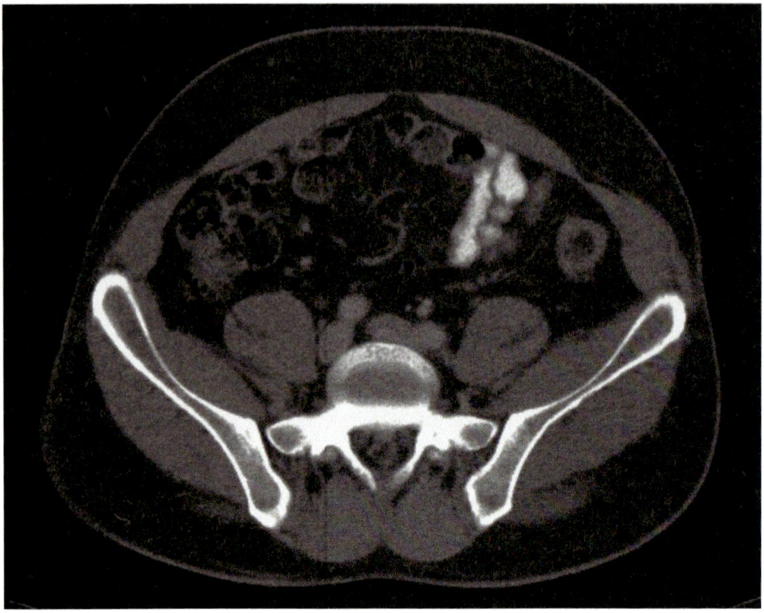

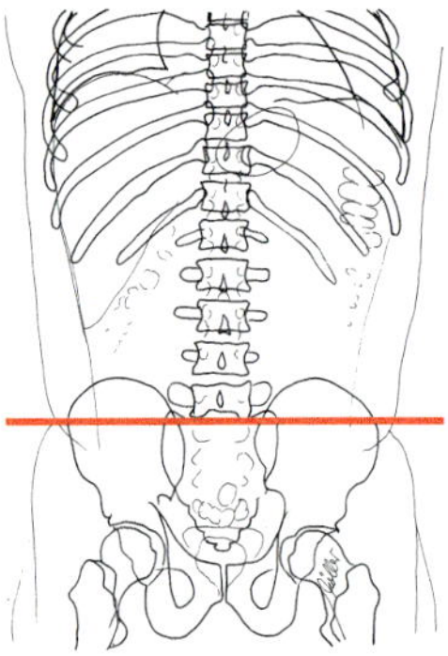

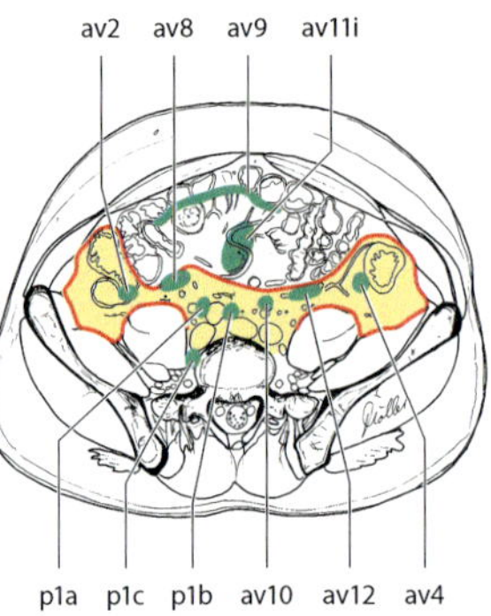

1. Anterior superior iliac crest (앞위엉덩뼈능선)
2. External oblique muscle (배바깥빗근)
3. Transversus abdominis muscle [가로배근(복횡근)]
4. Internal oblique muscle (배속빗근)
5. Ascending colon (오름잘록창자)
6. Ileum [돌창자(회장)]
7. Ileocolic artery and vein (colic and ileal branches) [돌-잘록창자 동맥과 정맥(잘록창자, 돌창자 분지)]
8. Right ureter (오른요관)
9. Right common iliac artery and vein (오른 온엉덩동맥과 정맥)
10. Ileojejunal arteries and veins (돌-빈창자 동맥과 정맥들)
11. Linea alba (백색선) ▶

● = Lymph node (림프절)

—— = Retroperitoneum (배막뒤공간)

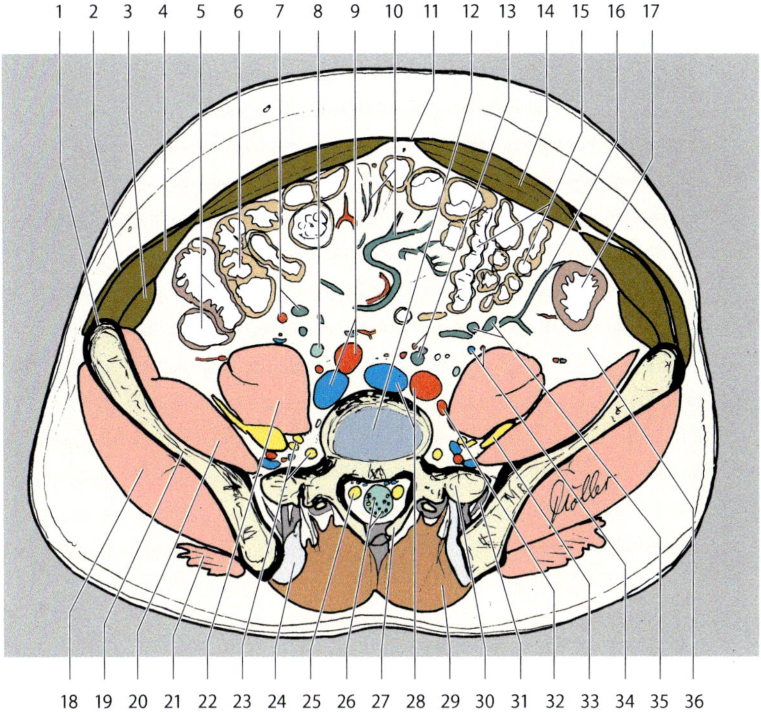

12. Intervertebral disk (L5-S1) [척추원반(다섯 번째 허리뼈-첫 번째 엉치뼈)]
13. Superior rectal artery and vein (위곧창자동맥과 정맥)
14. Rectus abdominis muscle (배곧은근, 복직근)
15. Jejunum [빈창자(공장)]
16. Left colic vein (왼잘록창자정맥)
17. Descending colon (내림잘록창자)
18. Gluteus medius muscle (중간볼기근)
19. Wing of ilium (superior border) [엉덩뼈날개(위경계)]
20. Iliacus muscle (엉덩근)
21. Gluteus maximus muscle (큰볼기근)
22. Psoas major muscle [큰허리근(대요근)]
23. Lumbar plexus (허리신경얼기)
24. Longissimus lumbalis muscle (part of erector spinae muscle, lateral tract) [허리가장긴근(척주세움근 부분, 가쪽관)]
25. Spinal ganglion in lateral recess (가쪽오목내 척수신경절)
26. Dural sac in spinal canal with cauda equina, nerve filaments (척추관내 경질막주머니와 말총, 신경미세섬유)
27. Posterior arch of S1 vertebra (첫 번째 엉치뼈의 뒤쪽활)
28. Left common iliac artery and vein (왼 온엉덩동맥과 정맥)
29. Multifidus muscle (part of erector spinae muscle, medial tract) [뭇갈래근(척주세움근 부분, 안쪽관)]
30. Lateral mass of sacrum (S1) [첫 번째 엉치뼈의 가쪽덩이)]
31. Sacroiliac joint (엉치엉덩관절)
32. Iliolumbar artery with lumbar vein (V) [엉덩허리동맥과 허리정맥(다섯 번째)]
33. Femoral nerve (넙다리신경)
34. Left testicular artery and vein (왼고환동맥과 정맥)
35. Sigmoid artery and vein (구불창자동맥과 정맥)
36. Posterior paracolic space (뒤잘록창자옆 공간)

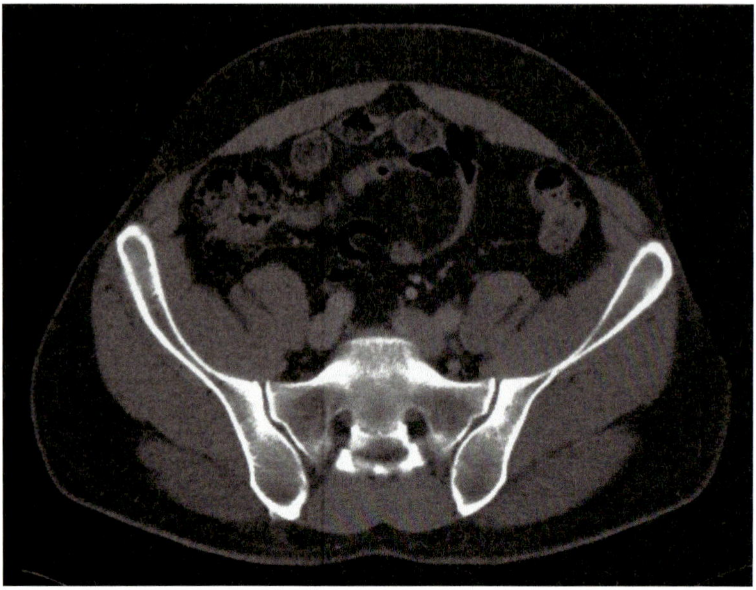

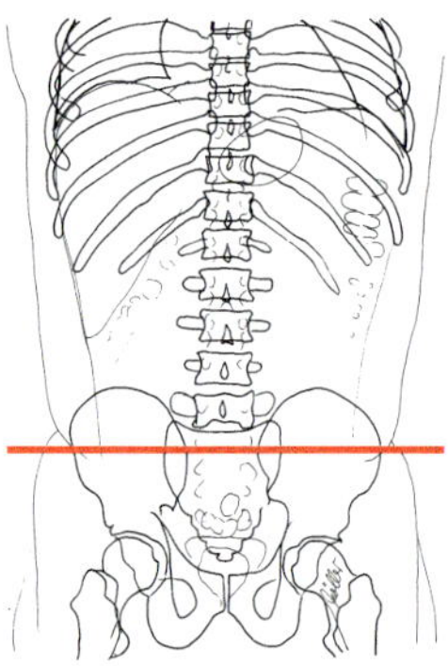

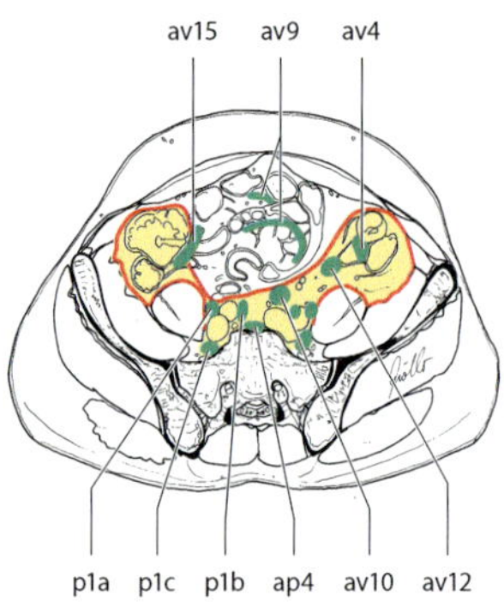

1. Anterior superior iliac crest (앞위엉덩뼈능선)
2. Transversus abdominis muscle [가로배근(복횡근)]
3. External oblique muscle (배바깥빗근)
4. Internal oblique muscle (배속빗근)
5. Caecum [막창자(맹장)]
6. Right ureter (오른요관)
7. Inferior epigastric artery and vein (아래배벽동맥과 정맥)
8. Colic artery and vein (posterior) [잘록창자동맥과 정맥(뒤쪽)]
9. Ileum [돌창자(회장)]
10. Terminal ileum [돌창자(회장) 말단부]
11. Ileojejunal arteries and veins (돌-빈창자 동맥과 정맥들)
12. Linea alba (백색선)
13. Superior rectal artery and vein (위곧창자동맥과 정맥)
14. Sigmoid artery and vein (구불창자동맥과 정맥)

● = Lymph node (림프절)
—— = Retroperitoneum (배막뒤공간)

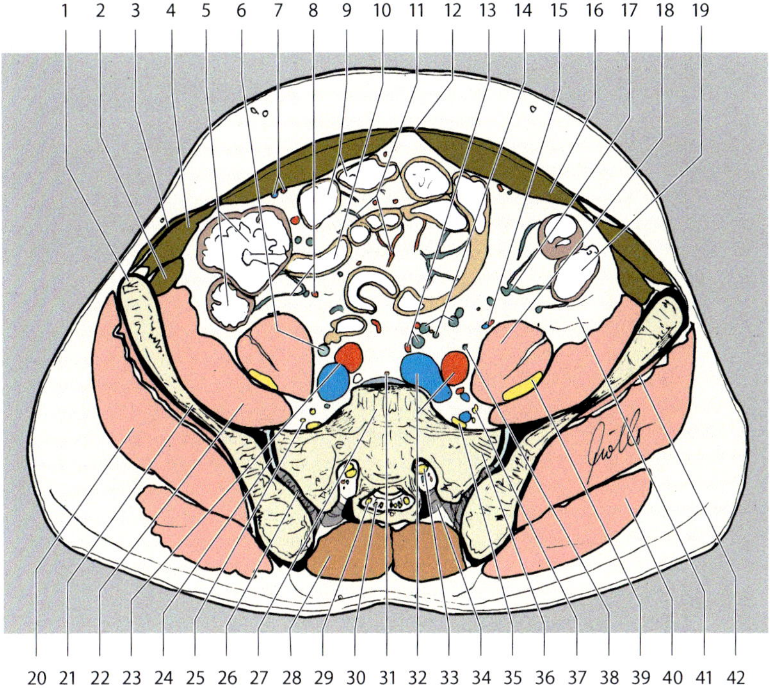

15. Left testicular artery and vein (왼고환동맥과 정맥)
16. Rectus abdominis muscle [배곧은근(복직근)]
17. Left colic vein (왼잘록창자정맥)
18. Psoas major muscle [큰허리근(대요근)]
19. Descending colon (내림잘록창자)
20. Gluteus medius muscle (중간볼기근)
21. Wing of ilium (superior border) [엉덩뼈날개(위경계)]
22. Iliacus muscle (엉덩근)
23. Left common iliac artery and vein (왼 온엉덩동맥과 정맥)
24. Sacroiliac joint (articular surface) [엉치엉덩관절(관절면)]
25. Lumbar nerve IV (네 번째 허리신경)
26. Sacroiliac joint (syndesmosis) [엉치엉덩관절(인대결합)]
27. Sacrum (base) [엉치뼈(바닥)]
28. Multifidus muscle (part of erector spinae muscle, medial tract) [뭇갈래근(척주세움근 부분, 안쪽관)]
29. Sacral nerve (root) II in sacral canal [엉치뼈관내 두 번째 엉치신경(뿌리)]
30. Sacral nerve (root) III in sacral canal [엉치뼈관내 세 번째 엉치신경(뿌리)]
31. Median sacral artery (정중엉치동맥)
32. Common iliac vein (confluence) and left common iliac artery [온엉덩정맥(합류부)와 왼온엉덩동맥]
33. Sacral nerve I in sacral foramen (엉치뼈구멍내 첫 번째 엉치신경)
34. Posterior sacral foramen (뒤엉치뼈 구멍)
35. Lumbar nerve V (다섯 번째 허리신경)
36. Sacrum (lateral mass) [엉치뼈(가쪽덩이)]
37. Obturator nerve (폐쇄신경)
38. Left ureter (왼요관)
39. Femoral nerve (넙다리신경)
40. Gluteus maximus muscle (큰볼기근)
41. Posterior paracolic space (뒤잘록창자옆 공간)
42. Gluteus minimus muscle (작은볼기근)

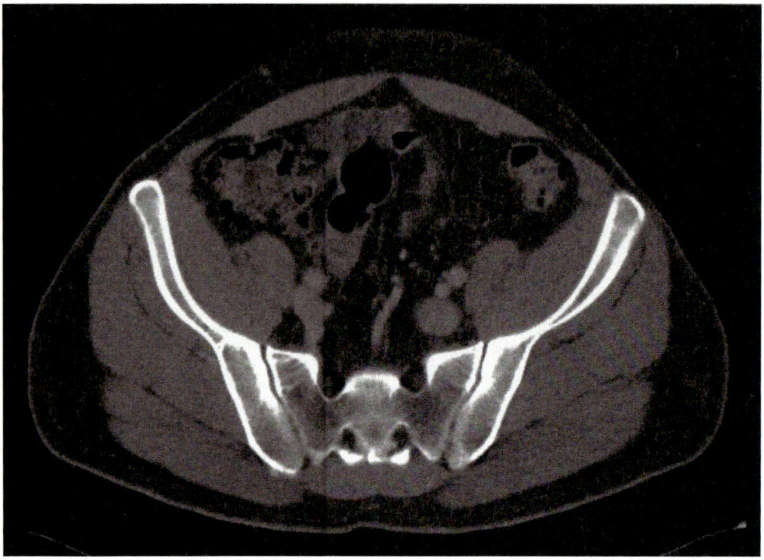

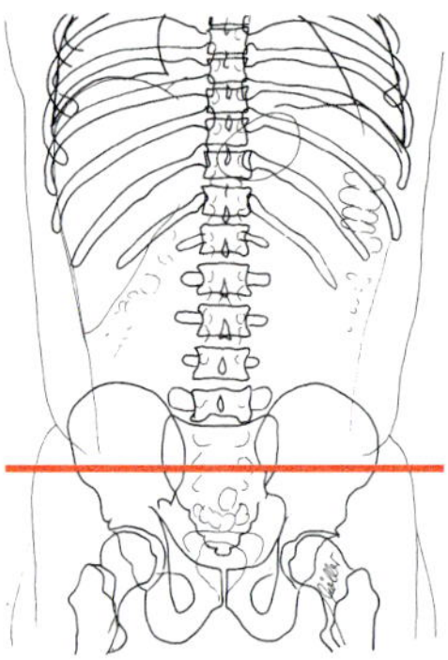

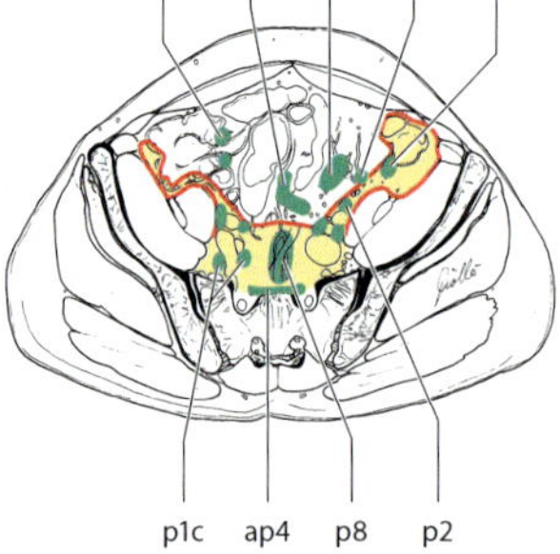

● = Lymph node (림프절)
—— = Retroperitoneum (배막뒤공간)

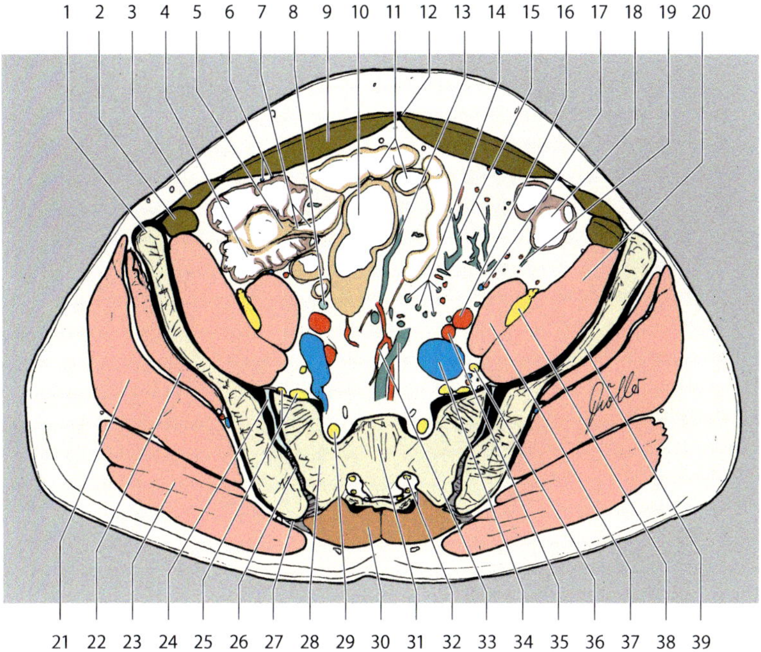

1. Anterior superior iliac crest (앞위엉덩뼈능선)
2. Transversus abdominis muscle [가로배근(복횡근)]
3. External oblique muscle (배바깥빗근)
4. Caecum [막창자(맹장)]
5. Ileal orifice (돌창자구멍)
6. Inferior epigastric artery and vein (아래배벽동맥과 정맥)
7. Terminal ileum [돌창자(회장) 말단부]
8. Right ureter (오른요관)
9. Rectus abdominis muscle [배곧은근(복직근)]
10. Sigmoid colon [구불잘록창자(구불창자)]
11. Ileum [돌창자(회장)]
12. Linea alba (백색선)
13. Ileocolic vein (돌-잘록창자 정맥)
14. Sigmoid artery and vein (구불창자동맥과 정맥)
15. Ileojejunal arteries and veins (돌-빈창자 동맥과 정맥들)
16. External iliac artery (바깥엉덩동맥)
17. Left testicular artery and vein (왼고환동맥과 정맥)
18. Descending colon (내림잘록창자)
19. Left colic vein (왼잘록창자정맥)
20. Iliacus muscle (엉덩근)
21. Gluteus medius muscle (중간볼기근)
22. Gluteus minimus muscle (작은볼기근)
23. Gluteus maximus muscle (큰볼기근)
24. Sacroiliac joint (articular portion) [엉치엉덩관절(관절부분)]
25. Sacral plexus (엉치신경얼기)
26. Sacroiliac joint (syndesmosis) [엉치엉덩관절(인대결합)]
27. Posterior iliac crest (뒤엉덩뼈능선)
28. Sacrum (lateral mass) [엉치뼈(가쪽덩이)]
29. Sacral nerve I in anterior sacral foramen (앞엉치뼈구멍내 첫 번째 엉치신경)
30. Multifidus muscle (medial part of erector spinae muscle, medial tract) [뭇갈래근(척주세움근 안쪽부분, 안쪽관)]
31. Sacrum (base) [엉치뼈(바닥)]
32. Sacral nerve (root) II in sacral canal [엉치뼈구멍내 두번째 엉치신경(뿌리)]
33. Superior rectal artery and vein (위곧창자동맥과 정맥)
34. Common iliac vein (confluence) [온엉덩정맥(합류부)]
35. Left internal iliac artery (왼속엉덩동맥)
36. Obturator nerve (폐쇄신경)
37. Psoas major muscle [큰허리근(대요근)]
38. Femoral nerve (넙다리신경)
39. Wing of ilium (엉덩뼈날개)

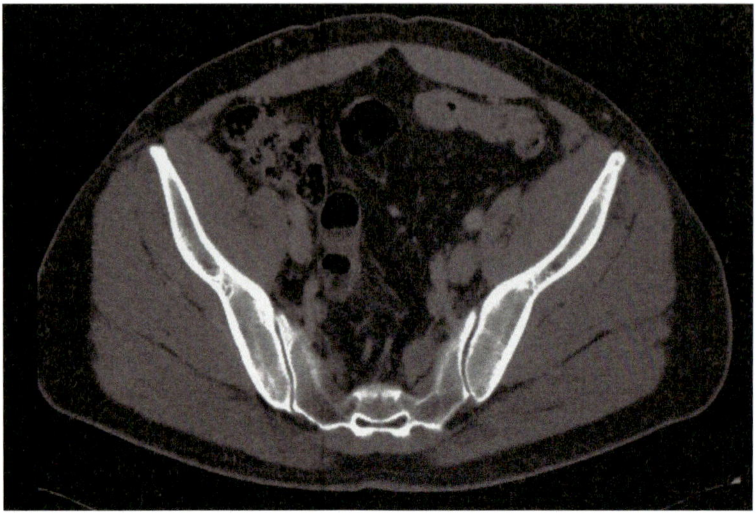

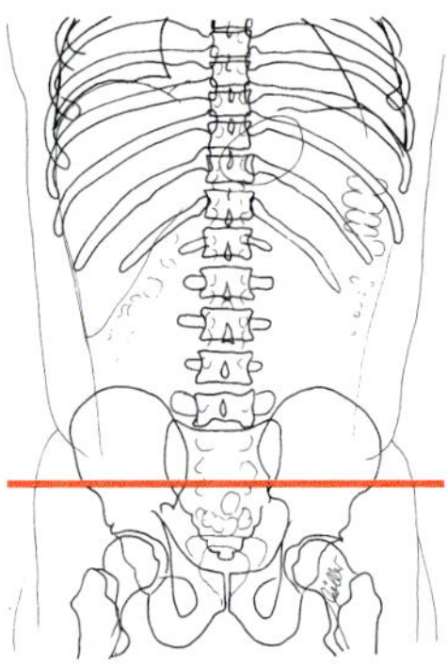

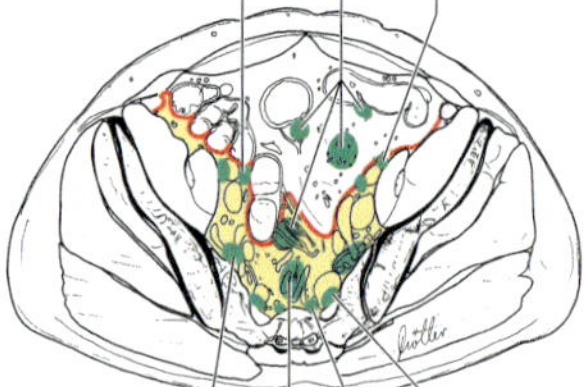

● = Lymph node (림프절)
—— = Retroperitoneum (배막뒤공간)

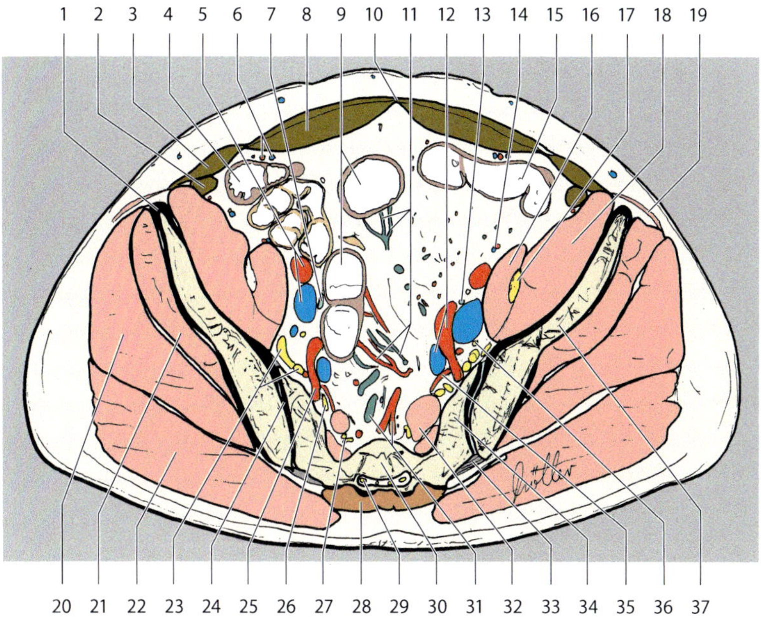

1. Anterior superior iliac crest (앞위엉덩뼈능선)
2. Transversus abdominis muscle [가로배근(복횡근)]
3. External oblique muscle (배바깥빗근)
4. Caecum [막창자(맹장)]
5. External iliac artery and vein (바깥엉덩동맥과 정맥)
6. Inferior epigastric artery and vein (아래배벽동맥과 정맥)
7. Right ureter (오른요관)
8. Rectus abdominis muscle [배곧은근(복직근)]
9. Sigmoid colon [구불잘록창자(구불창자)]
10. Linea alba (백색선)
11. Sigmoid artery and vein (구불창자동맥과 정맥)
12. Internal iliac artery and vein (anterior main branch) [속엉덩동맥과 정맥(앞 주가지)]
13. Left ureter (왼요관)
14. Left testicular artery and vein (왼고환동맥과 정맥)
15. Descending colon (내림잘록창자)
16. Psoas major muscle [큰허리근(대요근)]
17. Femoral nerve (넙다리신경)
18. Iliacus muscle (엉덩근)
19. Tensor fasciae latae muscle (넙다리근막긴장근)
20. Gluteus medius muscle (중간볼기근)
21. Gluteus minimus muscle (작은볼기근)
22. Gluteus maximus muscle (큰볼기근)
23. Sacral plexus (엉치신경얼기)
24. Sacroiliac joint (엉치엉덩관절)
25. Internal iliac artery and vein, posterior main branch (속엉덩동맥과 정맥, 뒤 주가지)
26. Sacral nerve I (첫 번째 엉치신경)
27. Sacral nerve II (두 번째 엉치신경)
28. Multifidus muscle (medial part of erector spinae muscle, medial tract) [뭇갈래근(척주세움근 안쪽부분, 안쪽관)]
29. Sacral nerve III in sacral canal (엉치뼈관내 세 번째 엉치신경)
30. Sacrum (base) [엉치뼈(바닥)]
31. Superior rectal artery and vein (위곧창자동맥과 정맥)
32. Piriformis muscle (조롱박근)
33. Dorsal sacroiliac ligaments (후엉치엉덩인대)
34. Sacrum (lateral mass) [엉치뼈(가쪽덩이)]
35. Lateral sacral artery (가쪽엉치동맥)
36. Obturator nerve (폐쇄신경)
37. Wing of ilium (엉덩뼈날개)

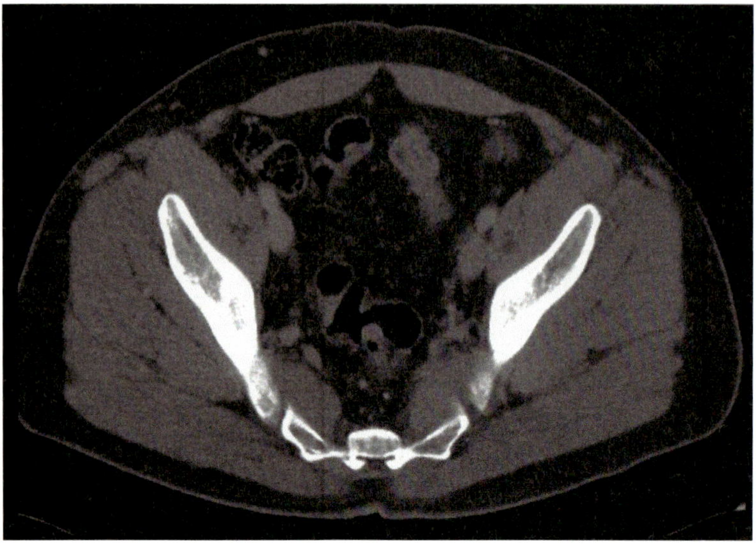

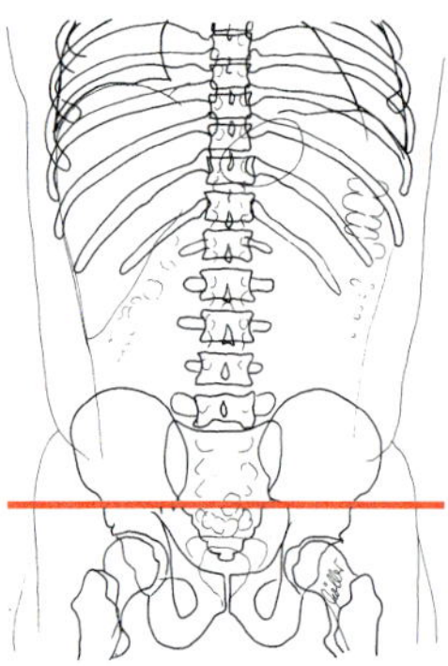

1. Tensor fasciae latae muscle (넙다리근막긴장근)
2. Sartorius muscle (넙다리빗근)
3. Obturator internus muscle (내폐쇄근)
4. Transversus abdominis muscle [가로배근(복횡근)]
5. External oblique muscle (배바깥빗근)
6. Femoral nerve (넙다리신경)
7. Caecum [막창자(맹장)]
8. External iliac artery and vein (바깥엉덩동맥과 정맥)
9. Right ureter (오른요관) ▶

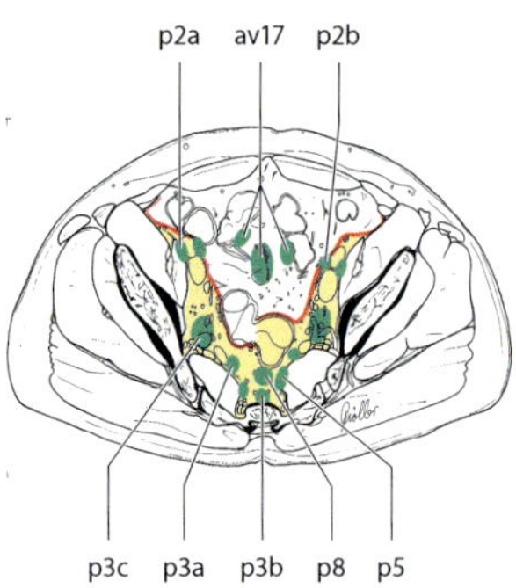

● = Lymph node (림프절)
—— = Retroperitoneum (배막뒤공간)

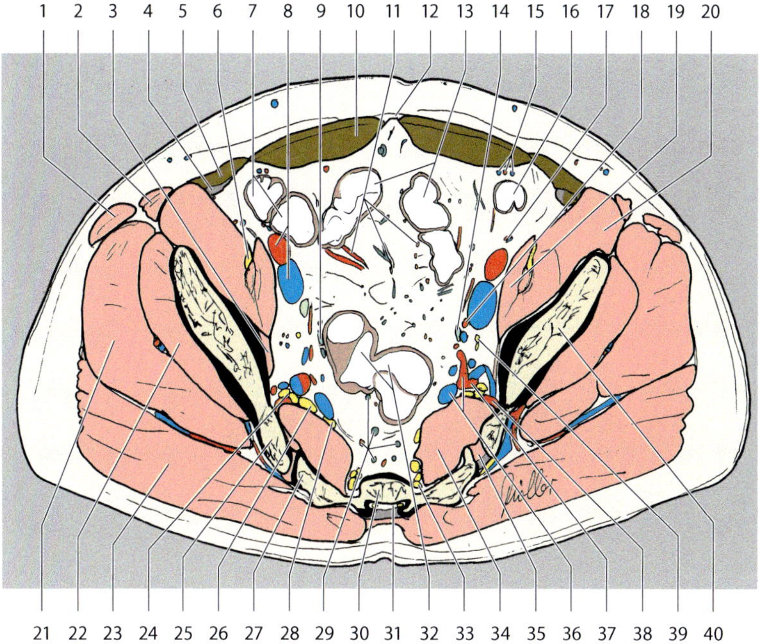

10. Rectus abdominis muscle [배곧은근(복직근)]
11. Sigmoid artery and vein (구불창자동맥과 정맥)
12. Linea alba (백색선)
13. Sigmoid colon [구불잘록창자(구불창자)]
14. Left ureter (왼요관)
15. Inferior epigastric artery and vein (아래배벽동맥과 정맥)
16. Descending colon (내림잘록창자)
17. Left testicular artery and vein (왼고환동맥과 정맥)
18. Superior vesical artery and vein (위방광동맥과 정맥)
19. Psoas major muscle [큰허리근(대요근)]
20. Iliacus muscle (엉덩근)
21. Gluteus medius muscle (중간볼기근)
22. Gluteus minimus muscle (작은볼기근)
23. Gluteus maximus muscle (큰볼기근)
24. Sacral plexus (L4 and L5 nerves) [엉치신경얼기(네 번째, 다섯 번째 신경)]
25. Posterior inferior iliac spine (뒤아래 엉덩뼈가시)
26. Sacral plexus (S1 nerve) [엉치신경얼기(첫 번째 엉치뼈 신경)]
27. Sacrum (lateral mass) [엉치뼈(가쪽덩이)]
28. Sacral plexus (S2 nerve) [엉치신경얼기(두 번째 엉치뼈 신경)]
29. Superior rectal artery and vein (위곧창자동맥과 정맥)
30. Sacrum (base) [엉치뼈(바닥)]
31. Sacral canal with sacral nerves IV (네 번째 엉치뼈신경과 엉치뼈관)
32. Rectum [곧창자(직장)]
33. Sacral nerve III (세 번째 엉치신경)
34. Piriformis muscle (조롱박근)
35. Obturator foramen (superior border) [폐쇄구멍(위 경계)]
36. Internal iliac artery and vein, posterior main branch (속엉덩동맥과 정맥, 뒤 주가지)
37. Obturator artery (origin) [폐쇄동맥(기시부)]
38. Superior gluteal artery, vein and nerve (위볼기동맥, 정맥과 신경)
39. Obturator nerve (폐쇄신경)
40. Wing of ilium (엉덩뼈날개)

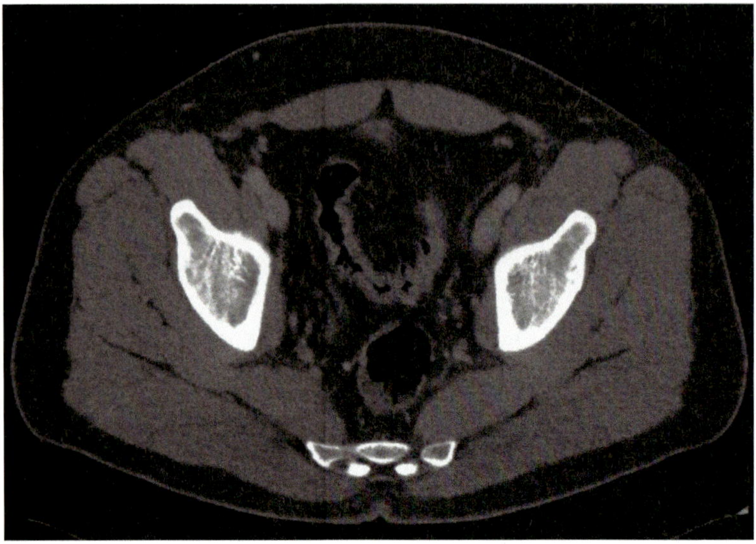

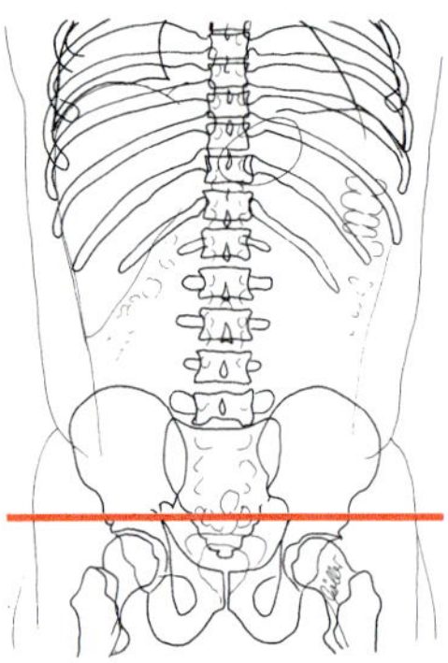

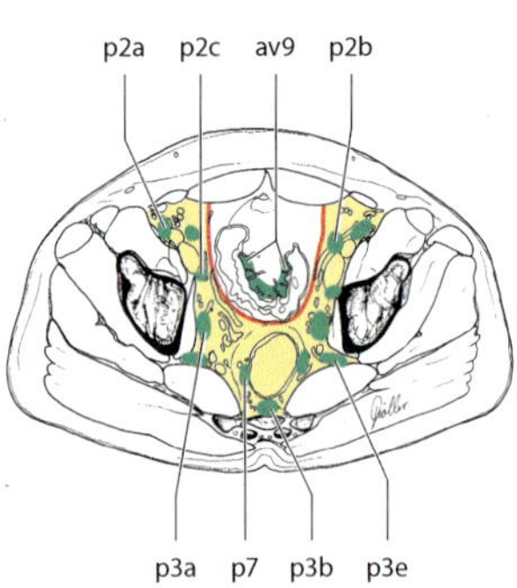

1. Tensor fasciae latae muscle (넙다리근막긴장근)
2. Acetabular roof (절구천장)
3. Sartorius muscle (넙다리빗근)
4. External iliac artery and vein (바깥엉덩동맥과 정맥)
5. Inguinal ligament (샅고랑인대)
6. External oblique muscle with aponeurosis (배바깥빗근과 널힘줄)
7. Ductus deferens with right testicular artery and vein (정관과 오른 고환동맥과 정맥)
8. Right inferior epigastric artery and vein (오른 아래배벽동맥과 정맥)
9. Right ductus deferens (오른 정관)
10. Sigmoid colon [구불잘록창자(구불창자)] ▶

● = Lymph node (림프절)
—— = Retroperitoneum (배막뒤공간)

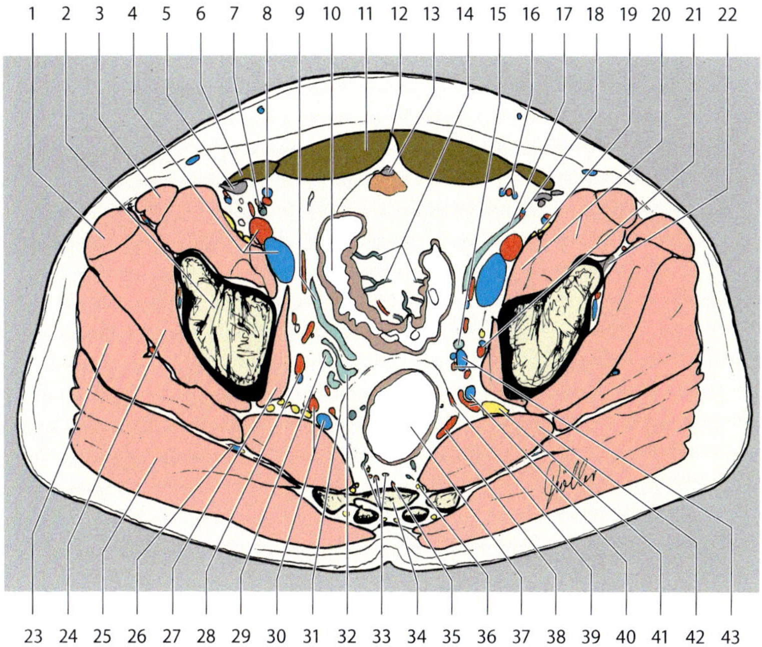

11. Rectus abdominis muscle [배곧은근(복직근)]
12. Linea alba (백색선)
13. Bladder roof with median umbilical ligament (방광천장과 중앙배꼽인대)
14. Sigmoid artery and vein (구불창자동맥과 정맥)
15. Left ureter (왼요관)
16. Left inferior epigastric artery and vein (왼 아래배벽동맥과 정맥)
17. Left ductus deferens (왼 정관)
18. Left testicular artery and vein (왼고환동맥과 정맥)
19. Femoral nerve (넙다리신경)
20. Iliopsoas muscle (엉덩허리근)
21. Obturator artery, vein and nerve (폐쇄동맥, 정맥과 신경)
22. Rectus femoris muscle (tendon insertion) [넙다리곧은근(인대부착부)]
23. Gluteus medius muscle (중간볼기근)
24. Gluteus minimus muscle (작은볼기근)
25. Gluteus maximus muscle (큰볼기근)
26. Superior gluteal artery, vein and nerve (위볼기동맥, 정맥과 신경)
27. Obturator internus muscle (내폐쇄근)
28. Obturator artery (폐쇄동맥)
29. Left ureter (왼요관)
30. Internal iliac artery and vein (posterior main branch) [속엉덩동맥과 정맥(뒤 주가지)]
31. Mesorectal fascia (직장간 근막)
32. Seminal vesicle (정낭)
33. Superior rectal artery and vein (위곧창자동맥과 정맥)
34. Sacrum (base) [엉치뼈(바닥)]
35. Median sacral artery (정중엉치동맥)
36. Sacral nerve IV in anterior foramen (앞엉치뼈구멍내 네 번째 엉치신경)
37. Rectum [곧창자(직장)]
38. Internal pudendal artery (속음부동맥)
39. Middle rectal artery (중간곧창자동맥)
40. Left inferior gluteal artery and vein (왼아래볼기동맥과 정맥)
41. Sciatic nerve [궁둥신경(좌골신경)]
42. Piriformis muscle (조롱박근)
43. Left inferior vesical artery and vein (왼아래 방광동맥과 정맥)

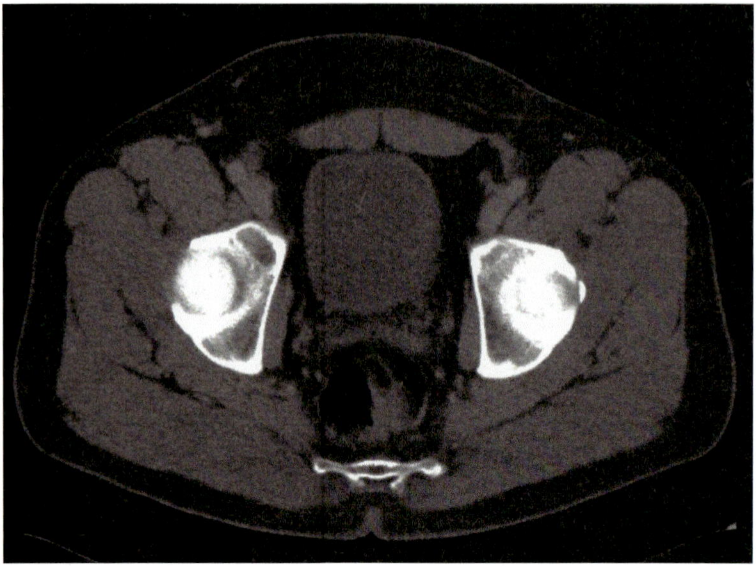

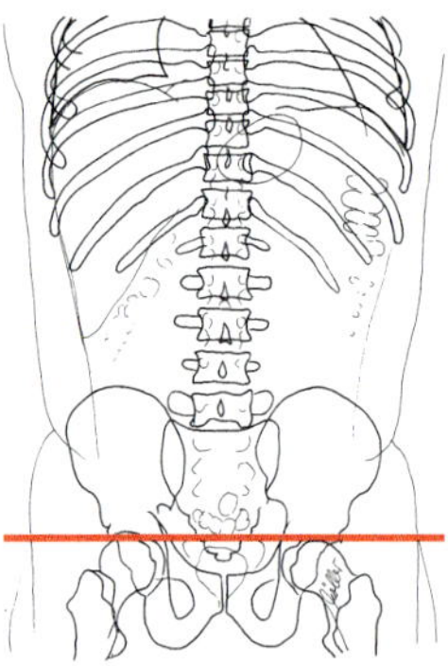

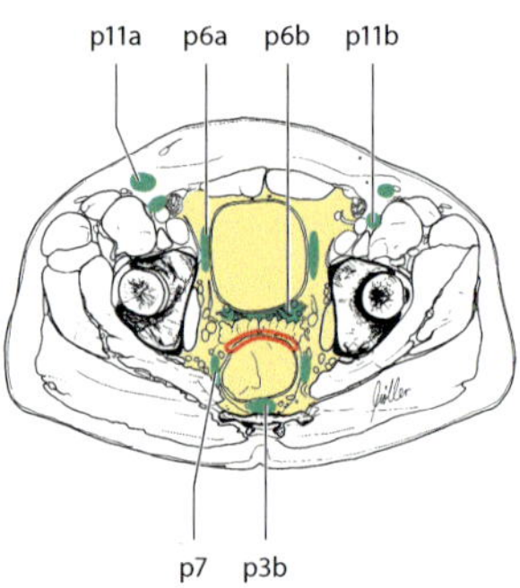

1. Tensor fasciae latae muscle (넙다리근막긴장근)
2. Rectus femoris muscle (and tendon) [넙다리곧은근(인대)]
3. Sartorius muscle (넙다리빗근)
4. Iliofemoral ligament (엉덩넙다리인대)
5. Femur (head) [넙다리뼈(머리)]
6. Ilium (acetabulum) [엉덩뼈(절구)]
7. Spermatic cord with inguinal ligament in deep inguinal ring (깊은샅굴구멍내 정삭과 샅고랑인대)
8. Pectineus muscle (치골근)
9. Rectus abdominis muscle [배곧은근(복직근)]

▶

● = Lymph node (림프절)

—— = Retroperitoneum (배막뒤공간)

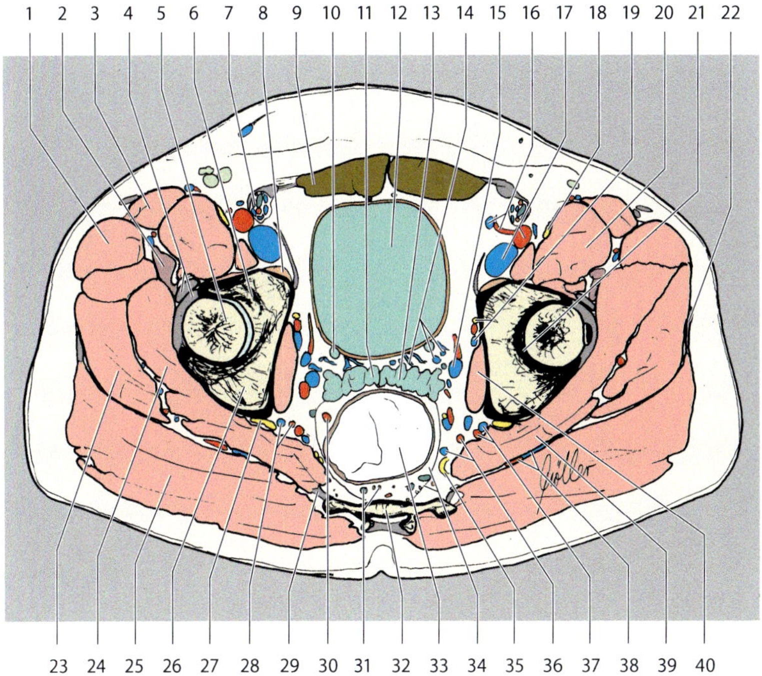

10. Right ureter (orifice) [오른요관(구멍)]
11. Ductus deferens (ampulla) [정관(팽대부)]
12. Urinary bladder (방광)
13. Seminal vesicle (정낭)
14. Vesical venous plexus (방광정맥얼기)
15. Left inferior vesical artery and vein (왼 아래방광동맥과 정맥)
16. Left inferior epigastric artery (origin) and vein [왼 아래배벽동맥(기시부)과 정맥]
17. Femoral artery and vein (넙다리동맥과 정맥)
18. Femoral nerve (넙다리신경)
19. Obturator artery, vein and nerve (폐쇄동맥, 정맥과 신경)
20. Iliopsoas muscle (엉덩허리근)
21. Hip joint [엉덩관절(고관절)]
22. Iliotibial tract (엉덩정강근막띠)
23. Gluteus medius muscle (중간볼기근)
24. Gluteus minimus muscle (작은볼기근)
25. Gluteus maximus muscle (큰볼기근)
26. Ilium (posterior articular pillar) [엉덩뼈 (뒤관절기둥)]
27. Sciatic nerve [궁둥신경(좌골신경)]
28. Right inferior gluteal artery and vein (오른 아래볼기동맥과 정맥)
29. Supraspinous and sacrotuberous ligaments (위가시돌기인대와 엉치결절인대)
30. Middle rectal artery (중간곧창자동맥)
31. Superior rectal artery and vein (branches) [위곧창자동맥과 정맥(분지들)]
32. Sacrum (base) [엉치뼈(바닥)]
33. Rectum [곧창자(직장)]
34. Mesorectal fascia and mesorectal fat (직장간 근막과 지방)
35. Pudenal nerve (음부신경)
36. Internal pudendal artery and vein (속음부동맥과 정맥)
37. Left inferior gluteal artery and vein (왼아래볼기동맥과 정맥)
38. Left superior gluteal artery and vein (왼위볼기동맥과 정맥)
39. Piriformis muscle (조롱박근)
40. Obturator internus muscle (내폐쇄근)

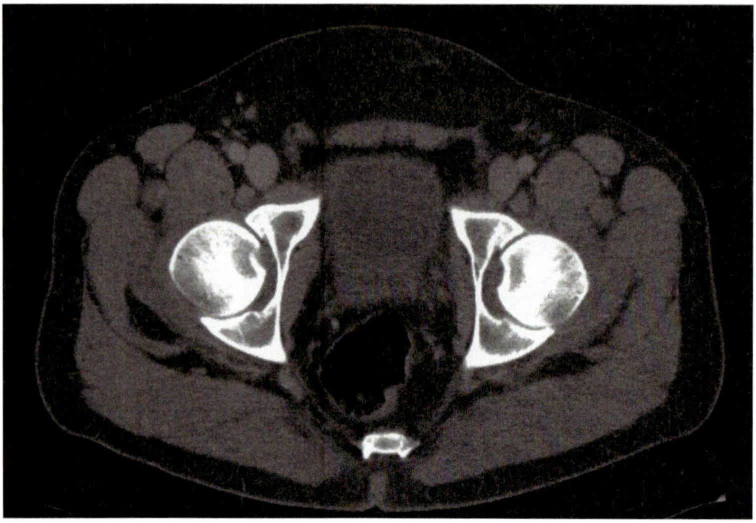

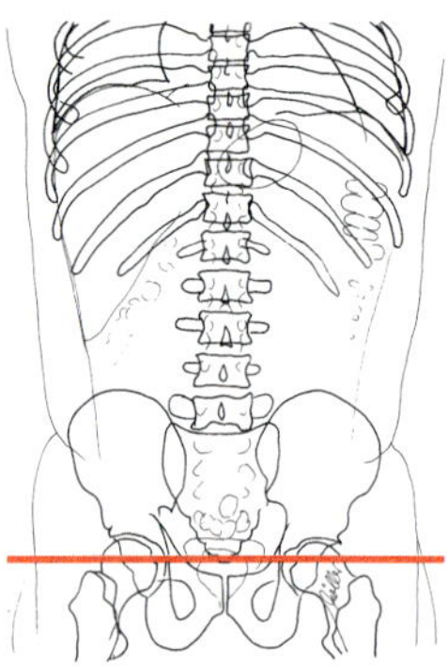

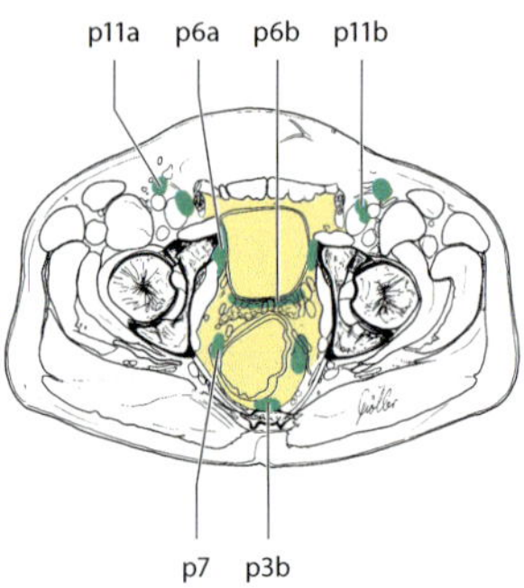

● = Lymph node (림프절)

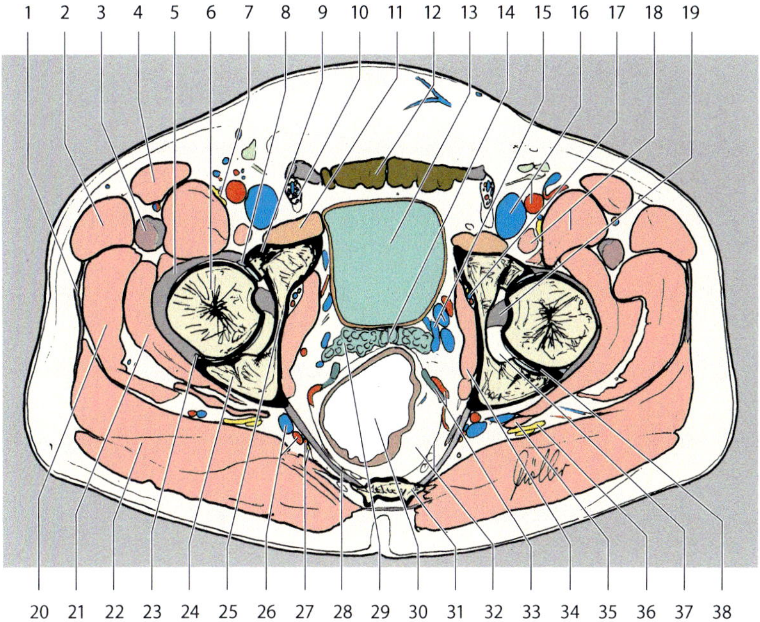

1. Iliotibial tract (엉덩정강근막띠)
2. Tensor fasciae latae muscle (넙다리근막긴장근)
3. Rectus femoris muscle (and tendon) [넙다리곧은근(인대)]
4. Sartorius muscle (넙다리빗근)
5. Iliofemoral ligament (엉덩넙다리인대)
6. Femur (head) [넙다리뼈(머리)]
7. Femoral nerve (넙다리신경)
8. Anterior glenoid labrum (앞관절테두리)
9. Ilium (anterior articular pillar) [엉덩뼈(앞관절기둥)]
10. Spermatic cord (정삭)
11. Pectineus muscle (치골근)
12. Rectus abdominis muscle [배곧은근(복직근)]
13. Urinary bladder (방광)
14. Ductus deferens (ampulla) [정관(팽대부)]
15. Vesical venous plexus (방광정맥얼기)
16. Femoral artery and vein (넙다리동맥과 정맥)
17. Obturator artery, vein and nerve (폐쇄동맥, 정맥과 신경)
18. Iliopsoas muscle (엉덩허리근)
19. Ligament of head of femur (넙다리뼈 머리의 인대)
20. Gluteus medius muscle (중간볼기근)
21. Gluteus minimus muscle (작은볼기근)
22. Gluteus maximus muscle (큰볼기근)
23. Posterior glenoid labrum (뒤관절테두리)
24. Ilium (posterior articular pillar) [엉덩뼈(뒤관절기둥)]
25. Ilium (acetabulum) [엉덩뼈(절구)]
26. Right inferior gluteal artery and vein (오른 아래볼기동맥과 정맥)
27. Internal pudendal artery and vein and pudendal nerve (속음부동맥과 정맥, 음부신경)
28. Sacrotuberous ligaments (엉치결절인대)
29. Seminal vesicle (정낭)
30. Rectum [곧창자(직장)]
31. Sacrum (base) [엉치뼈(바닥)]
32. Mesorectal fascia and mesorectal fat (직장간 근막과 지방)
33. Middle rectal artery and vein (중간곧창자동맥과 정맥)
34. Obturator internus muscle (내폐쇄근)
35. Piriformis muscle (조롱박근)
36. Sciatic nerve [궁둥신경(좌골신경)]
37. Acetabular fossa (절구오목)
38. Hip joint [엉덩관절(고관절)]

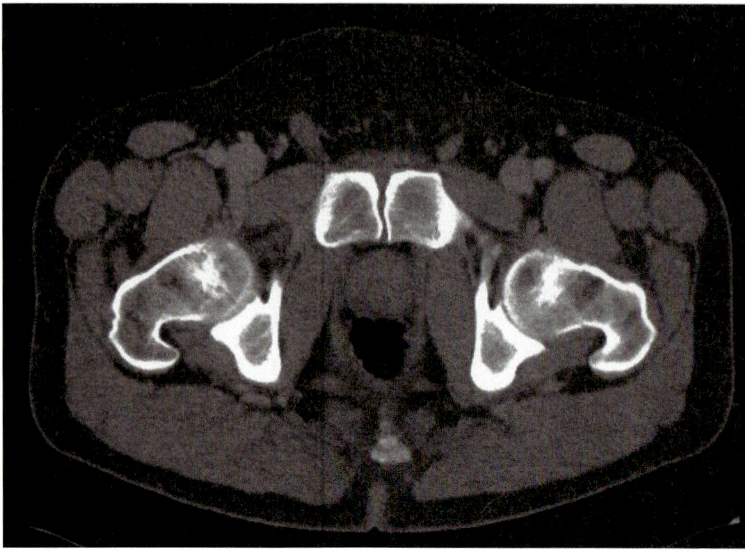

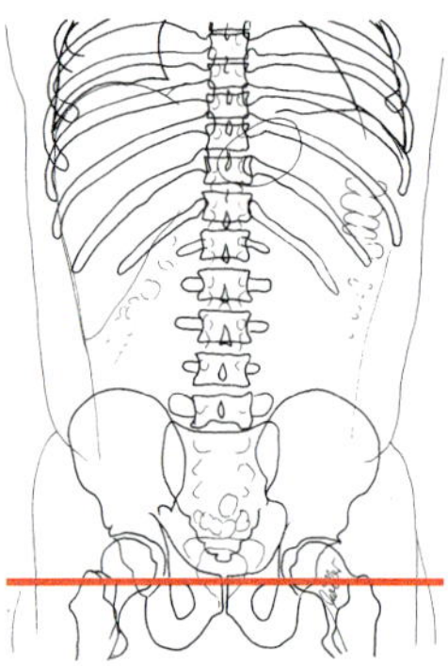

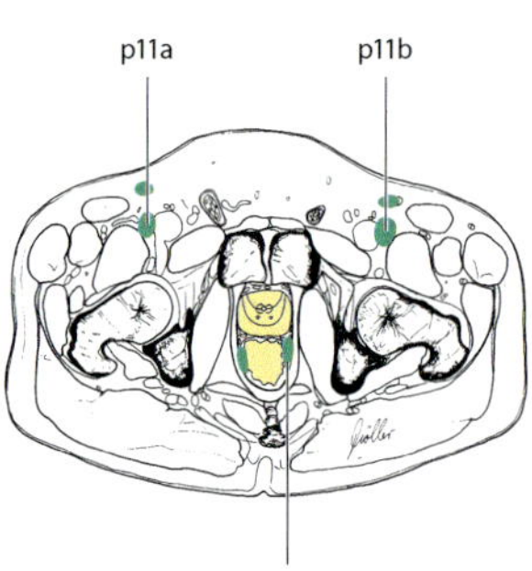

● = Lymph node (림프절)

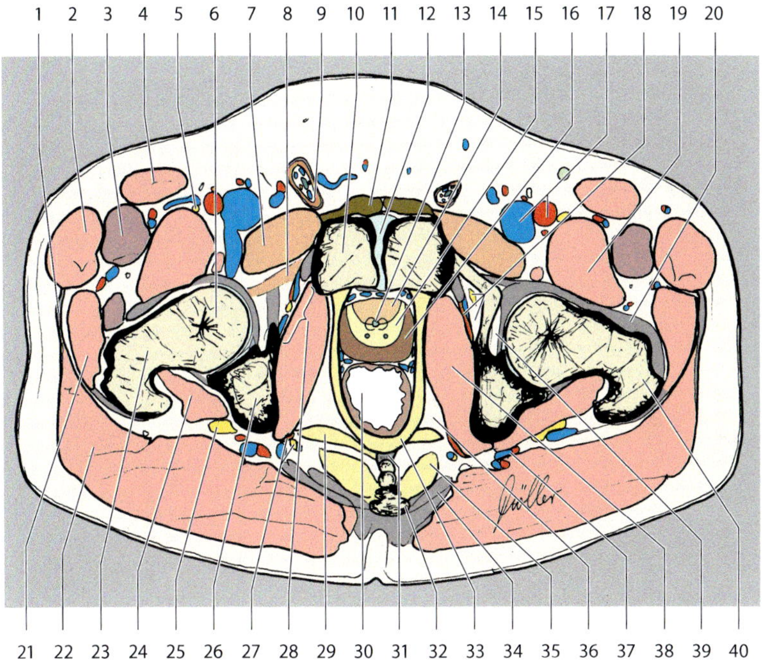

1. Iliotibial tract (엉덩정강근막띠)
2. Tensor fasciae latae muscle (넙다리근막긴장근)
3. Rectus femoris muscle (넙다리곧은근)
4. Sartorius muscle (넙다리빗근)
5. Femoral nerve (넙다리신경)
6. Femur (head) [넙다리뼈(머리)]
7. Pectineus muscle (치골근)
8. Obturator externus muscle (외폐쇄근)
9. Spermatic cord (정삭)
10. Pubis [두덩뼈(치골)]
11. Rectus abdominis muscle [배곧은근(복직근)]
12. Pubic symphysis [두덩결합(치골결합)]
13. Urethra (prostate part) [요도(전립선부분)]
14. Prostate (anterior fibromuscular stroma) [전립샘(앞섬유근육기질)]
15. Prostate (central zone) [전립샘(중심구역)]
16. Prostate (peripheral zone) [전립샘(주변구역)]
17. Femoral artery and vein (넙다리동맥과 정맥)
18. Obturator artery, vein and nerve (폐쇄동맥, 정맥과 신경)
19. Iliopsoas muscle (엉덩허리근)
20. Iliofemoral ligament (엉덩넙다리인대)
21. Gluteus medius muscle (중간볼기근)
22. Gluteus maximus muscle (큰볼기근)
23. Femur (neck) [넙다리뼈(목)]
24. Quadratus femoris muscle (넙다리네모근)
25. Sciatic nerve [궁둥신경(좌골신경)]
26. Ischium [궁둥뼈(좌골)]
27. Internal pudendal artery and vein and pudendal nerve (속음부동맥과 정맥, 음부신경)
28. Obturator foramen (폐쇄구멍)
29. Levator ani muscle (iliococcygeus muscle) [항문올림근(엉덩꼬리근)]
30. Rectum [곧창자(직장)]
31. Anococcygeal ligament (항문꼬리인대)
32. Coccyx (꼬리뼈)
33. Levator ani muscle (pubococcygeus muscle, puborectalis muscle) [항문올림근(두덩꼬리근, 두덩곧창자근)]
34. Sacrotuberous ligament (엉치결절인대)
35. Coccygeus muscle (꼬리근)
36. Ischiorectal fossa (궁둥항문오목)
37. Inferior gluteal artery and vein (아래볼기동맥과 정맥)
38. Obturator internus muscle (내폐쇄근)
39. Acetabular fossa (절구오목)
40. Femur (greater trochanter) [넙다리(큰돌기)]

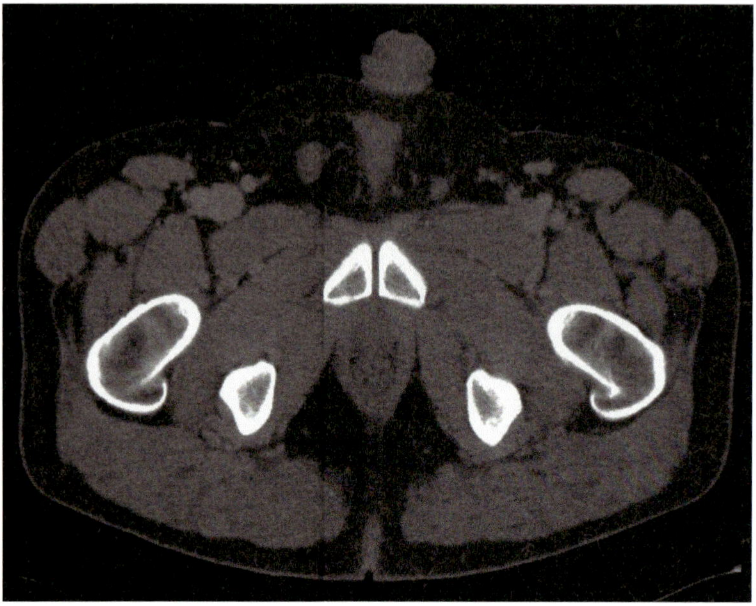

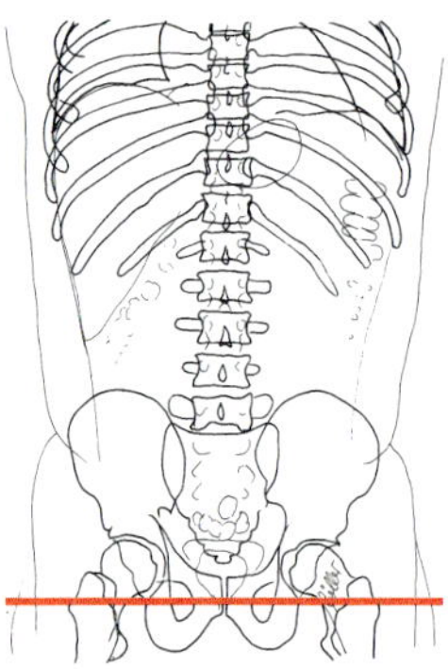

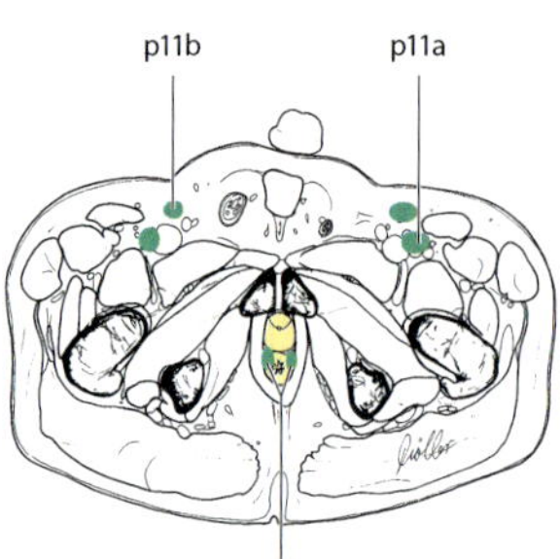

● = Lymph node (림프절)

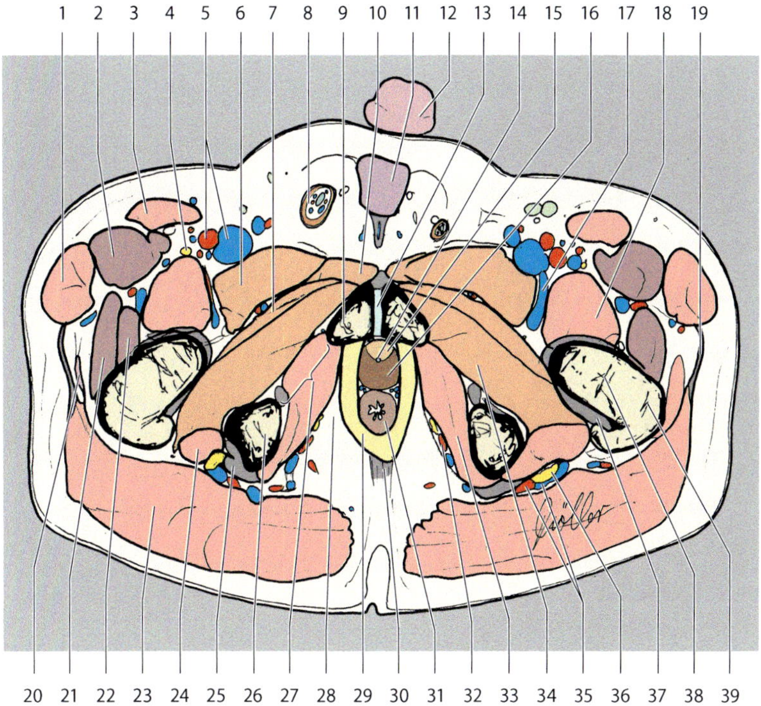

1. Tensor fasciae latae muscle (넙다리근막긴장근)
2. Rectus femoris muscle (넙다리곧은근)
3. Sartorius muscle (넙다리빗근)
4. Femoral nerve (넙다리신경)
5. Femoral artery and vein (넙다리동맥과 정맥)
6. Pectineus muscle (치골근)
7. Adductor brevis muscle (짧은모음근)
8. Spermatic cord (정삭)
9. Pubis [두덩뼈(치골)]
10. Adductor longus muscle (긴모음근)
11. Corpus cavernosum (해면체)
12. Glans penis (음경귀두)
13. Pubic symphysis [두덩결합(치골결합)]
14. Urethra (prostate part) [요도(전립선부분)]
15. Prostate (anterior fibromuscular stroma) [전립샘(앞섬유근육기질)]
16. Prostate (peripheral zone) [전립샘(주변구역)]
17. Medial circumflex femoral vein (안쪽넙다리휘돌이정맥)
18. Iliopsoas muscle (엉덩허리근)
19. Iliotibial tract (엉덩정강근막띠)
20. Gluteus medius muscle (중간볼기근)
21. Vastus lateralis muscle (가쪽넓은근)
22. Vastus intermedius muscle (중간넓은근)
23. Gluteus maximus muscle (큰볼기근)
24. Quadratus femoris muscle (넙다리네모근)
25. Common hamstring tendon insertion (공통 넙다리뒤인대 부착부)
26. Ischial tuberosity (궁둥뼈결절)
27. Obturator foramen (폐쇄구멍)
28. Ischiorectal fossa (궁둥항문오목)
29. Levator ani muscle (puborectalis muscle) [항문올림근(두덩곧창자근)]
30. Anococcygeal ligament (항문꼬리인대)
31. Anus (항문)
32. Internal obturator artery and vein and obturator nerve (속폐쇄동맥, 정맥과 폐쇄신경)
33. Obturator internus muscle (내폐쇄근)
34. Obturator externus muscle (외폐쇄근)
35. Inferior gluteal artery and vein (아래볼기동맥과 정맥)
36. Sciatic nerve [궁둥신경(좌골신경)]
37. Iliofemoral ligament (엉덩넙다리인대)
38. Femur (neck) [넙다리뼈(목)]
39. Femur (greater trochanter) [넙다리(큰돌기)]

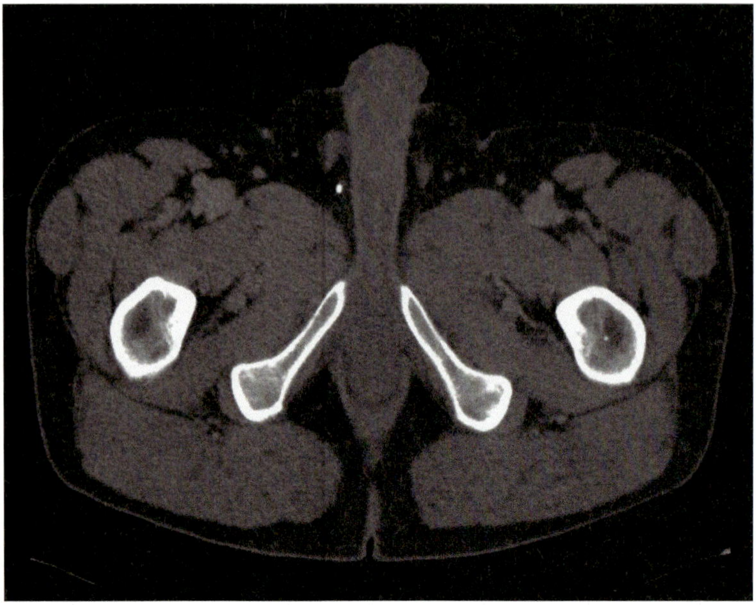

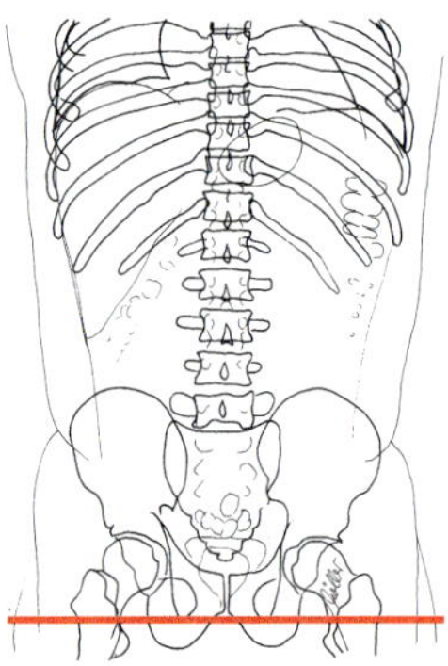

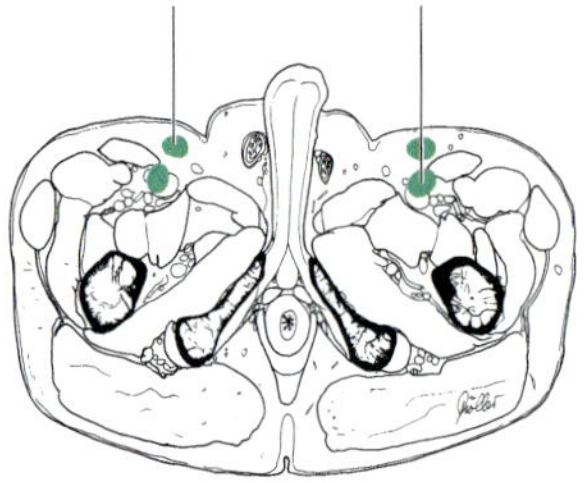

● = Lymph node (림프절)

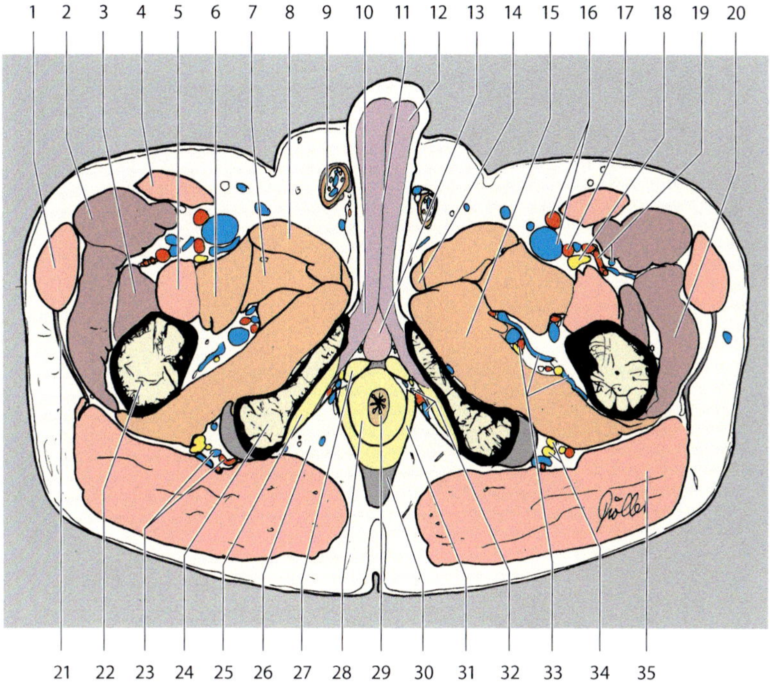

1. Tensor fasciae latae muscle (넙다리근막긴장근)
2. Rectus femoris muscle (넙다리곧은근)
3. Vastus intermedius muscle (중간넓은근)
4. Sartorius muscle (넙다리빗근)
5. Iliopsoas muscle (엉덩허리근)
6. Pectineus muscle (치골근)
7. Adductor brevis muscle (짧은모음근)
8. Adductor longus muscle (긴모음근)
9. Spermatic cord (정삭)
10. Crus of penis (of corpus cavernosa) [음경다리(음경해면체 부분)]
11. Septum of penis (음경사이막)
12. Corpus cavernosum (음경해면체)
13. Bulb of penis (corpus spongiosum) [음경망울(요도해면체)]
14. Gracilis muscle (두덩정강근)
15. Adductor magnus muscle (큰모음근)
16. Femoral artery and vein (넙다리동맥과 정맥)
17. Deep artery of thigh (profunda femoris artery) [깊은넙다리동맥)]
18. Femoral nerve (넙다리신경)
19. Lateral circumflex femoral artery and vein (가쪽넙다리휘돌이동맥과 정맥)
20. Vastus lateralis muscle (가쪽넓은근)
21. Iliotibial tract (엉덩정강근막띠)
22. Femur (proximal shaft) [넙다리뼈(근위몸통)]
23. Inferior gluteal artery and vein (아래볼기동맥과 정맥)
24. Ischium (tuberosity) [궁둥뼈(거친면)]
25. Ischiocavernous muscle (궁둥해면체근)
26. Ischio-anal fossa (궁둥항문오목)
27. Superficial transverse perineal muscle (얕은샅가로근)
28. External anal sphincter (바깥항문조임근)
29. Anus (항문)
30. Anococcygeal ligament (항문꼬리인대)
31. Levator ani muscle (항문올림근)
32. Internal pudendal artery and vein and pudendal nerve (속음부동맥과 정맥, 음부신경)
33. Medial circumflex femoral artery and vein (ascending, descending and deep branches) [안쪽넙다리휘돌이동맥과 정맥(오름, 내림, 깊은 가지)]
34. Sciatic nerve [궁둥신경(좌골신경)]
35. Gluteus maximus muscle (큰볼기근)

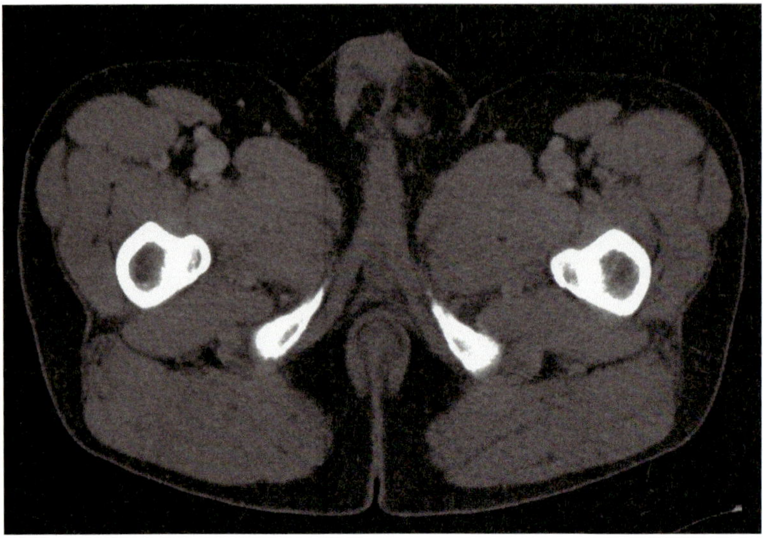

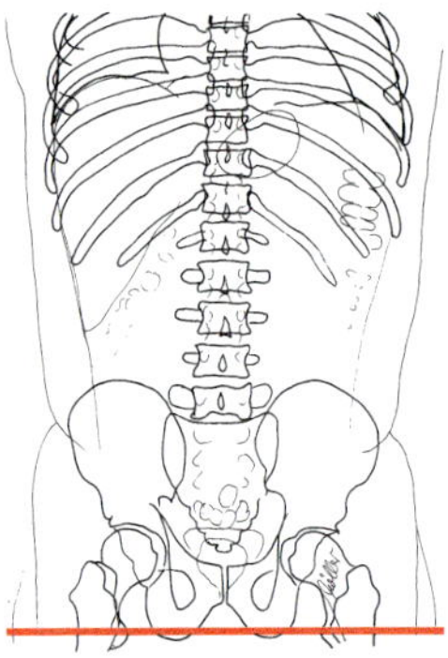

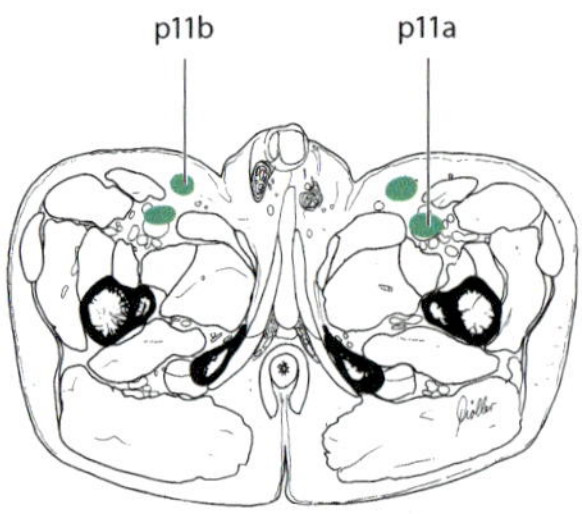

● = Lymph node (림프절)

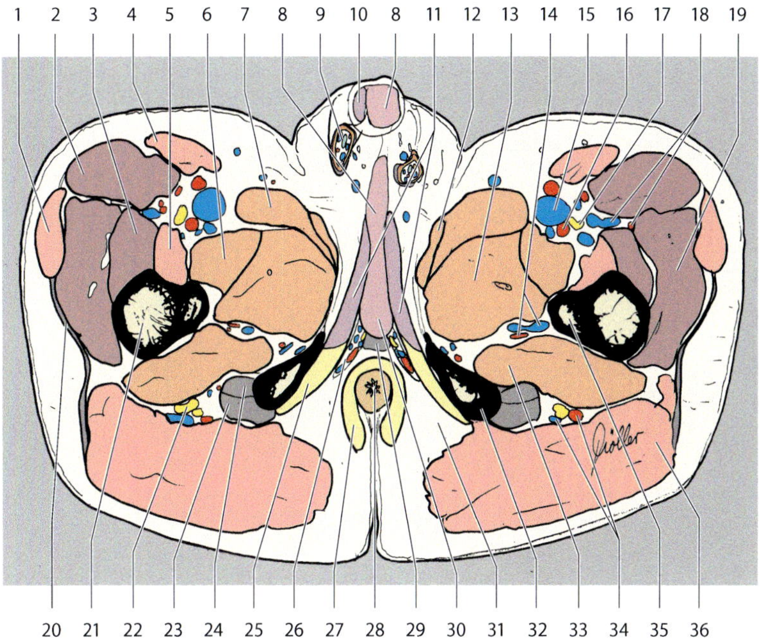

1. Tensor fasciae latae muscle (넙다리근막긴장근)
2. Rectus femoris muscle (넙다리곧은근)
3. Vastus intermedius muscle (중간넓은근)
4. Sartorius muscle (넙다리빗근)
5. Iliopsoas muscle (엉덩허리근)
6. Pectineus muscle (치골근)
7. Adductor longus muscle (긴모음근)
8. Corpus spongiosum (요도해면체)
9. Spermatic cord (정삭)
10. Corpus cavernosum (해면체)
11. Crus of penis (of corpora cavernosa) [음경다리(음경해면체)]
12. Gracilis muscle (두덩정강근)
13. Adductor brevis muscle (짧은모음근)
14. Medial circumflex femoral artery and vein (안쪽넙다리휘돌이동맥과 정맥)
15. Femoral artery and vein (넙다리동맥과 정맥)
16. Deep artery of thigh (profunda femoris artery) (깊은넙다리동맥)
17. Femoral nerve (넙다리신경)
18. Lateral circumflex femoral artery and vein (가쪽넙다리휘돌이동맥과 정맥)
19. Vastus lateralis muscle (가쪽넓은근)
20. Iliotibial tract (엉덩정강근막띠)
21. Femur (넙다리뼈)
22. Sciatic nerve [궁둥신경(좌골신경)]
23. Common origin of biceps femoris muscle (long head) and semitendinosus muscle [넙다리두갈래근(긴갈래), 반힘줄모양근의 공통기시부]
24. Semimembranosus muscle (반막모양근)
25. Ischiocavernosus muscle (궁둥해면체근)
26. Pudendal vessels (음부혈관)
27. External anal sphincter (바깥항문조임근)
28. Anus (항문)
29. Perineal body (샅힘줄중심)
30. Bulb of penis (음경망울)
31. Ischioanal fossa (궁둥항문오목)
32. Ischial tuberosity (궁둥뼈결절)
33. Adductor magnus muscle (큰모음근)
34. Inferior gluteal artery and vein (아래볼기동맥과 정맥)
35. Lesser trochanter (작은돌기)
36. Gluteus maximus muscle (큰볼기근)

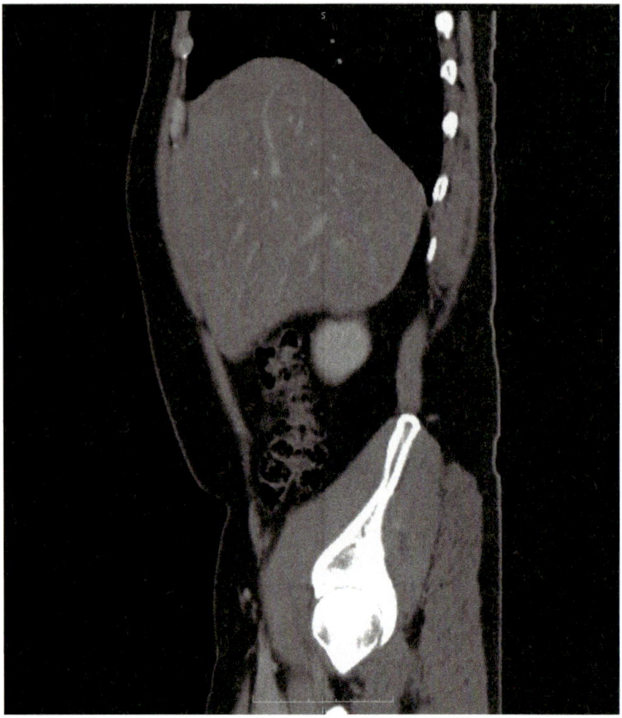

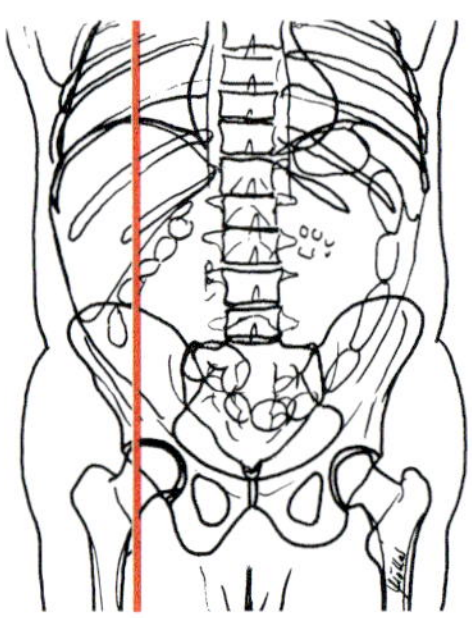

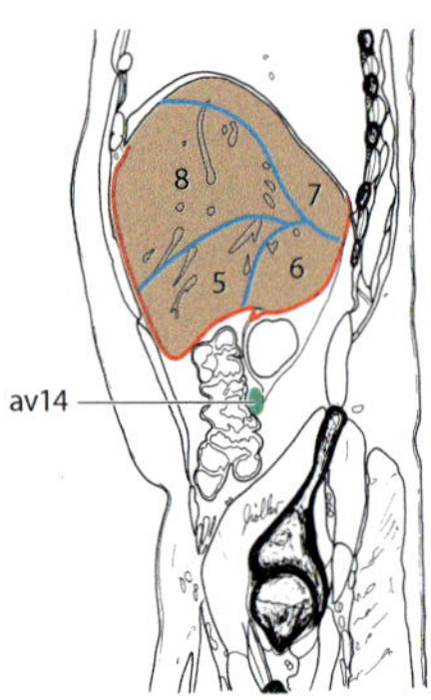

1. Diaphragm [가로막(횡격막)]
2. Intercostal vein, artery and nerve (갈비사이정맥, 동맥과 신경)
3. Rib 5 (costal cartilage) [다섯 번째 갈비뼈(갈비연골)]
4. Rib 9 (아홉 번째 갈비뼈)
5. Liver (right lobe) (오른간엽)
6. External, internal, and innermost intercostal muscle (바깥, 속, 맨속 갈비사이근)
7. Rectus abdominis muscle [배곧은근(복직근)]
8. Costodiaphragmatic recess (갈비가로막오목)

▶

● = Lymph node (림프절)

—— = Borders of hepatic segments (간구역의 가장자리)

—— = Peritoneum [배막(복막)]

Numbers indicate the hepatic segments (see inside back cover)
숫자는 간의 구역을 표시함(책의 맨 뒷장 참조)

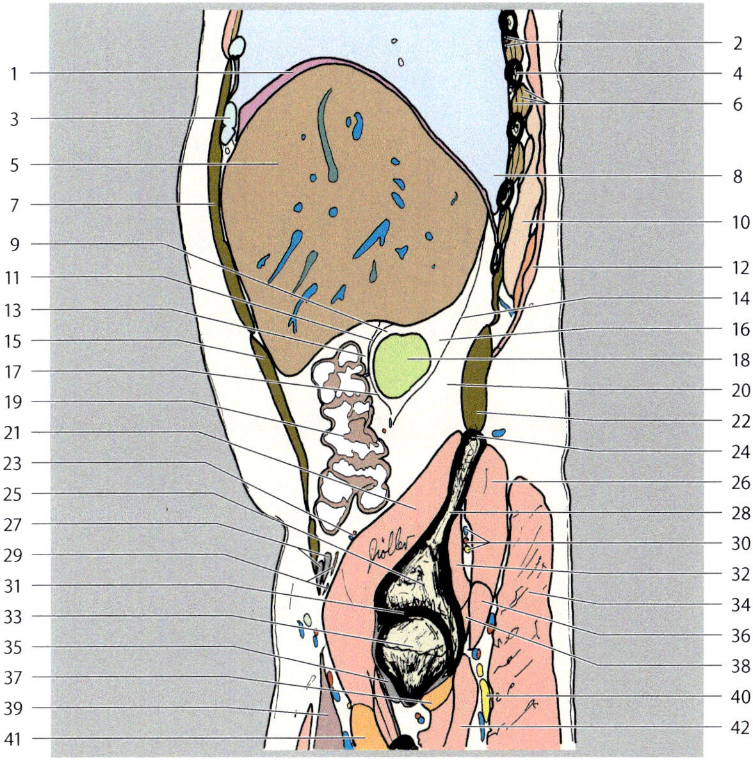

9. Anterior perirenal space (앞 콩팥주위공간)
10. Erector spinae muscle (lateral tract) [척주세움근(가쪽관)]
11. Anterior pararenal space (앞콩팥곁공간)
12. Latissimus dorsi muscle (넓은등근)
13. Hepatorenal fossa (morison pouch) [간콩팥오목(모리슨 주머니)]
14. Posterior renal fascia (뒤콩팥근막)
15. External oblique aponeurosis (배바깥널힘줄)
16. Posterior perirenal space (뒤 콩팥주위공간)
17. Anterior renal fascia (앞콩팥근막)
18. Right kidney (오른콩팥)
19. Ascending colon (오름잘록창자)
20. Posterior pararenal space (뒤콩팥곁공간)
21. Iliopsoas muscle (엉덩허리근)
22. Quadratus lumborum muscle (허리네모근)
23. Deep circumflex iliac artery and vein (깊은엉덩휘돌이동맥과 정맥)
24. Iliac crest (엉덩뼈능선)
25. Acetabular roof (절구천장)
26. Gluteus medius muscle (중간볼기근)
27. Inguinal ligament (샅고랑인대)
28. Ilium (엉덩뼈, 장골)
29. Testicular vessels (고환혈관)
30. Superior gluteal artery, vein and nerve (위볼기동맥, 정맥과 신경)
31. Hip joint [엉덩관절(고관절)]
32. Gluteus minimus muscle (작은볼기근)
33. Femur (head) [넙다리뼈(머리)]
34. Gluteus maximus muscle (큰볼기근)
35. Hip joint capsule (엉덩관절주머니)
36. Obturator internus muscle (내폐쇄근)
37. Obturator externus muscle (외폐쇄근)
38. Piriformis muscle (조롱박근)
39. Vastus medialis muscle (안쪽넓은근)
40. Sciatic nerve [궁둥신경(좌골신경)]
41. Pectineus muscle (치골근)
42. Quadratus femoris muscle (넙다리네모근)

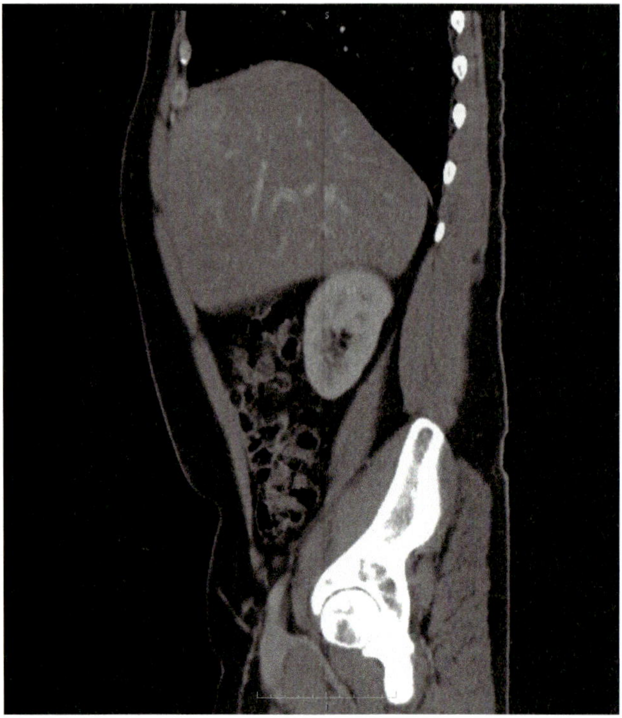

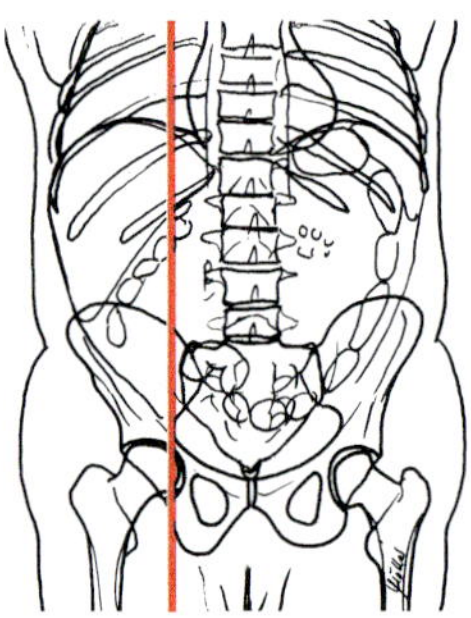

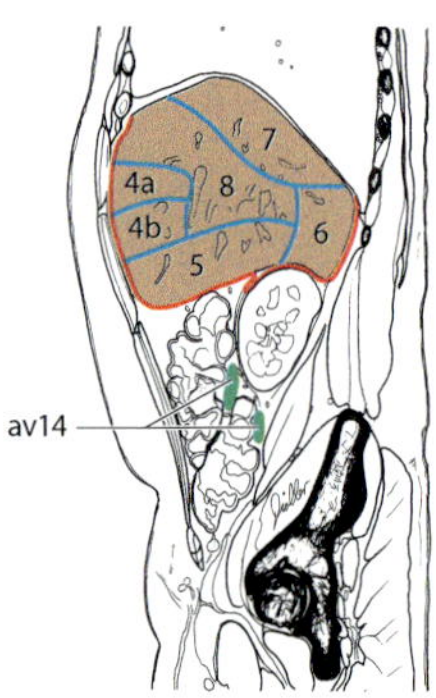

1. Right lung (오른허파, 우폐)
2. Rib 9 (아홉 번째 갈비뼈)
3. Diaphragm [가로막(횡격막)]
4. Intercostal vein, artery and nerve (갈비사이정맥, 동맥과 신경)
5. Rib 5 (costal cartilage) [다섯 번째 갈비뼈 (갈비연골)]
6. Latissimus dorsi muscle (넓은등근)
7. Liver (right lobe) (오른간엽)
8. External, internal, and innermost intercostal muscles (바깥, 속, 맨속 갈비사이근)
9. Rectus abdominis muscle [배곧은근(복직근)]
10. Costodiaphragmatic recess (갈비가로막오목)
11. Portal vein (문맥)
12. Erector spinae muscle (lateral tract) [척주세움근(가쪽관)]
13. Anterior pararenal space (앞콩팥곁공간) ▶

● = Lymph node (림프절)

—— = Borders of hepatic segments (간구역의 가장자리)

—— = Peritoneum 배막(복막)

Numbers indicate the hepatic segments (see inside back cover)
숫자는 간의 구역을 표시함(책의 맨 뒷장 참조)

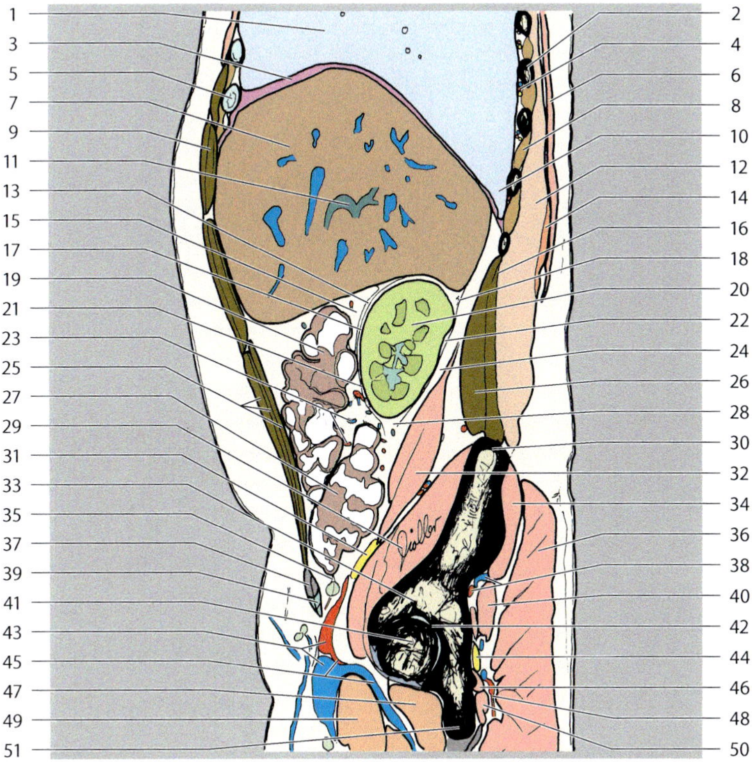

14. Serratus posterior inferior muscle (아래뒤톱니근)
15. Hepatorenal fossa (Morison pouch) [간콩팥오목 (모리슨 주머니)]
16. Thoracolumbar fascia (등허리근막)
17. Anterior perirenal space (앞 콩팥주위공간)
18. Posterior renal fascia (뒤콩팥근막)
19. Ascending colon (오름잘록창자)
20. Right kidney (오른콩팥)
21. Anterior renal fascia (앞콩팥근막)
22. Posterior pararenal space (뒤콩팥곁공간)
23. Right colic artery and vein (오른잘록창자동맥과 정맥)
24. Posterior pararenal space (뒤콩팥곁공간)
25. External oblique, internal oblilque, and transversus abdominis muscles (배바깥빗근, 배속빗근, 가로배근)
26. Quadratus lumborum muscle (허리네모근)
27. Caecum [막창자(맹장)]
28. Infrarenal retroperitoneal space (콩팥아래 복막뒤공간)
29. Iliacus muscle (엉덩근)
30. Iliac crest (엉덩뼈능선)
31. Femoral nerve (넙다리신경)
32. Psoas muscle (허리근)
33. Acetabular roof (절구천장)
34. Gluteus medius muscle (중간볼기근)
35. Vermiform appendix [막창자꼬리(충수)]
36. Gluteus maximus muscle (큰볼기근)
37. Inguinal ligament (샅고랑인대)
38. Superior gluteal artery, vein and nerve (위볼기동맥, 정맥과 신경)
39. Spermatic cord (wth ductus deferens) [정삭(정관 포함)]
40. Piriformis muscle (조롱박근)
41. Femur (head) [넙다리뼈(머리)]
42. Hip joint [엉덩관절(고관절)]
43. Femoral artery and vein (넙다리동맥과 정맥)
44. Sciatic nerve [궁둥신경(좌골신경)]
45. Lateral circumflex femoral artery and vein (가쪽넙다리휘돌이동맥과 정맥)
46. Gemellus superior muscle (위쌍둥이근)
47. Obturator externus muscle (외폐쇄근)
48. Inferior gluteal artery (아래볼기동맥)
49. Pectineus muscle (치골근)
50. Obturator internus muscle (내폐쇄근)
51. Ilium (엉덩뼈)

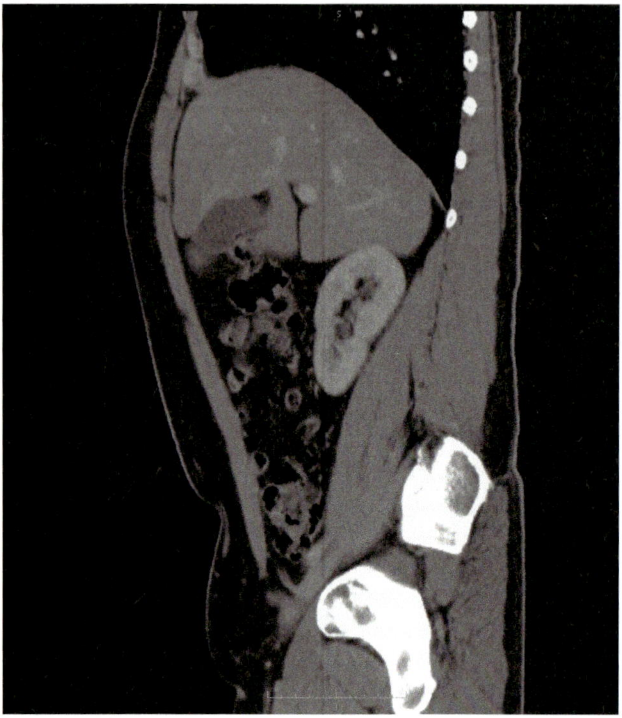

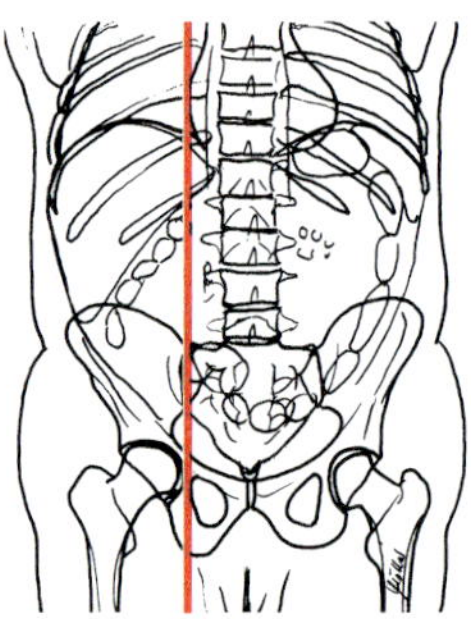

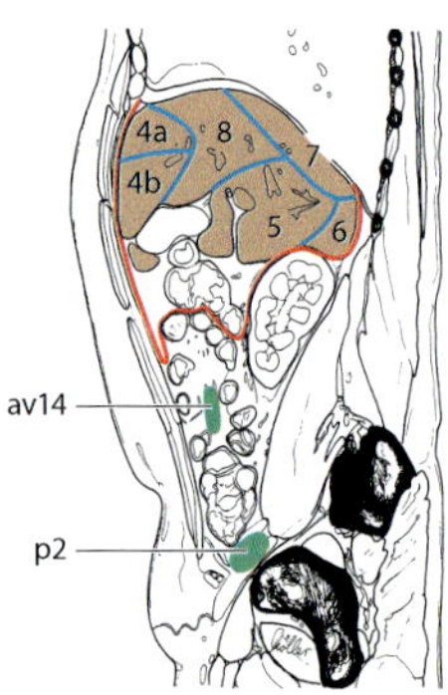

1. Lung, right lobe (오른허파)
2. Latissimus dorsi muscle (넓은등근)
3. Rib 4 (costal cartilage) [네 번째 갈비뼈(갈비연골)]
4. External, internal, and innermost intercostal muscle (바깥, 속, 맨속 갈비사이근)
5. Diaphragm [가로막(횡격막)]
6. Intercostal vein, artery and nerve (갈비사이정맥, 동맥과 신경)
7. Liver (right lobe) (오른간엽)
8. Erector spinae muscle (lateral tract) [척주세움근(가쪽관)]
9. Rectus abdominis muscle [배곧은근(복직근)]
10. Costodiaphragmatic recess (갈비가로막오목)
11. Hepatic veins (간정맥) ▶

● = Lymph node (림프절)
—— = Borders of hepatic segments (간구역의 가장자리)
—— = Peritoneum 배막(복막)

Numbers indicate the hepatic segments (see inside back cover)
숫자는 간의 구역을 표시함(책의 맨 뒷장 참조)

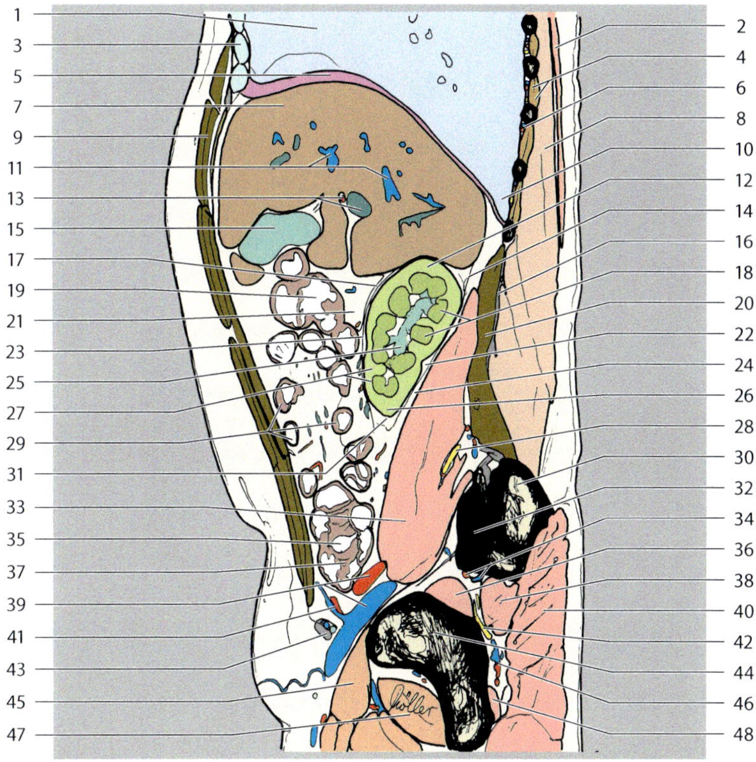

12. Kidney (superior pole) [콩팥(맨 윗부분)]
13. Portal vein and hepatic artery (문맥과 간동맥)
14. Posterior renal fascia (뒤콩팥근막)
15. Gallbladder [쓸개(담낭)]
16. Thoracolumbar fascia (등허리근막)
17. Anterior pararenal space (앞콩팥곁공간)
18. Right kidney (renal pyramid) [오른콩팥(콩팥피라미드)]
19. Colon (left flexure) [결장, 잘록창자(왼창자굽이)]
20. Quadratus lumborum muscle (허리네모근)
21. Hepatorenal fossa (morison pouch) [간콩팥오목(모리슨 주머니)]
22. Posterior perirenal space (뒤 콩팥주위공간)
23. Anterior renal fascia (앞콩팥근막)
24. Posterior pararenal space (뒤콩팥곁공간)
25. Right kidney (renal calyx) [오른콩팥(콩팥잔)]
26. Kidney (inferior pole) [콩팥(아래부분)]
27. Right kidney (renal cortrex) [오른콩팥(겉질)]
28. Femoral nerve (넙다리신경)
29. Ascending colon (오름잘록창자)
30. Sacrum (엉치뼈)
31. Infrarenal retroperitoneal space (콩팥아래 복막뒤공간)
32. Ilium (엉덩뼈, 장골)
33. Iliopsoas muscle (엉덩허리근)
34. Superior gluteal artery and vein (위볼기동맥과 정맥)
35. Ileal orifice (돌창자구멍)
36. Obturator internus muscle (내폐쇄근)
37. Caecum [막창자(맹장)]
38. Piriformis muscle (조롱박근)
39. External iliac artery and vein (바깥엉덩동맥과 정맥)
40. Gluteus maximus muscle (큰볼기근)
41. Inferior epigastric artery and vein (아래배벽동맥과 정맥)
42. Sciatic nerve [궁둥신경(좌골신경)]
43. Spermatic cord (정삭)
44. Ischium [궁둥뼈(좌골)]
45. Pectineus muscle (치골근)
46. Inferior gluteal artery and vein (아래볼기동맥과 정맥)
47. Obturator externus muscle (외폐쇄근)
48. Obturator internus muscle and gemellus superior muscle (내폐쇄근과 위쌍둥이근)

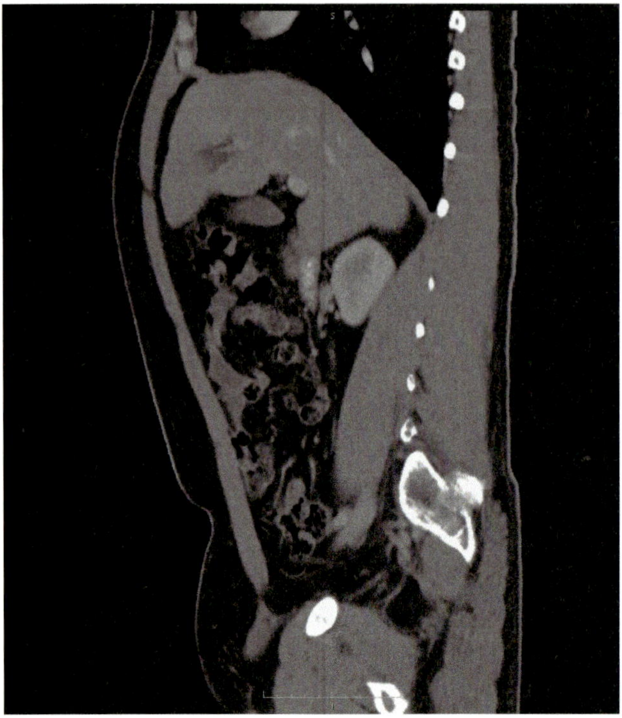

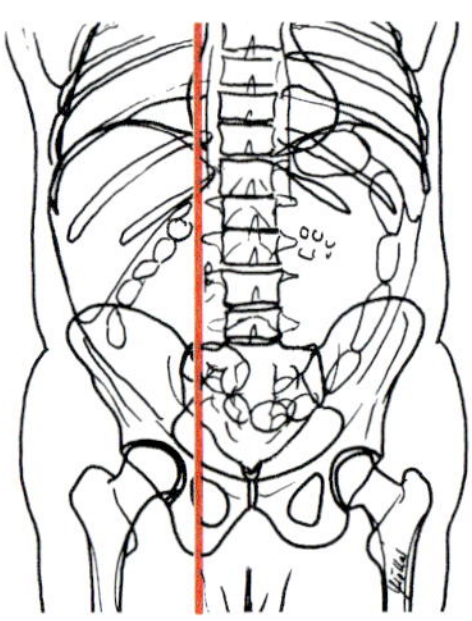

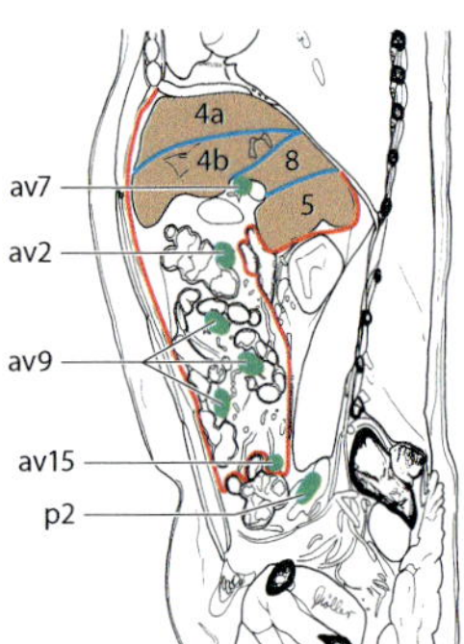

1. Right lung (오른허파, 우폐)
2. External, internal, and innermost intercostal muscle (바깥, 속, 맨속 갈비사이근)
3. Rib 5 (costal cartilage) [다섯 번째 갈비뼈(갈비연골)]
4. Intercostal vein, artery and nerve (갈비사이정맥, 동맥과 신경)
5. Diaphragm [가로막(횡격막)]
6. Erector spinae muscle (lateral tract) [척주세움근(가쪽관)]
7. Rectus abdominis muscle [배곧은근(복직근)]
8. Costodiaphragmatic recess (갈비가로막오목)
9. Liver (right lobe) (오른간엽)
10. Rib 12 (열두 번째 갈비뼈)
11. Hepatic duct (간담관) ▶

● = Lymph node (림프절)

—— = Borders of hepatic segments (간구역의 가장자리)

—— = Peritoneum 배막(복막)

Numbers indicate the hepatic segments (see inside back cover)
숫자는 간의 구역을 표시함(책의 맨 뒷장 참조)

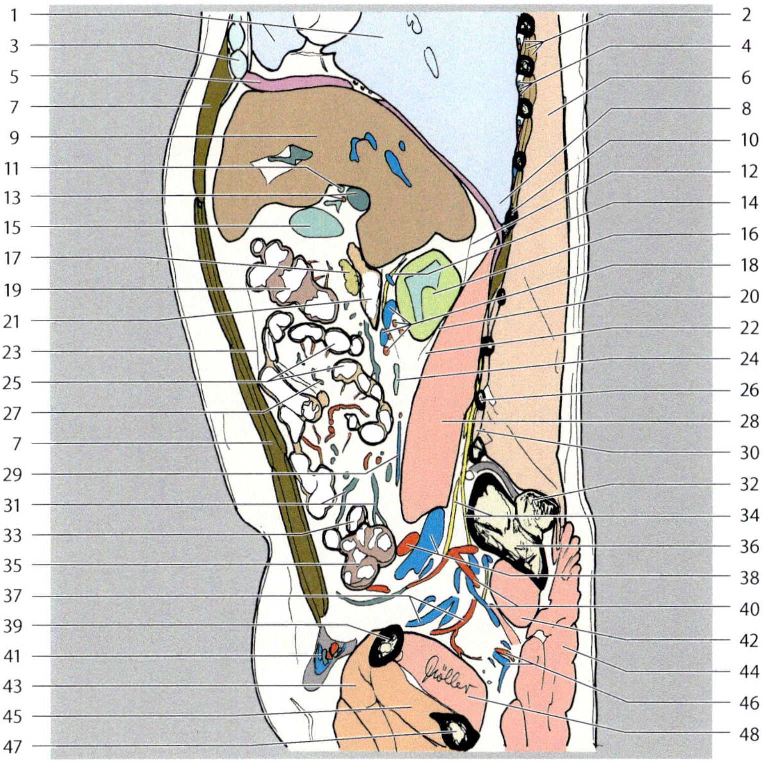

12. Posterior renal fascia (뒤콩팥근막)
13. Portal vein and hepatic artery (문맥과 간동맥)
14. Suprarenal gland (콩팥위샘, 부신)
15. Gallbladder [쓸개(담낭)]
16. Right kidney (오른콩팥)
17. Pancreas [이자(췌장)]
18. Right renal artery and vein (오른 콩팥동맥과 정맥)
19. Transverse colon [횡행결장(가로잘록창자)]
20. Posterior perirenal space (뒤 콩팥주위공간)
21. Duodenum (descending part) [샘창자(내림부분)]
22. Posterior pararenal space (뒤콩팥곁공간)
23. Greater omentum [큰그물막(대망)]
24. Ureter (요관)
25. Ileum [돌창자(회장)]
26. Costal process (갈비돌기)
27. Jejunal and ileal arteries and veins (빈창자와 돌창자 동맥과 정맥)
28. Psoas muscle (허리근)
29. Testicular vein (고환정맥)
30. Erector spinae muscle (intertransversarii muscles) [척주세움근(가로돌기사이근육)]
31. Caecal veins (막창자 정맥)
32. Sacrum (엉치뼈)
33. Terminal ileum [돌창자(회장) 말단부]
34. Sacral plexus (엉치신경얼기)
35. Caecum [막창자(맹장)]
36. Ilium (엉덩뼈, 장골)
37. Right inferior vesical artery and vein (오른 아래 방광동맥과 정맥)
38. External iliac artery and vein (바깥엉덩동맥과 정맥)
39. Pubis [두덩뼈(치골)]
40. Inferior gluteal artery and vein (아래볼기동맥과 정맥)
41. Inguinal canal (spermatic cord) [샅굴(정삭)]
42. Piriformis muscle (조롱박근)
43. Pectineus muscle (치골근)
44. Gluteus maximus muscle (큰볼기근)
45. Obturator externus muscle (외폐쇄근)
46. Middle rectal artery and vein (중간곧창자동맥과 정맥)
47. Ischium (ramus) [궁둥뼈, 좌골(가지)]
48. Obturator internus muscle (내폐쇄근)

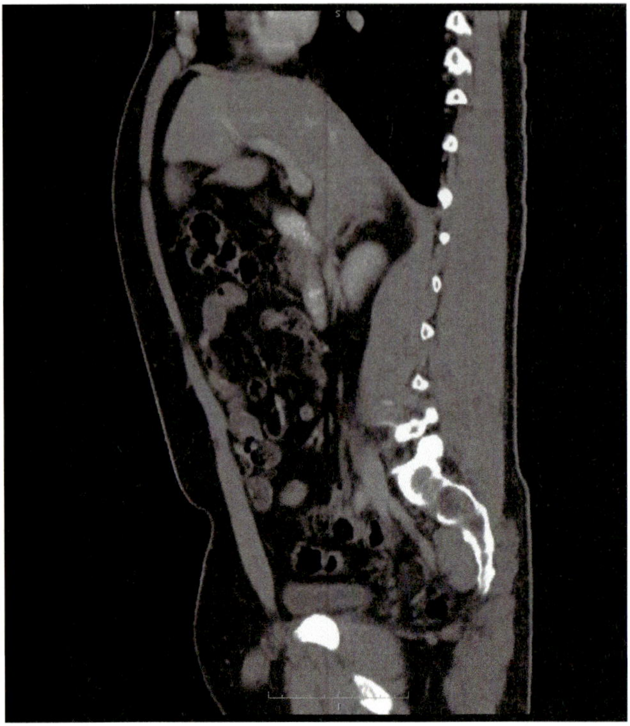

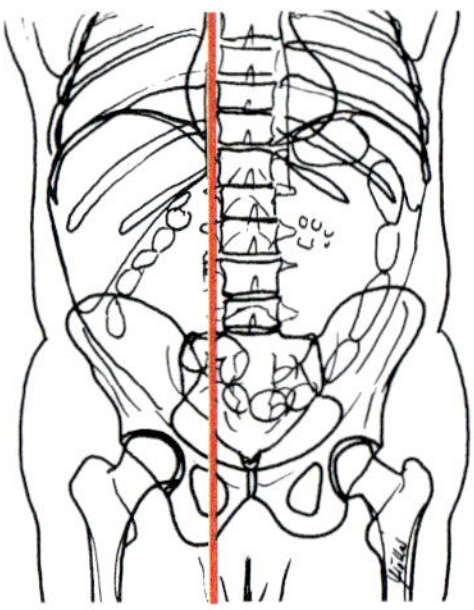

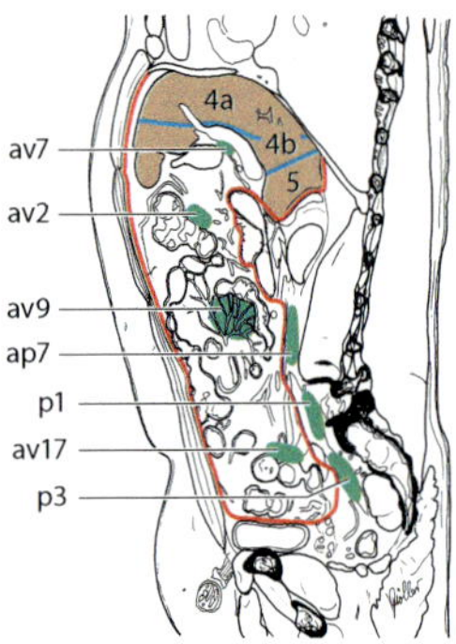

1. Rib 4 (costal cartilage) [네 번째 갈비뼈(갈비연골)]
2. Latissimus dorsi muscle (넓은등근)
3. Diaphragm [가로막(횡격막)]
4. External, internal, and innermost intercostal muscle (바깥, 속, 맨속 갈비사이근)
5. Rectus abdominis muscle [배곧은근(복직근)]
6. Rib 9 (아홉 번째 갈비뼈)
7. Liver (right lobe) (오른간엽)
8. Intercostal vein, artery and nerve (갈비사이정맥, 동맥과 신경)
9. Left portal vein (medial segmental branch) [왼문맥(안쪽구역가지)]
10. Erector spinae muscle (lateral tract) [척주세움근(가쪽관)]
11. Left portal vein (왼문맥) ▶

● = Lymph node (림프절)
—— = Borders of hepatic segments (간구역의 가장자리)
—— = Peritoneum 배막(복막)

Numbers indicate the hepatic segments (see inside back cover)
숫자는 간의 구역을 표시함(책의 맨 뒷장 참조)

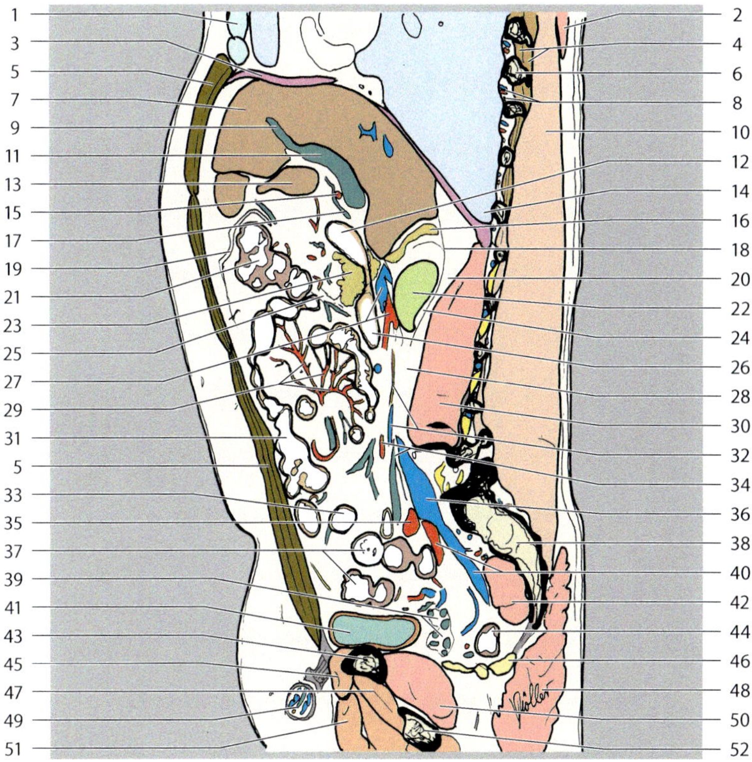

12. Duodenum (superior part) [샘창자(위부분)]
13. Liver (quadrate lobe) [간(네모엽)]
14. Costodiaphragmatic recess (갈비가로막오목)
15. Hepatic artery proper (고유간동맥)
16. Suprarenal gland (콩팥위샘, 부신)
17. Bile duct [쓸개관(담관)]
18. Posterior renal fascia (뒤콩팥근막)
19. Greater omentum [큰그물막(대망)]
20. Posterior pararenal space (뒤콩팥곁공간)
21. Transverse colon [횡행결장(가로잘록창자)]
22. Right kidney (오른콩팥)
23. Pancreas [이자(췌장)]
24. Posterior perirenal space (뒤 콩팥주위공간)
25. Transverse mesocolon (가로창자사이막)
26. Duodenum (horizontal part) [샘창자(수평부분)]
27. Right renal artery and vein (오른 콩팥동맥과 정맥)
28. Infrarenal retroperitoneal space (콩팥아래 복막뒤공간)
29. Jejunal and ileal arteries and veins (빈창자와 돌창자 동맥과 정맥)
30. Psoas muscle (허리근)
31. Ileum [돌창자(회장)]
32. Testicular artery and vein (고환동맥과 정맥)
33. Terminal ileum [돌창자(회장) 말단부]
34. Inferior mesenteric artery and vein (아래창자간막동맥과 정맥)
35. External iliac artery (바깥엉덩동맥)
36. Common iliac vein (온엉덩정맥)
37. Sigmoid colon [구불잘록창자(구불창자)]
38. Sacrum (엉치뼈)
39. Seminal vesicle (정낭)
40. Internal iliac artery and vein (속엉덩동맥과 정맥)
41. Urinary bladder (방광)
42. Piriformis muscle (조롱박근)
43. Pubis [두덩뼈(치골)]
44. Rectum [곧창자(직장)]
45. Pectineus muscle (치골근)
46. Levator ani muscle (항문올림근)
47. Obturator externus muscle (외폐쇄근)
48. Gluteus maximus muscle (큰볼기근)
49. Spermatic cord (정삭)
50. Obturator internus muscle (내폐쇄근)
51. Adductor longus muscle (긴모음근)
52. Ischium (ramus) [궁둥뼈, 좌골(가지)]

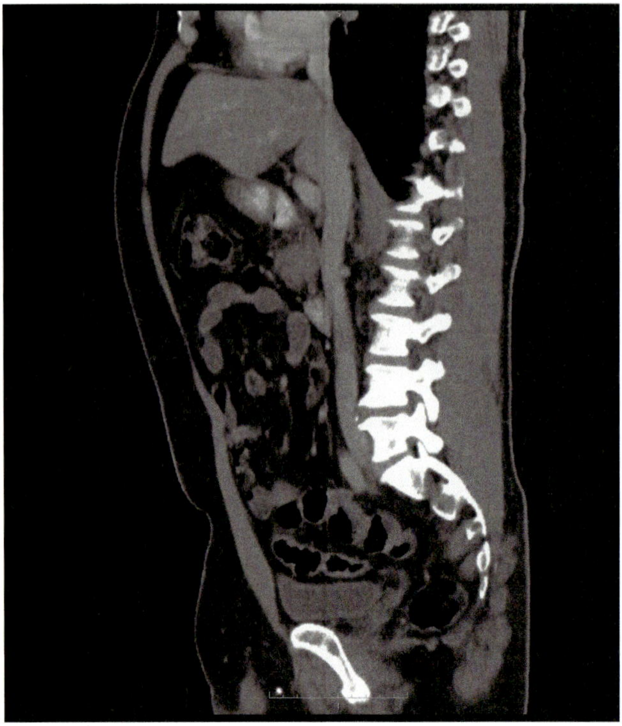

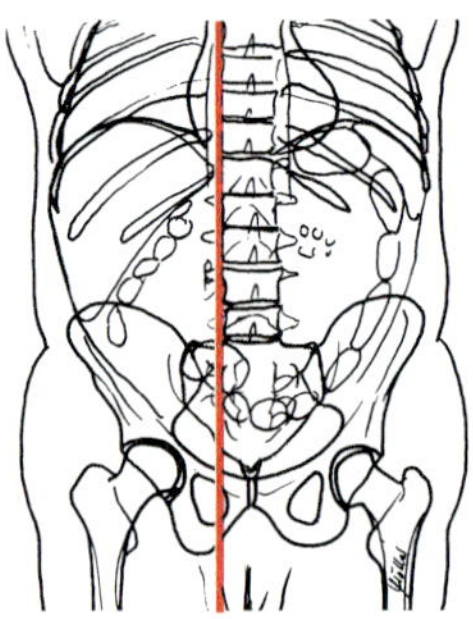

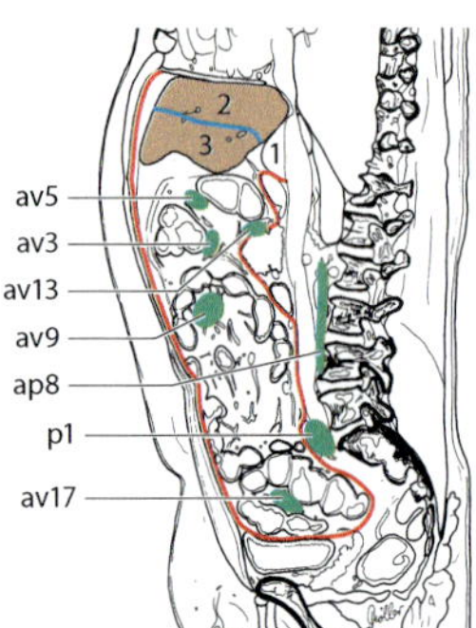

1. Rib 4 (costal cartilage)
   [네 번째 갈비뼈(갈비연골)]
2. Latissimus dorsi muscle (넓은등근)
3. Right atrium (오른심방, 우심방)
4. Right lung (오른허파, 우폐)
5. Diaphragm [가로막(횡격막)]
6. Erector spinae muscle (lateral tract)
   [척주세움근(가쪽관)]
7. Rectus abdominis muscle
   [배곧은근(복직근)]
8. Intercostal vein, artery and nerve
   (갈비사이정맥, 동맥과 신경)
9. Liver (right lobe) (오른간엽)
10. Liver (caudate lobe) [간(꼬리엽)]
11. Left portal vein (왼문맥)
12. Inferior vena cava [아래대정맥(하대정맥)] ▶

● = Lymph node (림프절)
—— = Borders of hepatic segments
(간구역의 가장자리)
—— = Peritoneum 배막(복막)

Numbers indicate the hepatic segments
(see inside back cover)
숫자는 간의 구역을 표시함(책의 맨 뒷장 참조)

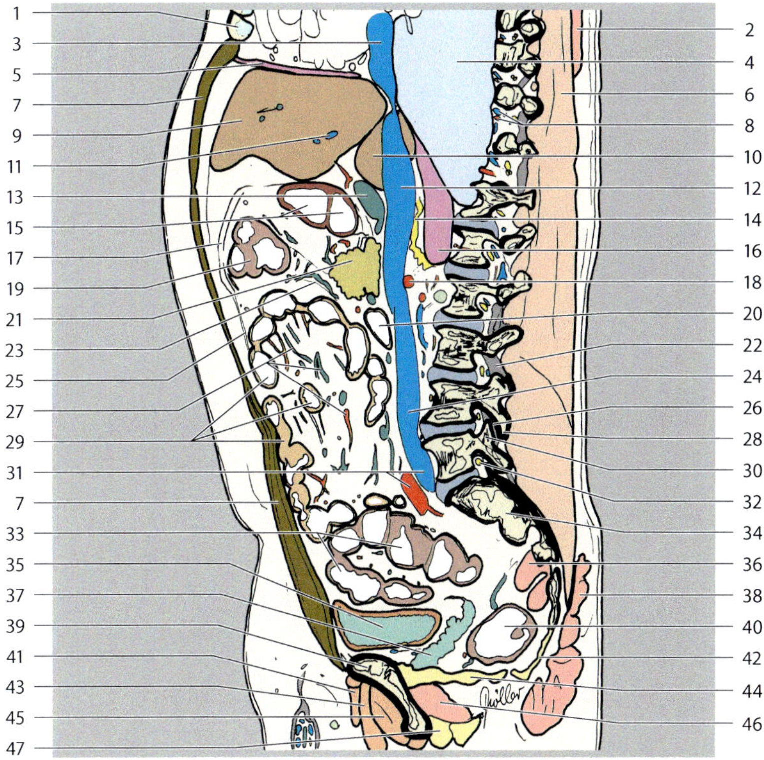

13. Portal vein (문맥)
14. Suprarenal gland (콩팥위샘, 부신)
15. Stomach (pylorus) [위(날문)]
16. Diaphragm (crus and insertion) [가로막(갈래와 부착부)]
17. Gastrocolic ligament (위주름창자인대)
18. Right renal artery (오른 콩팥동맥)
19. Transverse colon [횡행결장(가로잘록창자)]
20. Duodenum (third part) [샘창자(세 번째 부분)]
21. Pancreas (head) [이자(머리)]
22. Ligamentum flavum (황색인대)
23. Transverse mesocolon (가로창자사이막)
24. Inferior vena cava [아래대정맥(하대정맥)]
25. Greater omentum [큰그물막(대망)]
26. Zygapophysial joint (돌기사이관절)
27. Jejunal and ileal arteries and veins (빈창자와 돌창자 동맥과 정맥)
28. Superior articular process (위관절돌기)
29. Jejunum and ileum [빈창자(공장)과 돌창자(회장)]
30. Inferior articular process (아래관절돌기)
31. Common iliac artery and vein (온엉덩동맥과 정맥)
32. Spinal ganglion (nerve root) [척수신경절(신경뿌리)]
33. Sigmoid colon [구불잘록창자(구불창자)]
34. Sacrum (엉치뼈)
35. Urinary bladder (방광)
36. Piriformis muscle (조롱박근)
37. Seminal vesicle (정낭)
38. Gluteus maximus muscle (큰볼기근)
39. Pubis [두덩뼈(치골)]
40. Rectum [곧창자(직장)]
41. Adductor longus muscle (긴모음근)
42. Levator ani muscle and coccygeus muscle (항문올림근과 꼬리근)
43. Adductor brevis muscle (짧은모음근)
44. Levator ani muscle (항문올림근)
45. Obturator externus muscle (외폐쇄근)
46. Obturator internus muscle (내폐쇄근)
47. Ischiocavernous muscle (궁둥해면체근)

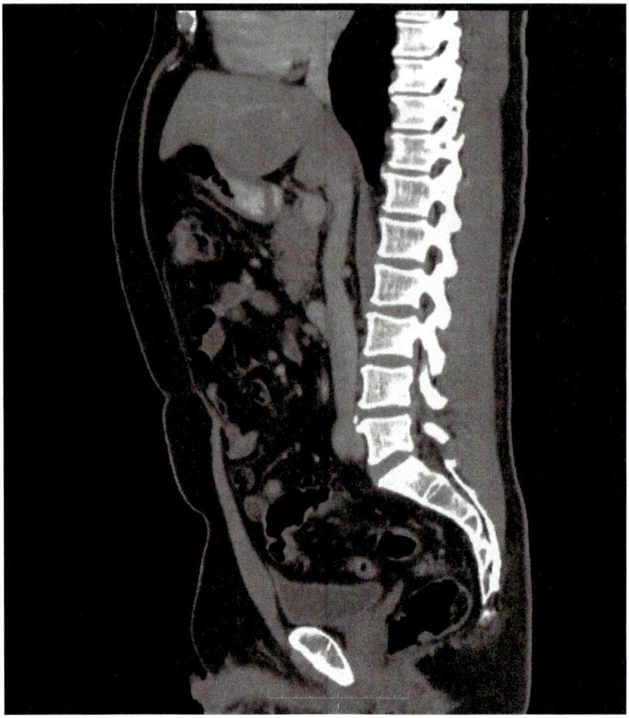

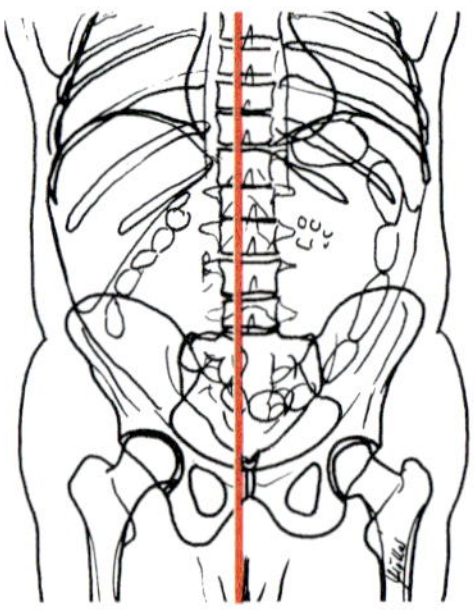

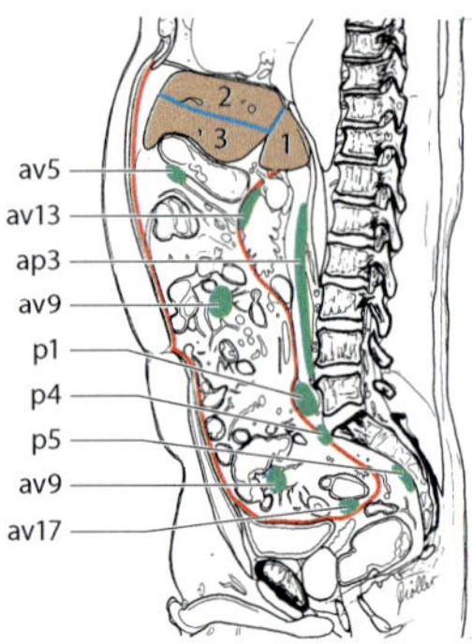

1. Costosternal joint (갈비복장관절)
2. Latissimus dorsi muscle (넓은등근)
3. Xiphoid process (칼돌기)
4. Right lung (오른허파, 우폐)
5. Diaphragm [가로막(횡격막)]
6. Intervertebral foramen (neuroforamen) with spinal ganglion [척추사이(신경)구멍과 척수신경절]
7. Liver (right lobe) (오른간엽)
8. Liver (caudate lobe) [간(꼬리엽)]
9. Rectus abdominis muscle [배곧은근(복직근)]
10. Ligamentum flavum (황색인대)
11. Stomach (body) [위(몸통)]
12. Right gastric vein (오른위정맥) ▶

● = Lymph node (림프절)
—— = Borders of hepatic segments (간구역의 가장자리)
—— = Peritoneum 배막(복막)

Numbers indicate the hepatic segments (see inside back cover)
숫자는 간의 구역을 표시함(책의 맨 뒷장 참조)

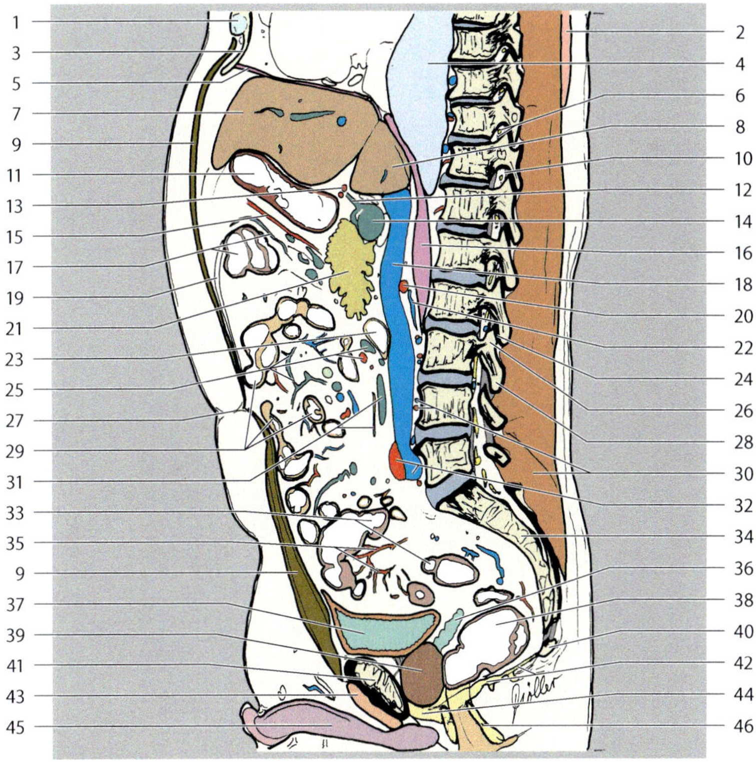

13. Hepatic artery proper (고유간동맥)
14. Portal vein (문맥)
15. Right gastro-omental artery (오른위그물막동맥)
16. Diaphragm (lumbar part) [가로막(허리부분)]
17. Transverse colon and middle colic vein (가로잘록창자와 중간잘록창자정맥)
18. Inferior vena cava [아래대정맥(하대정맥)]
19. Greater omentum [큰그물막(대망)]
20. Right renal artery (오른 콩팥동맥)
21. Pancreas [이자(췌장)]
22. Azygos vein [홀정맥(기정맥)]
23. Duodenum, horizontal part (샘창자, 수평부분)
24. Zygapophysial joint (돌기사이관절)
25. Jejunal and ileal arteries and veins (빈창자와 돌창자 동맥과 정맥)
26. Superior articular process (위관절돌기)
27. Umbilicus (배꼽)
28. Inferior articular process (아래관절돌기)
29. Jejunum and ileum [빈창자(공장)과 돌창자(회장)]
30. Lumbar artery and vein and erector spinae muscle, medial tract (허리동맥, 정맥과 척주세움근, 안쪽관)
31 Ileocolic artery and vein (돌-잘록창자 동맥과 정맥)
32. Common iliac artery and vein (온엉덩동맥과 정맥)
33. Sigmoid colon [구불잘록창자(구불창자)]
34. Sacrum (엉치뼈)
35. Sigmoid arteries (구불창자동맥)
36. Seminal vesicle (정낭)
37. Urinary bladder (방광)
38. Rectum [곧창자(직장)]
39. Prostate (전립샘)
40. Coccyx (꼬리뼈)
41. Pubis [두덩뼈(치골)]
42. Levator ani muscle (항문올림근)
43. Pectineus muscle (치골근)
44. Urogenital diaphragm (비뇨생식가로막)
45. Corpus cavernosum (해면체)
46. External anal sphincter (바깥항문조임근)

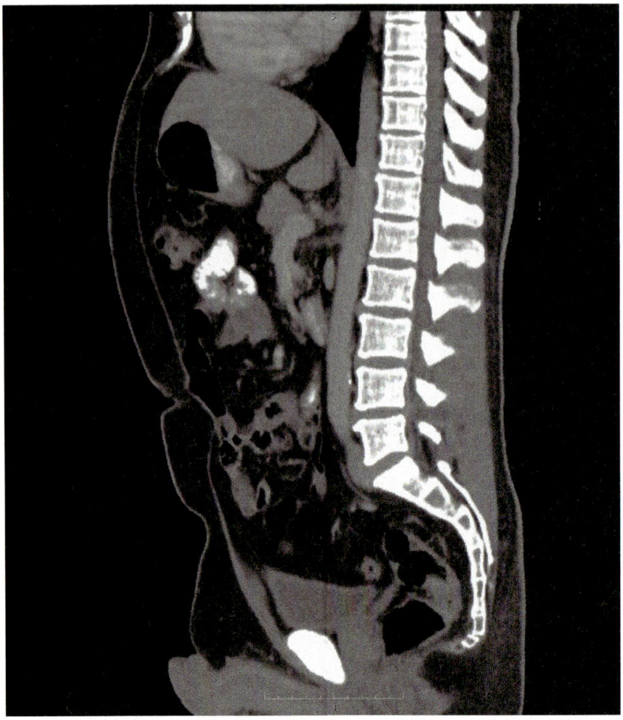

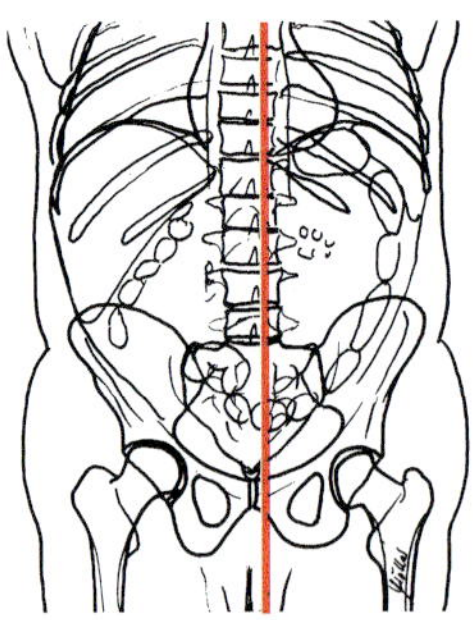

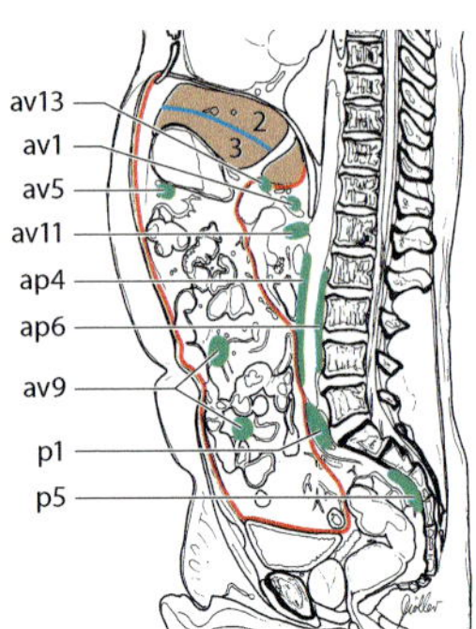

1. Xiphoid process (칼돌기)
2. Vertebral body (T8) [척추뼈몸통(여덟 번째 등뼈)]
3. Diaphragm [가로막(횡격막)]
4. Thoracic spinal cord (가슴척수)
5. Liver (left lobe) (왼간엽)
6. Left lung (왼허파, 좌폐)
7. Stomach (위)
8. Supraspinous ligament (위가시돌기인대)
9. Liver (caudate lobe) [간(꼬리엽)]
10. Descending aorta [내림대동맥(하행대동맥)]
11. Left gastric artery (왼위동맥)
12. Coeliac trunk (복강동맥)
13. Pancreas [이자(췌장)]
14. Superior mesenteric artery (위창자간막동맥)

● = Lymph node (림프절)

—— = Borders of hepatic segments (간구역의 가장자리)

—— = Peritoneum 배막(복막)

Numbers indicate the hepatic segments (see inside back cover)
숫자는 간의 구역을 표시함(책의 맨 뒷장 참조)

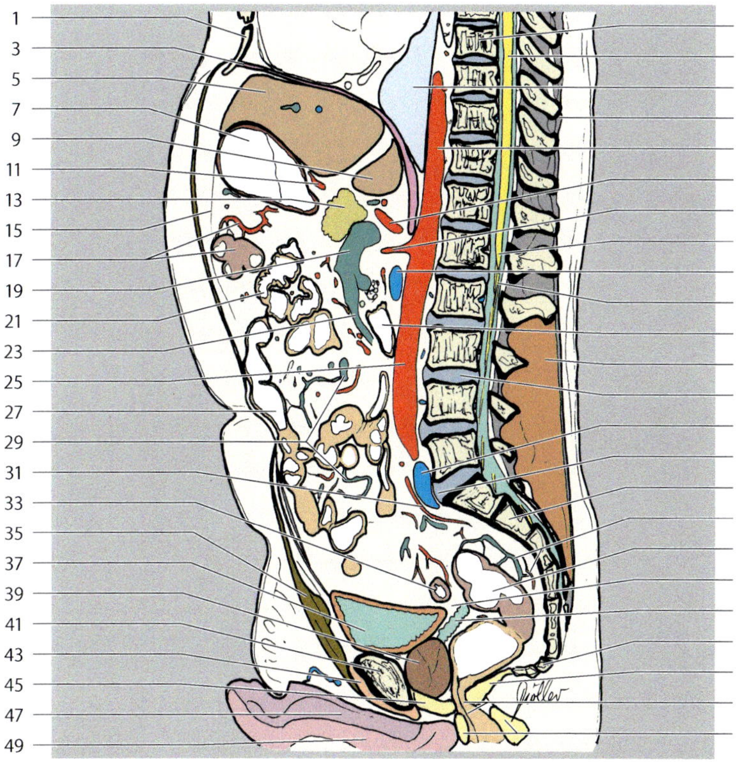

15. Greater omentum [큰그물막(대망)]
16. Conus medullaris (척수원뿔)
17. Transverse colon and middle colic artery (가로잘록창자와 중간잘록창자동맥)
18. Right renal vein (오른 콩팥정맥)
19. Portal vein (문맥)
20. Cauda equina (말총)
21. Jejunum [빈창자(공장)]
22. Duodenum (horizontal part) [샘창자(수평부분)]
23. Superior mesenteric vein (위창자간막정맥)
24. Erector spinae muscle (medial tract) [척주세움근(안쪽관)]
25. Abdominal aorta [복부대동맥(배대동맥)]
26. Intervertebral disk (L4-L5) [척추원반(네 번째-다섯 번째 허리뼈)]
27. Ileum [돌창자(회장)]
28. Common iliac vein (온엉덩정맥)
29. Jejunal and ileal arteries and veins (빈창자와 돌창자 동맥과 정맥)
30. Promontory of sacrum (엉치뼈곶)
31. Inferior mesenteric artery (아래창자간막동맥)
32. Sacrum (엉치뼈)
33. Sigmoid colon [구불잘록창자(구불창자)]
34. Superior rectal artery and vein (위곧창자동맥과 정맥)
35. Rectus abdominis muscle [배곧은근(복직근)]
36. Rectum [곧창자(직장)]
37. Urinary bladder (방광)
38. Recto-vesical pouch (곧창자방광오목)
39. Prostate (전립샘)
40. Seminal vesicle (정낭)
41. Pubis [두덩뼈(치골)]
42. Coccyx (꼬리뼈)
43. Pectineus muscle (치골근)
44. Levator ani muscle (항문올림근)
45. Urogenital diaphragm (비뇨생식가로막)
46. Anal canal (항문관)
47. Corpus cavernosum (해면체)
48. External anal sphincter (바깥항문조임근)
49. Corpus spongiosum (요도해면체)

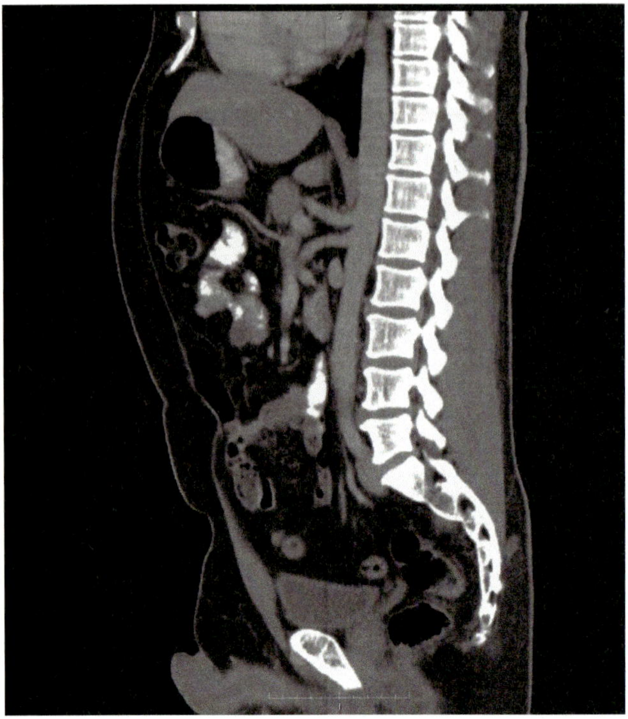

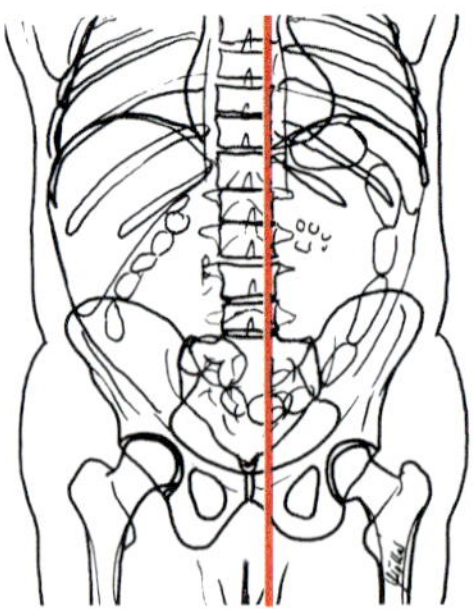

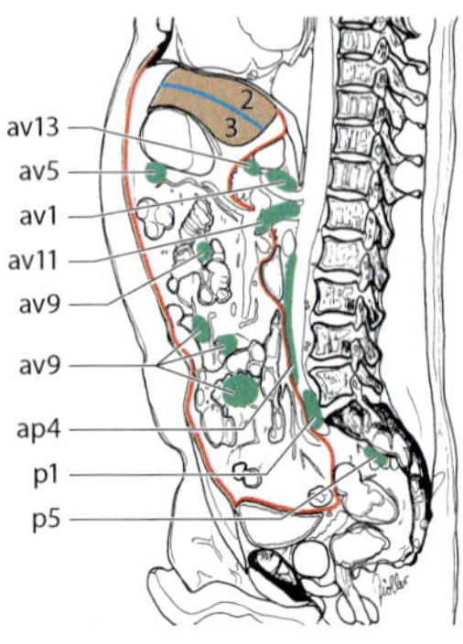

1. Sternum (복장뼈)
2. Descending aorta (thoracic) [하행대동맥(가슴부위)]
3. Heart (심장)
4. Spinous process (가시돌기)
5. Diaphragm [가로막(횡격막)]
6. Left lung (왼허파, 좌폐)
7. Liver (left lobe) (왼간엽)
8. Medial arcuate ligament (안쪽활꼴인대)
9. Liver (caudate lobe) [간(꼬리엽)]
10. Coeliac trunk (복강동맥)
11. Stomach (위)
12. Superior mesenteric artery (위창자간막동맥)
13. Greater omentum [큰그물막(대망)]
14. Right renal vein (오른콩팥정맥)
15. Middle colic artery (중간잘록창자동맥)
16. Lumbar vertebral body (L2) [허리 척추뼈몸통(두 번째 허리뼈)] ▶

● = Lymph node (림프절)

—— = Borders of hepatic segments (간구역의 가장자리)

—— = Peritoneum 배막(복막)

Numbers indicate the hepatic segments (see inside back cover)
숫자는 간의 구역을 표시함(책의 맨 뒷장 참조)

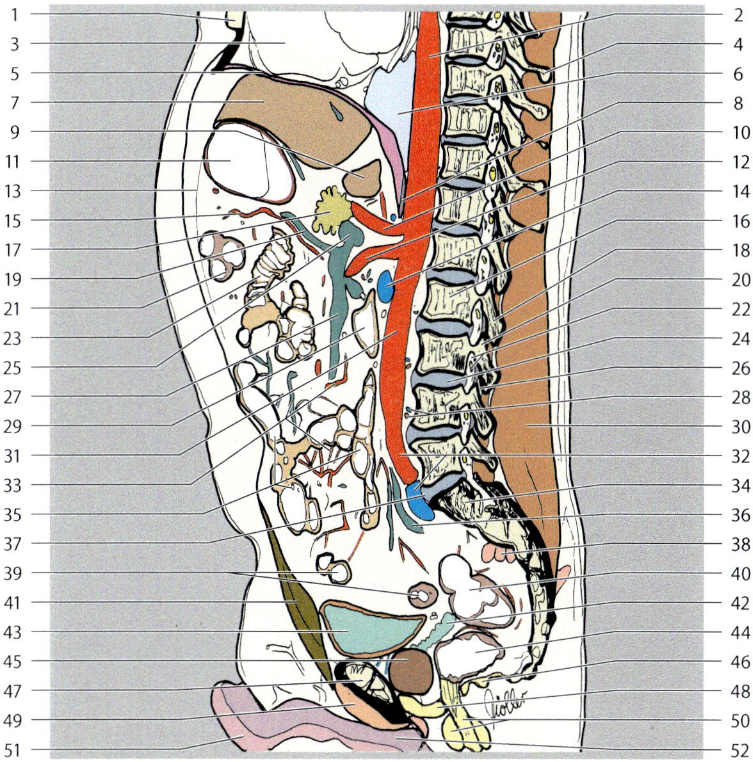

17. Pancreas [이자(췌장)]
18. Inferior articular process (아래관절돌기)
19. Right gastro-omental artery (오른위그물막동맥)
20. Superior articular process (위관절돌기)
21. Transverse colon [횡행결장(가로잘록창자)]
22. Intervertebral foramen (neuroforamen) with spinal ganglion [척추사이(신경) 구멍과 척수신경절)]
23. Jejunum [빈창자(공장)]
24. Intervertebral disk (L3-L4) [척추원반(세 번째-네 번째 허리뼈)]
25. Portal vein (문맥)
26. Zygapophysial joint (돌기사이관절)
27. Superior mesenteric vein (위창자간막정맥)
28. Lumbar artery and vein (허리동맥과 정맥)
29. Duodenum (horizontal part) [샘창자(수평부분)]
30. Erector spinae muscle (medial tract) [척주세움근(안쪽관)]
31. Abdominal aorta [복부대동맥(배대동맥)]
32. Common iliac artery and vein (온엉덩동맥과 정맥)
33. Ileal arteries and veins (돌창자 동맥과 정맥)
34. Sacrum (엉치뼈)
35. Ileum [돌창자(회장)]
36. Sigmoid vein (from inferior mesenteric vein) [구불창자정맥(위창자간막정맥에서 기시)]
37. Promontory of sacrum (엉치뼈곶)
38. Piriformis muscle (조롱박근)
39. Sigmoid colon [구불잘록창자(구불창자)]
40. Rectum [곧창자(직장)]
41. Rectus abdominis muscle [배곧은근(복직근)]
42. Seminal vesicle (정낭)
43. Urinary bladder (방광)
44. Rectum (ampulla) [곧창자(팽대부)]
45. Prostate (전립샘)
46. Levator ani muscle (항문올림근)
47. Pubis [두덩뼈(치골)]
48. Transversus perinei profundus muslce (깊은샅가로근)
49. Pectineus muscle (치골근)
50. Anal sphincter (항문조임근)
51. Corpus spongiosum (요도해면체)
52. Corpus cavernosum (해면체)

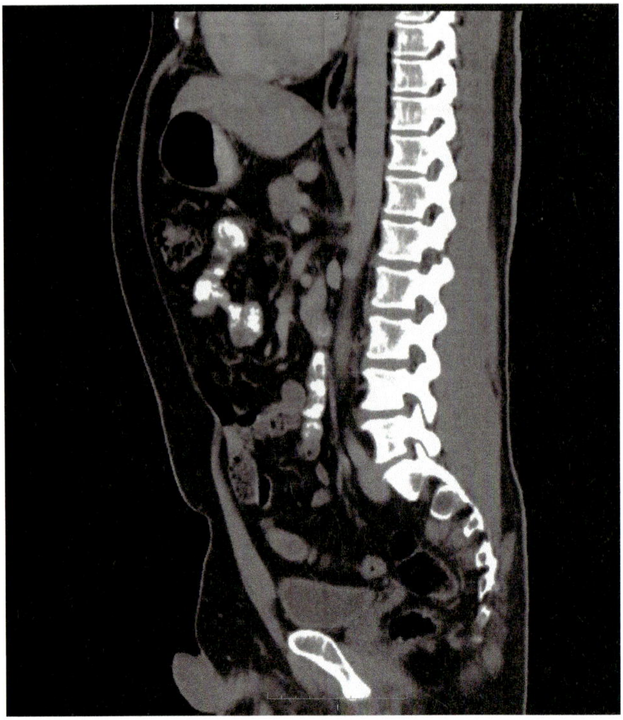

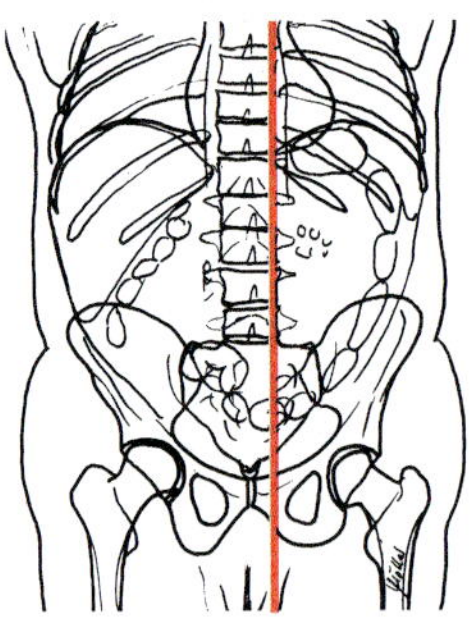

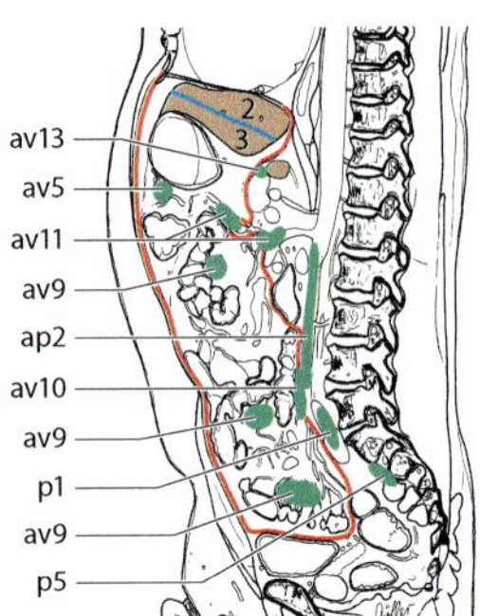

1. Xiphoid process (칼돌기)
2. Latissimus dorsi muscle (넓은등근)
3. Diaphragm [가로막(횡격막)]
4. Zygapophysial joint with inferior and superior articular process (돌기사이관절과 아래, 위관절돌기)
5. Liver (left lobe) (왼간엽)
6. Oesophagus (식도)
7. Stomach (위)
8. Descending aorta (thoracic) [하행대동맥 (가슴부위)]
9. Liver (caudate lobe) [간(꼬리엽)]
10. Lumbar artery (허리동맥)
11. Left gastro-omental artery and vein (왼위그물막동맥과 정맥)
12. Vertebral body (T11) [척추뼈몸통(열한 번째 등뼈)]

▶

● = Lymph node (림프절)
—— = Borders of hepatic segments (간구역의 가장자리)
—— = Peritoneum 배막(복막)

Numbers indicate the hepatic segments (see inside back cover)
숫자는 간의 구역을 표시함(책의 맨 뒷장 참조)

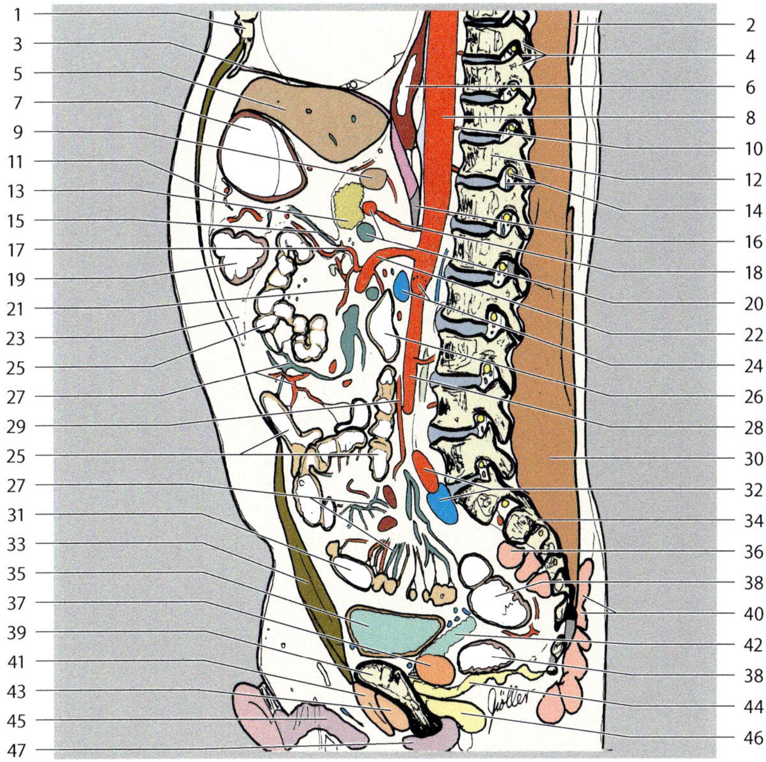

13. Pancreas [이자(췌장)]
14. Intervertebral foramen with spinal ganglion (척추사이 구멍과 척수신경절)
15. Transverse mesocolon (가로창자사이막)
16. Medial arcuate ligament (안쪽활꼴인대)
17. Middle colic artery (중간잘록창자동맥)
18. Coeliac trunk (복강동맥)
19. Transverse colon [횡행결장(가로잘록창자)]
20. Splenic artery and vein (비장동맥과 정맥)
21. Right colic artery (오른잘록창자동맥)
22. Superior mesenteric artery (위창자간막동맥)
23. Greater omentum [큰그물막(대망)]
24. Left renal artery (origin) and left renal vein [왼 콩팥동맥과(기시부) 정맥]
25. Jejunum and ileum [빈창자(공장)과 돌창자(회장)]
26. Duodenum (ascending part) [샘창자(오름부분)]
27. Jejunal and ileal arteries and veins (빈창자와 돌창자 동맥과 정맥)
28. Abdominal aorta [복부대동맥(배대동맥)]
29. Inferior mesenteric vein (아래창자간막정맥)
30. Erector spinae muscle (medial tract) [척주세움근(안쪽관)]
31. Jejunum [빈창자(공장)]
32. Common iliac artery and vein (온엉덩동맥과 정맥)
33. Rectus abdominis muscle [배곧은근(복직근)]
34. Sacrum (엉치뼈)
35. Urinary bladder (방광)
36. Piriformis muscle (조롱박근)
37. Prostate (전립샘)
38. Rectum [곧창자(직장)]
39. Pubis [두덩뼈(치골)]
40. Gluteus maximus muscle (큰볼기근)
41. Adductor brevis muscle (짧은모음근)
42. Seminal vesicle (정낭)
43. Obturator externus muscle (외폐쇄근)
44. Levator ani muscle (항문올림근)
45. Corpus cavernosum (해면체)
46. Transversus perinei profundus muslce (깊은샅가로근)
47. Penis (crus) (음경다리)

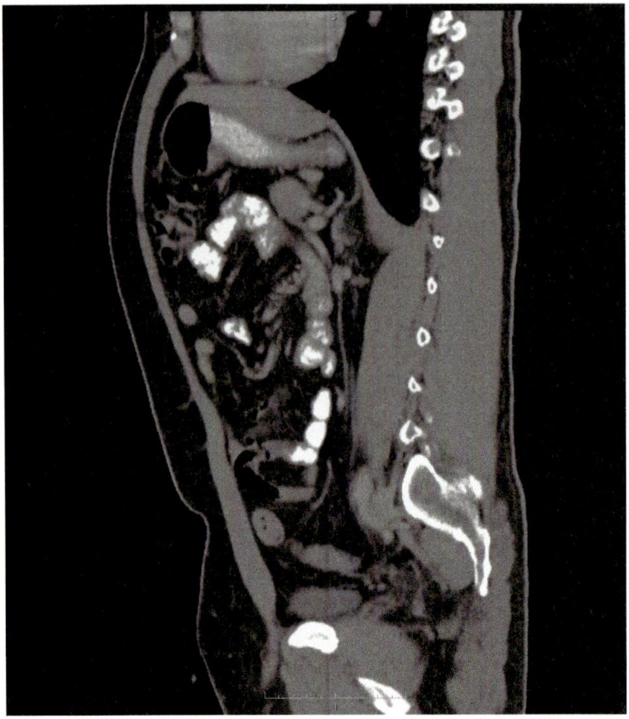

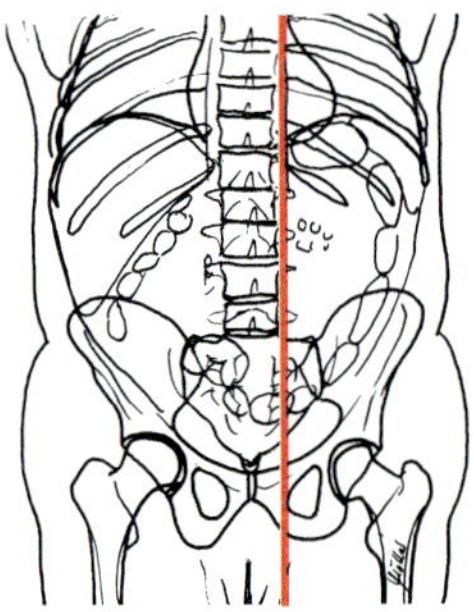

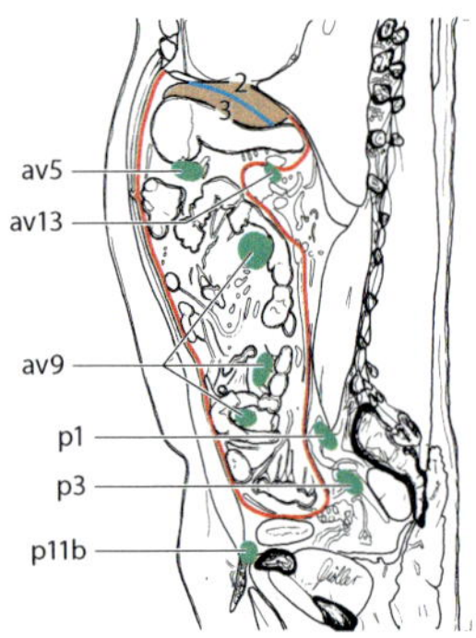

1. Heart (심장)
2. Latissimus dorsi muscle (넓은등근)
3. Rib 5 (costal cartilage) [다섯 번째 갈비뼈 (갈비연골)]
4. Left lung (왼허파, 좌폐)
5. Diaphragm [가로막(횡격막)]
6. Transverse process (가로돌기)
7. Rectus abdominis muscle [배곧은근(복직근)]
8. Intercostal vein, artery and nerve (posterior) [갈비사이정맥, 동맥과 신경(뒤쪽)]
9. Liver (left lobe) (왼간엽)
10. Rib 9 (head) [아홉 번째 갈비뼈(머리)]
11. Stomach (body) [위(몸통)]
12. Liver (caudate lobe) [간(꼬리엽)]
13. Greater omentum [큰그물막(대망)]
14. Splenic artery and vein (비장동맥과 정맥) ▶

● = Lymph node (림프절)

—— = Borders of hepatic segments (간구역의 가장자리)

—— = Peritoneum 배막(복막)

Numbers indicate the hepatic segments (see inside back cover)
숫자는 간의 구역을 표시함(책의 맨 뒷장 참조)

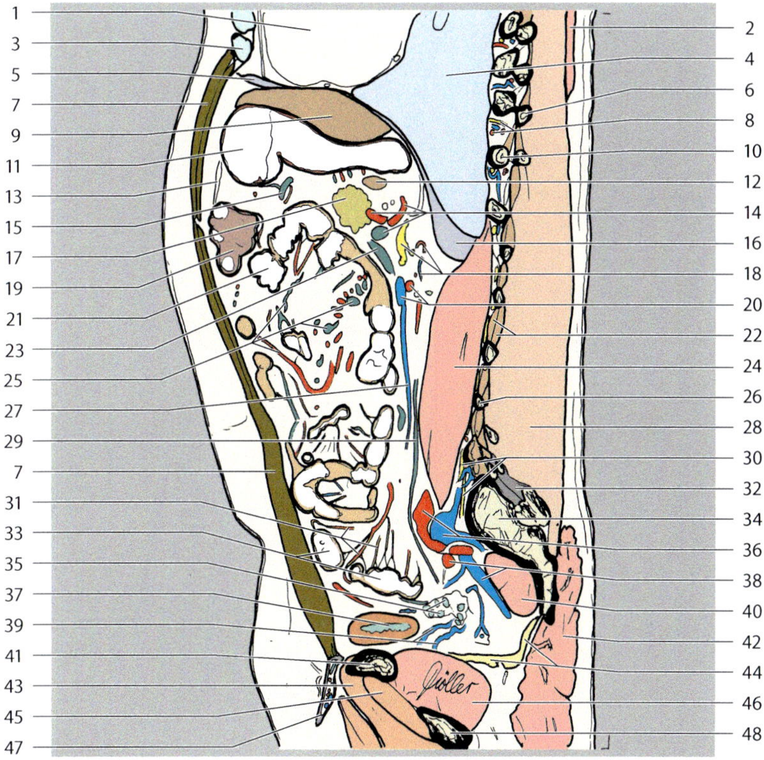

15. Left gastro-omental artery and vein (왼위그물막동맥과 정맥)
16. Diaphragm (lumbar part) [가로막(허리부분)]
17. Pancreas [이자(췌장)]
18. Suprarenal gland and suprarenal arteyr and vein (콩팥위샘과 콩팥위동맥, 정맥)
19. Transverse colon [횡행결장(가로잘록창자)]
20. Left renal artery and vein (왼 콩팥동맥과 정맥)
21. Jejunum [빈창자(공장)]
22. Intertransversarii muscles (part of erector spinae muscle, medial tract) and intertransverse ligaments [가로돌기사이근(척주세움근, 안쪽부분)과 가로돌기사이 인대]
23. Inferior mesenteric vein (아래창자간막정맥)
24. Psoas muscle (허리근)
25. Jejunal and ileal arteries and veins (빈창자와 돌창자 동맥과 정맥)
26. Costal process (갈비돌기)
27. Testicular vein (고환정맥)
28. Erector spinae muscle (lateral tract) [척주세움근(가쪽관)]
29. Ureter (요관)
30. Sacral plexus (엉치신경얼기)
31. Ileal arteries (돌창자 동맥)
32. Iliolumbar ligament (엉덩허리인대)
33. Ileum [돌창자(회장)]
34. Sacrum (엉치뼈)
35. Seminal vesicle (정낭)
36. Common iliac artery and vein (온엉덩동맥과 정맥)
37. Urinary bladder (방광)
38. Internal iliac artery and vein (속엉덩동맥과 정맥)
39. Venous plexus of bladder (방광정맥얼기)
40. Piriformis muscle (조롱박근)
41. Pubis (ramus) [두덩뼈(가지)]
42. Gluteus maximus muscle (큰볼기근)
43. Pectineus muscle (치골근)
44. Levator ani muscle (항문올림근)
45. Obturator externus muscle (외폐쇄근)
46. Obturator internus muscle (내폐쇄근)
47. Inguinal canal (spermatic cord) [샅굴(정삭)]
48. Ischium [궁둥뼈(좌골)]

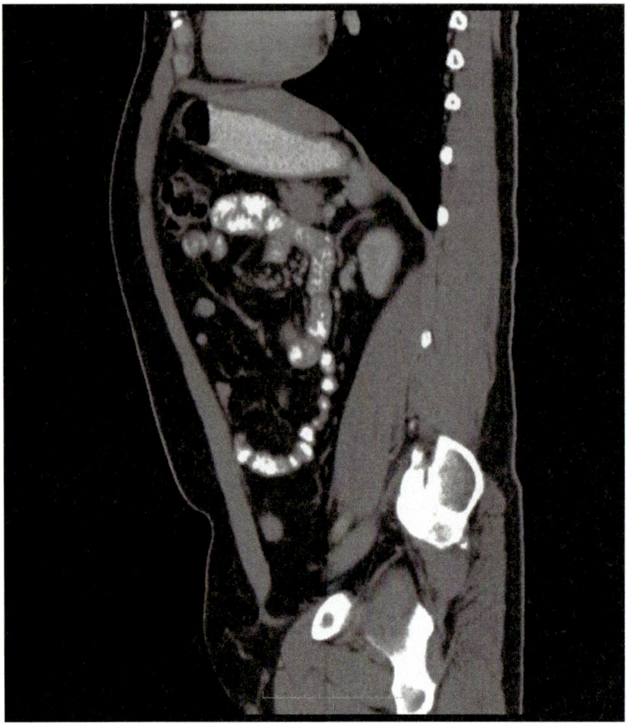

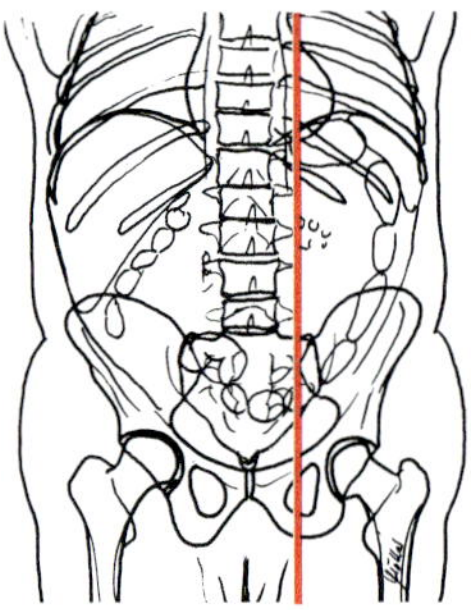

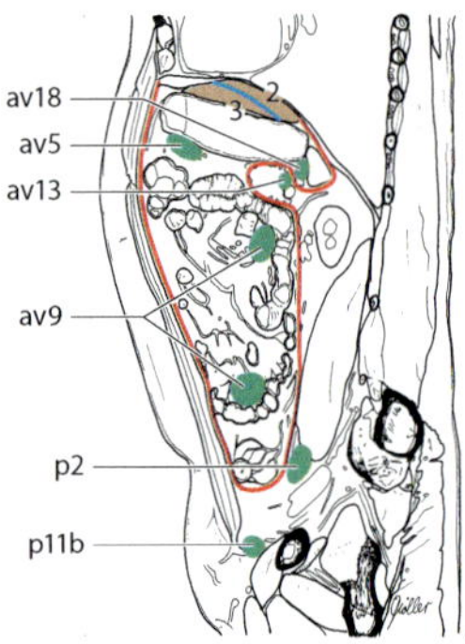

1. Rib 4 (costal cartilage) [네 번째 갈비뼈(갈비연골)]
2. Latissimus dorsi muscle (넓은등근)
3. Heart (심장)
4. External, internal, and innermost intercostal muscle (바깥, 속, 맨속 갈비사이근)
5. Diaphragm [가로막(횡격막)]
6. Intercostal vein, artery and nerve (갈비사이정맥, 동맥과 신경)
7. Liver (left lobe) (왼간엽)
8. Rib 10 (열 번째 갈비뼈)
9. Stomach (위)
10. Left lung (왼허파, 좌폐)
11. Greater omentum [큰그물막(대망)]
12. Spleen (지라, 비장)
13. Pancreas [이자(췌장)] ▶

● = Lymph node (림프절)
—— = Borders of hepatic segments (간구역의 가장자리)
—— = Peritoneum 배막(복막)

Numbers indicate the hepatic segments (see inside back cover)
숫자는 간의 구역을 표시함(책의 맨 뒷장 참조)

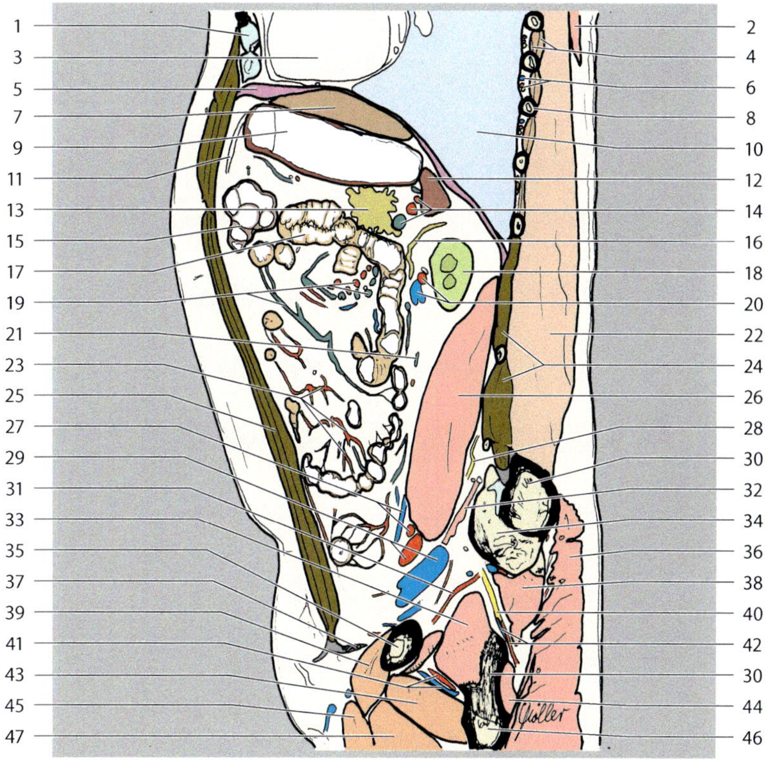

14. Splenic artery and vein (비장동맥과 정맥)
15. Transverse colon [횡행결장(가로잘록창자)]
16. Suprarenal gland (콩팥위샘, 부신)
17. Jejunum [빈창자(공장)]
18. Left kidney [왼콩팥(신장)]
19. Jejunal arteries and veins (빈창자동맥과 정맥)
20. Left renal artery and vein (왼콩팥동맥과 정맥)
21. Ureter (요관)
22. Erector spinae muscle (lateral tract) [척주세움근(가쪽관)]
23. Jejunal and ileal arteries and veins (빈창자와 돌창자 동맥과 정맥)
24. Quadratus lumborum muscle (허리네모근)
25. Rectus abdominis muscle [배곧은근(복직근)]
26. Psoas muscle (허리근)
27. Testicular artery and vein (고환동맥과 정맥)
28. Sacral plexus (엉치신경얼기)
29. External iliac artery and vein (바깥엉덩동맥과 정맥)
30. Ilium (엉덩뼈)
31. Inferior vesical artery (아래방광동맥)
32. Iliacus muscle (엉덩근)
33. Obturator internus muscle (내폐쇄근)
34. Sacrum (엉치뼈)
35. Pubis [두덩뼈(치골)]
36. Gluteus maximus muscle (큰볼기근)
37. Inguinal canal (spermatic cord) [샅굴(정삭)]
38. Piriformis muscle (조롱박근)
39. Pectineus muscle (치골근)
40. Sciatic nerve [궁둥신경(좌골신경)]
41. Obturator artery and vein (폐쇄동맥과 정맥)
42. Inferior gluteal artery and vein (아래볼기동맥과 정맥)
43. Obturator externus muscle (외폐쇄근)
44. Gemelli and obturator internus muslces (쌍둥이근과 내폐쇄근)
45. Adductor longus muscle (긴모음근)
46. Ischial tuberosity (궁둥뼈결절)
47. Adductor magnus muscle (큰모음근)

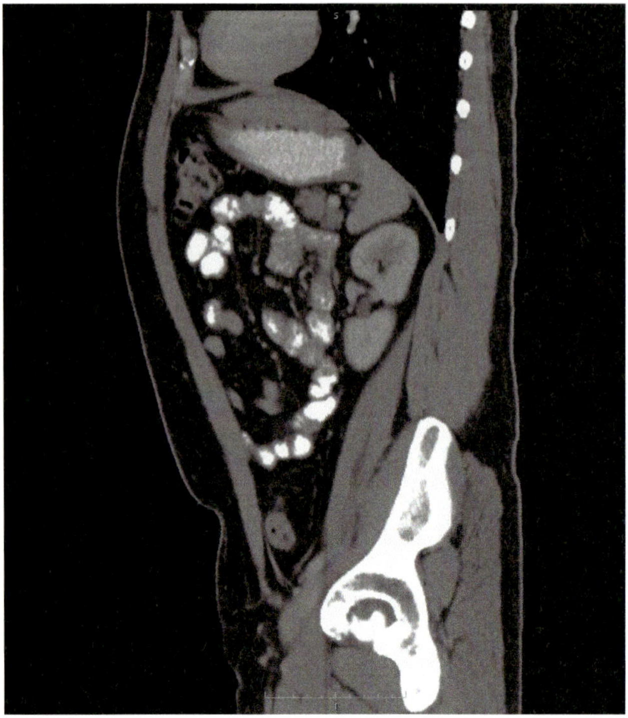

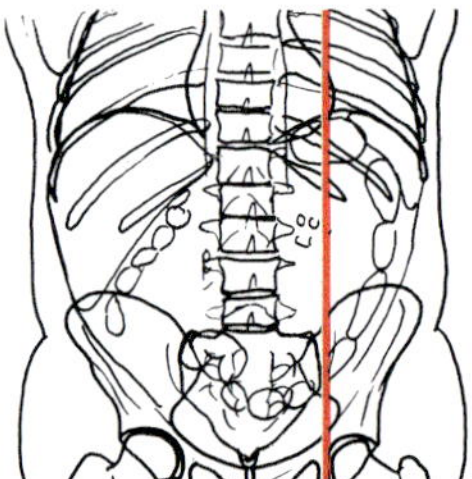

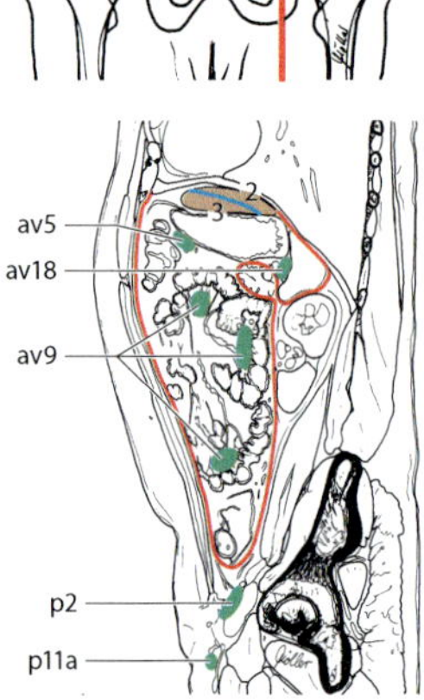

1. Heart (심장)
2. Latissimus dorsi muscle (넓은등근)
3. Rib 8 (costal cartilage) [여덟 번째 갈비뼈(갈비연골)]
4. External, internal, and innermost intercostal muscles (바깥, 속, 맨속 갈비사이근)
5. Diaphragm [가로막(횡격막)]
6. Rib 9 (아홉 번째 갈비뼈)
7. Liver (left lobe) (왼간엽)
8. Intercostal vein, artery and nerve (갈비사이정맥, 동맥과 신경)
9. Stomach (위)
10. Left lung (왼허파, 좌폐)
11. Greater omentum [큰그물막(대망)]
12. Spleen (지라, 비장)
13. Transverse colon [횡행결장(가로잘록창자)]
14. Splenic artery and vein (비장동맥과 정맥) ▶

● = Lymph node (림프절)

—— = Borders of hepatic segments (간구역의 가장자리)

—— = Peritoneum 배막(복막)

Numbers indicate the hepatic segments (see inside back cover)
숫자는 간의 구역을 표시함(책의 맨 뒷장 참조)

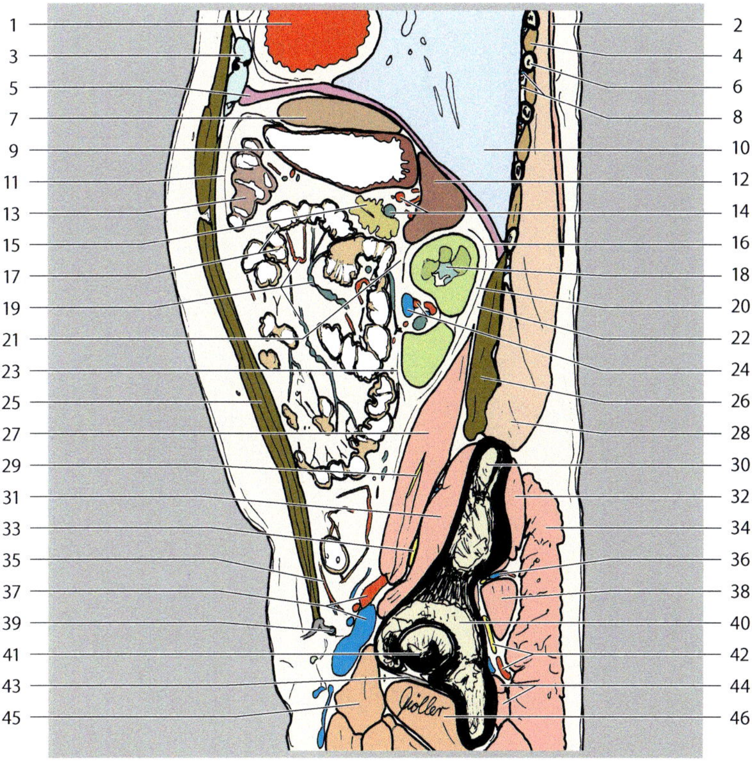

15. Pancreas [이자(췌장)]
16. Posterior renal fascia (뒤콩팥근막)
17. Jejunum [빈창자(공장)]
18. Left kidney (renal calyx) [왼콩팥(콩팥잔)]
19. Jejunal and ileal arteries and veins (빈창자와 돌창자 동맥과 정맥)
20. Posterior perirenal space (뒤콩팥주위공간)
21. Anterior pararenal space (앞콩팥곁공간)
22. Posterior pararenal space (뒤콩팥곁공간)
23. Anterior renal fascia (앞콩팥근막)
24. Left renal artery and vein (왼콩팥동맥과 정맥)
25. Rectus abdominis muscle [배곧은근(복직근)]
26. Quadratus lumborum muscle (허리네모근)
27. Psoas muscle (허리근)
28. Erector spinae muscle (lateral tract) [척주세움근(가쪽관)]
29. Genitofemoral nerve (음부넙다리신경)
30. Iliac crest (엉덩뼈능선)
31. Iliacus (엉덩근)
32. Gluteus medius muscle (중간볼기근)
33. Femoral nerve (넙다리신경)
34. Gluteus maximus muscle (큰볼기근)
35. Inferior epigastric artery and vein (아래배벽동맥과 정맥)
36. Superior gluteal artery and vein (위볼기동맥과 정맥)
37. External iliac artery and vein (바깥엉덩동맥과 정맥)
38. Piriformis muscle (조롱박근)
39. Inguinal canal (spermatic cord) [샅굴(정삭)]
40. Acetabular roof (절구천장)
41. Femur (head) [넙다리뼈(머리)]
42. Inferior gluteal artery, vein and nerve (왼아래볼기동맥, 정맥과 신경)
43. Hip joint (capsule) [엉덩관절(주머니)]
44. Gemelli and obturator internus muslces (쌍둥이근과 내폐쇄근)
45. Pectineus muscle (치골근)
46. Obturator externus muscle (외폐쇄근)

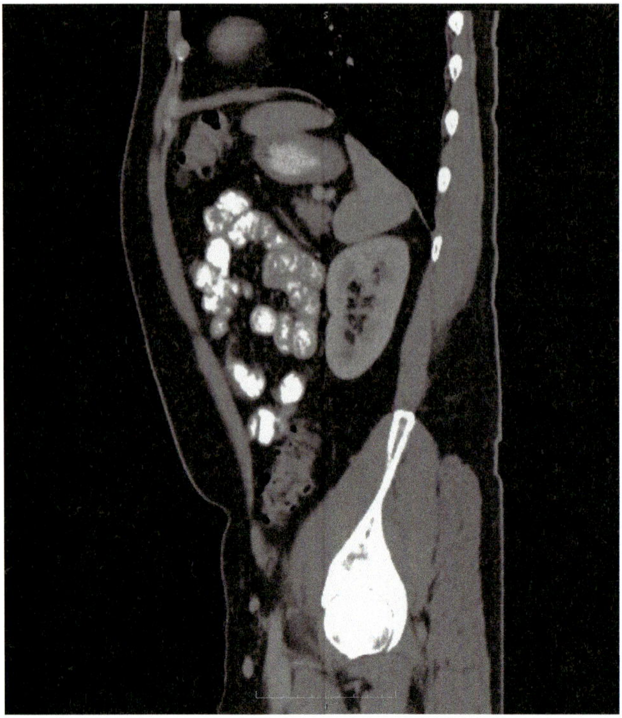

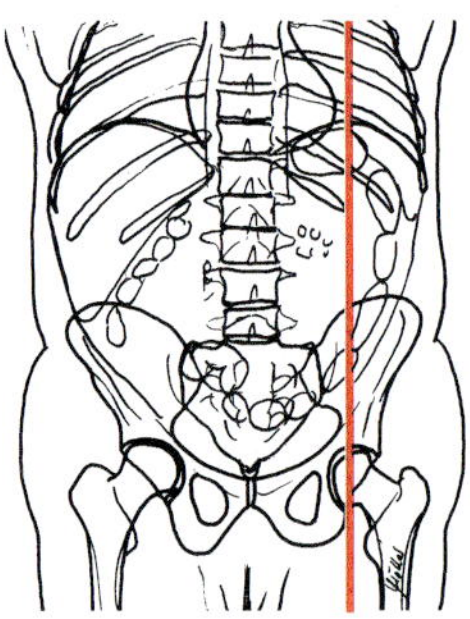

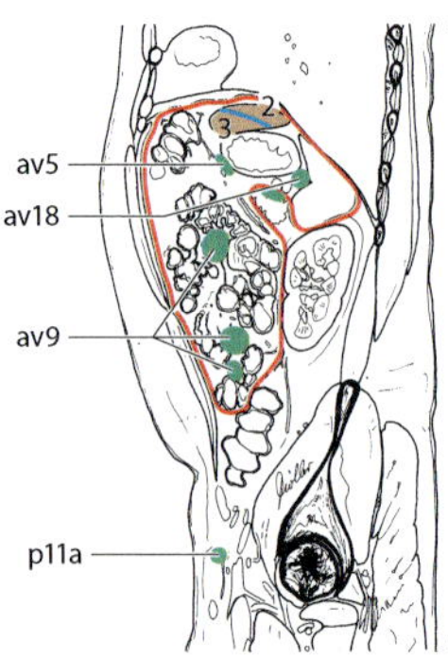

1. Heart with epicardial fat (심장과 심장바깥막 지방)
2. Rib 8 (여덟 번째 갈비뼈)
3. Diaphragm [가로막(횡격막)]
4. External, internal, and innermost intercostal muscle (바깥, 속, 맨속 갈비사이근)
5. Rib 8 (costal cartilage) [여덟 번째 갈비뼈(갈비연골)]
6. Intercostal vein, artery and nerve (갈비사이정맥, 동맥과 신경)
7. Liver (left lobe) (왼간엽)
8. Left lung (왼허파, 좌폐)
9. Transverse colon [횡행결장(가로잘록창자)]
10. Latissimus dorsi muscle (넓은등근)
11. Stomach (fundus) [위(바닥)]
12. Erector spinae muscle (lateral tract) [척주세움근(가쪽관)]
13. Pancreas (tail) [이자(꼬리)] ▶

● = Lymph node (림프절)

—— = Borders of hepatic segments (간구역의 가장자리)

—— = Peritoneum 배막(복막)

Numbers indicate the hepatic segments (see inside back cover)
숫자는 간의 구역을 표시함(책의 맨 뒷장 참조)

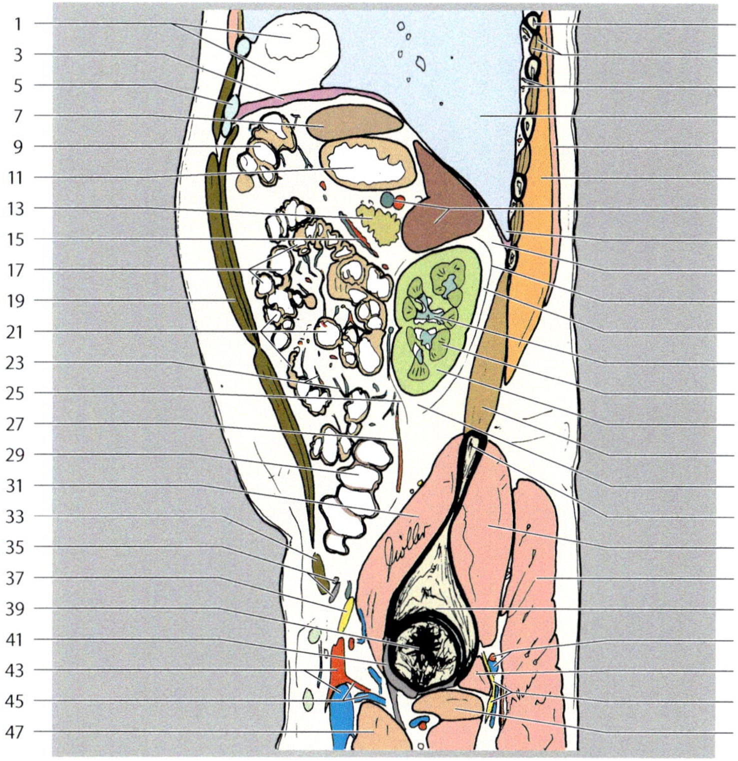

14. Spleen with splenic artery and vein (비장과 비장동맥, 정맥)
15. Middle colic artery and vein (중간잘록창자동맥과 정맥)
16. Costodiaphragmatic recess (갈비가로막오목)
17. Jejunum [빈창자(공장)]
18. Posterior pararenal space (뒤콩팥곁공간)
19. Rectus abdominis muscle [배곧은근(복직근)]
20. Posterior renal fascia (뒤콩팥근막)
21. Jejunum and ileum [빈창자(공장)과 돌창자(회장)]
22. Posterior perirenal space (뒤콩팥주위공간)
23. Jejunal and ileal arteries and veins (빈창자와 돌창자 동맥과 정맥)
24. Left kidney (renal calyx) [왼콩팥(콩팥잔)]
25. Anterior renal fascia (앞콩팥근막)
26. Left kidney (renal pyramid) [왼콩팥(콩팥피라미드)]
27. Testicular artery (고환동맥)
28. Left kidney (renal cortex) [왼콩팥(겉질)]
29. Descending colon (내림잘록창자)
30. Quadratus lumborum muscle (허리네모근)
31. Iliacus muscle (엉덩근)
32. Infrarenal retroperitoneal space (콩팥아래 복막뒤공간)
33. External oblique muscle (배바깥빗근)
34. Iliac crest (엉덩뼈능선)
35. Inguinal ligament (샅고랑인대)
36. Gluteus medius muscle (중간볼기근)
37. Femoral nerve (넙다리신경)
38. Gluteus maximus muscle (큰볼기근)
39. Femur (head) [넙다리뼈(머리)]
40. Acetabular roof (절구천장)
41. Hip joint (capsule) [엉덩관절(주머니)]
42. Inferior gluteal artery, vein and nerve (아래볼기동맥, 정맥과 신경)
43. Femoral artery and vein (넙다리동맥과 정맥)
44. Gemelli and obturator internus muslces (쌍둥이근과 내폐쇄근)
45. Lateral circumflex femoral artery and vein (가쪽넙다리휘돌이동맥과 정맥)
46. Sciatic nerve [궁둥신경(좌골신경)]
47. Pectineus muscle (치골근)
48. Obturator externus muscle (외폐쇄근)

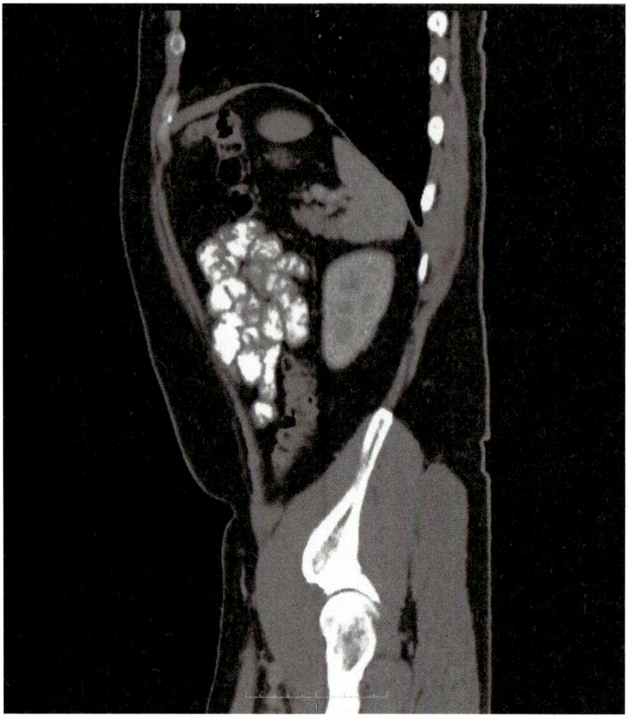

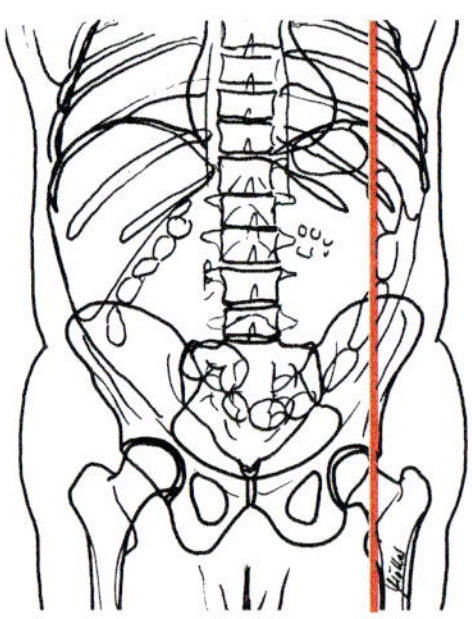

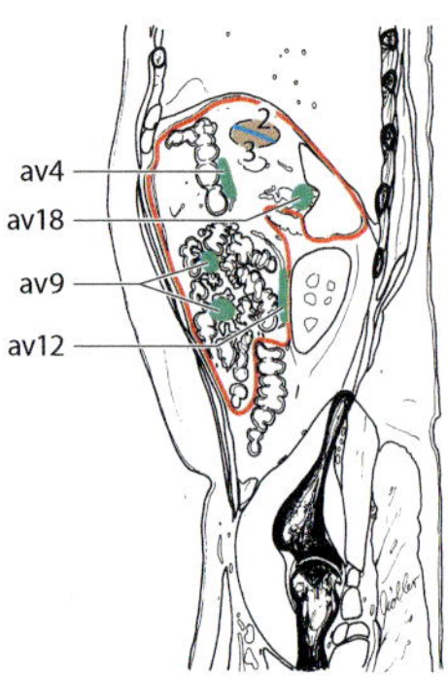

1. Left lung (왼허파, 좌폐)
2. Rib 8 (여덟 번째 갈비뼈)
3. Liver (left lobe) (왼간엽)
4. Latissimus dorsi muscle (넓은등근)
5. Diaphragm [가로막(횡격막)]
6. External, internal, and innermost intercostal muscle (바깥, 속, 맨속 갈비사이근)
7. Rib 8 (costal cartilage) [여덟 번째 갈비뼈(갈비연골)]
8. Intercostal vein, artery and nerve (갈비사이정맥, 동맥과 신경)
9. Colon (left flexure) [결장, 잘록창자(왼창자굽이)]
10. Erector spinae muscle (lateral tract) [척주세움근(가쪽관)]
11. Stomach (fundus) [위(바닥)]
12. Spleen with splenic artery and vein (비장과 비장동맥, 정맥) ▶

● = Lymph node (림프절)

—— = Borders of hepatic segments (간구역의 가장자리)

—— = Peritoneum 배막(복막)

Numbers indicate the hepatic segments (see inside back cover)
숫자는 간의 구역을 표시함(책의 맨 뒷장 참조)

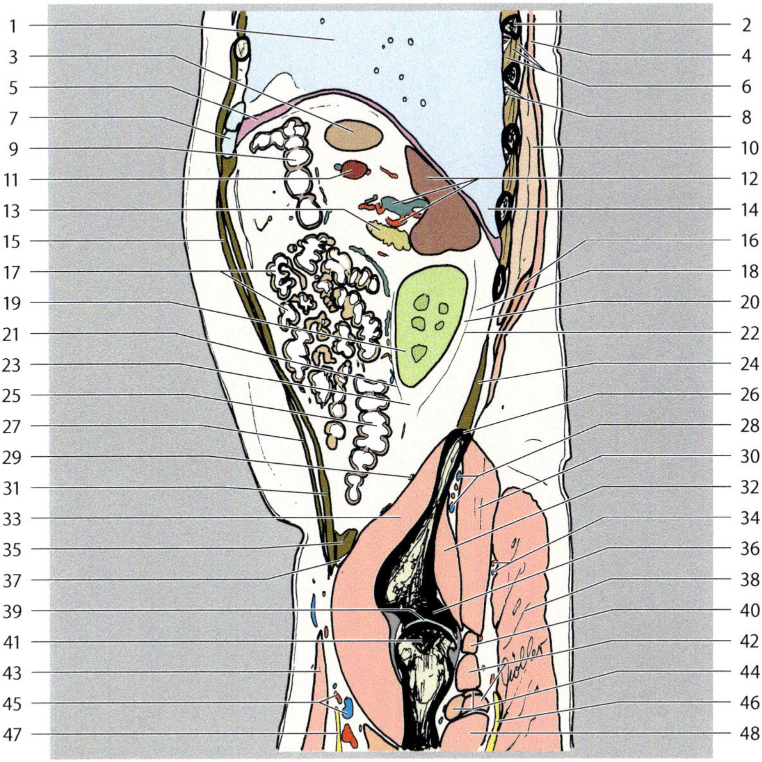

13. Pancreas (tail) [이자(꼬리)]
14. Costodiaphragmatic recess (갈비가로막오목)
15. Rectus abdominis muscle [배곧은근(복직근)]
16. Serratus posterior inferior muscle (아래뒤톱니근)
17. Jejunum [빈창자(공장)]
18. Posterior pararenal space (뒤콩팥곁공간)
19. Left kidney [왼콩팥(신장)]
20. Posterior perirenal space (뒤콩팥주위공간)
21. Anterior renal fascia (앞콩팥근막)
22. Posterior renal fascia (뒤콩팥근막)
23. Infrarenal retroperitoneal space (콩팥아래 복막뒤공간)
24. Quadratus lumborum muscle (허리네모근)
25. Descending colon (내림잘록창자)
26. Iliac crest (엉덩뼈능선)
27. External oblique aponeurosis (배바깥널힘줄)
28. Superior gluteal artery and vein (deep branch) [위볼기동맥과 정맥(깊은가지)]
29. Lateral femoral cutaneous nerve (가쪽 넙다리피부신경)
30. Gluteus medius muscle (중간볼기근)
31. Internal oblique muscle (배속빗근)
32. Gluteus minimus muscle (작은볼기근)
33. Iliacus muscle (엉덩근)
34. Superior gluteal artery, vein and nerve (위볼기동맥, 정맥과 신경)
35. Transversus abdominis muscle [가로배근(복횡근)]
36. Acetabular roof (절구천장)
37. Inguinal ligament (샅고랑인대)
38. Gluteus maximus muscle (큰볼기근)
39. Hip joint [엉덩관절(고관절)]
40. Piriformis muscle (조롱박근)
41. Femur (head) [넙다리뼈(머리)]
42. Gemellus superior and inferior muscles (위, 아래쌍둥이근)
43. Sartorius muscle (넙다리빗근)
44. Obturator externus and internus muscles (외, 내폐쇄근)
45. Lateral circumflex femoral artery and vein (가쪽넙다리휘돌이동맥과 정맥)
46. Sciatic nerve [궁둥신경(좌골신경)]
47. Femoral nerve (넙다리신경)
48. Quadratus femoris muscle (넙다리네모근)

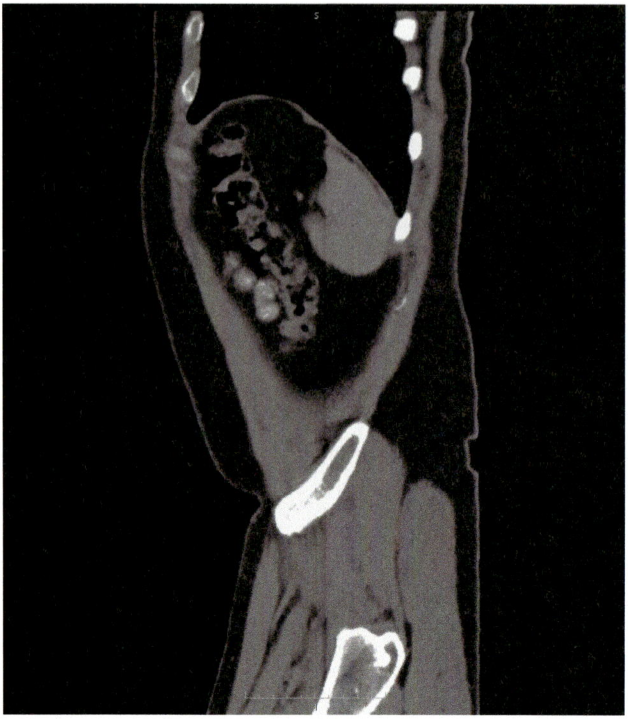

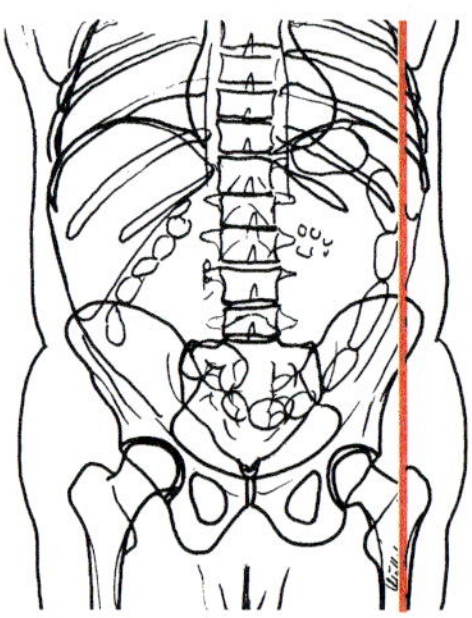

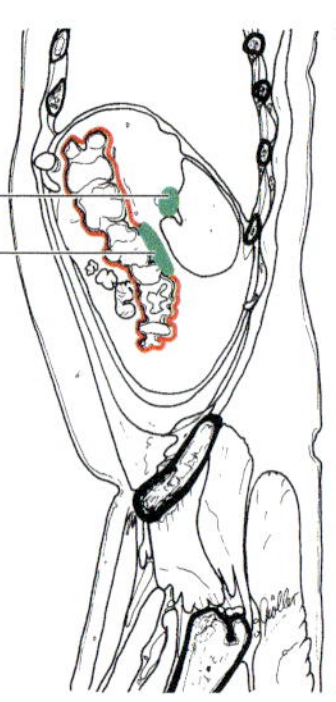

1. Rib 6 (anterior part)
   [여섯 번째 갈비뼈(앞부분)]
2. Rib 8 (posterior part)
   [여덟 번째 갈비뼈(뒷부분)]
3. Left lung (왼허파, 좌폐)
4. External intercostal muscle
   (바깥갈비사이근)
5. Diaphragm [가로막(횡격막)]
6. Innermost intercostal muscle
   (맨속갈비사이근)
7. Rib 8 (costal cartilage)
   [여덟 번째 갈비뼈(갈비연골)]
8. Intercostal vein, artery and nerve
   (갈비사이정맥, 동맥과 신경) ▶

● = Lymph node (림프절)
—— = Peritoneum 배막(복막)

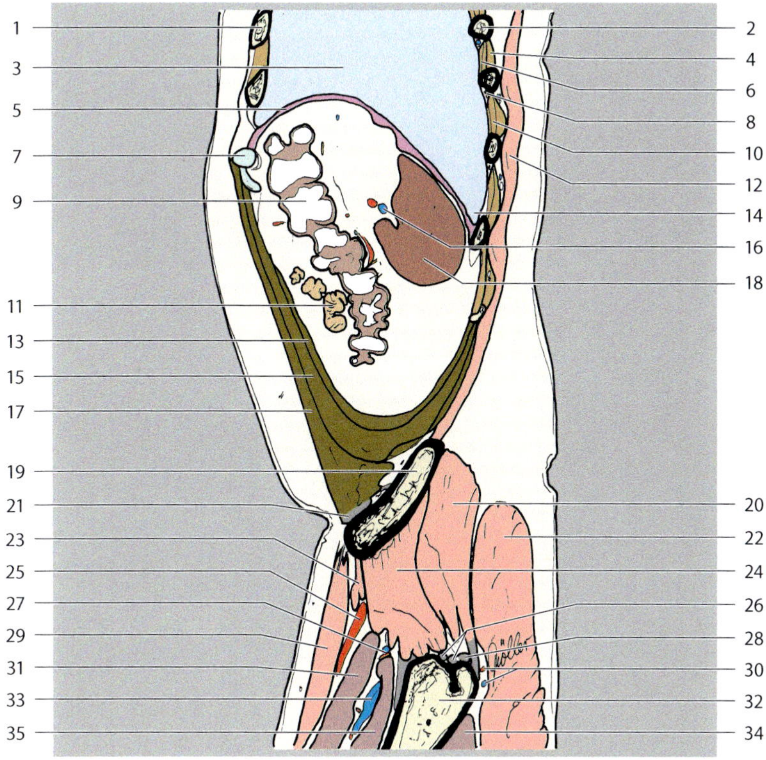

9. Descending colon (내림잘록창자)
10. Internal intercostal muscle (속갈비사이근)
11. Jejunum [빈창자(공장)]
12. Latissimus dorsi muscle (넓은등근)
13. External oblique muscle (배바깥빗근)
14. Costodiaphragmatic recess (갈비가로막오목)
15. Internal oblique muscle (배속빗근)
16. Splenic artery and vein (비장동맥과 정맥)
17. External oblique muscle (배바깥빗근)
18. Spleen (지라, 비장)
19. Ilium (엉덩뼈)
20. Gluteus medius muscle (중간볼기근)
21. Inguinal ligament (샅고랑인대)
22. Gluteus maximus muscle (큰볼기근)
23. Tensor fasciae latae muscle (넙다리근막긴장근)
24. Gluteus minimus muscle (작은볼기근)
25. Lateral circumflex femoral artery (and vein), descending branch [가쪽넙다리휘돌이동맥(정맥), 내림분지]
26. Obturator internus muscle and gemelli muscles (tendon insertion) [내폐쇄근과 쌍둥이근(인대부착부)]
27. Lateral circumflex femoral artery and vein (lateral branch) [가쪽넙다리휘돌이동맥과 정맥(가쪽분지)]
28. Piriformis muscle (조롱박근)
29. Sartorius muscle (넙다리빗근)
30. Medial circumflex femoral artery and vein (안쪽넙다리휘돌이동맥과 정맥)
31. Rectus femoris muscle (넙다리곧은근)
32. Greater trochanter (큰돌기)
33. Perforating vein (관통정맥)
34. Vastus lateralis muscle (가쪽넓은근)
35. Vastus medialis muscle (안쪽넓은근)

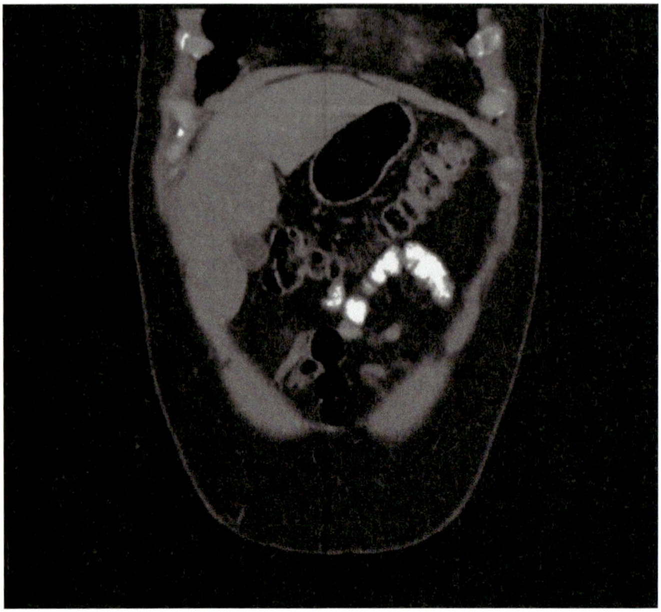

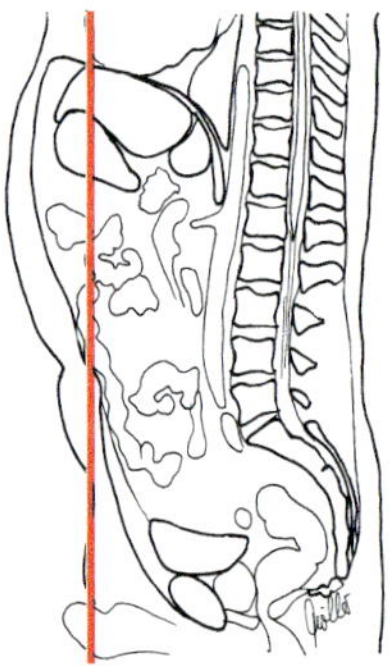

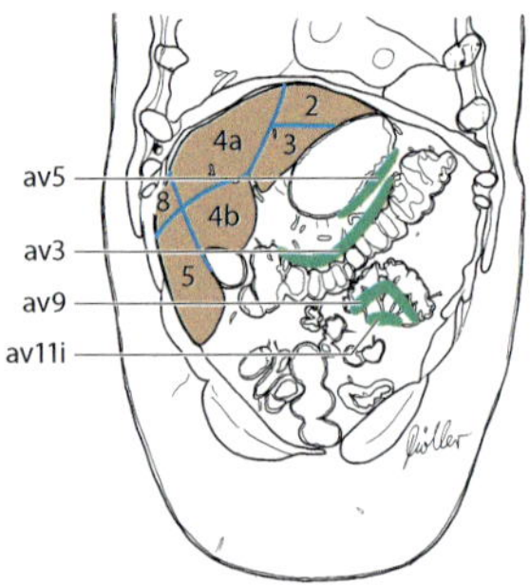

● = Lymph node (림프절)

—— = Borders of hepatic segments
(간구역의 가장자리)

Numbers indicate the hepatic segments
(see inside back cover)
숫자는 간의 구역을 표시함(책의 맨 뒷장 참조)

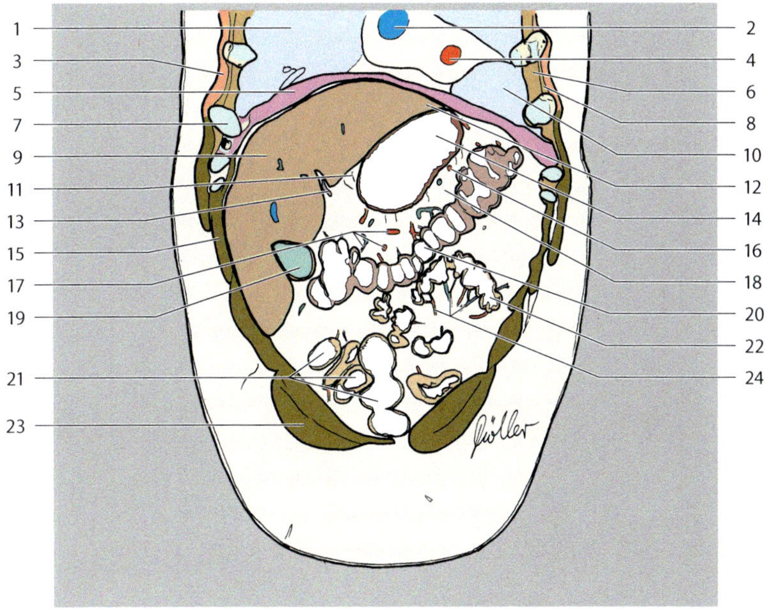

1. Right lung (오른허파, 우폐)
2. Right ventricle (오른심실, 우심실)
3. Serratus anterior muscle (앞톱니근)
4. Heart (apex) (심장끝)
5. Diaphragm [가로막(횡격막)]
6. Internal and innermost intercostal muscle (속, 맨속갈비사이근)
7. Rib 7 (costal cartilage) [일곱 번째 갈비뼈(갈비연골)]
8. External intercostal muscle (바깥갈비사이근)
9. Liver (right lobe) (오른간엽)
10. Left lung (왼허파, 좌폐)
11. Lesser omentum (작은그물막)
12. Liver (left lobe) (왼간엽)
13. Fissure for round ligament of liver (간원인대틈새)
14. Stomach (body) [위(몸통)]
15. External oblique muscle (배바깥빗근)
16. Right gastroepiploic artery (오른위대망동맥)
17. Middle colic artery (중간잘록창자동맥)
18. Greater omentum [큰그물막(대망)]
19. Gallbladder [쓸개(담낭)]
20. Transverse colon [횡행결장(가로잘록창자)]
21. Ileum [돌창자(회장)]
22. Jejunum [빈창자(공장)]
23. Rectus abdominis muscle [배곧은근(복직근)]
24. Jejunal arteries and veins (빈창자동맥과 정맥)

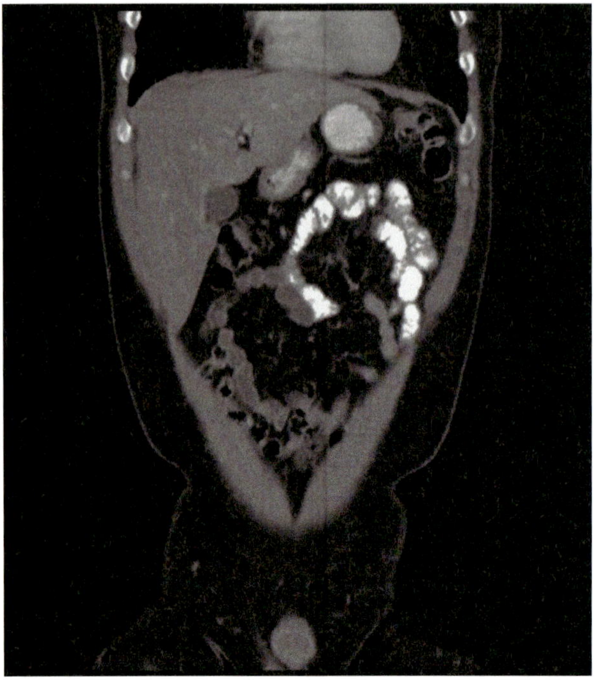

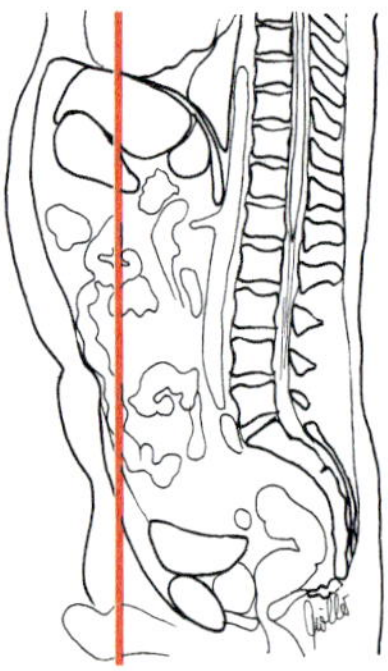

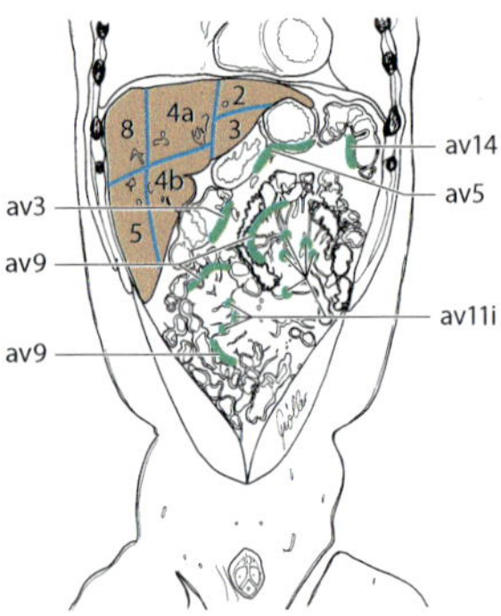

● = Lymph node (림프절)

—— = Borders of hepatic segments
(간구역의 가장자리)

Numbers indicate the hepatic segments
(see inside back cover)
숫자는 간의 구역을 표시함(책의 맨 뒷장 참조)

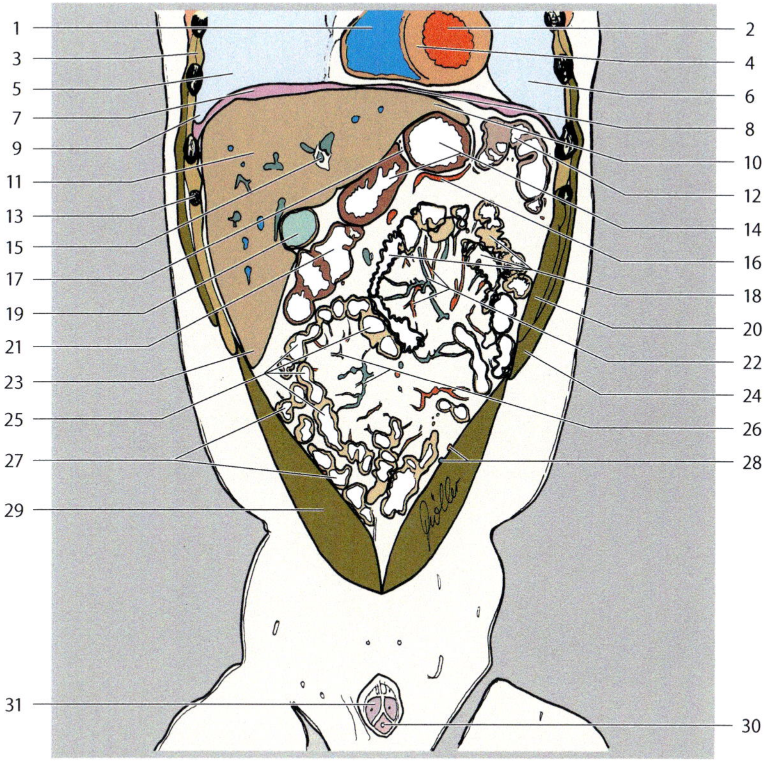

1. Right ventricle [오른심실(우심실)]
2. Left ventricle [왼심실(좌심실)]
3. External and internal intercostal muscle (바깥과 속갈비사이근)
4. Interventricular septum (심실사이막)
5. Right lung (오른허파, 우폐)
6. Left lung (왼허파, 좌폐)
7. Diaphragm [가로막(횡격막)]
8. Diaphragm (central tendon) [가로막(중심힘줄)]
9. Costodiaphragmatic recess (갈비가로막오목)
10. Liver (left lobe) (왼간엽)
11. Liver (right lobe) (오른간엽)
12. Colon (left flexure) [결장, 잘록창자(왼창자굽이)]
13. Rib 9 (아홉 번째 갈비뼈)
14. Stomach (body) [위(몸통)]
15. Left portal vein (branch) [왼문맥(가지)]
16. Right gastroepiploic artery (오른위대망동맥)
17. Omental bursa (그물막주머니)
18. Jejunum [빈창자(공장)]
19. Gallbladder [쓸개(담낭)]
20. Internal oblique muscle (배속빗근)
21. Transverse colon [횡행결장(가로잘록창자)]
22. Jejunal arteries (and veins) [빈창자동맥과 정맥)]
23. Liver (inferior tip) [간(아래끝)]
24. External oblique muscle (배바깥빗근)
25. Ileum [돌창자(회장)]
26. Ileal veins (and arteries) [돌창자 정맥과 동맥)]
27. Ascending colon (오름잘록창자)
28. Inferior epigastric artery and vein (아래배벽동맥과 정맥)
29. Rectus abdominis muscle [배곧은근(복직근)]
30. Corpus spongiosum (요도해면체)
31. Corpus cavernosum (해면체)

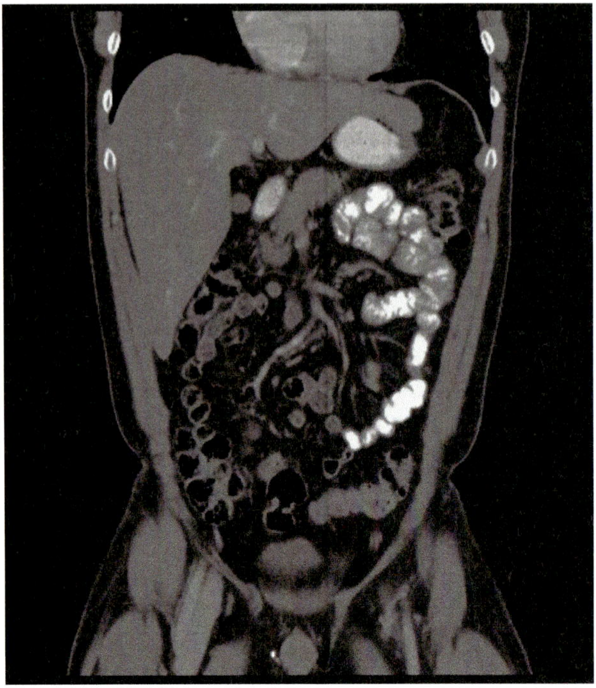

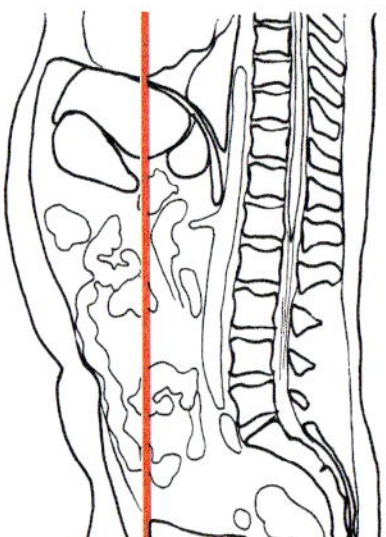

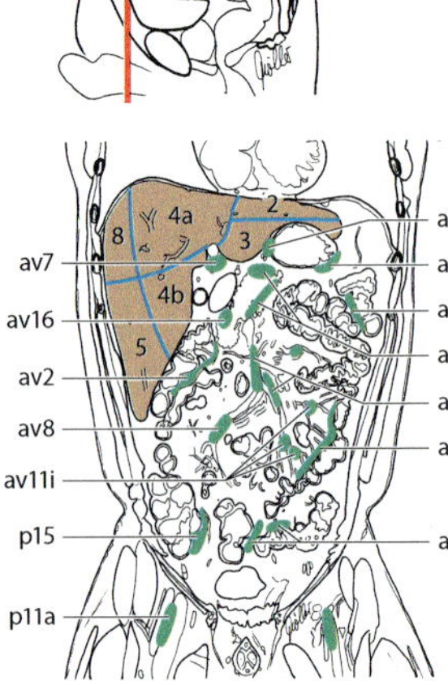

1. Right ventricle [오른심실(우심실)]
2. Left ventricle [왼심실(좌심실)]
3. Rib 7 (일곱 번째 갈비뼈)
4. Serratus anterior muscle (앞톱니근)
5. Diaphragm [가로막(횡격막)]
6. Left lung (왼허파, 좌폐)
7. Costodiaphragmatic recess (갈비가로막오목)
8. External and internal intercostal muscle (바깥과 속갈비사이근)
9. Liver (right lobe) (오른간엽)
10. Diaphragm (central tendon) [가로막(중심힘줄)]
11. Left portal vein (왼문맥)
12. Liver (left lobe) (왼간엽)
13. Stomach (antrum) [위(방)]
14. Stomach (body) [위(몸통)]
15. Gallbladder [쓸개(담낭)] ▶

● = Lymph node (림프절)

—— = Borders of hepatic segments (간구역의 가장자리)

Numbers indicate the hepatic segments (see inside back cover)
숫자는 간의 구역을 표시함(책의 맨 뒷장 참조)

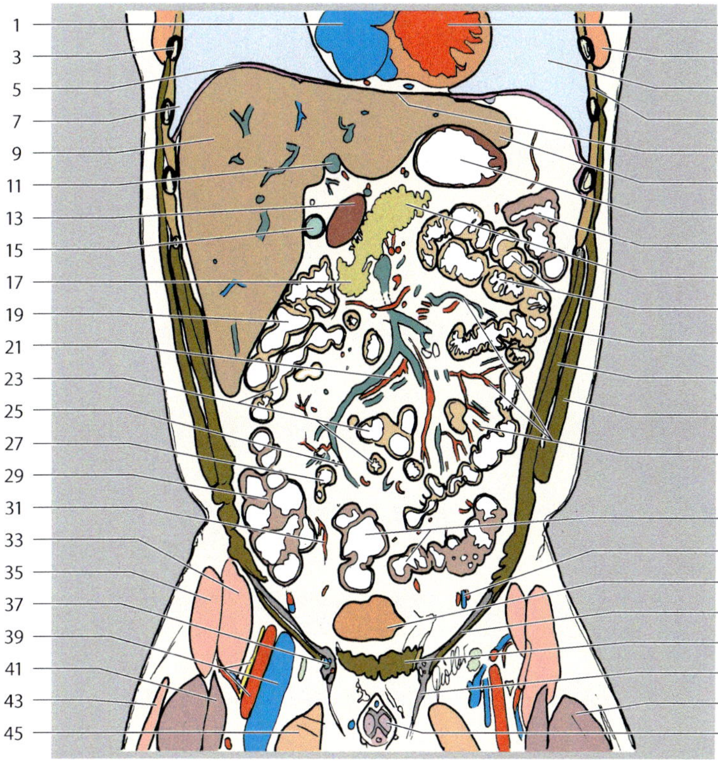

16. Colon (left flexure) [결장, 잘록창자(왼창자굽이)]
17. Pancreas (head) [이자(머리)]
18. Pancreas (body) [이자(몸통)]
19. Ascending colon (오름잘록창자)
20. Jejunum [빈창자(공장)]
21. Ileocolic artery (돌−잘록창자 동맥)
22. Transversus abdominis muscle [가로배근(복횡근)]
23. Ileum [돌창자(회장)]
24. Internal oblique muscle (배속빗근)
25. Ileal arteries (and veins) [돌창자 동맥과 정맥)]
26. External oblique muscle (배바깥빗근)
27. Terminal ileum [돌창자(회장)말단부]
28. Jejunal and ileal arteries and veins (빈창자와 돌창자 동맥과 정맥)
29. Caecum [막창자(맹장)]
30. Sigmoid colon [구불잘록창자(구불창자)]
31. Appendicular artery (막창자꼬리동맥)
32. Inferior epigastric artery and vein (아래배벽동맥과 정맥)
33. Iliopsoas muscle (엉덩허리근)
34. Urinary bladder (방광)
35. Sartorius muscle (넙다리빗근)
36. Inguinal ligament (샅고랑인대)
37. External inguinal ring with spermatic cord (바깥샅굴구멍과 정삭)
38. Rectus abdominis muscle [배곧은근(복직근)]
39. Femoral artery, vein and nerve (넙다리동맥, 정맥과 신경)
40. Spermatic cord (정삭)
41. Rectus femoris muscle (넙다리곧은근)
42. Vastus lateralis muscle (가쪽넓은근)
43. Tensor fasciae latae muscle (넙다리근막긴장근)
44. Corpus cavernosum (해면체)
45. Adductor longus muscle (긴모음근)

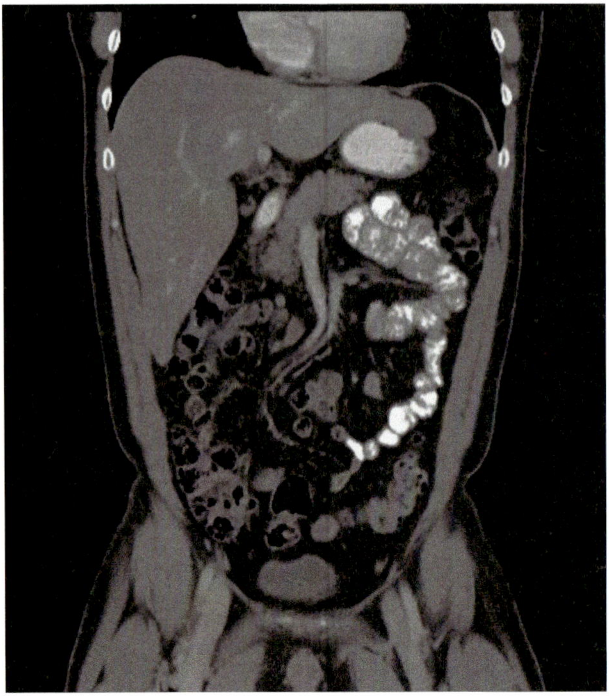

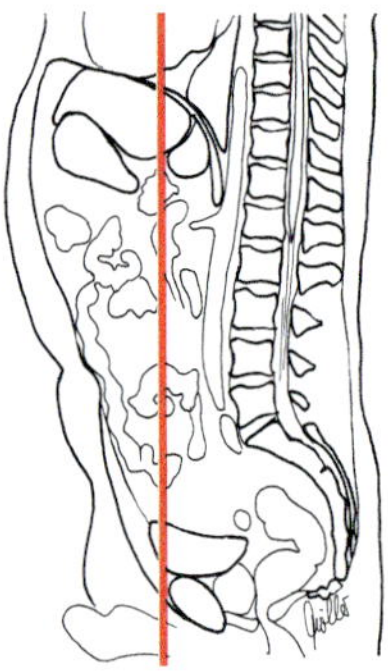

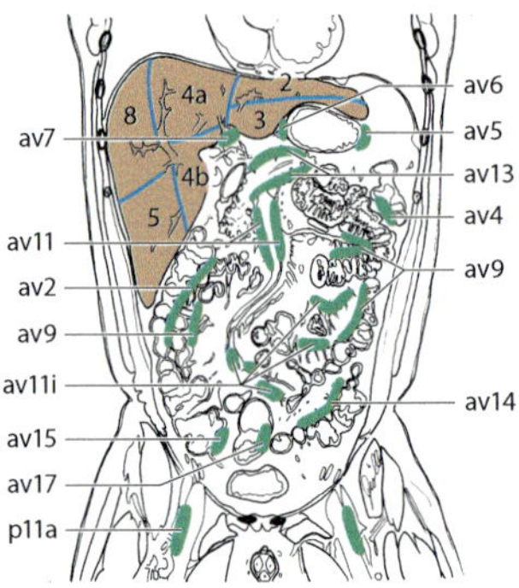

1. Right lung (오른허파, 우폐)
2. Serratus anterior muscle (앞톱니근)
3. Diaphragm [가로막(횡격막)]
4. Left ventricle [왼심실(좌심실)]
5. Diaphragm (central tendon) [가로막(중심힘줄)]
6. Costomediastinal recess (갈비세로칸오목)
7. Liver (right lobe) (오른간엽)
8. Liver (left lobe) (왼간엽)
9. Left portal vein (왼문맥)
10. Costodiaphragmatic recess (갈비가로막오목)
11. Gallbladder [쓸개(담낭)]
12. Stomach (body) [위(몸통)]
13. Stomach (pylorus) [위(날문)]
14. Pancreas (body) [이자(몸통)]
15. Stomach (antrum) [위(방)] ▶

● = Lymph node (림프절)

—— = Borders of hepatic segments (간구역의 가장자리)

Numbers indicate the hepatic segments (see inside back cover)
숫자는 간의 구역을 표시함(책의 맨 뒷장 참조)

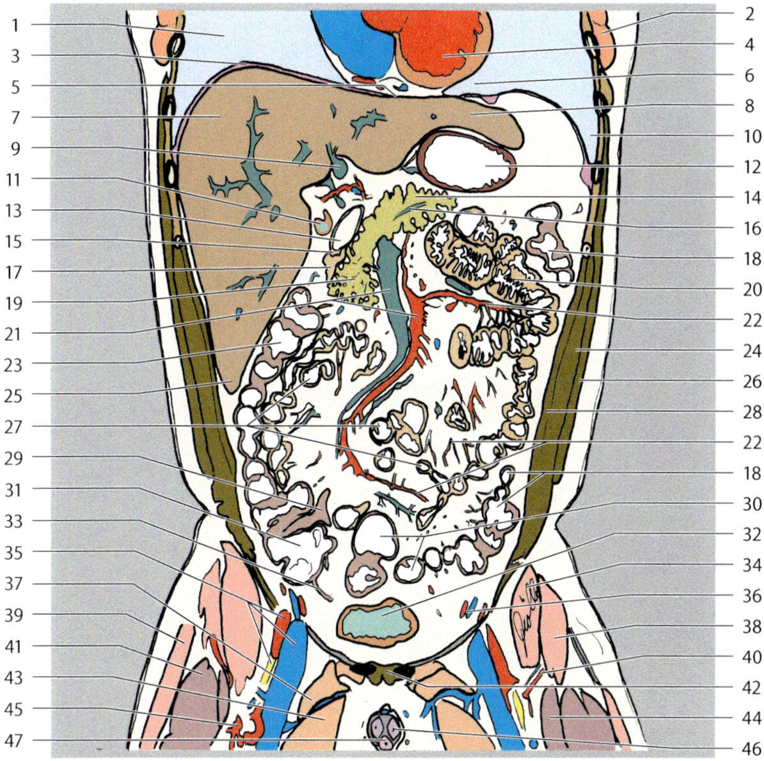

16. Pancreatic duct [이자관(췌장관)]
17. Duodenum (bulb) (샘창자팽대)
18. Descending colon (내림잘록창자)
19. Pancreas (head) [이자(머리)]
20. Jejunum [빈창자(공장)]
21. Superior mesenteric artery and vein (위창자간막동맥과 정맥)
22. Jejunal and ileal arteries and veins (빈창자와 돌창자 동맥과 정맥)
23. Ascending colon (오름잘록창자)
24. Internal oblique muscle (배속빗근)
25. Liver (inferior tip) [간(아래끝)]
26. External oblique muscle (배바깥빗근)
27. Ileum [돌창자(회장)]
28. Transversus abdominis muscle [가로배근(복횡근)]
29. Terminal ileum [돌창자(회장) 말단부]
30. Sigmoid colon [구불잘록창자(구불창자)]
31. Caecum [막창자(맹장)]
32. Urinary bladder (방광)
33. Appendix [막창자꼬리(충수)]
34. Iliopsoas muscle (엉덩허리근)
35. Femoral artery, vein and nerve (넙다리동맥, 정맥과 신경)
36. Inferior epigastric artery and vein (아래배벽동맥과 정맥)
37. Pectineus muscle (치골근)
38. Sartorius muscle (넙다리빗근)
39. Tensor fasciae latae muscle (넙다리근막긴장근)
40. Lateral circumflex femoral artery and vein (가쪽넙다리휘돌이동맥과 정맥)
41. Vastus lateralis muscle (가쪽넓은근)
42. Pubis and pubic symphysis [두덩뼈(치골)] 및 두덩결합(치골결합)
43. Adductor longus muscle (긴모음근)
44. Rectus femoris muscle (넙다리곧은근)
45. Deep artery of thigh (profunda femoris artery) (깊은넙다리동맥)
46. Corpus cavernosum (음경해면체)
47. Corpus spongiosum (요도해면체)

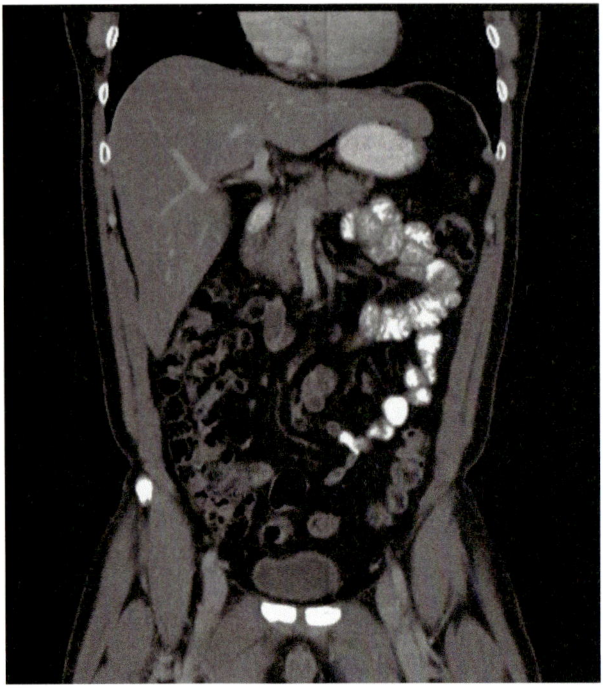

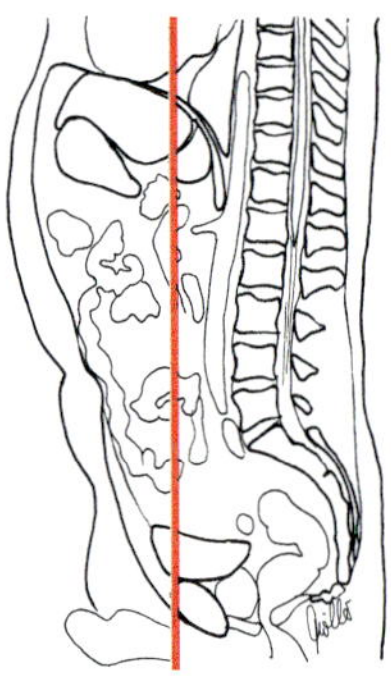

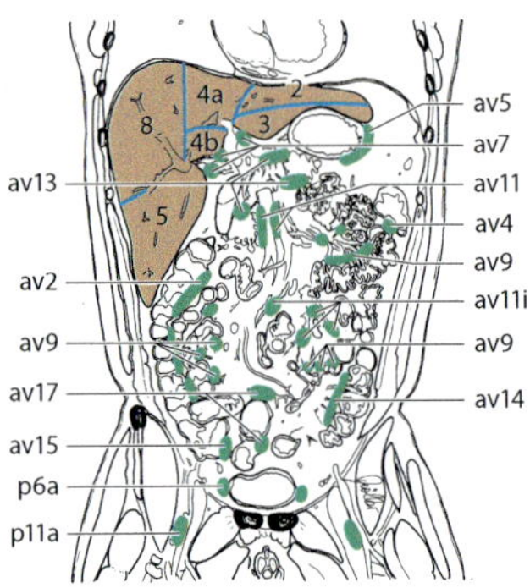

1. Heart (right ventricle) [심장(오른심실)]
2. Serratus anterior muscle (앞톱니근)
3. Right lung (오른허파, 우폐)
4. Left ventricle and central tendon of diaphragm (왼심실과 가로막 중심힘줄)
5. Liver (right lobe) (오른간엽)
6. Costomediastinal recess (갈비세로칸오목)
7. Portal vein (문맥)
8. Diaphragm [가로막(횡격막)]
9. Hepatic artery proper (고유간동맥)
10. Costodiaphragmatic recess (갈비가로막오목)
11. Left portal vein (왼문맥)
12. Stomach (body) [위(몸통)]
13. Common bile duct [온쓸개관(담관)]
14. Spleen (지라, 비장)
15. Stomach (pylorus) [위(날문)]
16. Body of pancreas and pancreatic duct (이자몸통과 이자관) ▶

● = Lymph node (림프절)
—— = Borders of hepatic segments (간구역의 가장자리)
Numbers indicate the hepatic segments (see inside back cover)
숫자는 간의 구역을 표시함(책의 맨 뒷장 참조)

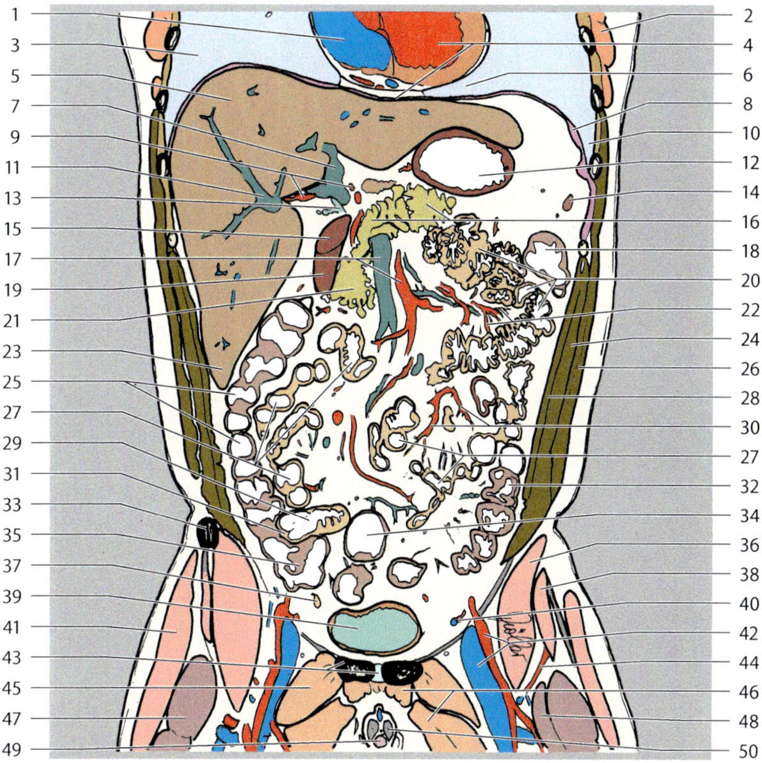

17. Superior mesenteric artery and vein (위창자간막동맥과 정맥)
18. Descending colon (내림잘록창자)
19. Duodenum (bulb) (샘창자팽대)
20. Jejunum [빈창자(공장)]
21. Pancreas (head) [이자(머리)]
22. Jejunal arteries (arcade) [빈창자동맥(연속활)]
23. Liver (inferior tip) [간(아래끝)]
24. Internal oblique muscle (배속빗근)
25. Ascending colon (오름잘록창자)
26. External oblique muscle (배바깥빗근)
27. Ileum [돌창자(회장)]
28. Transversus abdominis muscle [가로배근(복횡근)]
29. Terminal ileum [돌창자(회장) 말단부]
30. Ileal arteries (arcade) [돌창자 동맥(연속활)]
31. Ileocaecal valve (돌막창자판막)
32. Descending colon (내림잘록창자)
33. Anterior superior iliac spine (위앞엉덩뼈가시)
34. Sigmoid colon [구불잘록창자(구불창자)]
35. Caecum [막창자(맹장)]
36. Iliopsoas muscle (엉덩허리근)
37. Appendix [막창자꼬리(충수)]
38. Sartorius muscle (넙다리빗근)
39. Urinary bladder (방광)
40. Inferior epigastric artery and vein (아래배벽동맥과 정맥)
41. Tensor fasciae latae muscle (넙다리근막긴장근)
42. Femoral artery and vein (넙다리동맥과 정맥)
43. Pubis and pubic symphysis [두덩뼈(치골)] 및 두덩결합(치골결합)
44. Lateral circumflex femoral artery and vein (가쪽넙다리휘돌이동맥과 정맥)
45. Pectineus muscle (치골근)
46. Adductor longus muscle (긴모음근)
47. Vastus lateralis muscle (가쪽넓은근)
48. Rectus femoris muscle (넙다리곧은근)
49. Corpus spongiosum (요도해면체)
50. Corpus cavernosum (해면체)

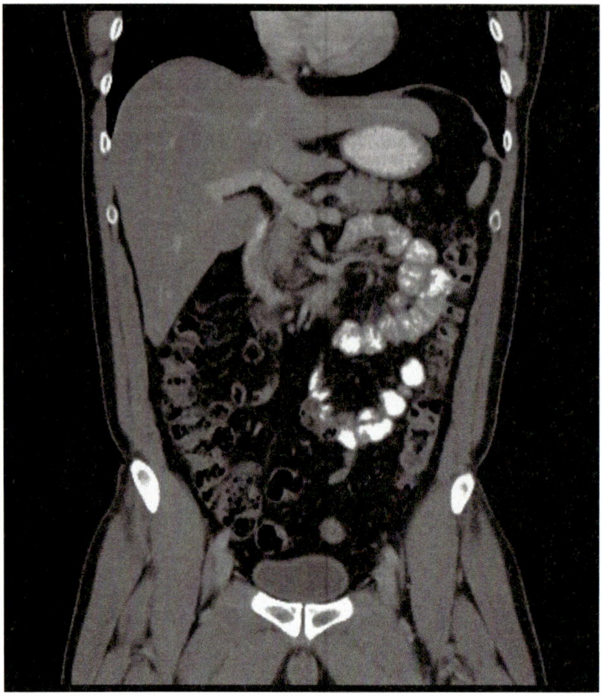

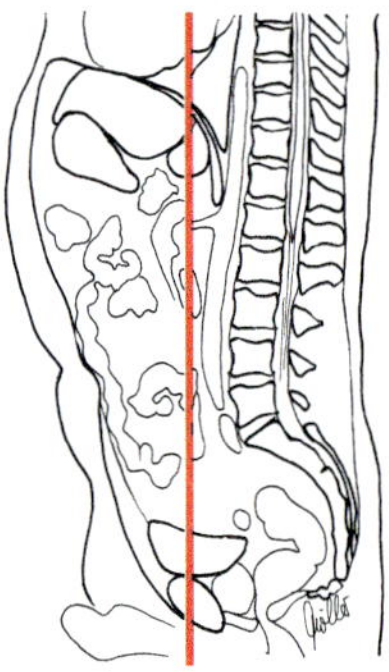

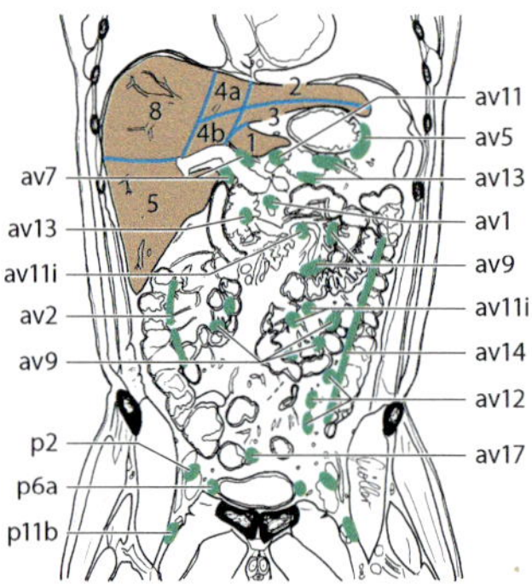

1. Serratus anterior muscle (앞톱니근)
2. Heart (left ventricle) [심장(왼심실)]
3. Diaphragm [가로막(횡격막)]
4. Latissimus dorsi muscle (넓은등근)
5. Diaphragm (central tendon) [가로막(중심힘줄)]
6. Left lung (왼허파, 좌폐)
7. Costodiaphragmatic recess (갈비가로막오목)
8. Costomediastinal recess (갈비세로칸오목)
9. Liver (right lobe) (오른간엽)
10. Liver (left lobe) (왼간엽)
11. Coeliac trunk (복강동맥)
12. Stomach (body) [위(몸통)]
13. Right pulmonary vein (오른허파, 우폐정맥)
14. Spleen (지라, 비장)
15. Portal vein (문맥)
16. Pancreas (body) [이자(몸통)] ▶

● = Lymph node (림프절)

—— = Borders of hepatic segments (간구역의 가장자리)

Numbers indicate the hepatic segments (see inside back cover)
숫자는 간의 구역을 표시함(책의 맨 뒷장 참조)

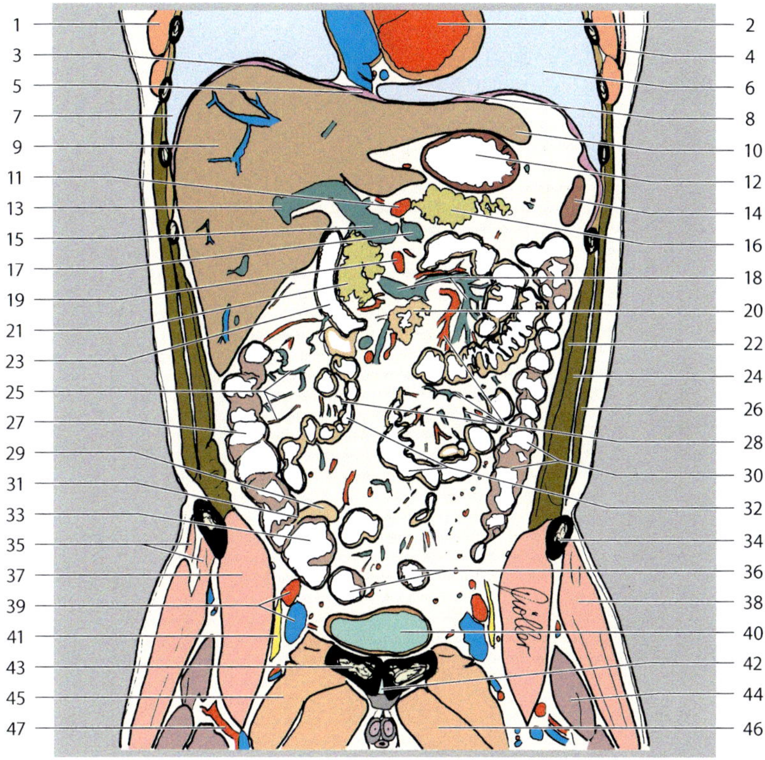

17. Splenic vein (지라정맥)
18. Jejunal veins (빈창자 정맥)
19. Superior mesenteric artery and vein (위창자간막동맥과 정맥)
20. Duodenum (horizontal part) [샘창자(수평부분)]
21. Pancreas (head) [이자(머리)]
22. Transversus abdominis muscle [가로배근(복횡근)]
23. Duodenum (descending part and "C" loop) [샘창자(내림부분, C형 고리)]
24. Internal oblique muscle (배속빗근)
25. Right colic artery and vein (오른잘록창자동맥과 정맥)
26. External oblique muscle (배바깥빗근)
27. Ascending colon (오름잘록창자)
28. Jejunal and ileal arteries and veins (빈창자와 돌창자 동맥과 정맥)
29. Terminal ileum [돌창자(회장)] 말단부)
30. Descending colon (내림잘록창자)
31. Ileocecal valve (돌막창자판막)
32. Ileum [돌창자(회장)]
33. Caecum [막창자(맹장)]
34. Anterior superior iliac spine (위앞엉덩뼈가시)
35. Gluteus medius muscle (중간볼기근)
36. Sigmoid colon [구불잘록창자(구불창자)]
37. Iliopsoas muscle (엉덩허리근)
38. Tensor fasciae latae muscle (넙다리근막긴장근)
39. External iliac artery and vein (바깥엉덩동맥과 정맥)
40. Urinary bladder (방광)
41. Femoral nerve (넙다리신경)
42. Pubic symphysis [두덩결합(치골결합)]
43. Pubis [두덩뼈(치골)]
44. Vastus lateralis muscle (가쪽넓은근)
45. Pectineus muscle (치골근)
46. Adductor longus muscle (긴모음근)
47. Deep artery of thigh (profunda femoris artery) (깊은넙다리동맥)

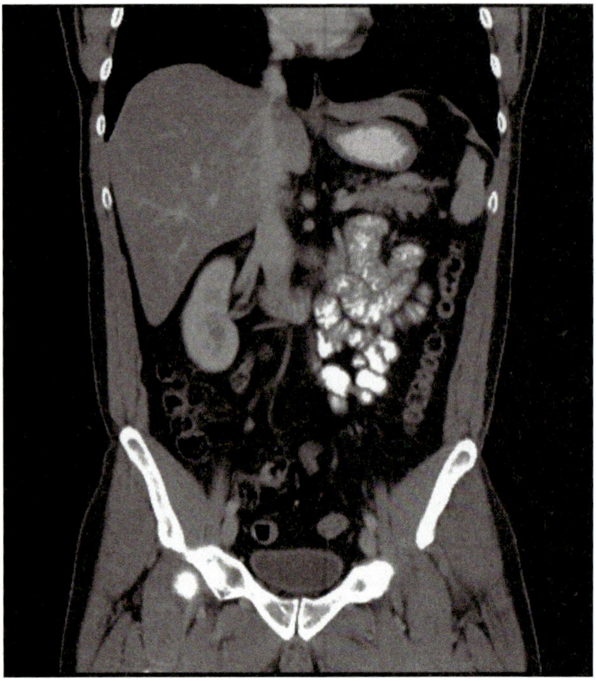

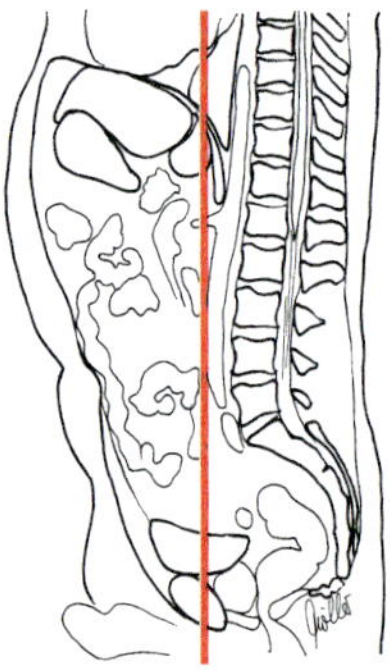

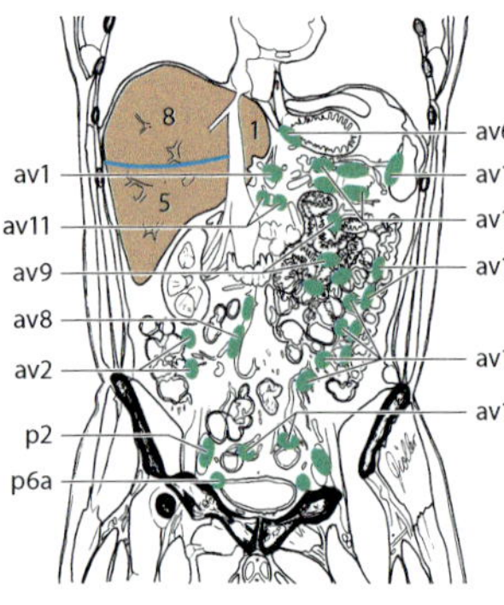

1. Right lung (오른허파, 우폐)
2. Serratus anterior muscle (앞톱니근)
3. Diaphragm [가로막(횡격막)]
4. Costomediastinal recess (갈비세로칸오목)
5. Right atrium (오른심방, 우심방)
6. Oesophagus (식도)
7. Costodiaphragmatic recess (갈비가로막오목)
8. Liver (left lobe) (왼간엽)
9. Diaphragm (lumbar part) [가로막(허리부분)]
10. Gastroesophageal junction (위식도경계)
11. Liver (caudate lobe) [간(꼬리엽)]
12. Stomach (cardia) [위(들문)]
13. Liver (right lobe) (오른간엽)
14. Splenic artery and vein (비장동맥과 정맥)
15. Coeliac trunk (복강동맥)
16. Spleen (지라, 비장)
17. Superior mesenteric artery and vein (위창자간막동맥과 정맥)
18. Pancreas (tail) [이자(꼬리)]

▶

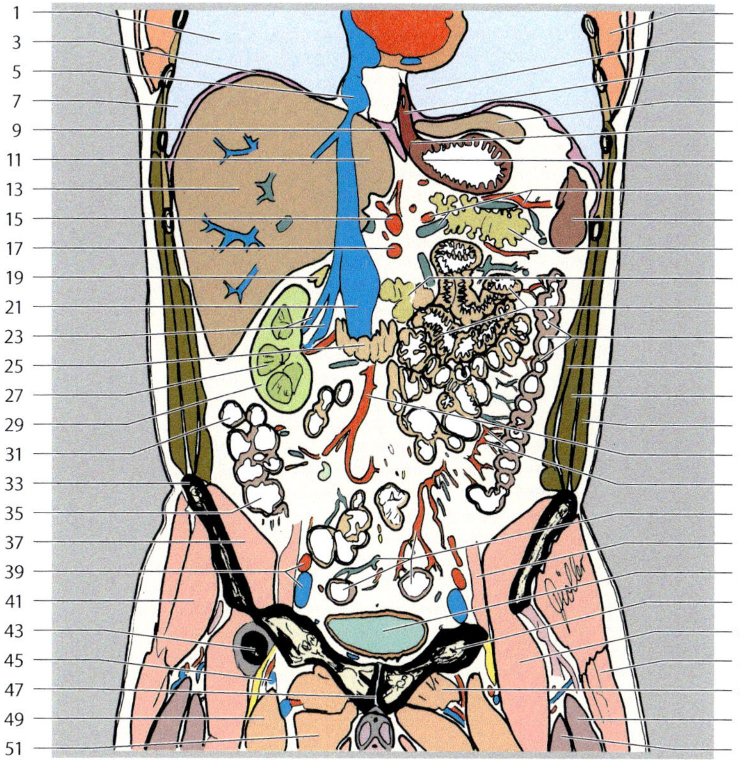

19. Right suprarenal gland (오른콩팥위샘)
20. Pancreas (uncinate process) [이자(갈고리돌기)]
21. Inferior vena cava [아래대정맥(하대정맥)]
22. Jejunum [빈창자(공장)]
23. Left renal vein (왼콩팥정맥)
24. Descending colon (내림잘록창자)
25. Duodenum (horizontal part) [샘창자(수평부분)]
26. Transversus abdominis muscle [가로배근(복횡근)]
27. Right kidney (renal calyx) [오른콩팥(콩팥잔)]
28. Internal oblique muscle (배속빗근)
29. Right kidney (renal cortrex) [오른콩팥(겉질)]
30. External oblique muscle (배바깥빗근)
31. Ascending colon (오름잘록창자)
32. Ileocolic artery (돌-잘록창자 동맥)
33. Anterior superior iliac spine (위앞엉덩뼈가시)
34. Left colic artery and vein (왼잘록창자동맥과 정맥)
35. Caecum [막창자(맹장)]
36. Sigmoid colon with sigmoid arteries and veins (구불잘록창자와 동맥과 정맥)
37. Iliacus muscle (엉덩근)
38. Psoas muscle (허리근)
39. External iliac artery and vein (바깥엉덩동맥과 정맥)
40. Urinary bladder (방광)
41. Gluteus medius muscle (중간볼기근)
42. Pubis (superior ramus) [두덩뼈(위가지)]
43. Femur (head) [넙다리뼈(머리)]
44. Iliopsoas muscle (엉덩허리근)
45. Medial circumflex femoral artery and vein (안쪽넙다리휘돌이동맥과 정맥)
46. Tensor fasciae latae muscle (넙다리근막긴장근)
47. Pubic symphysis [두덩결합(치골결합)]
48. Obturator externus muscle (외폐쇄근)
49. Pectineus muscle (치골근)
50. Vastus lateralis muscle (가쪽넓은근)
51. Adductor brevis muscle (짧은모음근)
52. Vastus intermedius muscle (중간넓은근)

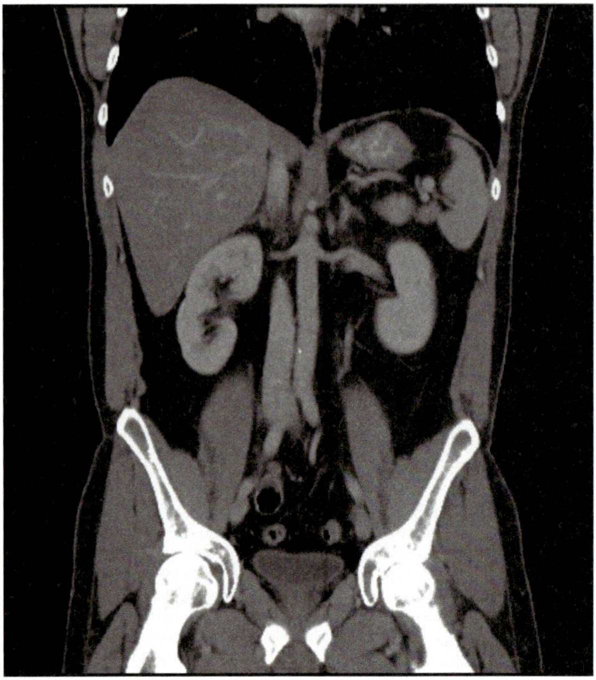

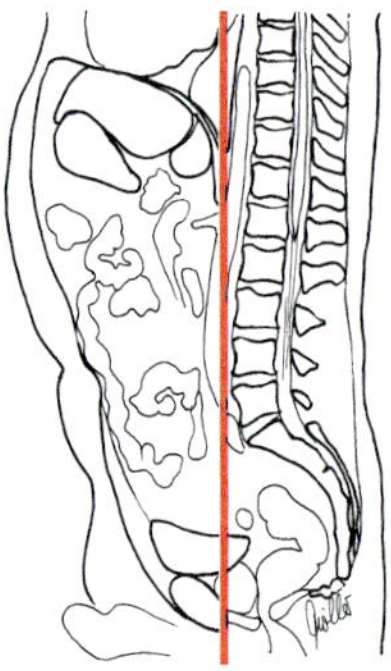

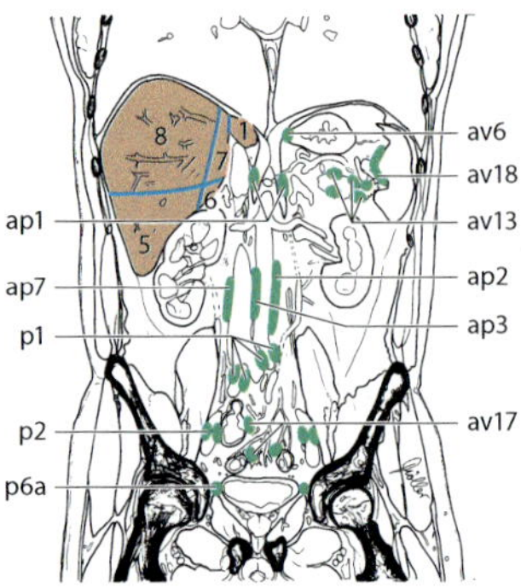

1. Serratus anterior muscle (앞톱니근)
2. Oesophagus (식도)
3. Latissimus dorsi muscle (넓은등근)
4. Left lung (왼허파, 좌폐)
5. Diaphragm [가로막(횡격막)]
6. Stomach (fundus) [위(바닥)]
7. Costodiaphragmatic recess (갈비가로막오목)
8. Spleen with splenic artery and vein (비장과 비장동맥, 정맥)
9. Liver (right lobe) (오른간엽)
10. Left suprarenal gland (왼콩팥위샘)
11. Diaphragm (lumbar part) [가로막(허리부분)]
12. Pancreas (tail) [이자(꼬리)]
13. Inferior vena cava [아래대정맥(하대정맥)]
14. Left renal vein and artery (왼 콩팥정맥, 동맥)
15. Coeliac trunk (복강동맥)
16. Left kidney (renal cortex) [왼콩팥(겉질)]
17. Right kidney, superior pole, and right renal artery [오른콩팥(맨위부분)과 동맥]
18. Abdominal aorta and inferior vena cava (복부대동맥과 아래대정맥) ▶

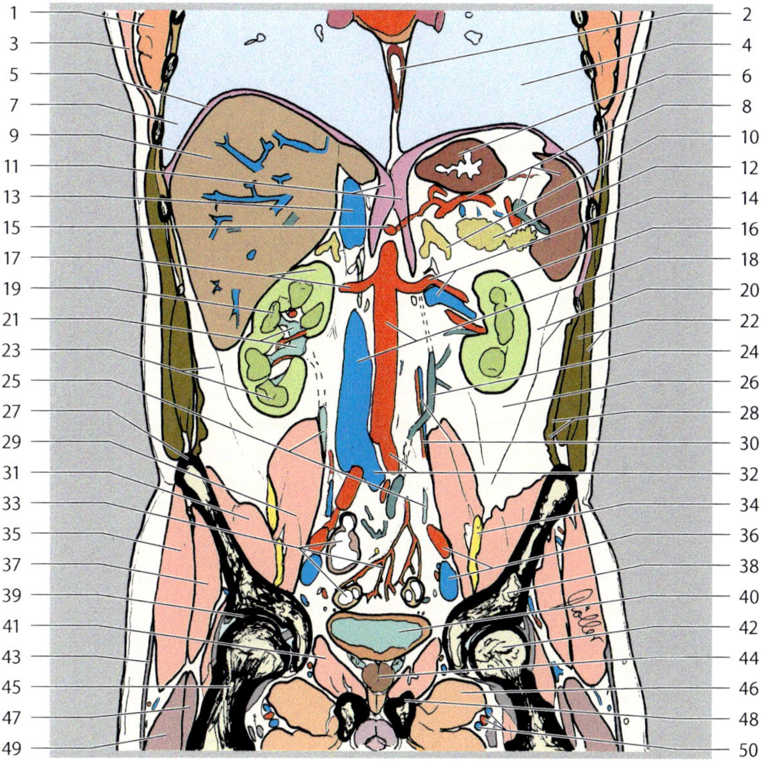

19. Right kidney (renal calyx)
[오른콩팥(콩팥잔)]
20. Renal fascia and lateral perirenal space (fat capsule)
[콩팥근막과 가쪽콩팥주위공간(지방주머니)]
21. Renal pelvis (콩팥깔때기)
22. Internal and external oblique muscle
(배속 및 배바깥빗근)
23. Kidney, superior pole, and lateral perirenal space
[콩팥(맨 윗부분)과 가쪽콩팥주위공간]
24. Inferior mesenteric vein
(아래창자간막정맥)
25. Ureter (요관)
26. Infrarenal space (콩팥아래 공간)
27. Anterior superior iliac spine
(위앞엉덩뼈가시)
28. Transversus abdominis muscle
[가로배근(복횡근)]
29. Psoas muscle (허리근)
30. Testicular artery and vein (left)
[고환동맥과 정맥(왼쪽)]
31. Iliacus muscle (엉덩근)
32. Common iliac artery and vein (left)
[온엉덩동맥과 정맥(왼쪽)]
33. Sigmoid colon and sigmoid arteries (and veins) [구불잘록창자와 동맥(및 정맥)]
34. Femoral nerve (넙다리신경)
35. Gluteus medius muscle (중간볼기근)
36. External iliac artery and vein (left)
[바깥엉덩동맥과 정맥(왼쪽)]
37. Gluteus minimus muscle (작은볼기근)
38. Acetabular roof (절구천장)
39. Hip joint [엉덩관절(고관절)]
40. Urinary bladder (방광)
41. Obturator internus muscle (내폐쇄근)
42. Femur (head) [넙다리뼈(머리)]
43. Iliotibial tract (엉덩정강근막띠)
44. Prostate (전립샘)
45. Femur (neck) [넙다리뼈(목)]
46. Obturator externus muscle (외폐쇄근)
47. Vastus intermedius muscle (중간넓은근)
48. Pubis (ramus) [두덩뼈(가지)]
49. Vastus lateralis muscle (가쪽넓은근)
50. Medial circumflex femoral artery and vein (안쪽넙다리휘돌이동맥과 정맥)

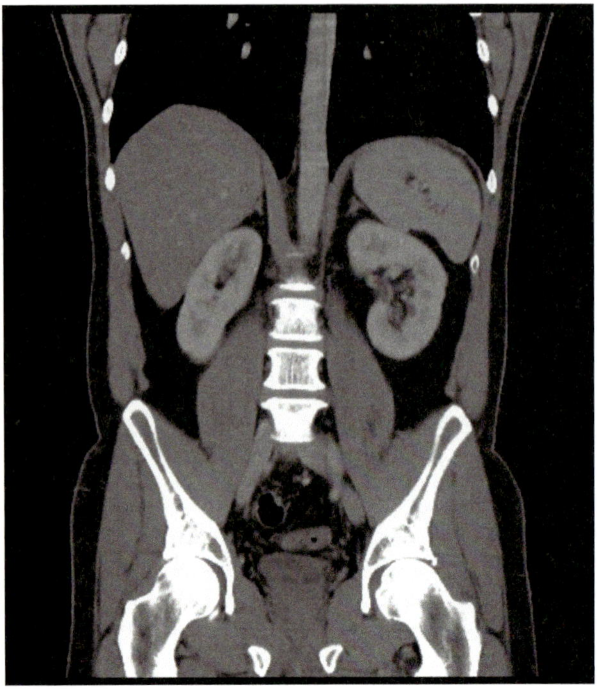

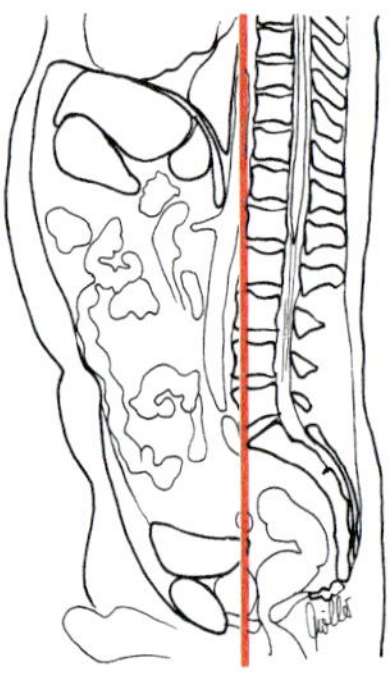

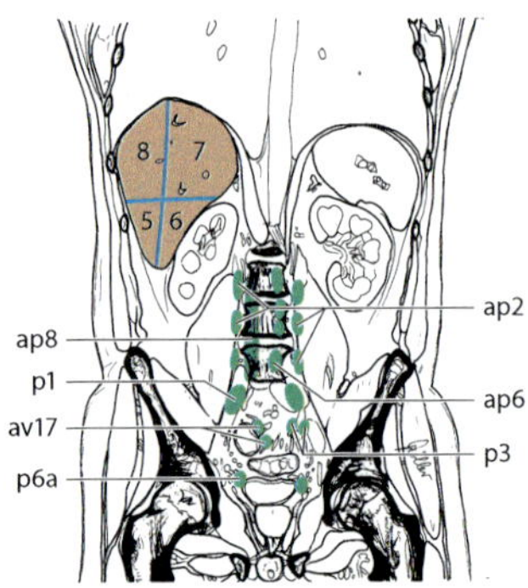

1. Latissimus dorsi muscle (넓은등근)
2. Left lung (왼허파, 좌폐)
3. Serratus anterior muscle (앞톱니근)
4. Thoracic aorta (가슴대동맥)
5. Right lung (오른허파, 우폐)
6. Diaphragm [가로막(횡격막)]
7. Costodiaphragmatic recess (갈비가로막오목)
8. Spleen (지라, 비장)
9. Liver (right lobe) (오른간엽)
10. Left suprarenal gland (왼콩팥위샘)
11. Right kidney (superior pole) [오른콩팥(맨 윗부분)]
12. Diaphragm (lumbar part) [가로막(허리부분)]
13. Right kidney (renal cortex) [오른콩팥(겉질)]
14. Left kidney (renal calyx) [왼콩팥(콩팥잔)]
15. Cisternal chyli (가슴림프관팽대)
16. Medial arcuate ligament (안쪽활꼴인대)
17. Transversus abdominis muscle [가로배근(복횡근)]
18. Left renal artery (왼콩팥동맥) ▶

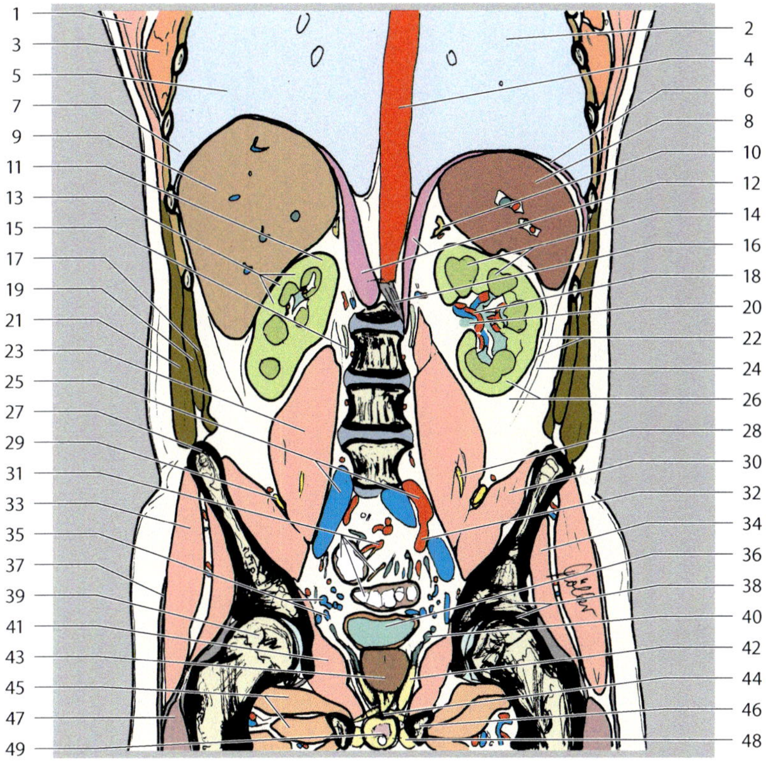

19. Internal oblique muscle (배속빗근)
20. Renal pelvis (renal hilum) [콩팥깔때기(콩팥문)]
21. External oblique muscle (배바깥빗근)
22. Renal fascia and lateral perirenal space (fat capsule) [콩팥근막과 가쪽콩팥주위공간(지방주머니)]
23. Psoas muscle (허리근)
24. Lateral pararenal space (가쪽 콩팥곁공간)
25. Common iliac artery and vein (온엉덩동맥과 정맥)
26. Kidney, infeiror pole, and infrarenal space (콩팥, 맨아래부분과 콩팥아래 공간)
27. Iliac crest (엉덩뼈능선)
28. Lateral genitofemoral nerve (가쪽 음부넙다리신경)
29. Femoral nerve (넙다리신경)
30. Iliacus muscle (엉덩근)
31. Sigmoid colon and sigmoid arteries (and veins) [구불잘록창자와 동맥(및 정맥)]
32. Internal iliac artery and vein (left) [속엉덩동맥과 정맥(왼쪽)]
33. Gluteus medius muscle (중간볼기근)
34. Gluteus minimus muscle (작은볼기근)
35. Obturator artery and vein (폐쇄동맥과 정맥)
36. Urinary bladder (방광)
37. Iliotibial tract (엉덩정강근막띠)
38. Hip joint and acetabulum roof (엉덩관절과 절구천장)
39. Femur (head) [넙다리뼈(머리)]
40. Ejaculatory duct and ductus deferens (사정관과 정관)
41. Obturator internus muscle (내폐쇄근)
42. Levator ani muscle (항문올림근)
43. Prostate (전립샘)
44. Transversus perinei profundus muslce (깊은샅가로근)
45. Obturator externus muscle (외폐쇄근)
46. Pubis (ramus) [두덩뼈(가지)]
47. Vastus lateralis muscle (가쪽넓은근)
48. Ischiocavernosus muscle (궁둥해면체근)
49. Corpus spongiosum (bulb) [요도해면체(팽대)]

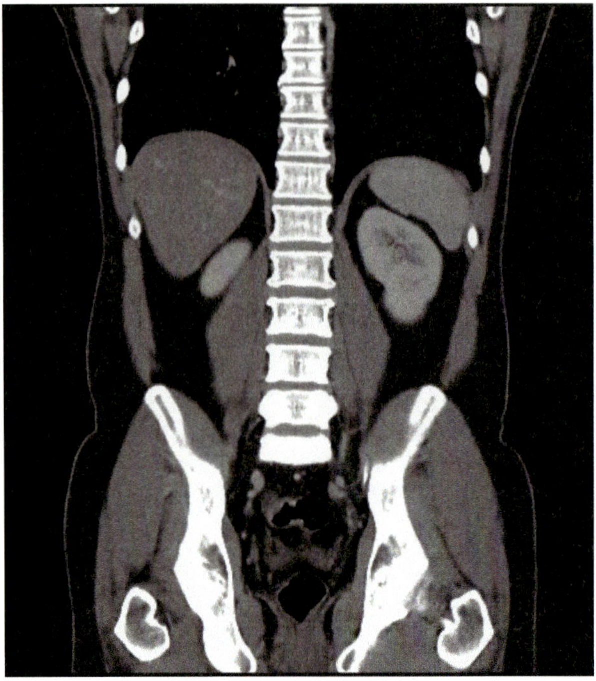

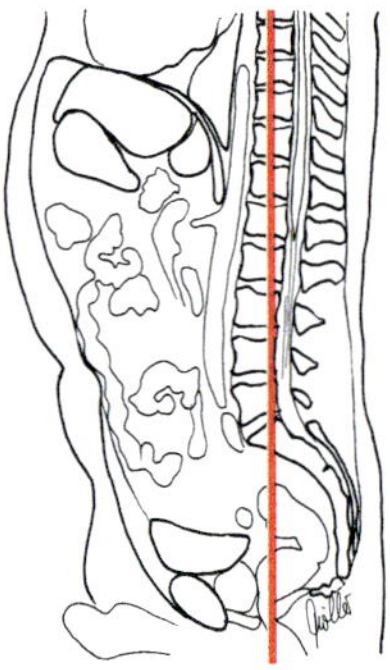

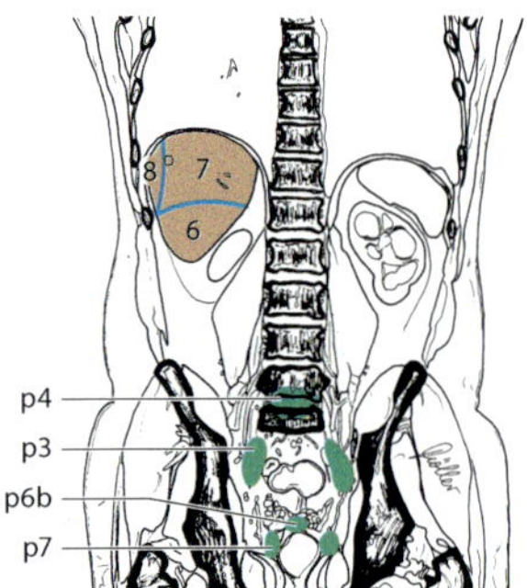

1. Serratus anterior muscle (앞톱니근)
2. Left lung (왼허파, 좌폐)
3. Latissimus dorsi muscle (넓은등근)
4. Posterior intercostal artery and vein (뒤갈비사이 동맥과 정맥)
5. Right lung (오른허파, 우폐)
6. Costodiaphragmatic recess (갈비가로막오목)
7. Diaphragm [가로막(횡격막)]
8. Spleen (지라, 비장)
9. Liver (right lobe) (오른간엽)
10. Diaphragm (lumbar part, crus) [가로막 (허리부분, 갈래)]
11. Transversus abdominis muscle [가로배근(복횡근)]
12. Left kidney (renal cortex) [왼콩팥(겉질)]
13. Psoas muscle (허리근) ▶

● = Lymph node (림프절)

—— = Borders of hepatic segments (간구역의 가장자리)

Numbers indicate the hepatic segments (see inside back cover)
숫자는 간의 구역을 표시함(책의 맨 뒷장 참조)

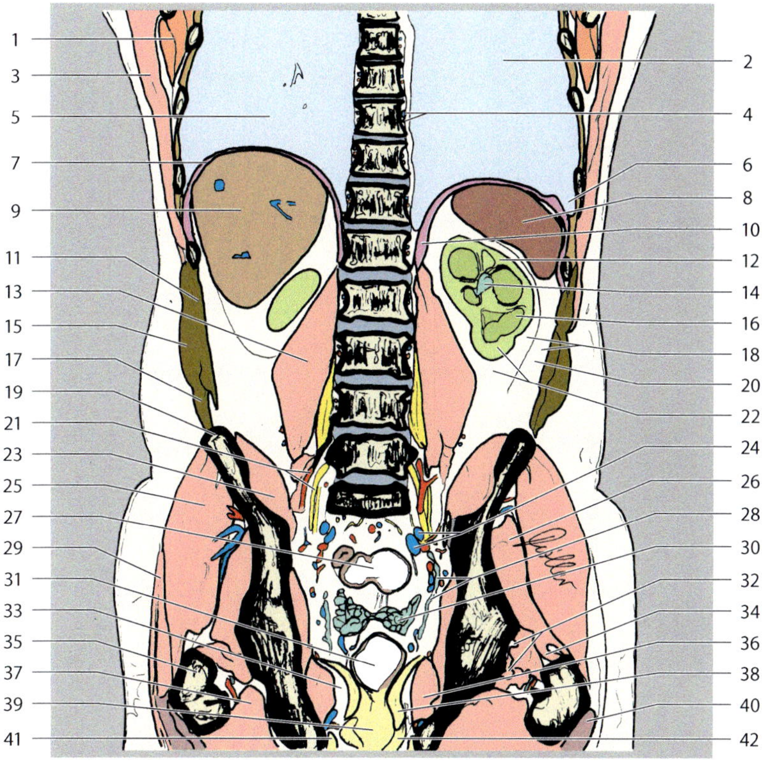

14. Left kidney (renal pelvis) [왼콩팥(콩팥깔때기)]
15. External oblique muscle (배바깥빗근)
16. Left kidney (renal calyx) [왼콩팥(콩팥잔)]
17. Internal oblique muscle (배속빗근)
18. Renal fascia and lateral perirenal space (fat capsule) [콩팥근막과 가쪽콩팥주위공간(지방주머니)]
19. Iliac crest (엉덩뼈능선)
20. Lateral pararenal space (가쪽 콩팥곁공간)
21. Sacral plexus (엉치신경얼기)
22. Kidney, inferior pole, and infrarenal space (콩팥, 아래부분과 콩팥아래 공간)
23. Iliacus muscle (엉덩근)
24. Internal iliac artery and vein (left) [속엉덩동맥과 정맥(왼쪽)]
25. Gluteus medius muscle (중간볼기근)
26. Gluteus minimus muscle (작은볼기근)
27. Rectosigmoid junction (곧창자구불창자 경계부)
28. Ureter (요관)
29. Gluteus maximus muscle (큰볼기근)
30. Seminal vesicle (정낭)
31. Rectum [곧창자(직장)]
32. Gemellus superior and inferior muscles (위, 아래쌍둥이근)
33. Ischiorectal fossa (궁둥항문오목)
34. Piriformis muscle (tendon) [조롱박근(인대)]
35. Greater trochanter (큰돌기)
36. Obturator internus muscle (내폐쇄근)
37. Quadratus femoris muscle (넙다리네모근)
38. Levator ani muscle (항문올림근)
39. Corpus spongiosum (bulb) [요도해면체(팽대)]
40. Vastus lateralis and vastus intermedius muscle (가쪽 및 중간넓은근)
41. Ischiocavernous muscle (궁둥해면체근)
42. External anal sphincter (바깥항문조임근)

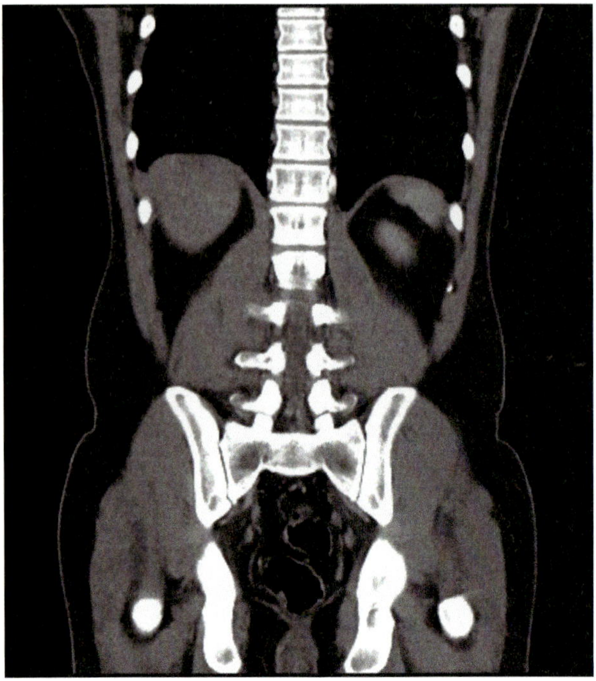

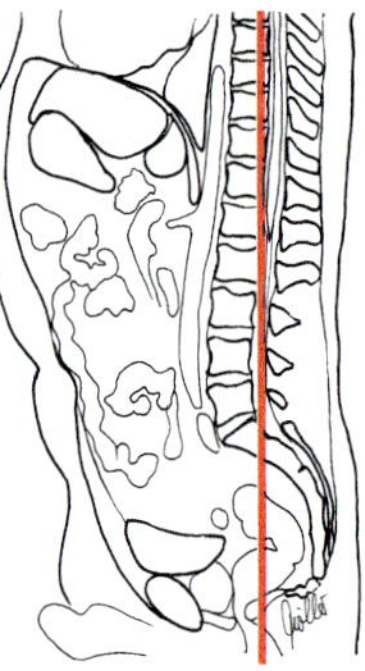

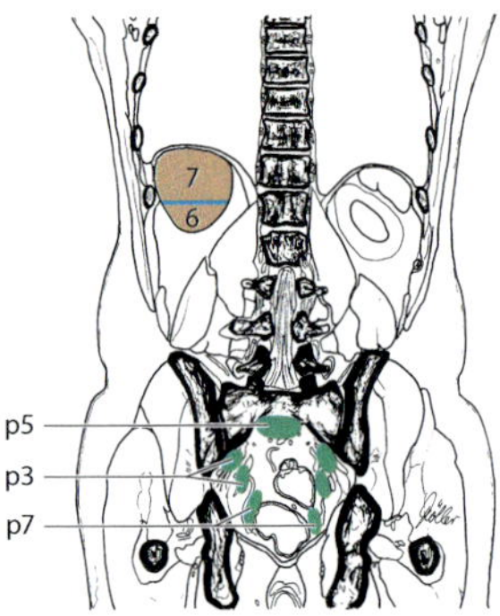

1. Latissimus dorsi muscle (넓은등근)
2. Serratus anterior muscle (앞톱니근)
3. Right lung (오른허파, 우폐)
4. Left lung (왼허파, 좌폐)
5. Diaphragm [가로막(횡격막)]
6. Costodiaphragmatic recess (갈비가로막오목)
7. Liver (right lobe) (오른간엽)
8. Spleen (지라, 비장)
9. Diaphragm (lumbar part) [가로막(허리부분)]
10. Lateral perirenal space (fat capsule) [가쪽콩팥주위공간(지방주머니)]
11. Lumbar artery and vein (허리동맥과 정맥)
12. Left kidney [왼콩팥(신장)]
13. Transversus abdominis muscle [가로배근(복횡근)]
14. Renal fascia, posterior layer, and lateral pararenal space (콩팥근막, 뒤쪽층과 가쪽 콩팥곁공간) ▶

● = Lymph node (림프절)

—— = Borders of hepatic segments (간구역의 가장자리)

Numbers indicate the hepatic segments (see inside back cover)
숫자는 간의 구역을 표시함(책의 맨 뒷장 참조)

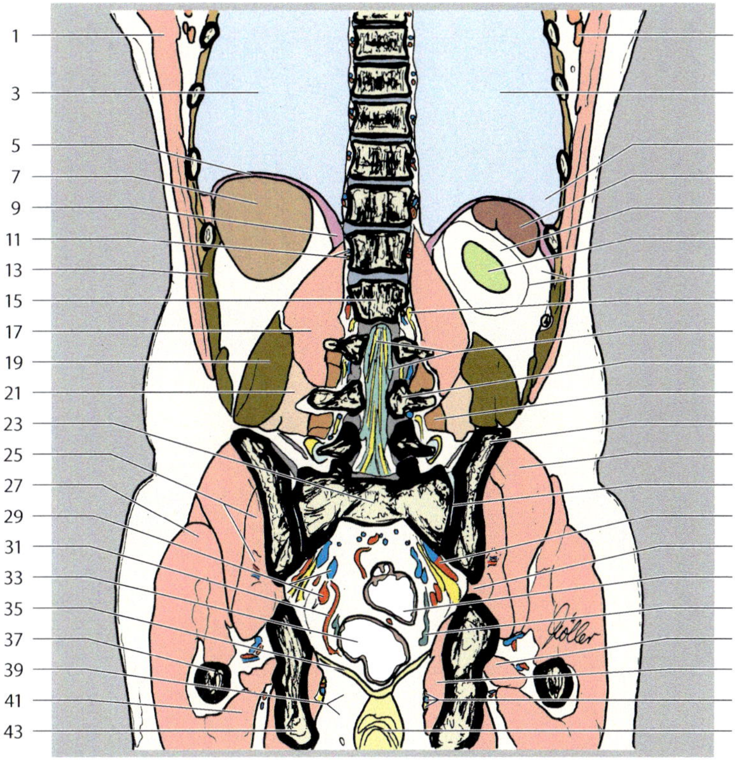

15. Vertebral body (L1) [척추뼈몸통(첫 번째 허리뼈)]
16. Spinal ganglion (척수신경절)
17. Psoas minor muscle (작은허리근)
18. Cauda equina (말총)
19. Quadratus lumborum muscle (허리네모근)
20. Transverse process (가로돌기)
21. Erector spinae muscle (lateral tract) [척주세움근(가쪽관)]
22. Erector spinae muscle (medial tract) [척주세움근(안쪽관)]
23. Sacrum (엉치뼈)
24. Ilium (엉덩뼈)
25. Gluteus minimus muscle (작은볼기근)
26. Gluteus medius muscle (중간볼기근)
27. Gluteus maximus muscle (큰볼기근)
28. Sacroiliac joint (엉치엉덩관절)
29. Right internal iliac artery and vein (anterior branch) [오른속엉덩동맥과 정맥(앞가지)]
30. Left internal iliac artery and vein (posterior branch) [왼속엉덩동맥과 정맥(뒤가지)]
31. Right middle rectal artery (오른중간곧창자동맥)
32. Greater sciatic foramen (큰궁둥구멍)
33. Rectum [곧창자(직장)]
34. Rectosigmoid junction (곧창자구불창자 경계부)
35. Levator ani muscle (항문올림근)
36. Left middle rectal vein (왼중간곧창자정맥)
37. Greater trochanter (큰돌기)
38. Gemellus superior and inferior muscles (위, 아래쌍둥이근)
39. Ischio-anal fossa (궁둥항문오목)
40. Obturator internus muscle (내폐쇄근)
41. Quadratus femoris muscle (넙다리네모근)
42. Pudendal nerve and internal pudendal artery and vein (음부신경과 속음부동맥과 정맥)
43. Ischium [궁둥뼈(좌골)]
44. External anal sphincter (바깥항문조임근)

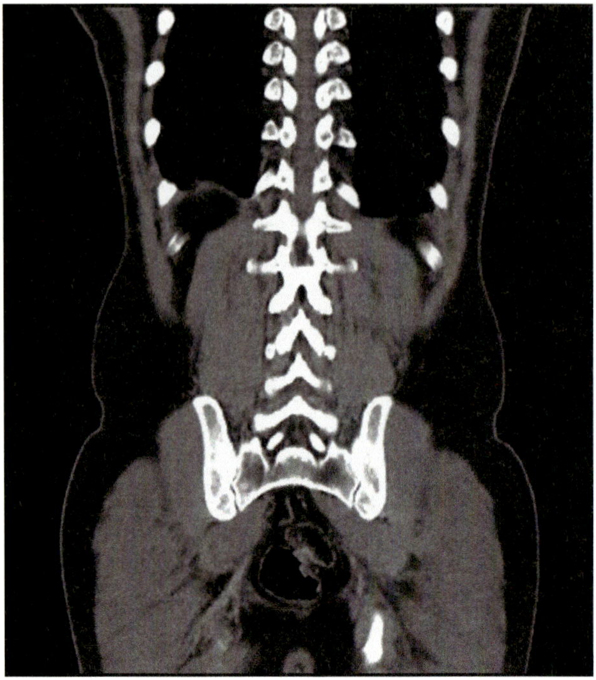

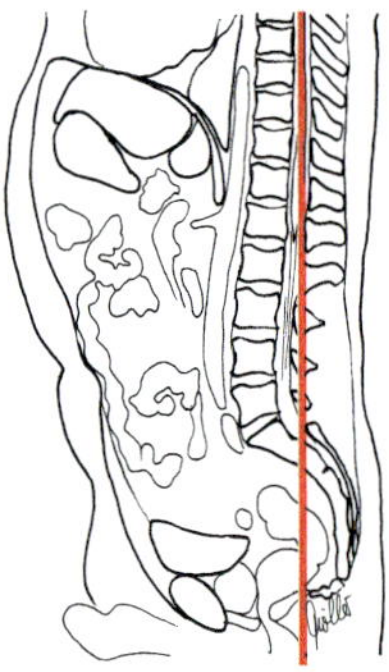

1. Latissimus dorsi muscle (넓은등근)
2. Joint of head of rib (T8)
   [갈비뼈머리관절(여덟 번째 등뼈)]
3 T8 verbebra (posterior arch with inferior costal facet)
   [여덟 번째 등척추(아래갈비오목과 뒤고리)]
4. Internal intercostal muscle (속갈비사이근)
5. Rib 9 (head) [아홉 번째 갈비뼈(머리)]
6. External intercostal muscle
   (바깥갈비사이근) ▶

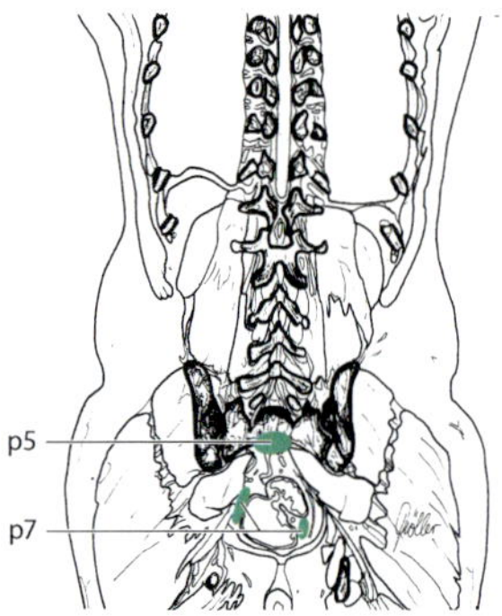

● = Lymph node (림프절)

—— = Borders of hepatic segments
(간구역의 가장자리)

Numbers indicate the hepatic segments
(see inside back cover)
숫자는 간의 구역을 표시함(책의 맨 뒷장 참조)

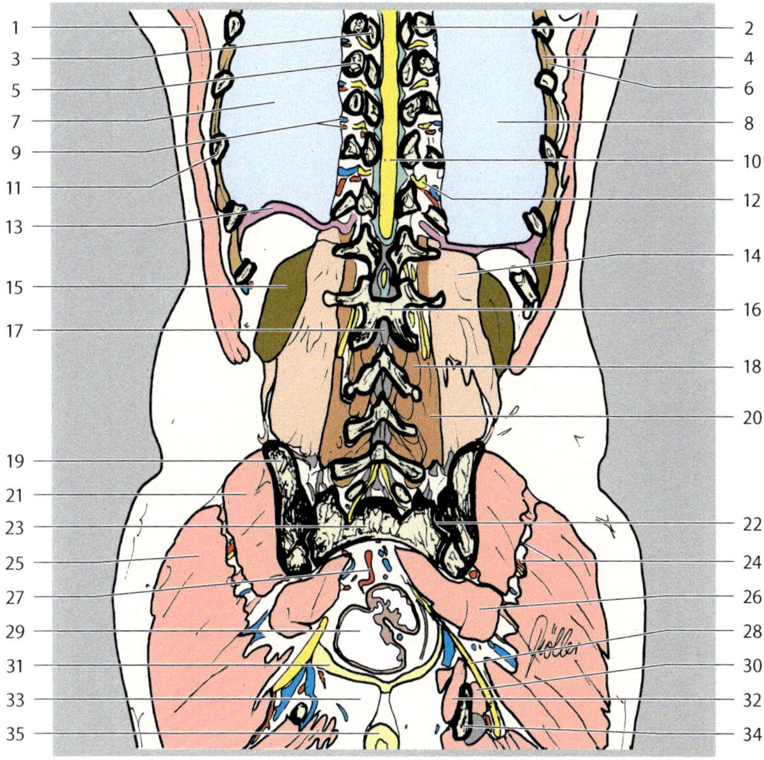

7. Right lung (오른허파, 우폐)
8. Left lung (왼허파, 좌폐)
9. Posterior intercostal artery and vein (뒤갈비사이 동맥과 정맥)
10. Spinal cord (척수)
11. Rib 10 (아홉 번째 갈비뼈)
12. Spinal ganglion (척수신경절)
13. Diaphragm [가로막(횡격막)]
14. Longissimus thoracis muscle and iliocostalis muscle (lateral part of erector spinae muscle) [등가장긴근, 엉덩갈비근(척주세움근 가쪽부분)]
15. Quadratus lumborum muscle (허리네모근)
16. L2 vertebra (posterior arch) [두 번째 허리척추뼈(뒤고리)]
17. Interspinous ligament (가시사이인대)
18. Transversospinales musle (medial part of erector spinae muslce) [가로돌기가시근(척주세움근, 안쪽)]
19. Ilium (엉덩뼈)
20. Spinalis muscle (medial part of erector spinae muscle) [가시근(척주세움근, 안쪽)]
21. Gluteus medius muscle (중간볼기근)
22. Sacroiliac joint (엉치엉덩관절)
23. Sacrum (엉치뼈)
24. Inferior gluteal nerve, artery and vein (아래볼기 신경, 동맥과 정맥)
25. Gluteus maximus muscle (큰볼기근)
26. Piriformis muscle (조롱박근)
27. Superior rectal artery (위곧창자동맥)
28. Sciatic nerve [궁둥신경(좌골신경)]
29. Rectum [곧창자(직장)]
30. Quadratus femoris muscle (넙다리네모근)
31. Levator ani muscle (항문올림근)
32. Obturator internus muscle (내폐쇄근)
33. Ischioanal fossa (궁둥항문오목)
34. Ischium [궁둥뼈(좌골)]
35. External anal sphincter (바깥항문조임근)

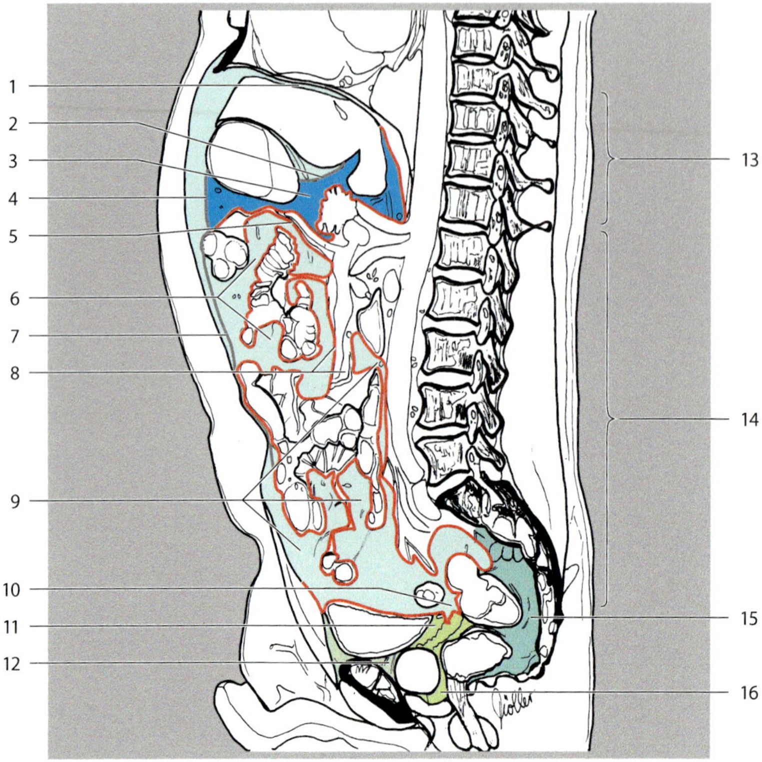

1. Subphrenic space (가로막밑공간)
2. Hepatogastric ligament (lesser omentum) [간위인대(작은그물막)]
3. Omental bursa (그물막주머니)
4. Gastrocolic ligament (위주름창자인대)
5. Transverse mesocolon (가로창자사이막)
6. Supramesenteric peritoneal space (위창자간막 복막공간)
7. Greater omentum [큰그물막(대망)]
8. Mesentery (창자간막)
9. Inframesenteric peritoneal space (아래창자간막 복막공간)
10. Rectovesical pouch (곧창자방광 오목)
11. Rectovesical space (곧창자방광 공간)
12. Retropubic space (두덩뒤공간)
13. Supramesocolic peritoneal space (위잘록창자간막 복막공간)
14. Inframesocolic peritoneal space (아래잘록창자간막 복막공간)
15. Retroperitoneal space (복막뒤공간)
16. Perineal body (샅힘줄중심)

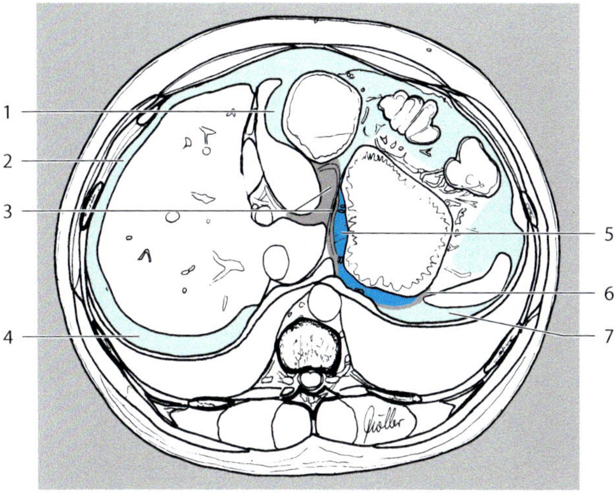

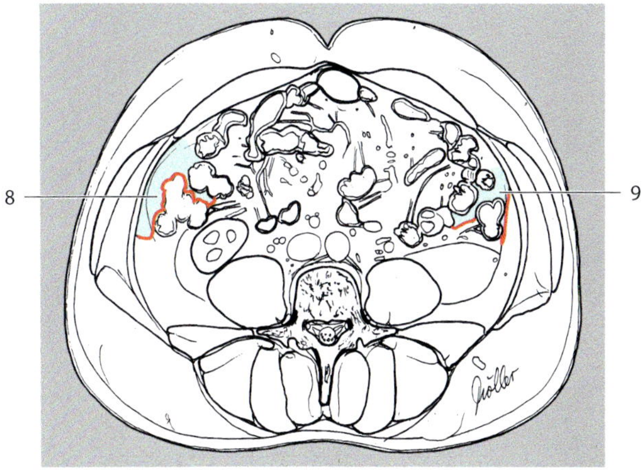

1. Left subhepatic space (왼간밑공간)
2. Perihepatic space and right subphrenic space (간주위공간 및 오른가로막밑공간)
3. Hepatogastric ligament (간위인대)
4. Right posterior subphrenic space (오른뒤쪽가로막밑공간)
5. Omental bursa (그물막주머니)
6. Gastrosplenic ligament (위지라 인대)
7. Left subphrenic space (왼가로막밑공간)
8. Right paracolic gutter (오른잘록창자옆 고랑)
9. Left paracolic gutter (왼잘록창자옆 고랑)

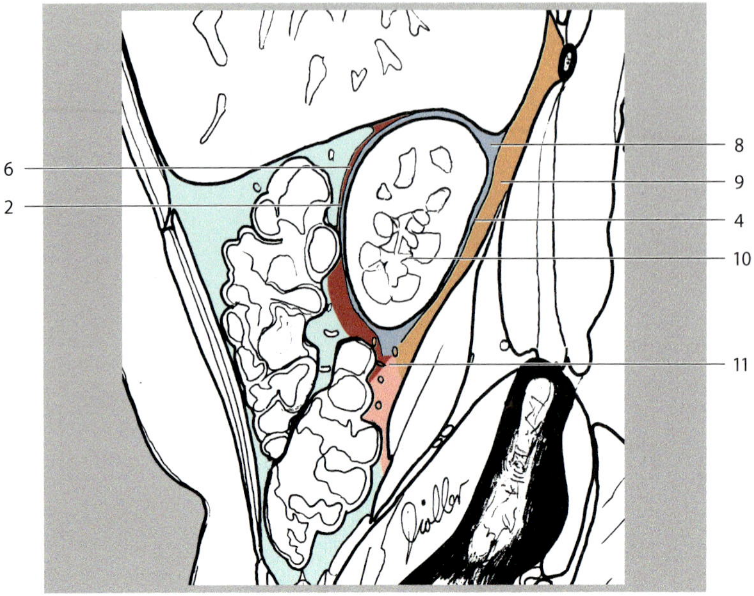

1. Peritoneal space (복막공간)
2. Anterior renal fascia (앞콩팥근막)
3. Right lateroconal fascia (오른가쪽원뿔근막)
4. Posterior renal fascia (뒤콩팥근막)
5. Root of mesentery (창자간막뿌리)
6. Anterior pararenal space (앞콩팥곁공간)
7. Left lateroconal fascia (왼 가쪽원뿔근막)
8. Perirenal space (콩팥주위공간)
9. Posterior pararenal space (뒤콩팥곁공간)
10. Right kidney (오른콩팥)
11. Infrarenal retroperitoneal space (콩팥아래 복막뒤공간)

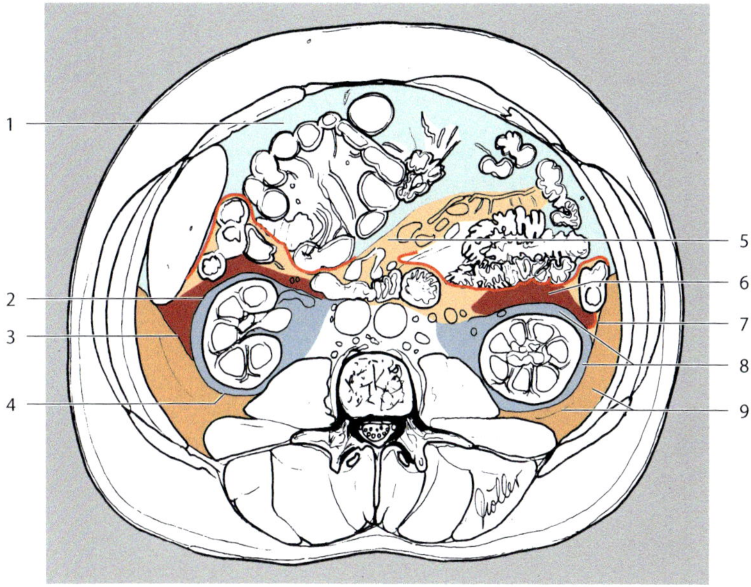

1. Peritoneal space (복막공간)
2. Anterior renal fascia (앞콩팥근막)
3. Right lateroconal fascia (오른가쪽원뿔근막)
4. Posterior renal fascia (뒤콩팥근막)
5. Root of mesentery (창자간막뿌리)
6. Anterior pararenal space (앞콩팥곁공간)
7. Left lateroconal fascia (왼가쪽원뿔근막)
8. Perirenal space (콩팥주위공간)
9. Posterior pararenal space (뒤콩팥곁공간)
10. Right kidney (오른콩팥)
11. Infrarenal retroperitoneal space (콩팥아래 복막뒤공간)

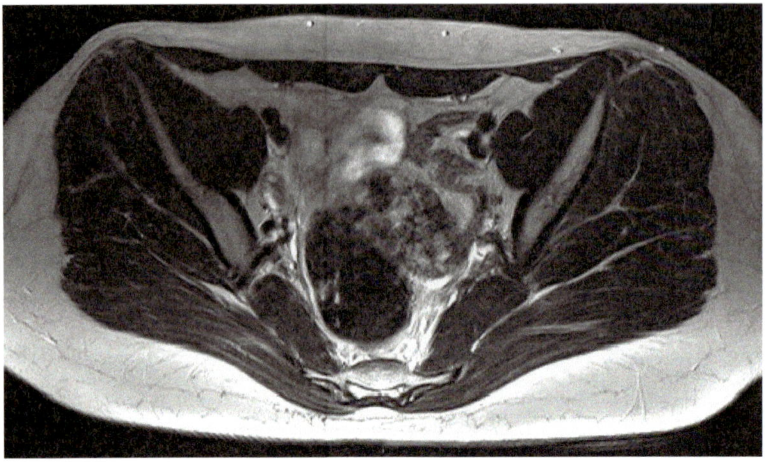

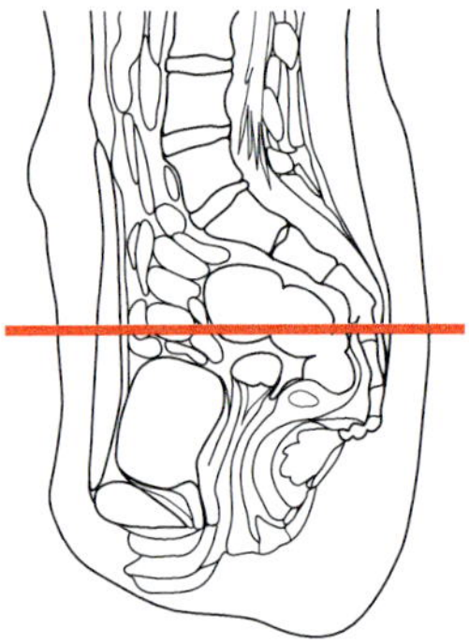

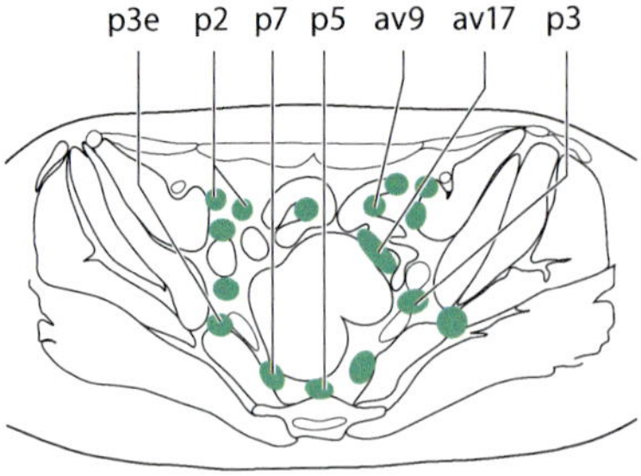

● = Lymph node (림프절)

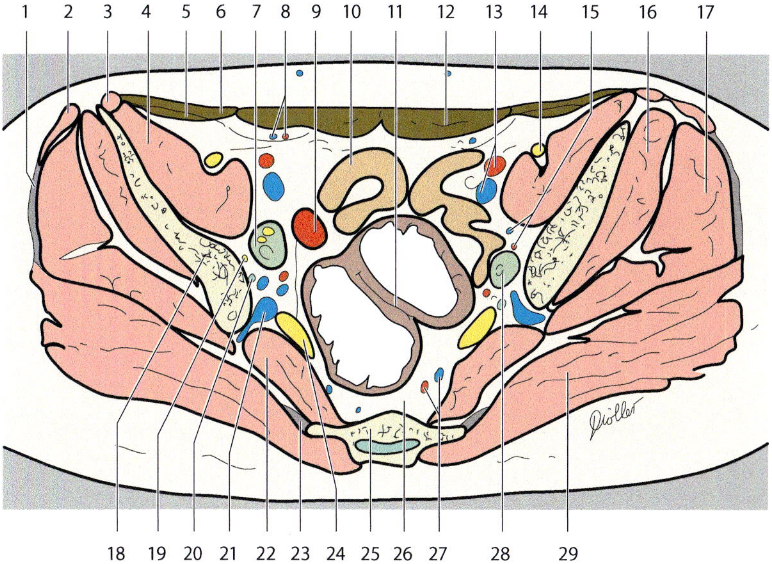

1. Gluteal aponeurosis (볼기널힘줄)
2. Tensor fasciae latae muscle (넙다리근막긴장근)
3. Sartorius muscle (넙다리빗근)
4. Iliacus muscle (엉덩근)
5. Transversus abdominis muscle [가로배근(복횡근)]
6. Internal abdominal oblique muscle (배속빗근)
7. Right ovary (오른난소)
8. Inferior epigastric artery and vein (아래배벽동맥과 정맥)
9. Uterus (자궁)
10. Ileum [돌창자(회장)]
11. Sigmoid colon (distal part) [구불잘룩창자(먼쪽부분)]
12. Rectus abdominis muscle [배곧은근(복직근)]
13. External iliac artery and vein (바깥엉덩동맥과 정맥)
14. Femoral nerve (넙다리신경)
15. Ovarian artery and vein (난소동맥과 정맥)
16. Gluteus minimius muscle (작은볼기근)
17. Gluteus medius muscle (중간볼기근)
18. Ilium [엉덩뼈(장골)]
19. Internal obturator nerve (속폐쇄신경)
20. Ureter (요관)
21. Superior gluteal vein and internal iliac vein (위볼기정맥과 속엉덩정맥)
22. Piriformis muscle (조롱박근)
23. Sacrotuberous ligament [엉치결절인대(천골결절인대)]
24. Sciatic nerve [궁둥신경(좌골신경)]
25. Sacrum (엉치뼈)
26. Presacral space (엉치뼈앞공간)
27. Superior rectal artery and vein (위곧창자동맥과 정맥)
28. Left ovary (왼난소)
29. Gluteus maximus muscle (큰볼기근육)

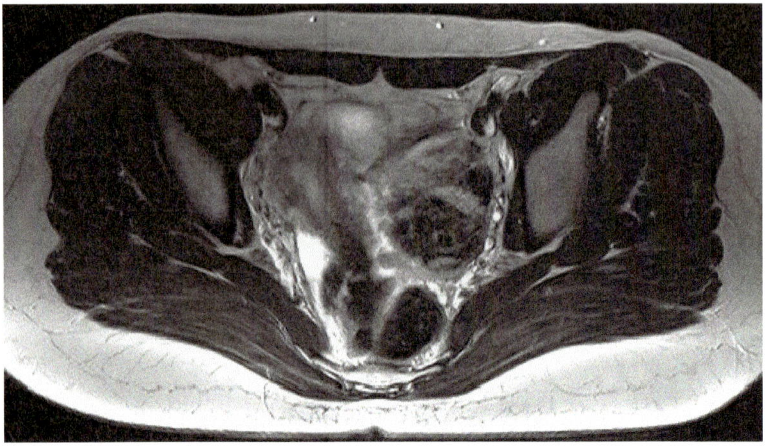

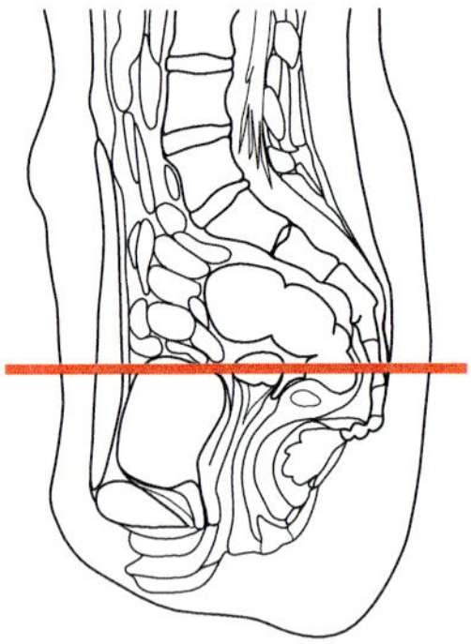

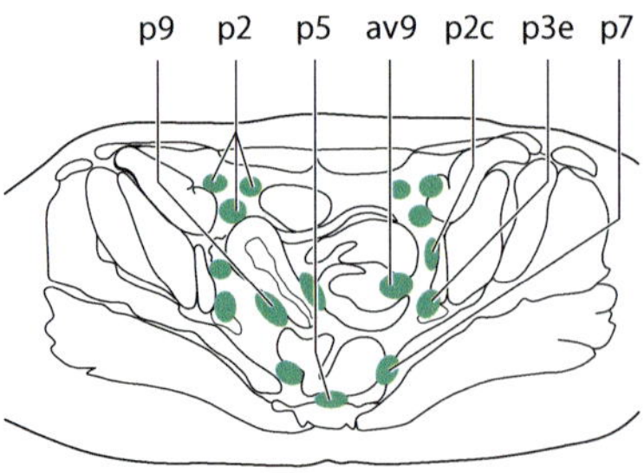

● = Lymph node (림프절)

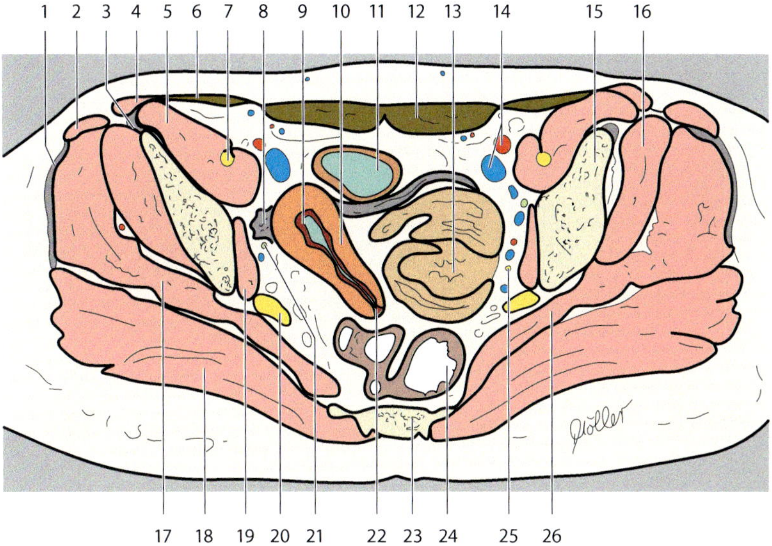

1. Gluteal aponeurosis (볼기널힘줄)
2. Tensor fasciae latae muscle (넙다리근막긴장근)
3. Rectus femoris muscle (넙다리곧은근)
4. Sartorius muscle (넙다리빗근)
5. Iliopsoas muscle (엉덩허리근)
6. Internal abdominal oblique muscle and transversus abdominis muscle [배속빗근과 가로배근(복횡근)]
7. Femoral nerve (넙다리신경)
8. Round ligament of uterus (자궁원인대)
9. Uterus (cavity) (자궁안)
10. Uterus (fundus) (자궁바닥)
11. Urinary bladder (방광)
12. Rectus abdominis muscle [배곧은근(복직근)]
13. Small intestine (작은창자)
14. External iliac artery and vein (바깥엉덩동맥과 정맥)
15. Ilium [엉덩뼈(장골)]
16. Gluteus minimius muscle (작은볼기근)
17. Gluteus medius muscle (중간볼기근)
18. Gluteus maximus muscle (큰볼기근육)
19. Obturator internus muscle (내폐쇄근)
20. Sciatic nerve [궁둥신경(좌골신경)]
21. Ureter (요관)
22. Uterus (cervix) (자궁목)
23. Sacrum (엉치뼈)
24. Rectum [곧창자(직장)]
25. Obturator nerve (폐쇄신경)
26. Piriformis muscle (조롱박근)

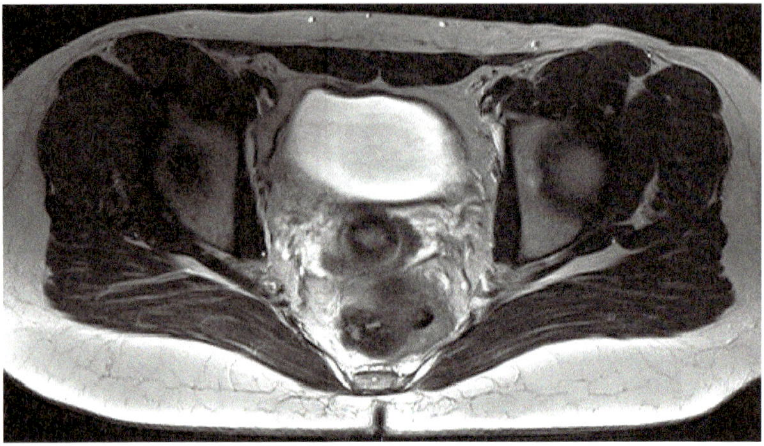

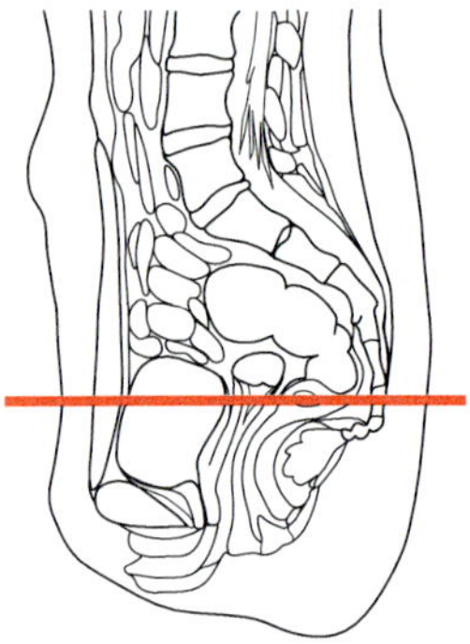

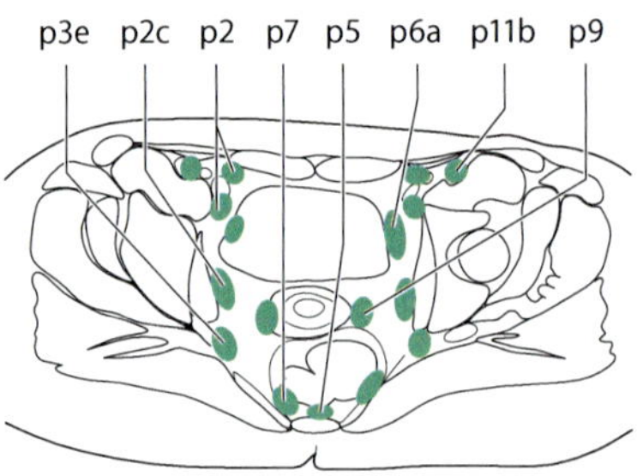

● = Lymph node (림프절)

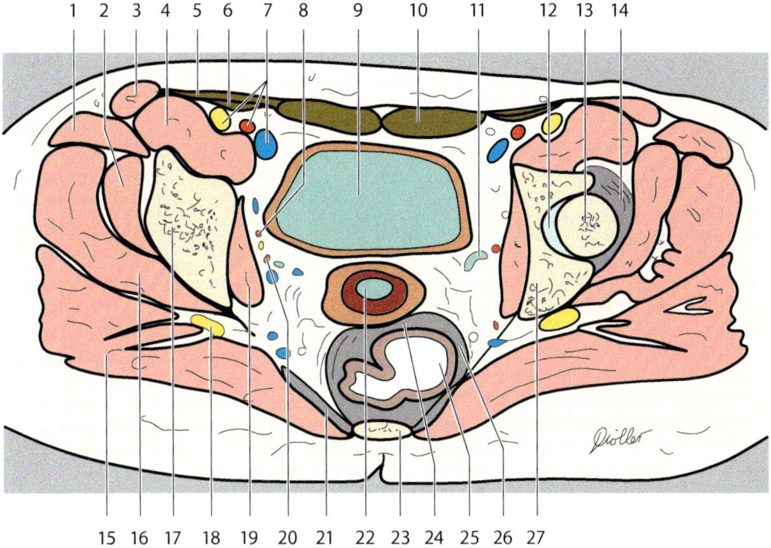

1. Tensor fasciae latae muscle and rectus femoris muscle (넙다리근막긴장근과 넙다리곧은근)
2. Gluteus minimius muscle (작은볼기근)
3. Sartorius muscle (넙다리빗근)
4. Iliopsoas muscle (엉덩허리근)
5. Internal abdominal oblique muscle (배속빗근)
6. Transversus abdominis muscle [가로배근(복횡근)]
7. Femoral nerve and external iliac artery and vein (넙다리신경과 바깥엉덩동맥과 정맥)
8. Obturator artery (폐쇄동맥)
9. Urinary bladder (방광)
10. Rectus abdominis muscle [배곧은근(복직근)]
11. Ureter (요관)
12. Hip joint [엉덩관절(고관절)]
13. Head of femur (넙다리뼈머리)
14. Joint capsule (관절주머니)
15. Gluteus maximus muscle (큰볼기근육)
16. Gluteus medius muscle (중간볼기근)
17. Acetabular roof (절구천장)
18. Sciatic nerve [궁둥신경(좌골신경)]
19. Obturator internus muscle (내폐쇄근)
20. Internal iliac artery and vein (속엉덩동맥과 정맥)
21. Sacrospinous ligament (엉치가시인대)
22. Uterus (vaginal part) [자궁(질부분)]
23. Sacrum (엉치뼈)
24. Rectouterine pouch (of douglas) [곧창자자궁오목(더글라스와)]
25. Rectum [곧창자(직장)]
26. Uterosacral ligament (자궁엉치인대)
27. Ilium (posterior pillar) [엉덩뼈(뒤쪽기둥)]

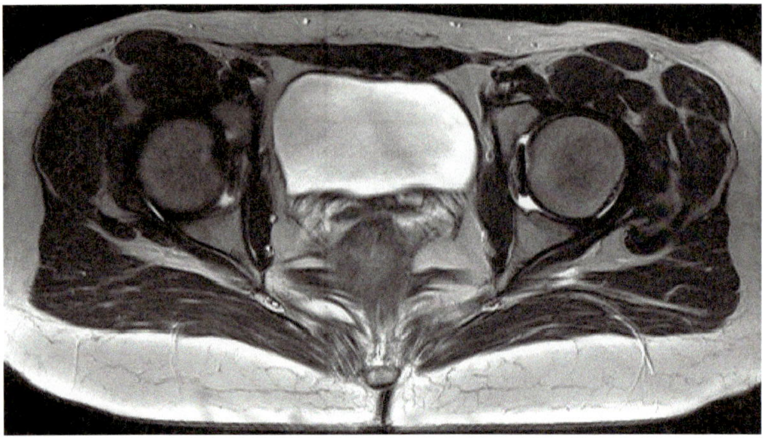

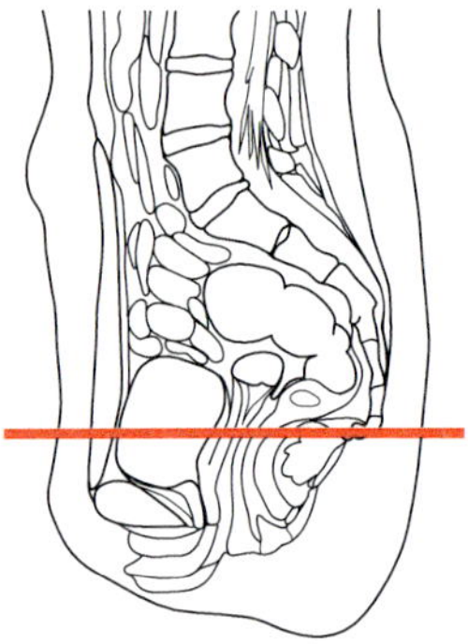

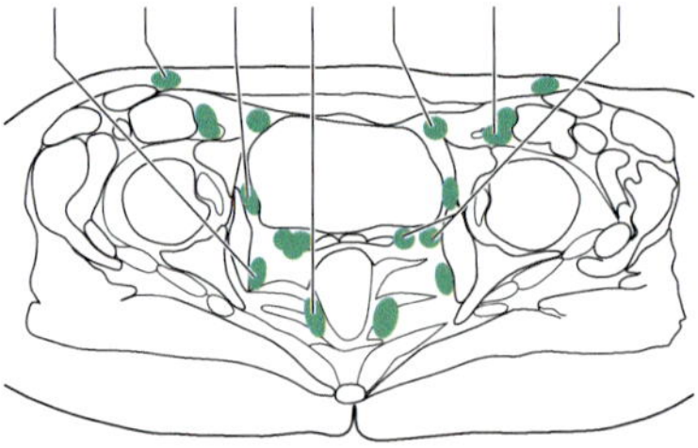

● = Lymph node (림프절)

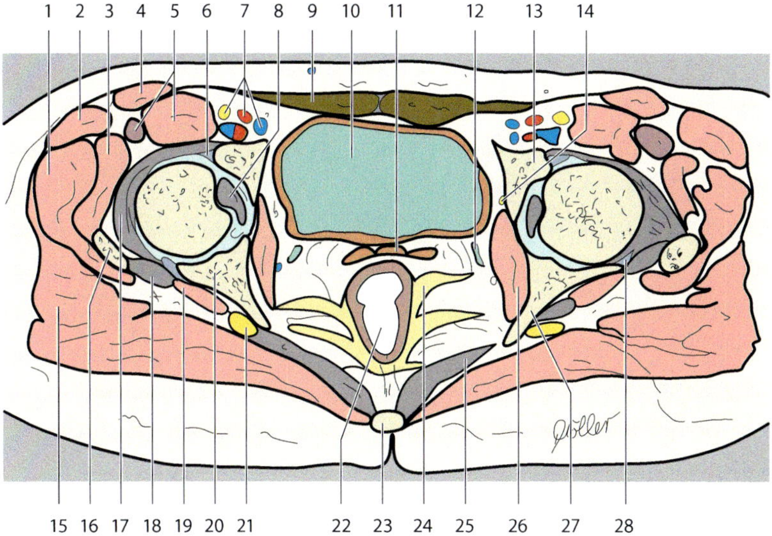

1. Gluteus medius muscle (중간볼기근)
2. Tensor fasciae latae muscle (넙다리근막긴장근)
3. Gluteus minimius muscle (작은볼기근)
4. Sartorius muscle (넙다리빗근)
5. Iliopsoas muscle and rectus femoris muscle (엉덩허리근과 넙다리곧은근)
6. Acetabular lip (anterior part) [절구입술(앞부분)]
7. Femoral artery, vein and nerve (넙다리동맥, 정맥과 신경)
8. Ligament of head of femur (넙다리뼈머리인대)
9. Rectus abdominis muscle [배곧은근(복직근)]
10. Urinary bladder (방광)
11. Vagina (질)
12. Ureter (요관)
13. Ilium [엉덩뼈(장골)]
14. Obturator nerve (폐쇄신경)
15. Gluteus maximus muscle (큰볼기근육)
16. Greater trochanter [큰돌기(대전자)]
17. Joint capsule (관절주머니)
18. Piriformis muscle (tendon) [조롱박근(힘줄)]
19. Gemellus superior muscle (위쌍둥이근)
20. Ilium [엉덩뼈(장골)]
21. Sciatic nerve [궁둥신경(좌골신경)]
22. Rectum [곧창자(직장)]
23. Coccyx (꼬리뼈)
24. Levator ani muscle (항문올림근)
25. Sacrospinous ligament (엉치가시인대)
26. Obturator internus muscle (내폐쇄근)
27. Ischial spine (궁둥뼈가시)
28. Acetabular lip (posterior part) [절구입술(뒷부분)]

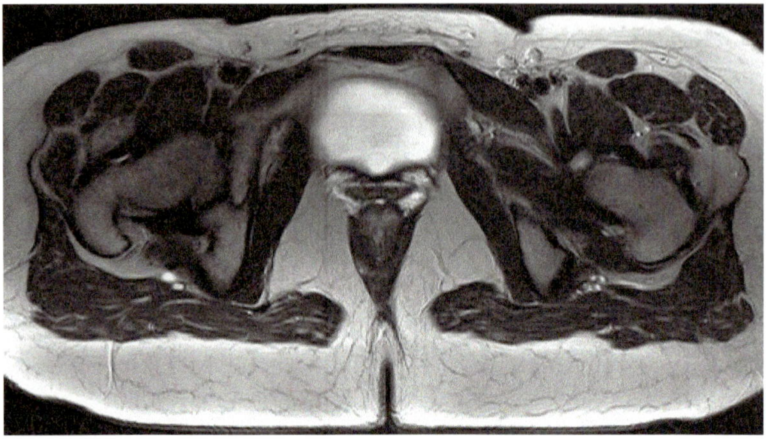

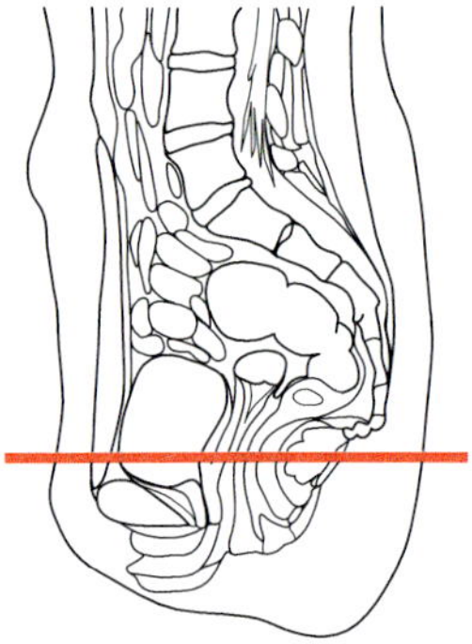

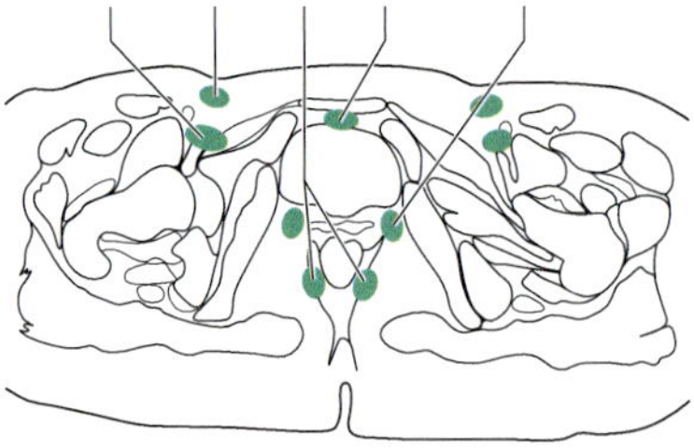

● = Lymph node (림프절)

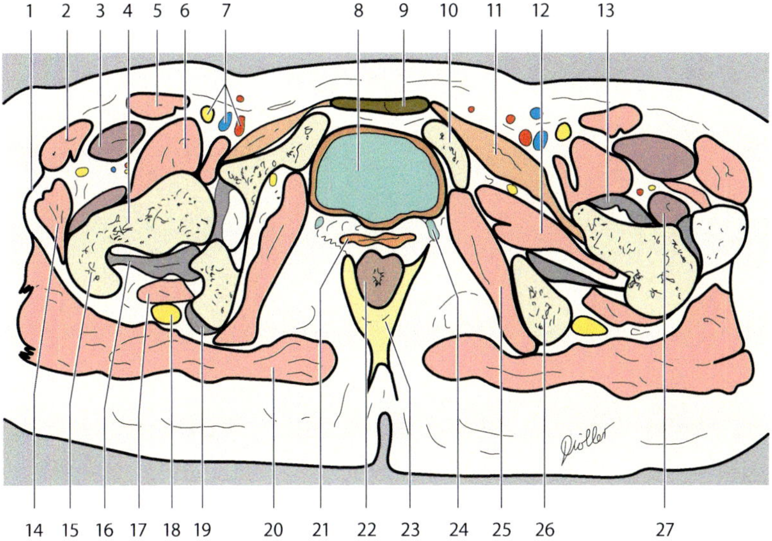

1. Iliotibial tract (엉덩정강근막띠)
2. Tensor fasciae latae muscle (넙다리근막긴장근)
3. Rectus femoris muscle (넙다리곧은근)
4. Femur (head) [넙다리뼈(머리)]
5. Sartorius muscle (넙다리빗근)
6. Iliopsoas muscle (엉덩허리근)
7. Femoral artery, vein and nerve (넙다리동맥, 정맥과 신경)
8. Urinary bladder (방광)
9. Rectus abdominis muscle [배곧은근(복직근)]
10. Pubis (superior ramus) [두덩뼈, 치골(위가지)]
11. Pectineus muscle (치골근)
12. Obturator externus muscle (바깥 폐쇄근)
13. Iliofemoral ligament (엉덩넙다리인대)
14. Gluteus medius muscle (중간볼기근)
15. Greater trochanter [큰돌기(대전자)]
16. Obturator externus muscle (tendon) [바깥 폐쇄근(힘줄)]
17. Quadratus femoris muscle and gemellus inferior muscles (넙다리네모근과 아래 쌍동이근)
18. Sciatic nerve [궁둥신경(좌골신경)]
19. Obturator internus muscle (tendon) [내폐쇄근(힘줄)]
20. Gluteus maximus muscle (큰볼기근육)
21. Vagina (질)
22. Rectum [곧창자(직장)]
23. Levator ani muscle (항문올림근)
24. Ureter (요관)
25. Obturator internus muscle (내폐쇄근)
26. Ischium (tuberosity) [궁둥뼈(거친면)]
27. Vastus lateralis muscle (가쪽넓은근)

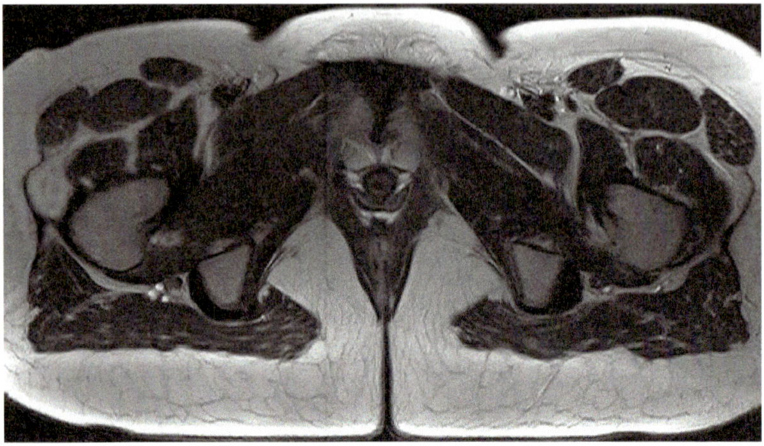

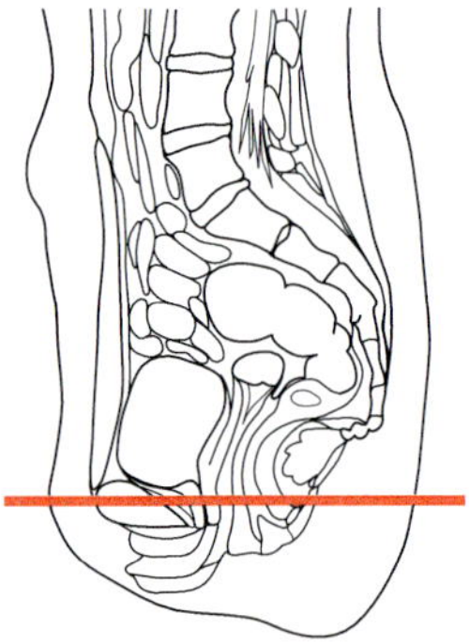

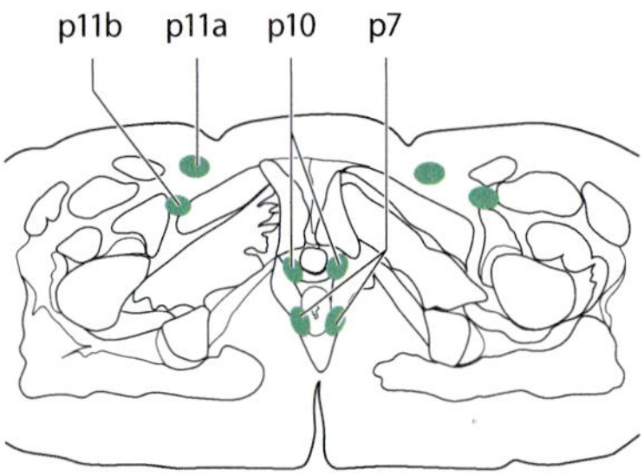

● = Lymph node (림프절)

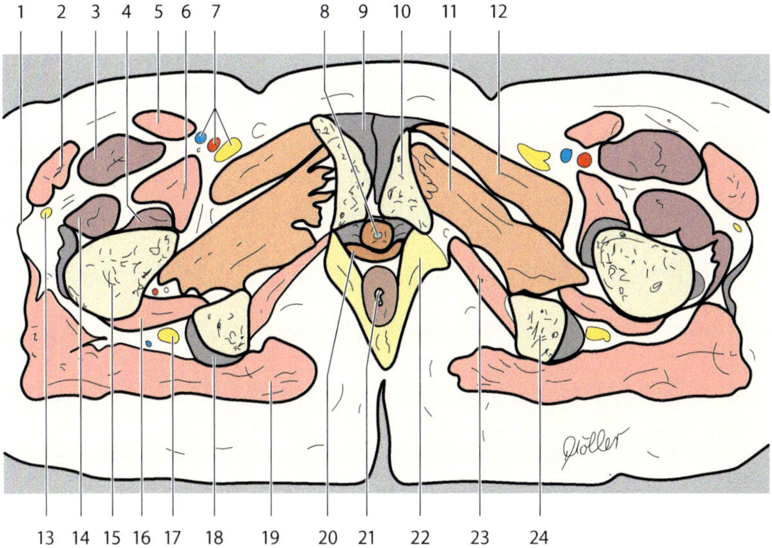

1. Iliotibial tract (엉덩정강근막띠)
2. Tensor fasciae latae muscle (넙다리근막긴장근)
3. Rectus femoris muscle (넙다리곧은근)
4. Vastus intermedius muscle (중간넓은근)
5. Sartorius muscle (넙다리빗근)
6. Iliopsoas muscle (엉덩허리근)
7. Femoral artery, vein and nerve (넙다리동맥, 정맥과 신경)
8. Urethra (요도)
9. Pubic symphysis [두덩결합(치골결합)]
10. Pubis (body) [두덩뼈(몸통)]
11. Obturator externus muscle (바깥 폐쇄근)
12. Pectineus muscle (치골근)
13. Lateral femoral cutaneous nerve (가쪽넙다리피부신경)
14. Vastus lateralis muscle (가쪽넓은근)
15. Femur (넙다리뼈)
16. Quadratus femoris muscle (넙다리네모근)
17. Sciatic nerve [궁둥신경(좌골신경)]
18. Common tendon of biceps femoris, semitendinosus, and semimembranosus muscles (넙다리두갈래근, 반힘줄모양근과 반막모양근의 공통힘줄)
19. Gluteus maximus muscle (큰볼기근육)
20. Vagina (질)
21. Rectum [곧창자(직장)]
22. Levator ani muscle (항문올림근)
23. Obturator internus muscle (내폐쇄근)
24. Ischium (tuberosity) [궁둥뼈(거친면)]

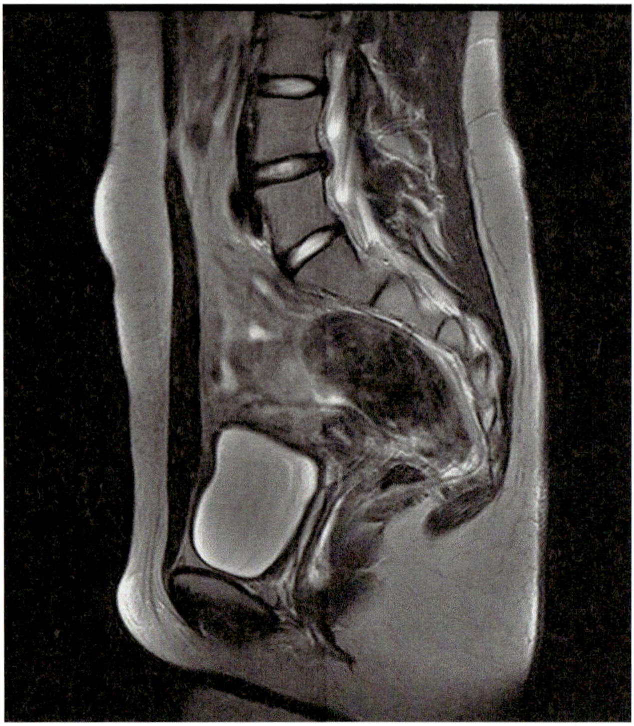

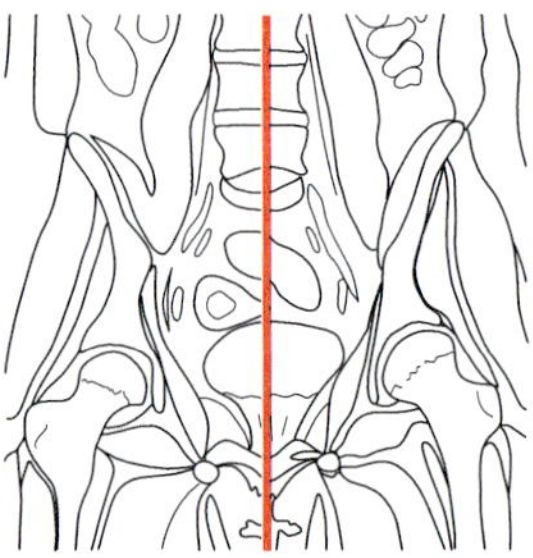

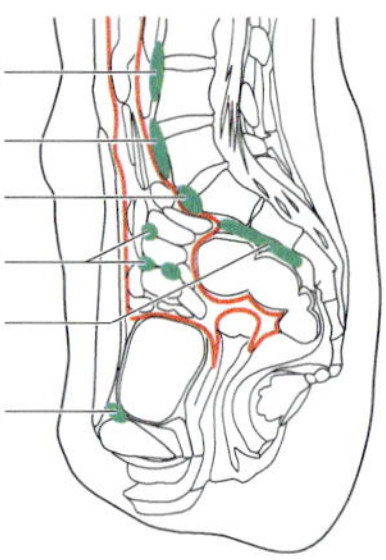

1. Inferior vena cava [아래대정맥(하대정맥)]
2. Aorta (대동맥)
3. Lumbar vertebra (L4) [허리뼈(네 번째)]
4. Intervertebral disk (L4-L5) [척추원반(L4-L5)]
5. Jejunal veins (빈창자정맥)
6. Common iliac vein (온엉덩정맥)
7. Small intestine (작은창자)
8. Rectus abdominis muscle (배곧은근, 복직근)
9. Portio (자궁부위) ▶

● = Lymph node (림프절)
—— = Peritoneum [배막(복막)]

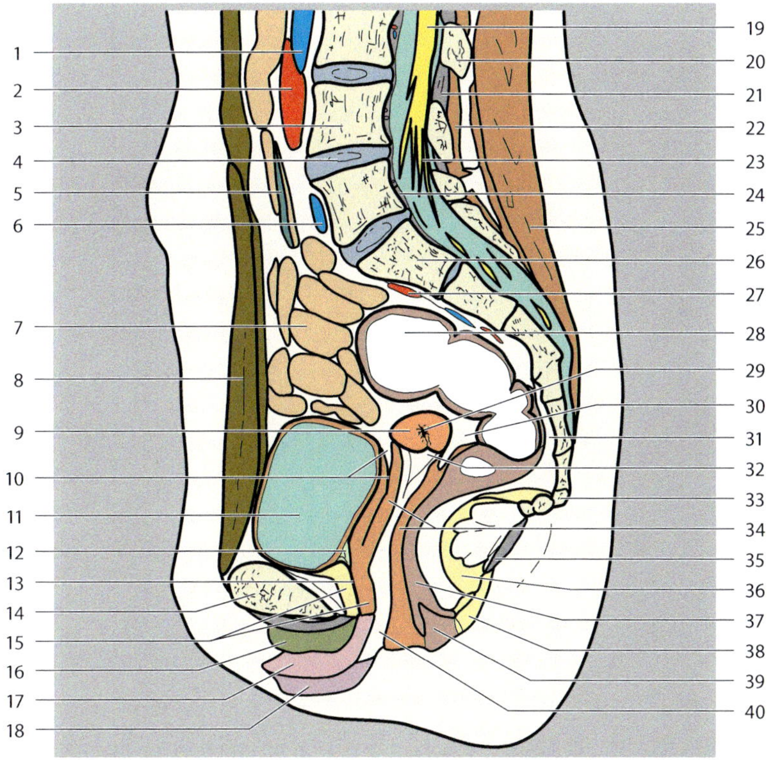

10. Vesicouterine pouch (방광자궁오목)
11. Urinary bladder (방광)
12. Internal urethral orifice (속요도구멍)
13. Urethra (요도)
14. Pubis [두덩뼈(치골)]
15. Urethral sphincter muscle and deep transverse perineal muscle (요도조임근과 깊은샅가로근)
16. Clitoris (body) [음핵(몸통)]
17. Labium minus (소음순)
18. Labium majus (대음순)
19. Spinal cord (척수)
20. Spinous process (가시돌기)
21. Ligamenta flava (황색인대)
22. Lumbar interspinal muscles (허리가시사이근)
23. Cauda equina (말총)
24. Posterior longitudinal ligament (뒤세로인대)
25. Erector spinae muscle, medial tract (척주세움근, 안쪽관)
26. Sacrum (S1) [엉치뼈(S1)]
27. Superior rectal artery (위곧창자동맥)
28. Rectum [곧창자(직장)]
29. Canalis cervicis (자궁목관)
30. Rectouterine pouch (of douglas) [곧창자자궁오목(더글라스와)]
31. Presacral space (엉치뼈앞공간)
32. Ostium uteri (opening between uterus and vagina) [자궁구멍(자궁과 질사이의 구멍)]
33. Coccyx (꼬리뼈)
34. Anterior and posterior wall of vagina (앞과 뒤의 질벽)
35. Anococcygeal ligament (posterior extension of external anal sphincter) [항문꼬리인대(바깥항문조임근의 뒤쪽연결)]
36. Levator ani muscle (항문올림근)
37. Anal canal (항문관)
38. External anal sphincter muscle (바깥항문조임근)
39. Anus (항문)
40. Vagina (질)

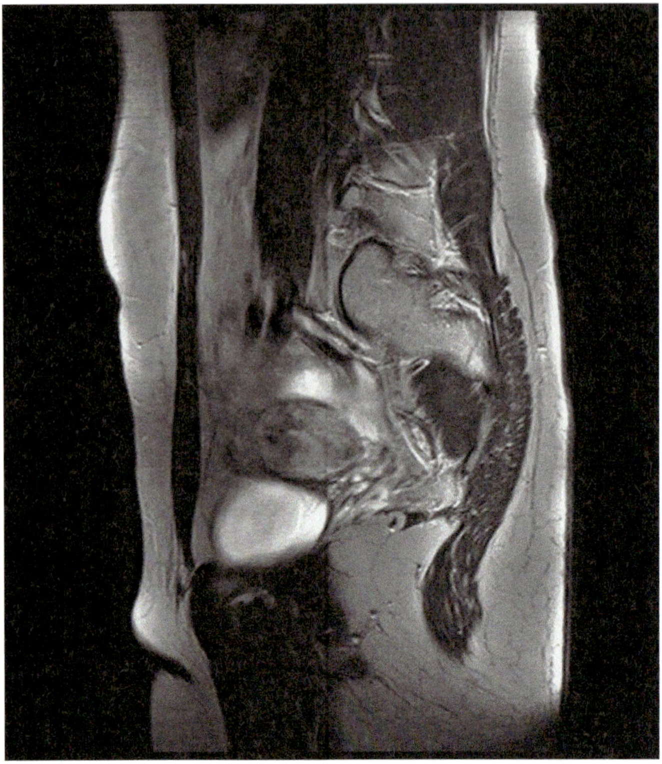

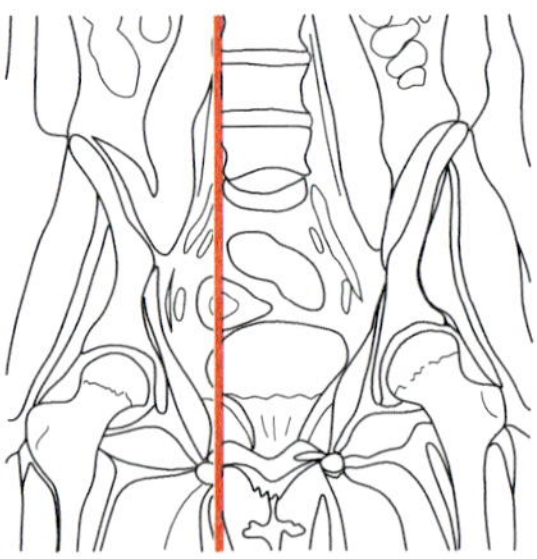

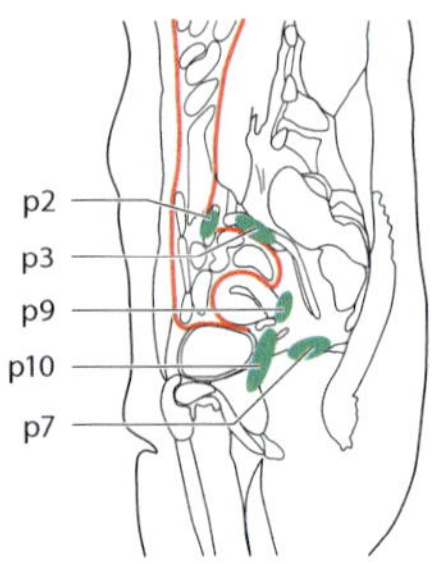

● = Lymph node (림프절)
—— = Peritoneum [배막(복막)]

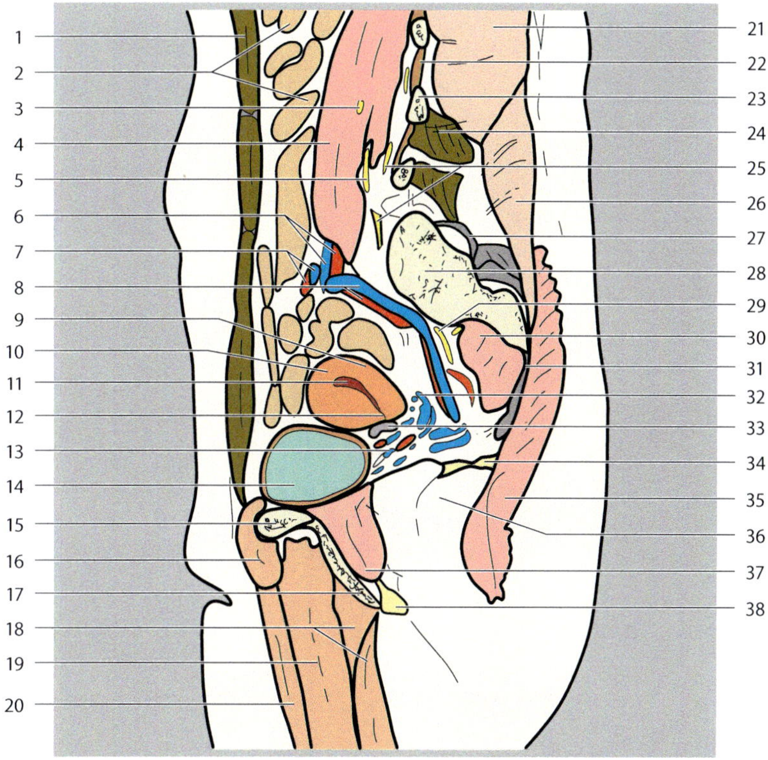

1. Rectus abdominis muscle (배곧은근, 복직근)
2. Small intestine (작은창자)
3. Lateral femoral cutaneous nerve (가쪽넙다리피부신경)
4. Psoas major muscle [큰허리근(대요근)]
5. Femoral nerve (넙다리신경)
6. Common iliac artery and vein (온엉덩동맥과 정맥)
7. Ovarian artery and vein (난소동맥과 정맥)
8. Internal iliac artery and vein (속엉덩동맥과 정맥)
9. Uterus (body) (자궁몸통)
10. Uterus (fundus) (자궁바닥)
11. Uterus (cavity) (자궁안)
12. Uterus (isthmus) (자궁잘룩)
13. Vesical venous plexus (방광정맥얼기)
14. Urinary bladder (방광)
15. Pubis [두덩뼈(치골)]
16. Pectineus muscle (치골근)
17. Ischium [궁둥뼈(좌골)]
18. Adductor magnus muscle (큰모음근)
19. Adductor brevis muscle (짧은모음근)
20. Adductor longus muscle (긴모음근)
21. Erector spinae muscle, lateral tract (척주세움근, 가쪽관)
22. Interspinales lumborum muscles (erector spinae muscle, medial tract) [허리가시사이근(척주세움근, 안쪽관)]
23. Transverse process (가로돌기)
24. Quadratus lumborum muscle (허리네모근)
25. Lumbar plexus (허리신경얼기)
26. Lumbar iliocostalis muscle (허리엉덩갈비근)
27. Dorsal sacroiliac ligaments (후엉치엉덩인대)
28. Sacrum (엉치뼈)
29. Sacral nerve [엉치신경(천골신경)]
30. Piriformis muscle (조롱박근)
31. Sacrotuberous ligament [엉치결절인대(천골결절인대)]
32. Uterine venous plexus (자궁정맥얼기)
33. Round ligament of uterus (자궁원인대)
34. Levator ani muscle (항문올림근)
35. Gluteus maximus muscle (큰볼기근육)
36. Ischiorectal fossa (궁둥항문오목)
37. Obturator internus muscle (내폐쇄근)
38. Deep transverse perineal muscle (깊은샅가로근)

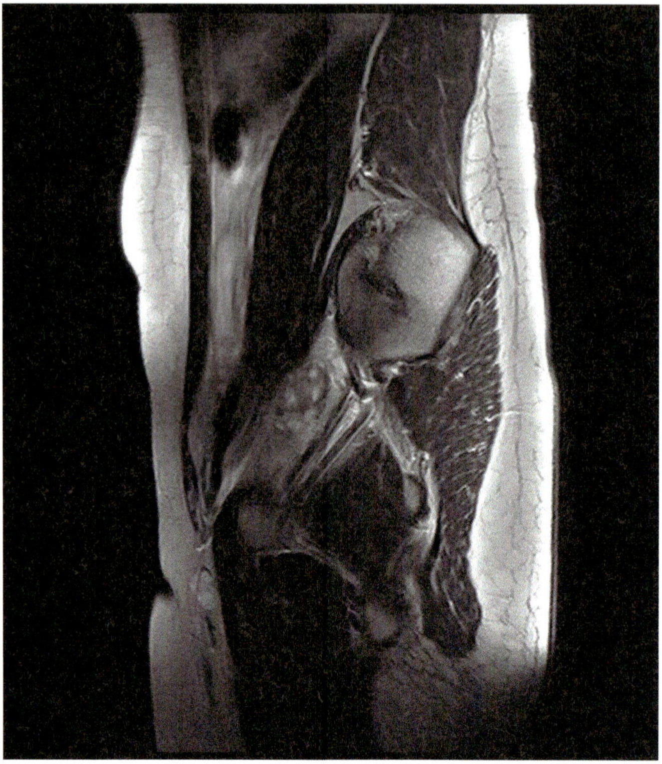

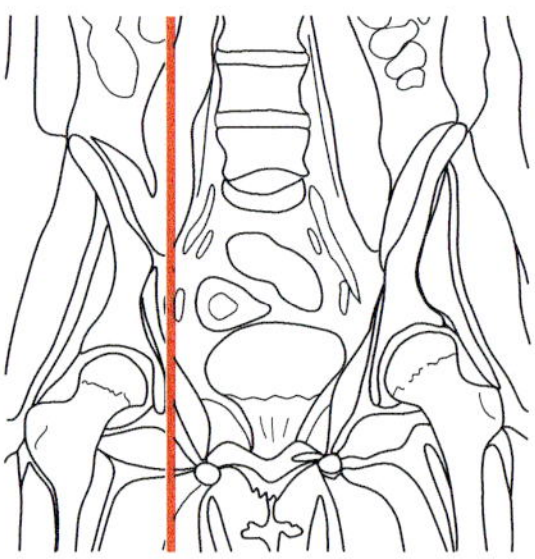

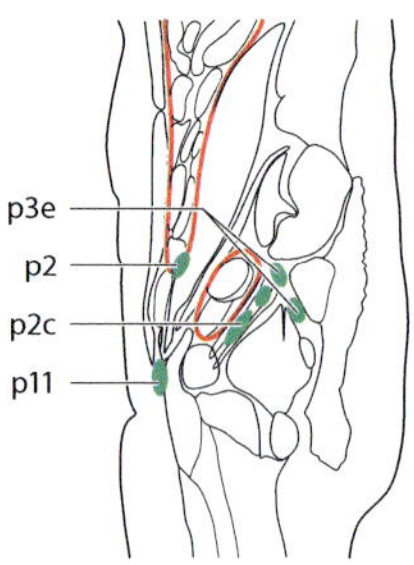

● = Lymph node (림프절)

—— = Peritoneum [배막(복막)]

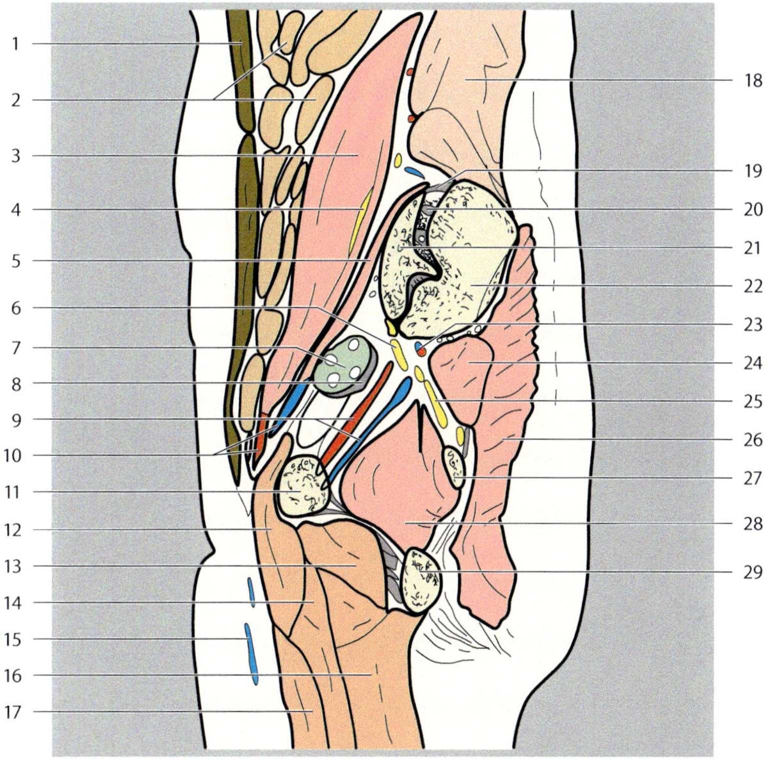

1. Rectus abdominis muscle (배곧은근, 복직근)
2. Small intestine (작은창자)
3. Psoas major muscle [큰허리근(대요근)]
4. Femoral nerve (넙다리신경)
5. Iliacus muscle (엉덩근)
6. Lumbar plexus (허리신경얼기)
7. Ovary (난소)
8. Round ligament of uterus (자궁원인대)
9. Obturator artery and vein (폐쇄동맥과 정맥)
10. External iliac artery and vein (바깥엉덩동맥과 정맥)
11. Pubis (superior ramus) [두덩뼈, 치골(위가지)]
12. Pectineus muscle (치골근)
13. Obturator externus muscle (바깥 폐쇄근)
14. Adductor brevis muscle (짧은모음근)
15. Great saphenous vein (큰복재정맥, 대복재정맥)
16. Adductor magnus muscle (큰모음근)
17. Adductor longus muscle (긴모음근)
18. Iliocostalis muscle (엉덩갈비근)
19. Dorsal sacroiliac ligaments (후엉치엉덩인대)
20. Sacroiliac joint (엉치엉덩관절)
21. Sacrum (엉치뼈)
22. Ilium [엉덩뼈(장골)]
23. Superior gluteal artery and vein (위볼기동맥과 정맥)
24. Piriformis muscle (조롱박근)
25. Sacral nerve [엉치신경(천골신경)]
26. Gluteus maximus muscle (큰볼기근육)
27. Ischial spine (궁둥뼈가시)
28. Obturator internus muscle (내폐쇄근)
29. Os ischii (ramus) [궁둥뼈(가지)]

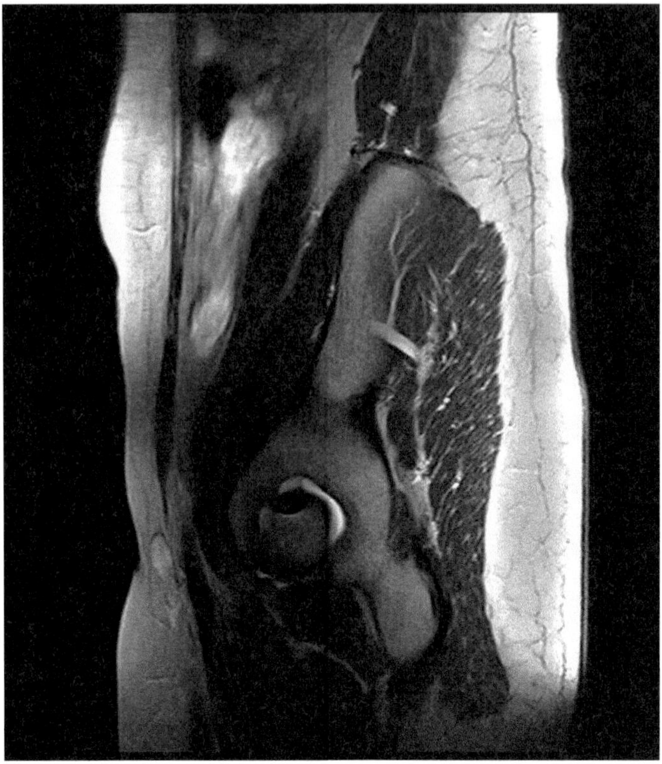

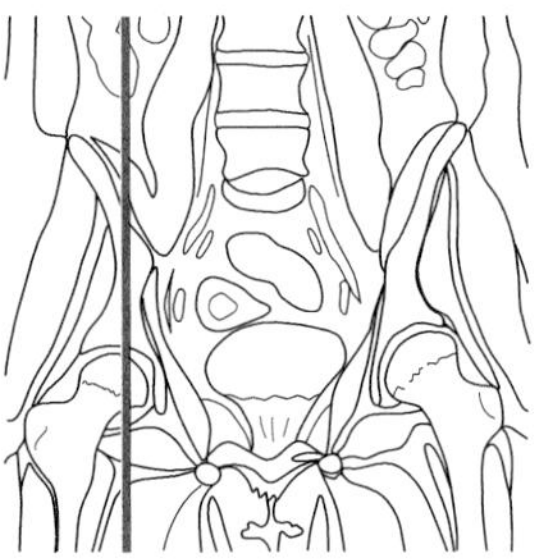

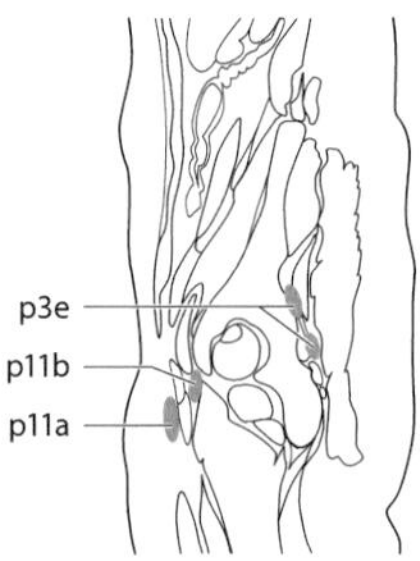

● = Lymph node (림프절)

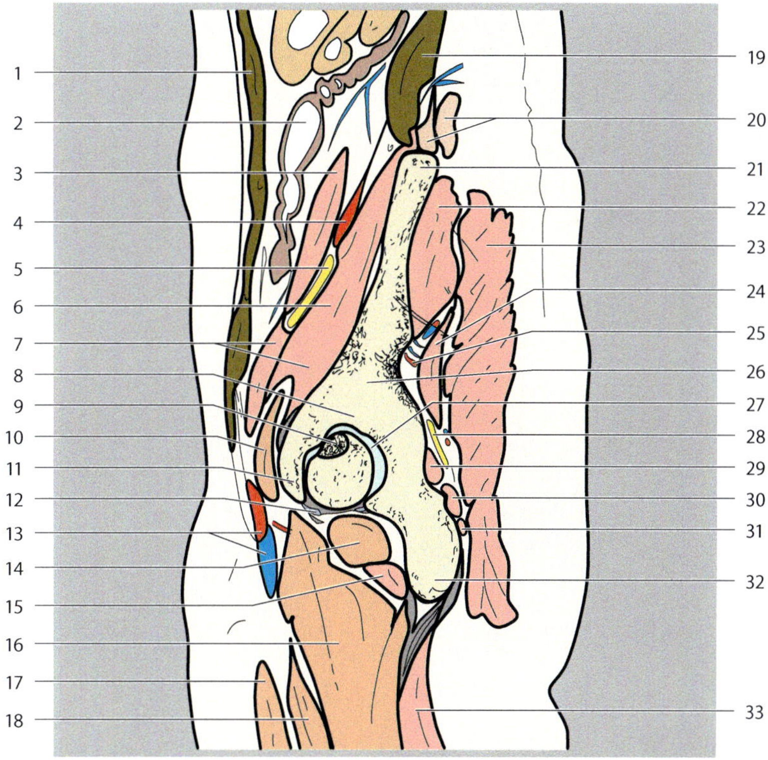

1. Rectus abdominis muscle (배곧은근, 복직근)
2. Colon (잘룩창자)
3. Psoas major muscle [큰허리근(대요근)]
4. Iliolumbar artery (엉덩허리동맥)
5. Femoral nerve (넙다리신경)
6. Iliacus muscle (엉덩근)
7. Iliopsoas muscle (엉덩허리근)
8. Acetabular roof (절구천장)
9. Fovea capitis femoris (넓다리뼈머리오목)
10. Pectineus muscle (치골근)
11. Pubis (body) [두덩뼈(몸통)]
12. Acetabular lip (절구입술)
13. Femoral artery and vein (넙다리동맥과 정맥)
14. Obturator externus muscle (바깥 폐쇄근)
15. Quadratus femoris muscle (넙다리네모근)
16. Adductor magnus muscle (큰모음근)
17. Adductor longus muscle (긴모음근)
18. Adductor brevis muscle (짧은모음근)
19. Quadratus lumborum muscle (허리네모근)
20. Iliocostalis muscle (엉덩갈비근)
21. Superior iliac spine (위엉덩뼈가시)
22. Gluteus medius muscle (중간볼기근)
23. Gluteus maximus muscle (큰볼기근육)
24. Gluteus minimius muscle (작은볼기근)
25. Superior gluteal artery and vein (위볼기동맥과 정맥)
26. Ilium (body) [엉덩뼈(장골) 몸통)]
27. Acetabular fossa (절구오목)
28. Sciatic nerve [궁둥신경(좌골신경)]
29. Gemellus superior muscle (위쌍둥이근)
30. Obturator internus muscle (내폐쇄근)
31. Gemellus inferior muscles (아래쌍둥이근)
32. Ischial tuberosity (궁둥뼈결절)
33. Semimembranosus muscle (반막모양근)

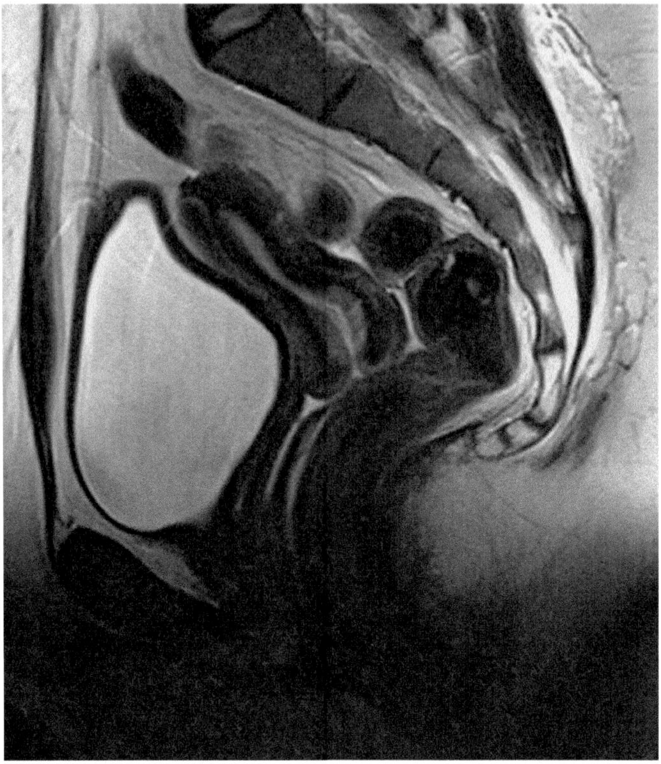

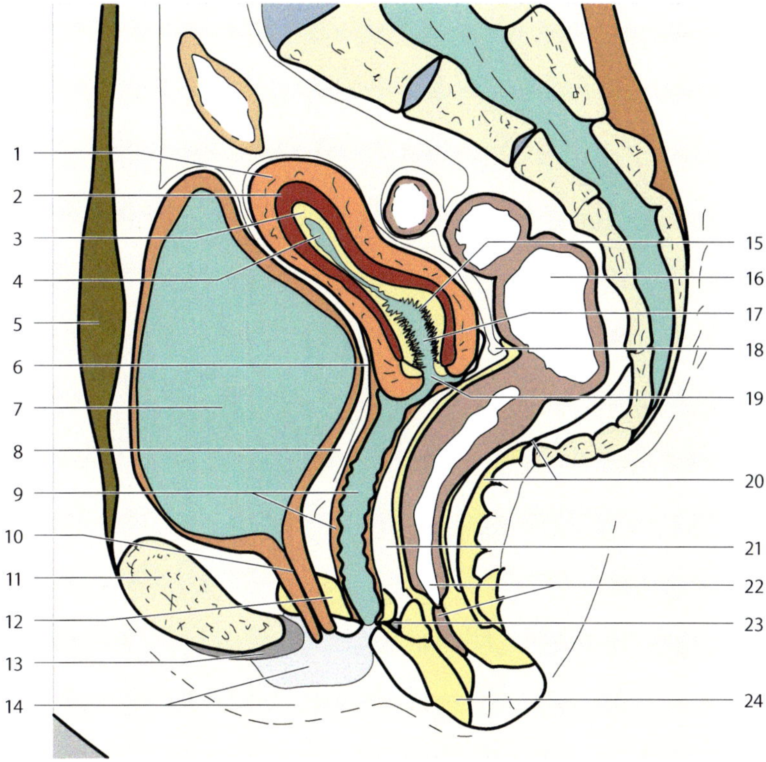

1. Body of uterus (myometrium) [자궁몸통(근육층)]
2. Uterus (junctional zone) [자궁(접합 부위)]
3. Uterus (endometrium) [자궁(내막)]
4. Uterus (cavity) (자궁안)
5. Rectus abdominis muscle (배곧은근, 복직근)
6. Vesicouterine pouch (방광자궁오목)
7. Urinary bladder (방광)
8. Fatty layer between urinary bladder, urethra, and vagina (방광, 요도, 질 사이의 지방층)
9. Vagina (wall) [질(벽)]
10. Urethra (요도)
11. Pubis [두덩뼈(치골)]
12. Deep transverse perineal muscle (깊은샅가로근)
13. Arcuate pubic ligament (두덩활꼴인대)
14. Labium minus and majus (소음순과 대음순)
15. Palmate folds (of cervix of uterus) [손모양주름(자궁목의)]
16. Rectum [곧창자(직장)]
17. Cervical canal (자궁목관)
18. Rectouterine pouch (of Douglas) [곧창자자궁오목(더글라스와)]
19. Portio (자궁부위)
20. Anococcygeal ligament and levator ani muscle (항문꼬리인대과 항문올림근)
21. Fatty layer between vagina and rectum (질, 곧창자 사이의 지방층)
22. Anal canal and anus (항문관과 항문)
23. Perineal body (샅힘줄중심)
24. External anal sphincter muscle (바깥항문조임근)

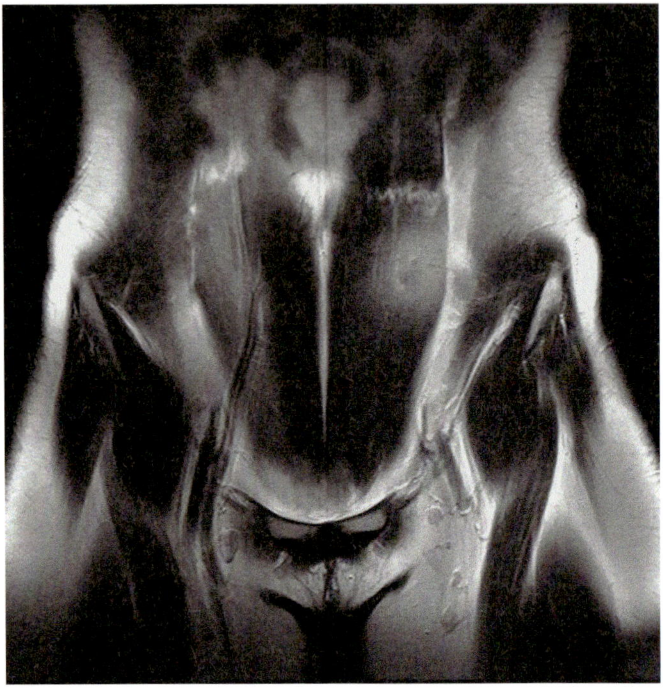

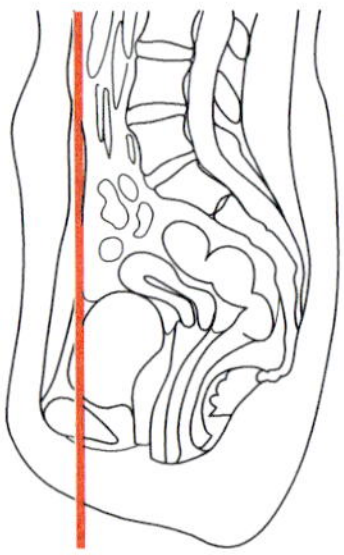

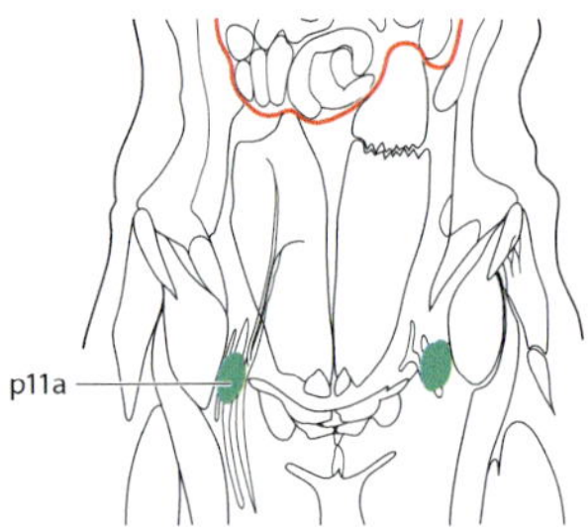

● = Lymph node (림프절)

—— = Peritoneum [배막(복막)]

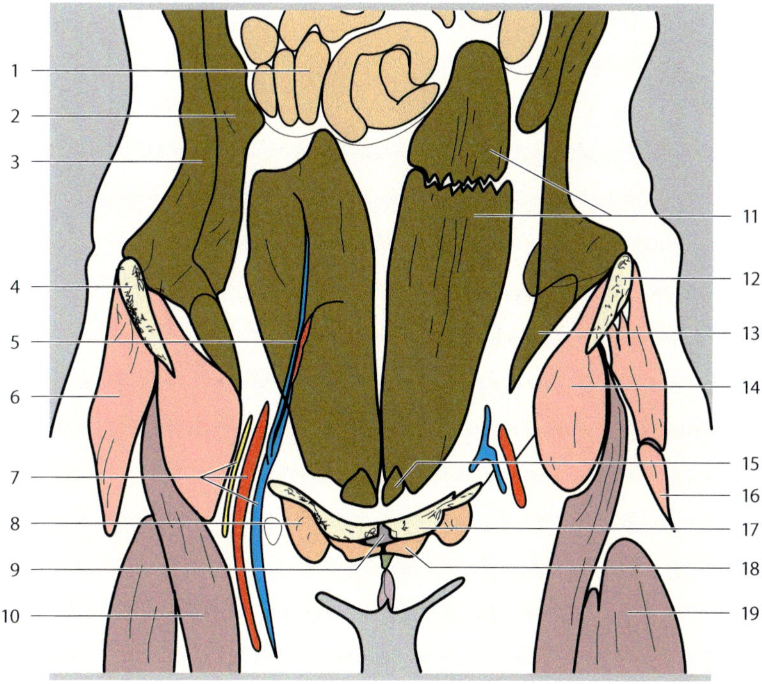

1. Small intestine (작은창자)
2. Internal abdominal oblique muscle (배속빗근)
3. External abdominal oblique muscle (배바깥빗근)
4. Anterior superior iliac spine (위앞엉덩뼈가시)
5. Superficial epigastric artery (얕은배벽동맥)
6. Gluteus medius muscle (중간볼기근)
7. Femoral artery, vein and nerve (넙다리동맥, 정맥과 신경)
8. Pectineus muscle (치골근)
9. Pubic symphysis [두덩결합(치골결합)]
10. Rectus femoris muscle (넙다리곧은근)
11. Rectus abdominis muscle (배곧은근, 복직근)
12. Ilium [엉덩뼈(장골)]
13. Transversus abdominis muscle [가로배근(복횡근)]
14. Iliopsoas muscle (엉덩허리근)
15. Pyramidalis muscle (배세모근)
16. Tensor fasciae latae muscle (넙다리근막긴장근)
17. Pubis [두덩뼈(치골)]
18. Adductor longus muscle (긴모음근)
19. Vastus lateralis muscle (가쪽넓은근)

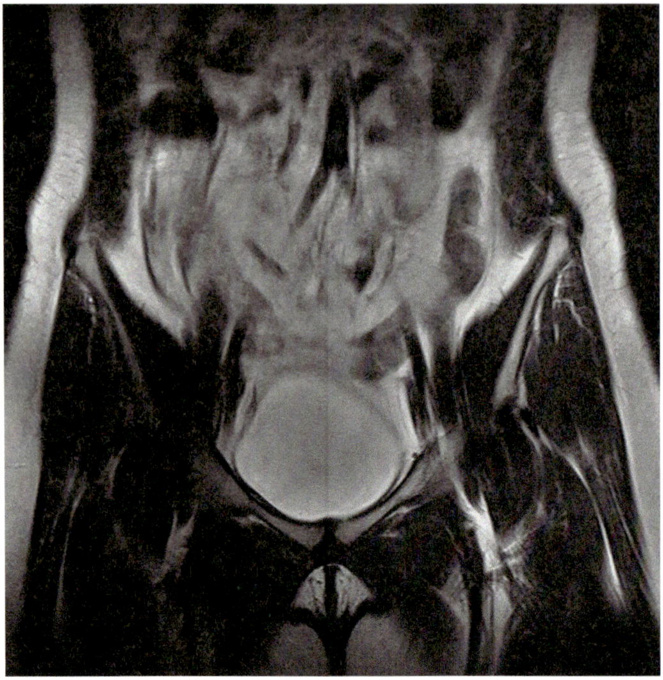

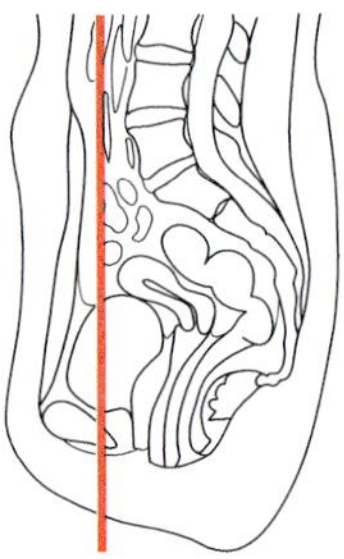

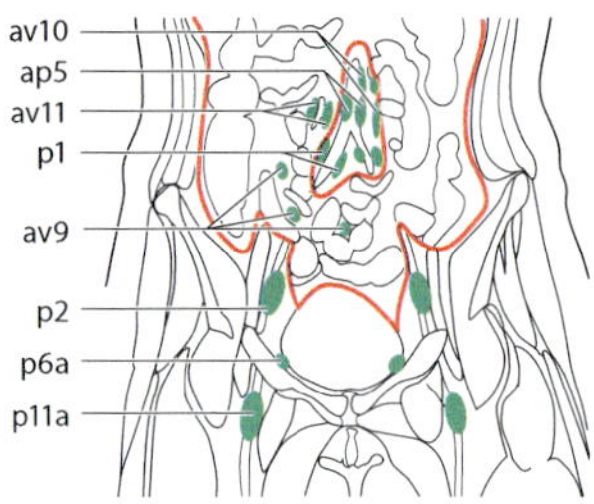

● = Lymph node (림프절)

—— = Peritoneum [배막(복막)]

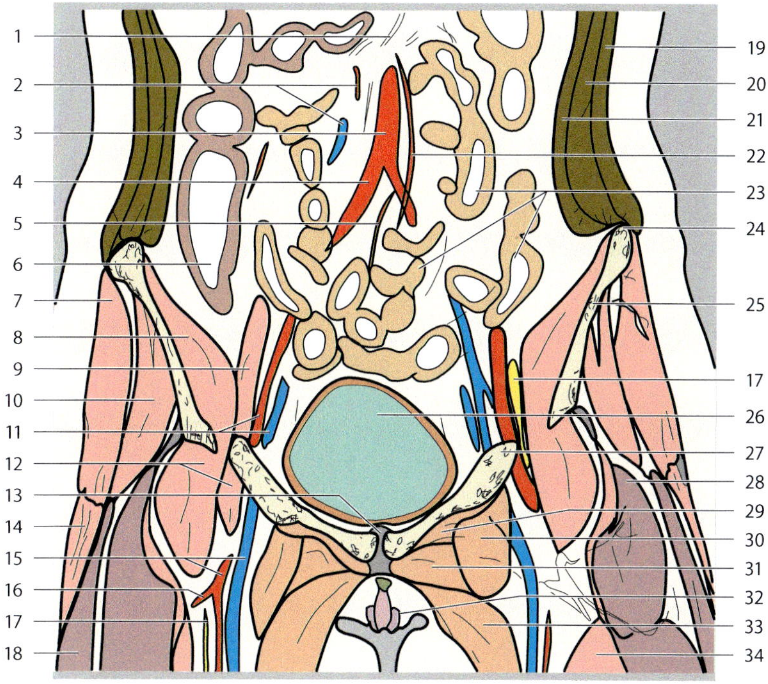

1. Mesentery (창자사이막)
2. Superior mesenteric artery and vein (위창자간막동맥과 정맥)
3. Abdominal aorta [배대동맥(복부대동맥)]
4. Right common iliac artery (오른온엉덩동맥)
5. Sigmoid artery (구불창자동맥)
6. Ascending colon [오름창자(오름잘록창자, 상행결장)]
7. Gluteus medius muscle (중간볼기근)
8. Iliacus muscle (엉덩근)
9. Psoas major muscle [큰허리근(대요근)]
10. Gluteus minimius muscle (작은볼기근)
11. External iliac artery and vein (바깥엉덩동맥과 정맥)
12. Iliopsoas muscle (엉덩허리근)
13. Symphysis [두덩결합(치골결합)]
14. Tensor fasciae latae muscle (넙다리근막긴장근)
15. Femoral artery and vein (넙다리동맥과 정맥)
16. Deep artery of thigh (넓적다리의 깊은동맥)
17. Femoral nerve (넙다리신경)
18. Vastus lateralis muscle (가쪽넓은근)
19. External abdominal oblique muscle (배바깥빗근)
20. Internal abdominal oblique muscle (배속빗근)
21. Transversus abdominis muscle [가로배근(복횡근)]
22. Inferior mesenteric artery (아래창자간막막동맥)
23. Jejunum [빈창자(공장)]
24. Iliac crest (엉덩뼈능선)
25. Wing of ilium (엉덩뼈날개)
26. Urinary bladder (방광)
27. Pubis [두덩뼈(치골)]
28. Rectus femoris muscle (넙다리곧은근)
29. Obturator externus muscle (바깥 폐쇄근)
30. Pectineus muscle (치골근)
31. Adductor brevis muscle (짧은모음근)
32. Labium majus (대음순)
33. Adductor longus muscle (긴모음근)
34. Sartorius muscle (넙다리빗근)

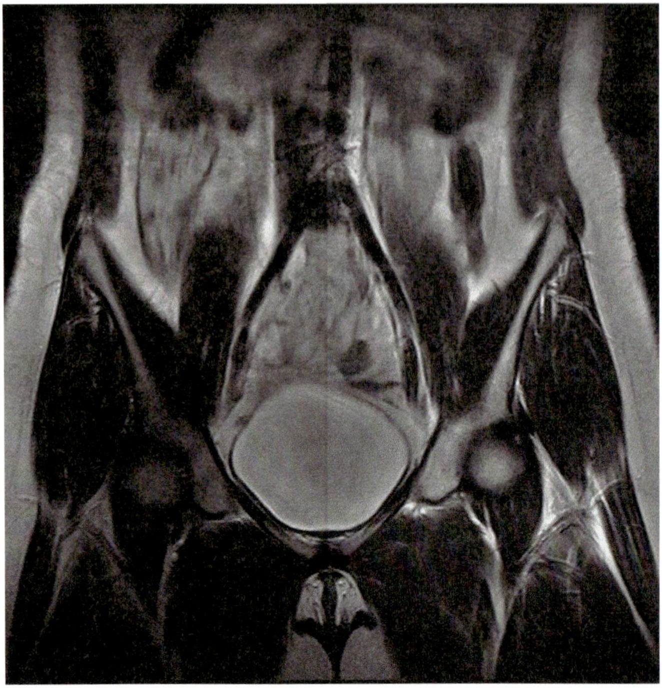

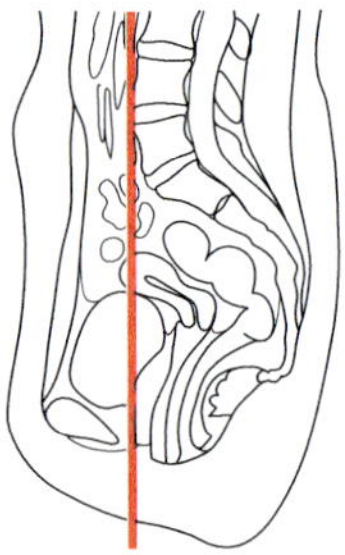

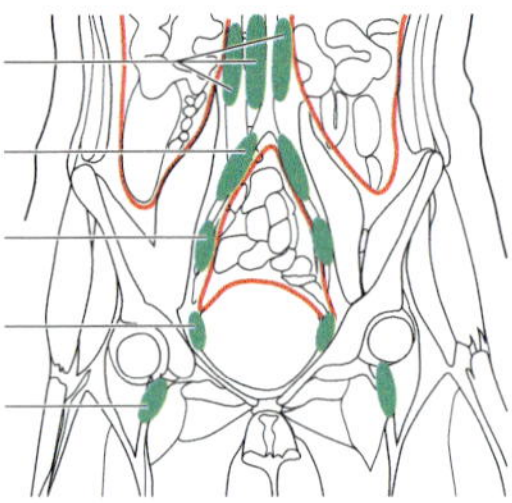

1. Abdominal aorta [배대동맥(복부대동맥)]
2. Inferior vena cava [아래대정맥(하대정맥)]
3. Ascending colon [오름창자(오름잘록창자, 상행결장)]
4. Right common iliac artery (오른온엉덩동맥)
5. Iliac crest (엉덩뼈능선)
6. Ileum [돌창자(회장)]
7. Wing of ilium (엉덩뼈날개)
8. External iliac artery and vein (바깥엉덩동맥과 정맥)
9. Gluteus medius muscle (중간볼기근)
10. Gluteus minimius muscle (작은볼기근)
11. Acetabular roof (body of ilium) [절구천장(엉덩뼈몸통)]

▶

● = Lymph node (림프절)

—— = Peritoneum [배막(복막)]

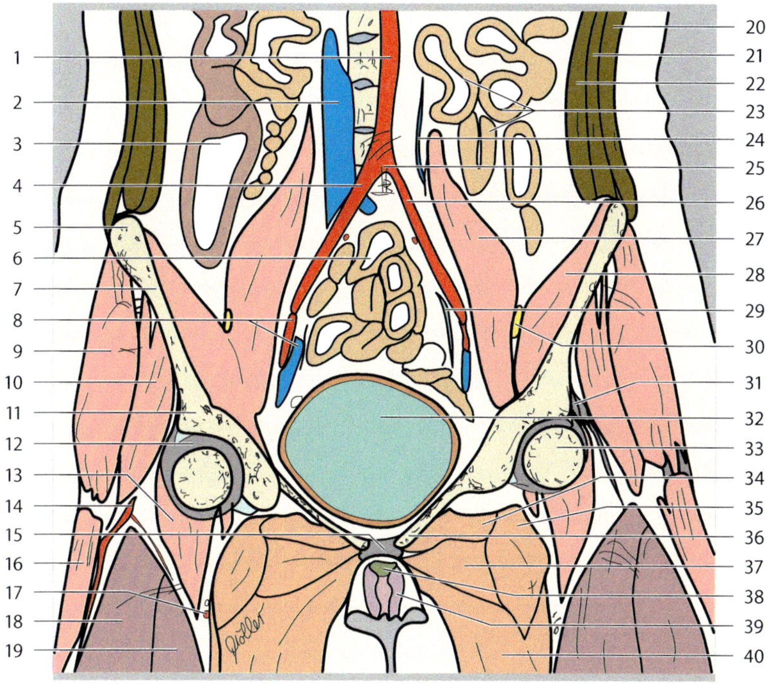

12. Iliofemoral ligament with joint capsule (엉덩넙다리인대과 관절주머니)
13. Iliopsoas muscle (엉덩허리근)
14. Circumflex femoral artery (넙다리휘돌이동맥)
15. Transverse perineal ligament (샅가로인대)
16. Tensor fasciae latae muscle (넙다리근막긴장근)
17. Deep artery of thigh (넓적다리의 깊은동맥)
18. Vastus lateralis muscle (가쪽넓은근)
19. Rectus femoris muscle (넙다리곧은근)
20. External abdominal oblique muscle (배바깥빗근)
21. Internal abdominal oblique muscle (배속빗근)
22. Transversus abdominis muscle [가로배근(복횡근)]
23. Jejunum [빈창자(공장)]
24. Inferior mesenteric vein (아래창자간막정맥)
25. Aorta (bifurcation) (대동맥갈림)
26. Left common iliac artery (왼온엉덩동맥)
27. Psoas major muscle [큰허리근(대요근)]
28. Iliacus muscle (엉덩근)
29. Ureter (요관)
30. Femoral nerve (넙다리신경)
31. Common tendon of rectus femoris muscle and vastus lateralis muscle (넙다리곧은근과 가쪽넓은근의 공통힘줄)
32. Urinary bladder (방광)
33. Head of femur (넙다리뼈머리)
34. Obturator externus muscle (바깥 폐쇄근)
35. Pectineus muscle (치골근)
36. Pubis [두덩뼈(치골)]
37. Adductor brevis muscle (짧은모음근)
38. Clitoris (crus) [음핵(다리)]
39. Labium majus (대음순)
40. Adductor longus muscle (긴모음근)

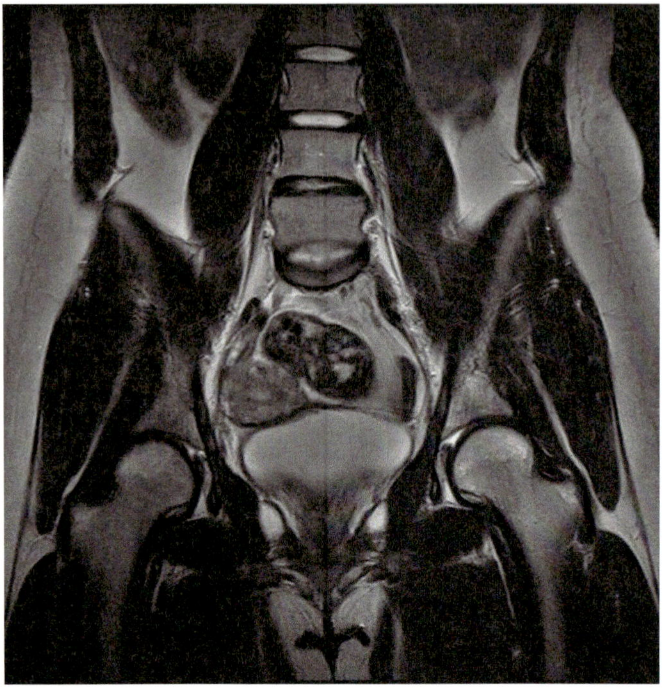

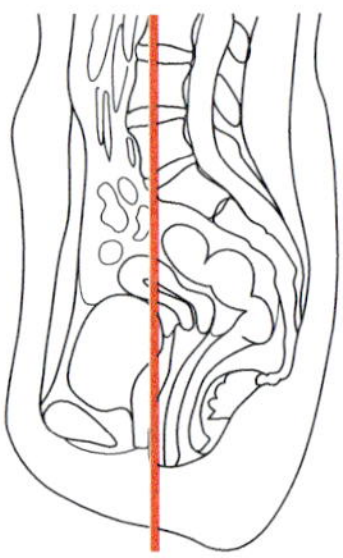

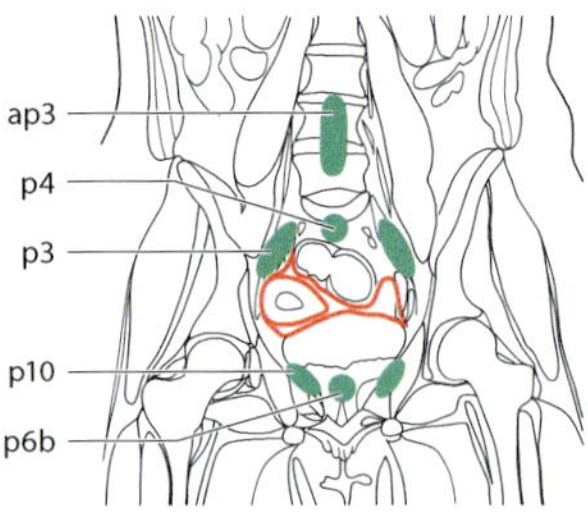

● = Lymph node (림프절)
—— = Peritoneum [배막(복막)]

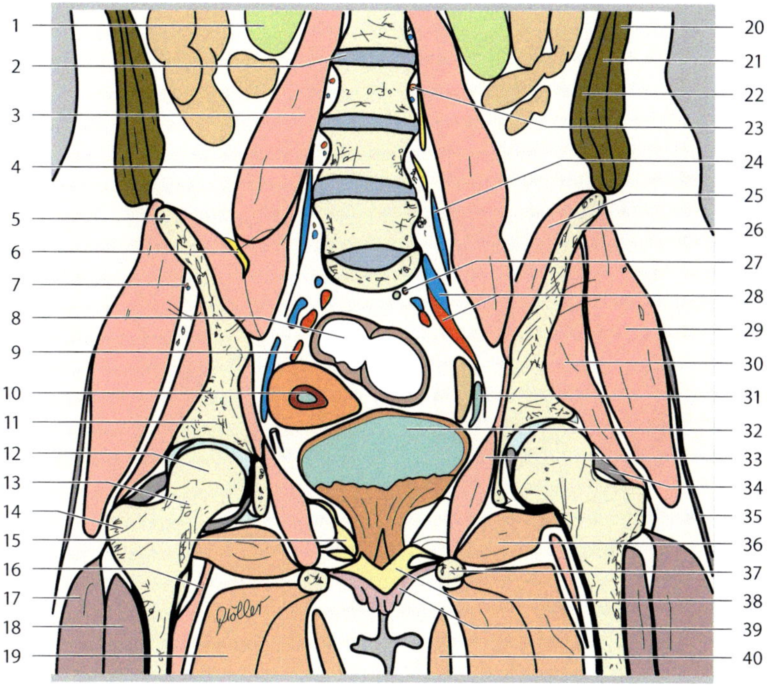

1. Right kidney [오른콩팥(신장)]
2. Intervertebral disk (L2-L3) [척추원반(L2-L3)]
3. Psoas major muscle [큰허리근(대요근)]
4. Lumbar vertebra (L4) [허리뼈(네 번째)]
5. Iliac crest (엉덩뼈능선)
6. Femoral nerve (넙다리신경)
7. Superior gluteal artery and vein (위볼기동맥과 정맥)
8. Sigmoid colon [구불잘록창자(구불창자)]
9. Uterine artery (자궁동맥)
10. Uterus (cavity) (자궁안)
11. Acetabular roof (body of ilium) [절구천장(엉덩뼈몸통)]
12. Head of femur (넙다리뼈머리)
13. Neck of femur (넙다리뼈 목)
14. Greater trochanter (큰돌기)
15. Levator ani muscle (항문올림근)
16. Iliopsoas muscle (엉덩허리근)
17. Vastus lateralis muscle (가쪽넓은근)
18. Vastus intermedius muscle (중간넓은근)
19. Adductor magnus muscle (큰모음근)
20. External abdominal oblique muscle (배바깥빗근)
21. Internal abdominal oblique muscle (배속빗근)
22. Transversus abdominis muscle [가로배근(복횡근)]
23. Lumbar artery and vein (허리동맥과 정맥)
24. Iliolumbar artery and vein (엉덩허리동맥과 정맥)
25. Iliacus muscle (엉덩근)
26. Wing of ilium (엉덩뼈날개)
27. Superior rectal artery (위곧창자동맥)
28. Internal iliac artery and vein (속엉덩동맥과 정맥)
29. Gluteus medius muscle (중간볼기근)
30. Gluteus minimius muscle (작은볼기근)
31. Ureter (요관)
32. Urinary bladder (방광)
33. Obturator internus muscle (내폐쇄근)
34. Iliofemoral ligament (엉덩넙다리인대)
35. Iliotibial tract (엉덩정강근막띠)
36. Obturator externus muscle (바깥 폐쇄근)
37. Ischium (ramus) [궁둥뼈(가시)]
38. Deep transverse perineal muscle (깊은샅가로근)
39. Labium minus (소음순)
40. Gracilis muscle (두덩정강근)

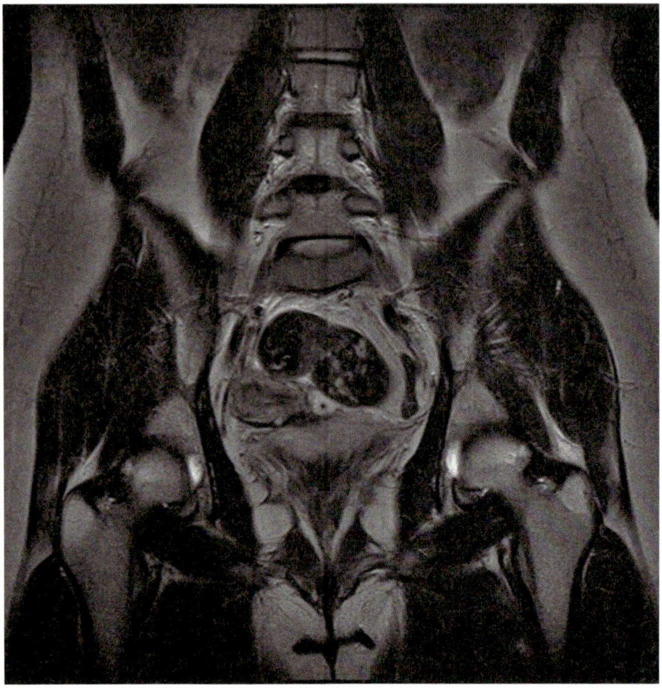

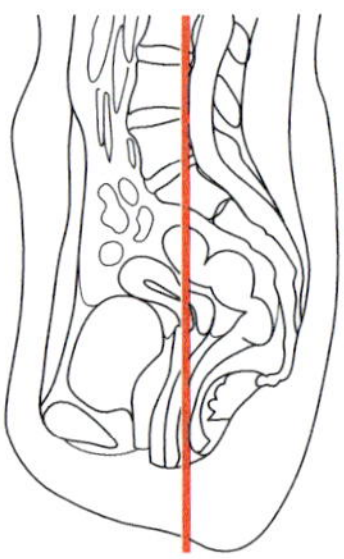

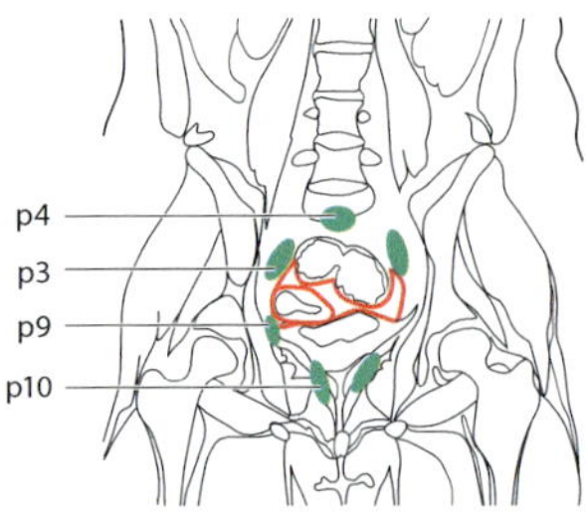

● = Lymph node (림프절)
—— = Peritoneum [배막(복막)]

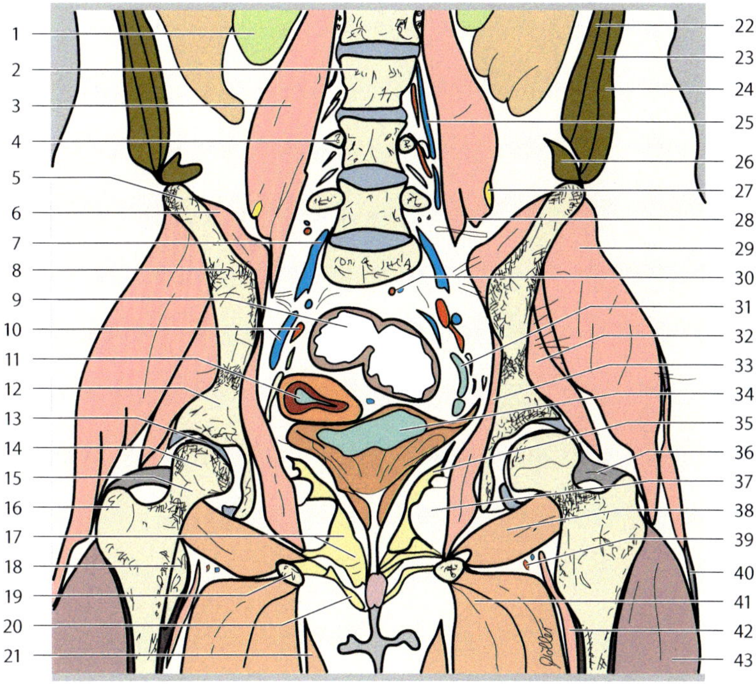

1. Right kidney [오른콩팥(신장)]
2. Lumbar vertebra (L3) [허리뼈(세 번째)]
3. Psoas major muscle [큰허리근(대요근)]
4. Transverse process (L4) [가로돌기(네 번째 허리뼈)]
5. Iliac crest (엉덩뼈능선)
6. Iliacus muscle (엉덩근)
7. Ascending lumbar vein (오름허리정맥)
8. Wing of ilium (엉덩뼈날개)
9. Sigmoid colon [구불잘룩창자(구불창자)]
10. Internal iliac artery and vein (속엉덩동맥과 정맥)
11. Uterus (cavity) (자궁안)
12. Acetabular roof (body of ilium) [절구천장(엉덩뼈몸통)]
13. Hip joint [엉덩관절(고관절)]
14. Head of femur (넙다리뼈머리)
15. Neck of femur (넙다리뼈목)
16. Greater trochanter [큰돌기(대전자)]
17. Deep transverse perineal muscle (깊은샅가로근)
18. Lesser trochanter (작은돌기)
19. Ischium (ramus) [궁둥뼈(가시)]
20. Bulbospongiosus muscle (구요도해면체근)
21. Gracilis muscle (두덩정강근)
22. Transversus abdominis muscle [가로배근(복횡근)]
23. Internal abdominal oblique muscle (배속빗근)
24. External abdominal oblique muscle (배바깥빗근)
25. Lumbar artery and vein (허리동맥과 정맥)
26. Quadratus lumborum muscle (허리네모근)
27. Femoral nerve (넙다리신경)
28. Obturator nerve (폐쇄신경)
29. Gluteus medius muscle (중간볼기근)
30. Superior rectal artery (위곧창자동맥)
31. Ureter (요관)
32. Gluteus minimius muscle (작은볼기근)
33. Obturator internus muscle (내폐쇄근)
34. Urinary bladder (방광)
35. Levator ani muscle (항문올림근)
36. Iliofemoral ligament (엉덩넙다리인대)
37. Ischiorectal fossa (궁둥항문오목)
38. Obturator externus muscle (바깥 폐쇄근)
39. Medial circumflex femoral artery (안쪽넙다리휘돌이동맥)
40. Iliotibial tract (엉덩정강근막띠)
41. Adductor magnus muscle (큰모음근)
42. Iliopsoas muscle (엉덩허리근)
43. Vastus lateralis muscle (가쪽넓은근)

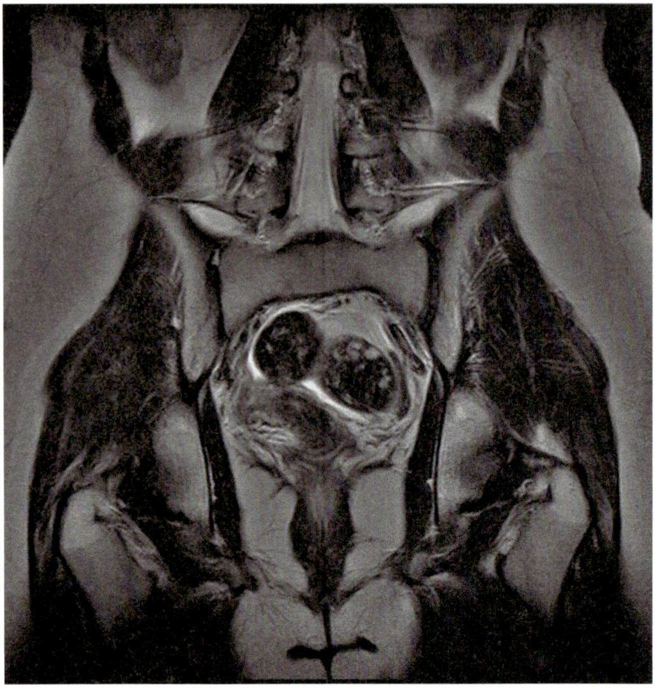

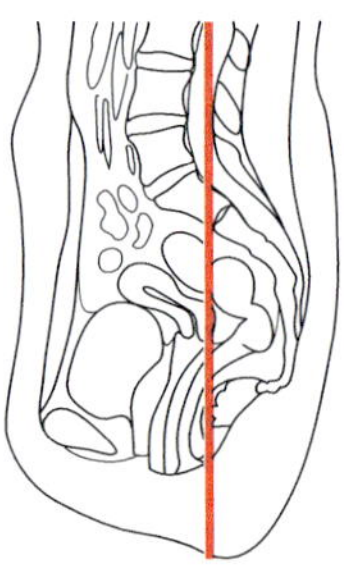

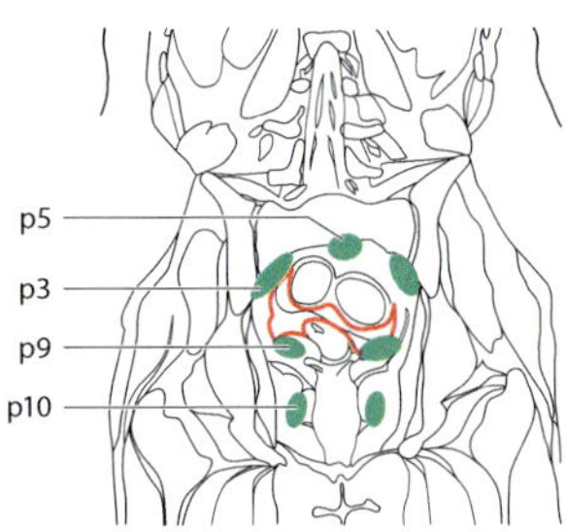

1. Right kidney [오른콩팥(신장)]
2. Rib (11) (열한 번째 갈비뼈)
3. Spinal dura (척수경질막)
4. Psoas major muscle [큰허리근(대요근)]
5. Spinal canal (척추관)
6. Cauda equina (말총)
7. Iliac crest (엉덩뼈능선)
8. Sacroiliac joint (엉치엉덩관절)
9. Wing of ilium (엉덩뼈날개)
10. Sacrum (엉치뼈)
11. Sigmoid colon [구불잘룩창자(구불창자)]
12. Uterine tube (infundibulum) (자궁관깔대기)
13. Uterine artery and vein (자궁동맥과 정맥)
14. Uterine venous plexus (자궁정맥얼기)
15. Vagina (fornix) [질(천장)]
16. Levator ani muscle (항문올림근)
17. Vagina (질) ▶

● = Lymph node (림프절)

—— = Peritoneum [배막(복막)]

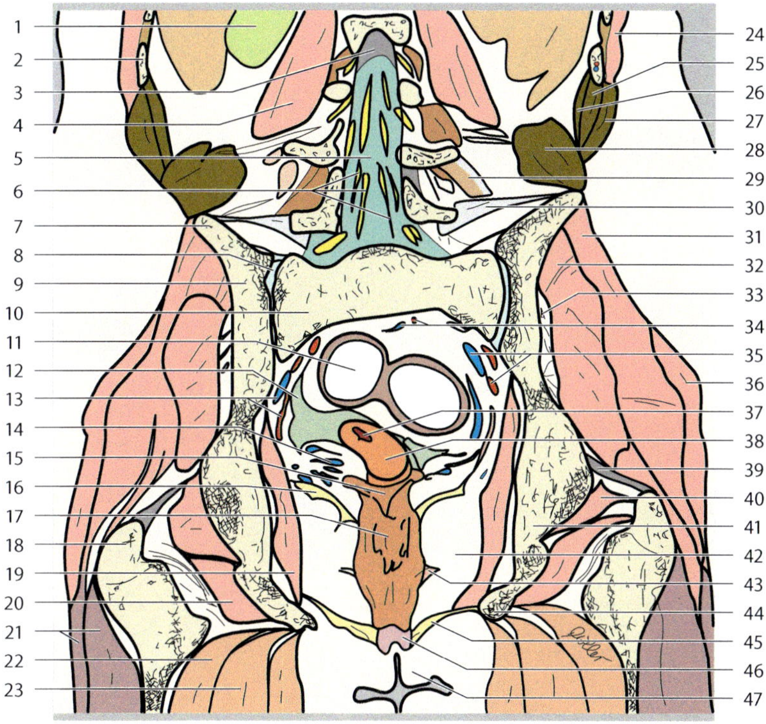

18. Greater trochanter [큰돌기(대전자)]
19. Obturator internus muscle (내폐쇄근)
20. Quadratus femoris muscle (넙다리네모근)
21. Vastus lateralis muscle (가쪽넓은근)
22. Semitendinosus muscle (반힘줄모양근)
23. Adductor magnus muscle (큰모음근)
24. Latissimus dorsi muscle (넓은등근)
25. Internal abdominal oblique muscle (배속빗근)
26. Transversus abdominis muscle [가로배근(복횡근)]
27. External abdominal oblique muscle (배바깥빗근)
28. Quadratus lumborum muscle (허리네모근)
29. Multifidus muscle and lumbar intertransversarii muscles (뭇갈래근과 허리가로돌기사이근)
30. Iliolumbar ligament and iliocostalis muscle (erector spinae muscle, lateral tract) [엉덩허리인대과 엉덩갈비근(척주세움근, 가쪽관)]
31. Gluteus medius muscle (중간볼기근)
32. Gluteus minimius muscle (작은볼기근)
33. Superior gluteal artery and vein (위볼기동맥과 정맥)
34. Sigmoid arteries and veins (구불창자동맥과 정맥)
35. Internal iliac artery and vein (속엉덩동맥과 정맥)
36. Gluteus maximus muscle (큰볼기근육)
37. Cervical canal (자궁목관)
38. Cervix of uterus (자궁목)
39. Iliofemoral ligament (엉덩넙다리인대)
40. Obturator externus muscle (바깥 폐쇄근)
41. Ischium [궁둥뼈(좌골)]
42. Ischiorectal fossa (궁둥항문오목)
43. Pubovaginalis muscle (두덩뼈질근육)
44. Ischium (ramus) [궁둥뼈(가시)]
45. Deep transverse perineal muscle (urogenital diaphragm) [깊은샅가로근(비뇨생식가로막)]
46. Bulbospongiosus muscle (구요도해면체근)
47. Labium minus (소음순)

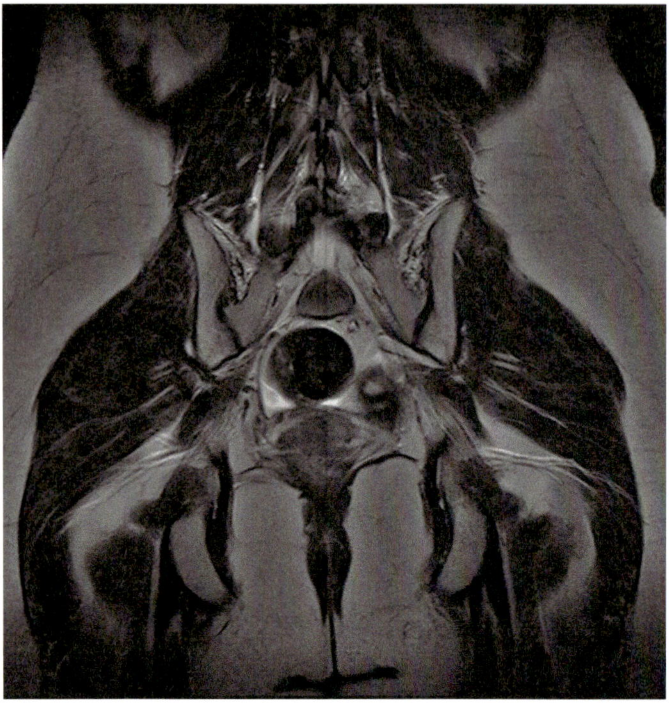

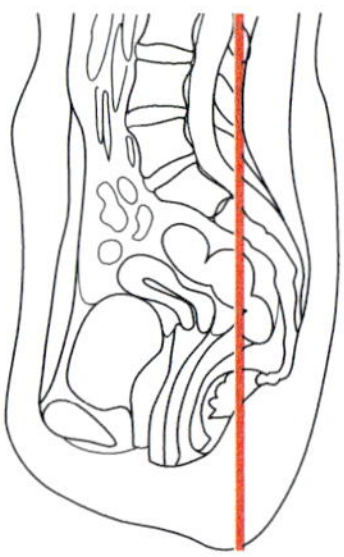

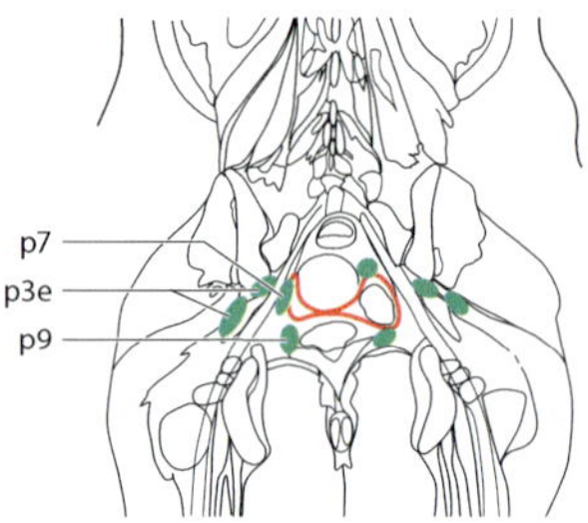

1. Fatty capsule of the kidney (콩팥의 지방주머니)
2. Serratus posterior inferior muscle (아래뒤톱니근)
3. Latissimus dorsi muscle (넓은등근)
4. Quadratus lumborum muscle (허리네모근)
5. Iliocostalis muscle (part of erector spinae muscle, lateral tract) [엉덩갈비근(척주세움근의 일부, 가쪽관)]
6. Longissimus muscle (part of erector spinae muscle, lateral tract) [최장근(척주세움근의 일부, 가쪽관)]
7. Multifidus muscle (part of transversospinales muscles) [뭇갈래근(가로돌기가시근육의 일부)] ▶

● = Lymph node (림프절)
—— = Peritoneum [배막(복막)]

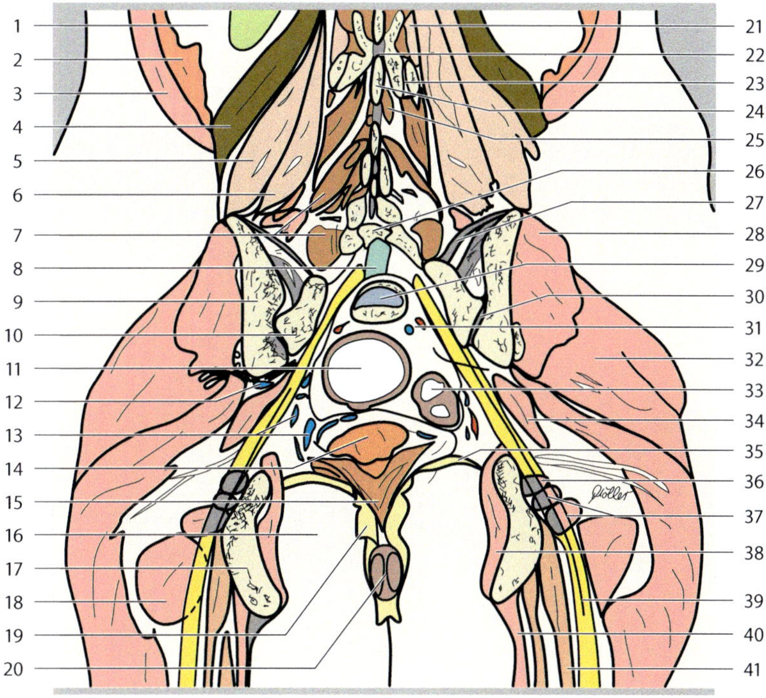

8. Spinal canal (척추관)
9. Wing of ilium (엉덩뼈날개)
10. Sacrum (엉치뼈)
11. Rectum [곧창자(직장)]
12. Superior gluteal veins (위볼기정맥)
13. Uterine and rectal venous plexus (자궁과 곧창자정맥얼기)
14. Vaginal part of uterus (자궁의 질부분)
15. Vagina (posterior wall) [질(뒤벽)]
16. Ischiorectal fossa (궁둥항문오목)
17. Ischium [궁둥뼈(좌골)]
18. Quadratus femoris muscle (넙다리네모근)
19. External anal sphincter muscle (바깥항문조임근)
20. Anus (항문)
21. Intertransversarii muscle (part of erector spinae muscle, medial tract) [가로돌기사이근육(척주세움근 부분, 안쪽관)]
22. Interspinal ligaments (가시사이인대)
23. Zygapophysial joint (돌기사이관절)
24. Spinous process (가시돌기)
25. Interspinalis muscles (part of erector spinae muscle, medial tract) [가시사이근(척주세움근 부분, 안쪽관)]
26. Lumbar vertebra 5 (vertebral arch) [다섯 번째 허리뼈(척추뼈고리)]
27. Sacroiliac ligaments (엉치엉덩인대)
28. Gluteus medius muscle (중간볼기근)
29. Intervertebral disk S1-S2 (척추원반 S1-S2)
30. Sacroiliac joint (엉치엉덩관절)
31. Sigmoid arteries and veins (구불창자동맥과 정맥)
32. Gluteus maximus muscle (큰볼기근육)
33. Sigmoid colon [구불잘룩창자(구불창자)]
34. Piriformis muscle (조롱박근)
35. Levator ani muscle (항문올림근)
36. Gemellus superior muscle (위쌍둥이근)
37. Gemellus inferior muscles (아래쌍동이근)
38. Obturator internus muscle (내폐쇄근)
39. Sciatic nerve [궁둥신경(좌골신경)]
40. Semitendinosus muscle (반힘줄모양근)
41. Adductor magnus muscle (큰모음근)

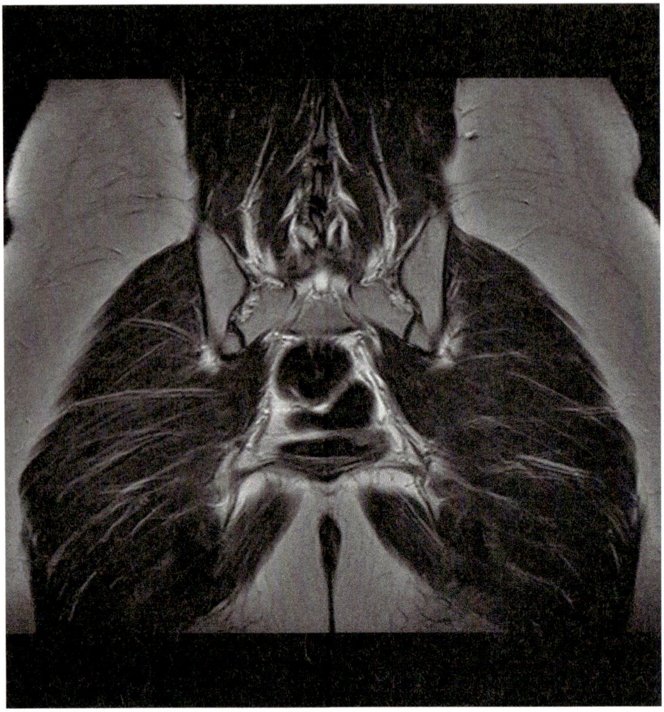

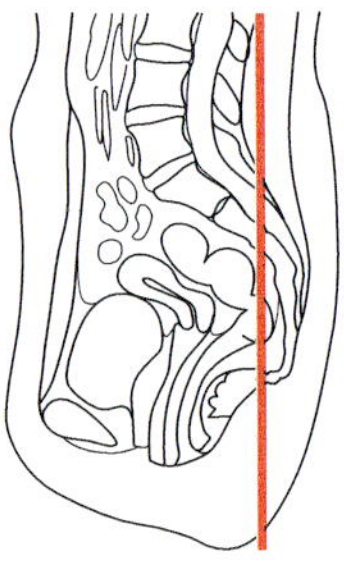

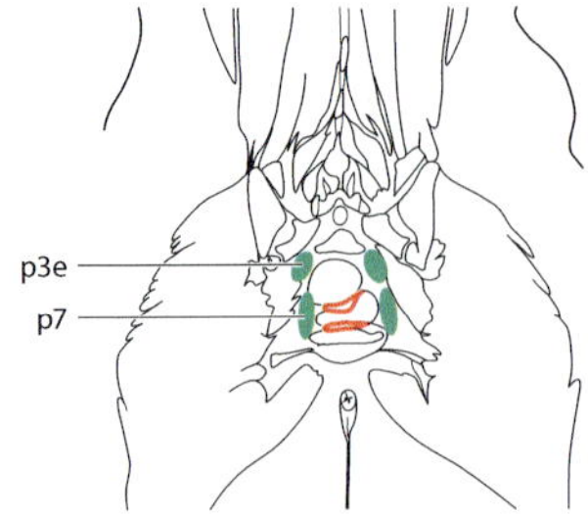

● = Lymph node (림프절)
—— = Peritoneum [배막(복막)]

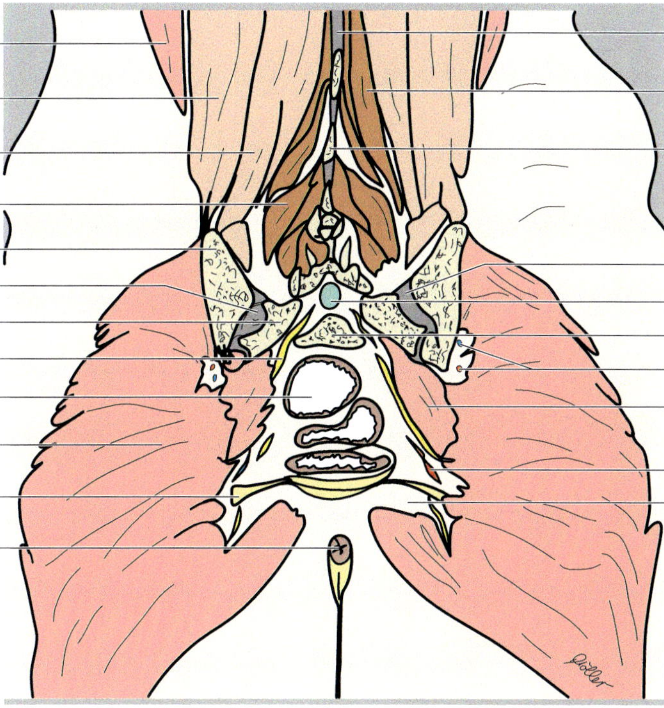

1. Latissimus dorsi muscle (넓은등근)
2. Iliocostalis muscle (part of erector spinae muscle, lateral tract) [엉덩갈비근(척주세움근의 일부, 가쪽관)]
3. Longissimus muscle (part of erector spinae muscle, lateral tract) [최장근(척주세움근의 일부, 가쪽관)]
4. Transversospinales muscles (part of erector spinae muscle, medial tract) [가로돌기가시근육(척주세움근 부분, 안쪽관)]
5. Ilium [엉덩뼈(장골)]
6. Sacroiliac joint (엉치엉덩관절)
7. Sacrum (lateral part or mass of sacrum) [엉치뼈(가쪽부분)]
8. Sacral nerve [엉치신경(천골신경)]
9. Rectum (ampulla) [곧창자(팽대부위)]
10. Gluteus maximus muscle (큰볼기근육)
11. Levator ani muscle (항문올림근)
12. External anal sphincter muscle (바깥항문조임근)
13. Interspinal ligaments (가시사이인대)
14. Spinalis muscle (part of erector spinae muscle, medial tract) [가시근(척주세움근의 일부, 안쪽관)]
15. Spinous process (가시돌기)
16. Dorsal sacroiliac ligaments (후엉치엉덩인대)
17. Spinal canal (척추관)
18. Sacrum (S2) [엉치뼈(S2)]
19. Superior gluteal artery and vein (위볼기동맥과 정맥)
20. Piriformis muscle (조롱박근)
21. Inferior gluteal artery, vein, and nerve (아래볼기동맥, 정맥과 신경)
22. Ischioanal fossa (궁둥항문오목)

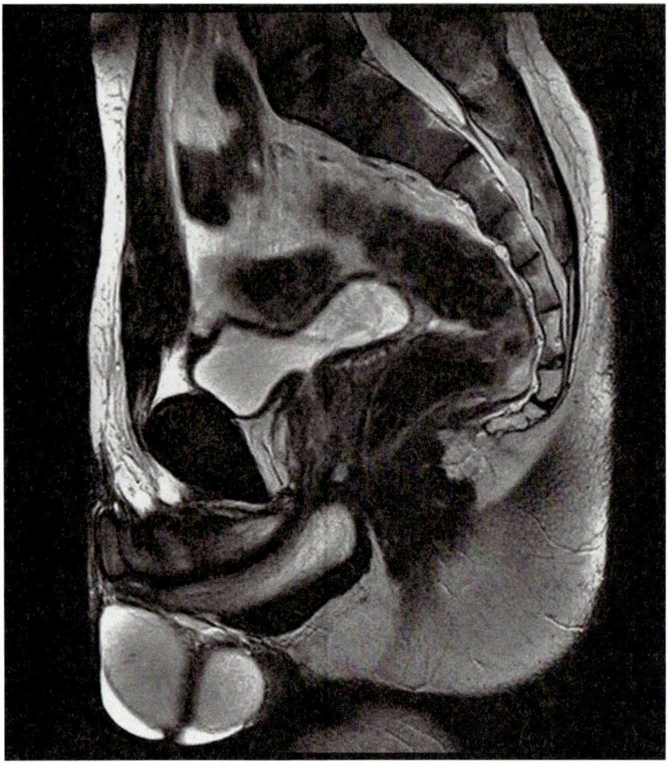

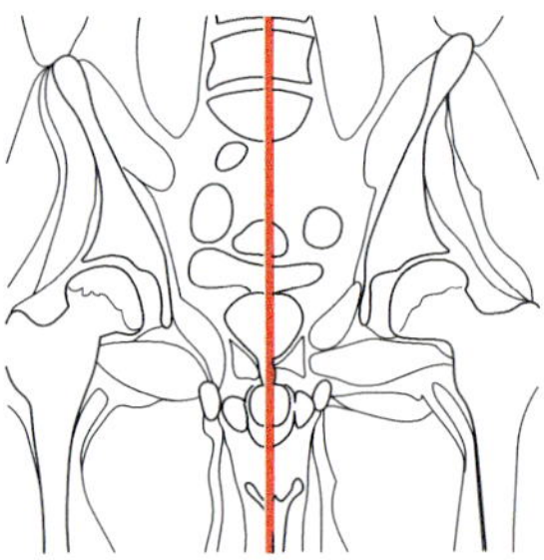

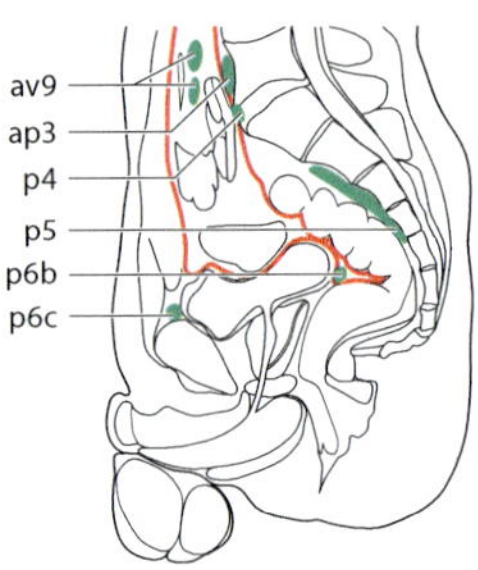

1. Rectus abdominis muscle [배곧은근(복직근)]
2. Lumbar vertebra (L5) (다섯 번째 허리뼈)
3. Mesentery (창자사이막)
4. Promontory of sacrum (엉치뼈곶)
5. Small intestine (작은창자)
6. Urinary bladder (internal urethra orifice) [방광(속요도구멍)]
7. Prostate (central zone) [전립샘(중심구역)]
8. Prostate (anterior fibromuscular stroma) [전립샘(앞섬유근육기질)]
9. Seminal colliculus (요도둔덕)
10. Pubis [두덩뼈(치골)] ▶

● = Lymph node (림프절)
—— = Peritoneum [배막(복막)]

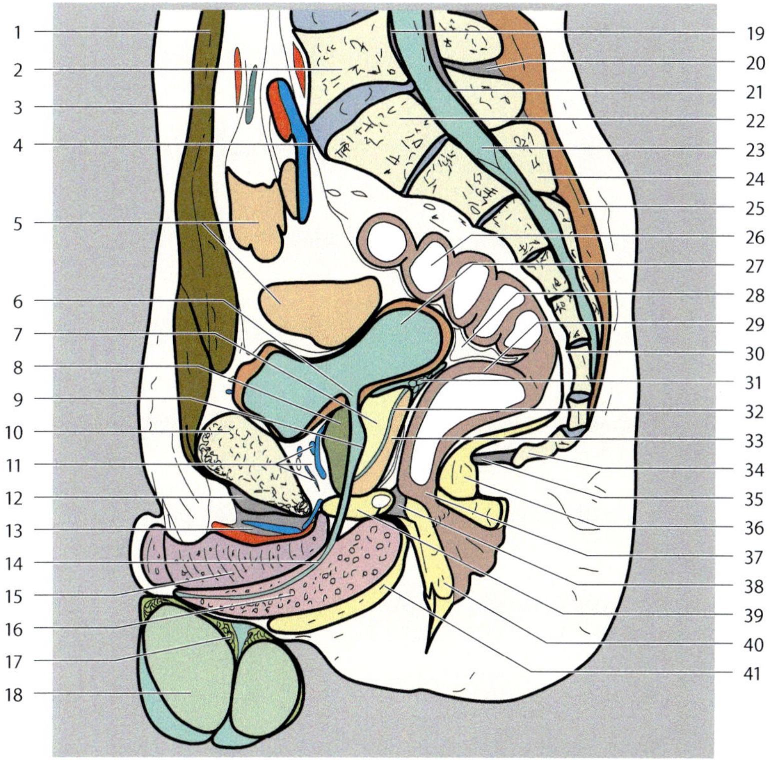

11. Retropubic space with vesical and prostatic venous plexus (방광 그리고 전립선정맥얼기와 두덩뒤공간)
12. Arcuate pubic ligament (두덩활꼴인대)
13. Suspensory ligament of penis (음경걸이인대)
14. Urethra (요도)
15. Corpus cavernosum (해면체)
16. Corpus spongiosum (요도해면체)
17. Epididymis (부고환)
18. Testis (고환)
19. Posterior longitudinal ligament (뒤세로인대)
20. Interspinal ligaments (가시사이인대)
21. Ligamenta flava (황색인대)
22. Sacrum (S1) [엉치뼈(S1)]
23. Spinal canal (척추관)
24. Spinous process (가시돌기)
25. Erector spinae muscle, medial tract (척주세움근, 안쪽관)
26. Sigmoid colon [구불잘룩창자(구불창자)]
27. Urinary bladder (방광)
28. Rectovesical pouch (곧창자방광오목)
29. Rectum [곧창자(직장)]
30. Presacral space (엉치뼈앞공간)
31. Seminal vesicle (정낭)
32. Ejaculatory duct (사정관)
33. Prostate, peripheral zone [전립샘(주변구역)]
34. Coccyx (꼬리뼈)
35. Anococcygeal ligament (항문꼬리인대)
36. Levator ani muscle (항문올림근)
37. Anus (항문)
38. Perineal body (샅힘줄중심)
39. Urogenital diaphragm with bulbourethral gland (비뇨생식가로막과 망울요도샘)
40. External anal sphincter muscle (바깥항문조임근)
41. Bulbospongiosus muscle (구요도해면체근)

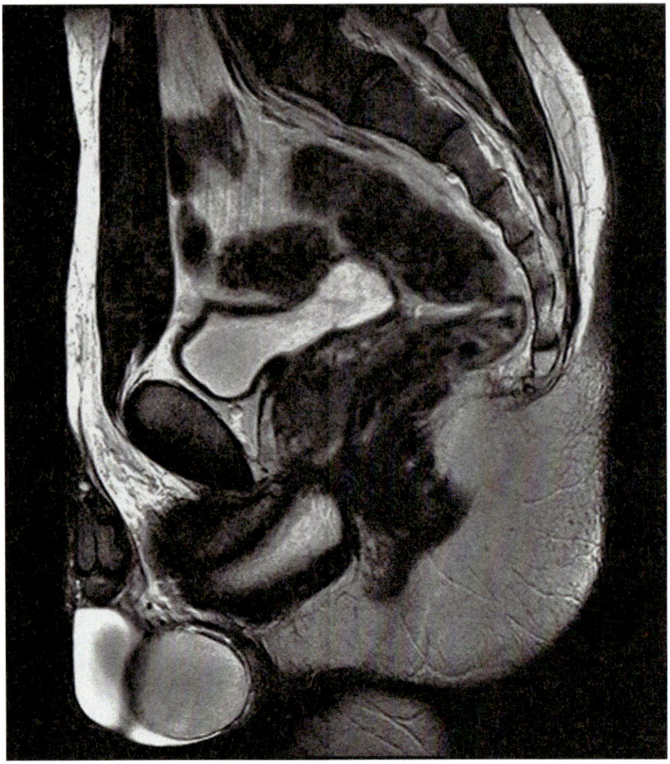

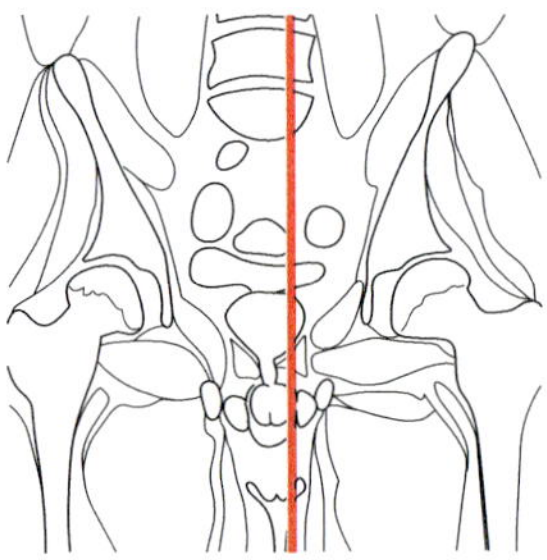

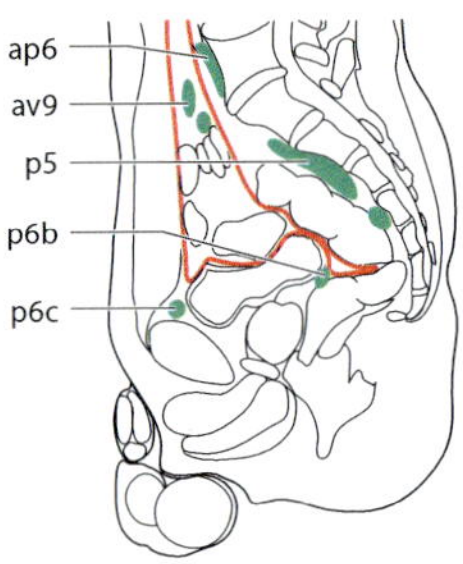

1. Common iliac artery and vein (온엉덩동맥과 정맥)
2. Lumbar vertebra (L5) [허리뼈(다섯 번째)]
3. Internal iliac artery and vein (속엉덩동맥과 정맥)
4. Intervertebral disk (L5-S1) [척추원반(L5-S1)]
5. Mesentery (창자사이막)
6. Small intestine (작은창자)
7. Rectus abdominis muscle [배곧은근(복직근)]
8. Urinary bladder (방광) ▶

● = Lymph node (림프절)
—— = Peritoneum [배막(복막)]

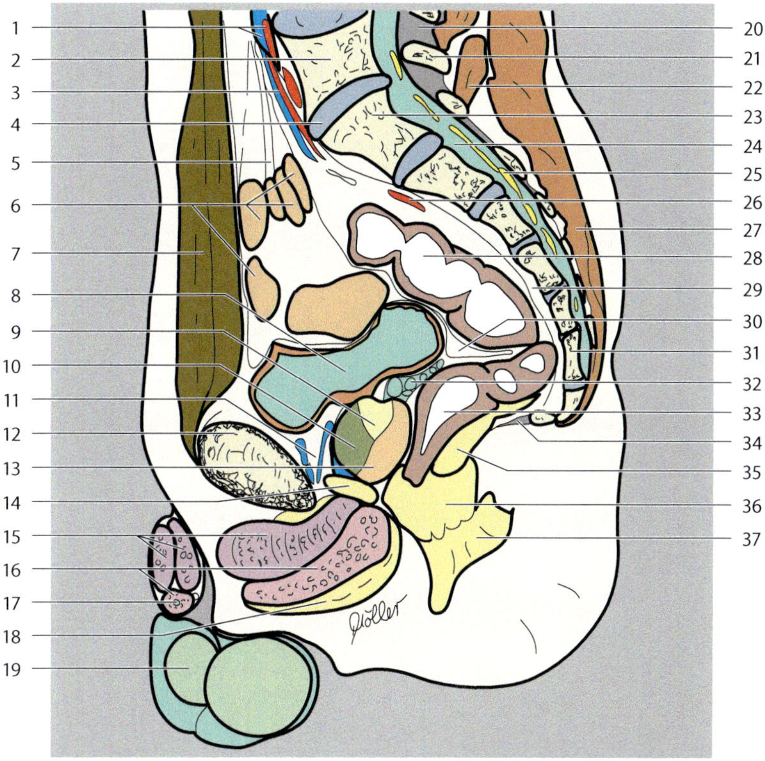

9. Prostate (central zone) [전립샘(중심구역)]
10. Prostate (anterior fibromuscular stroma) [전립샘(앞섬유근육기질)]
11. Retropubic space with vesical and prostatic venous plexus (방광 그리고 선립선정맥얼기와 두덩뒤공간)
12. Pubis [두덩뼈(치골)]
13. Prostate, peripheral zone [전립샘(주변구역)]
14. Urogenital diaphragm (비뇨생식가로막)
15. Corpus cavernosum (해면체)
16. Corpus spongiosum (요도해면체)
17. Urethra (요도)
18. Bulbospongiosus muscle (구요도해면체근)
19. Testis (고환)
20. Ligamenta flava (황색인대)
21. Spinous process (가시돌기)
22. Multifidus muscle (erector spinae muscle, medial tract) [뭇갈래근(척주세움근, 안쪽관)]
23. Sacrum (S1) [엉치뼈(S1)]
24. Spinal canal (척추관)
25. Spinal nerve (part of cauda equina) [척수신경(말총부분)]
26. Lateral sacral artery (가쪽엉치동맥)
27. Erector spinae muscle (척주세움근)
28. Sigmoid colon [구불잘룩창자(구불창자)]
29. Presacral space (엉치뼈앞공간)
30. Rectovesical pouch (곧창자방광오목)
31. Coccyx (꼬리뼈)
32. Seminal vesicle (정낭)
33. Rectum [곧창자(직장)]
34. Anococcygeal ligament (항문꼬리인대)
35. Levator ani muscle (항문올림근)
36. External anal sphincter muscle (superficial and deep part) [바깥항문조임근(얕은 그리고 깊은 부분)]
37. External anal sphincter muscle (subcutaneous part) [바깥항문조임근(피부밑부분)]

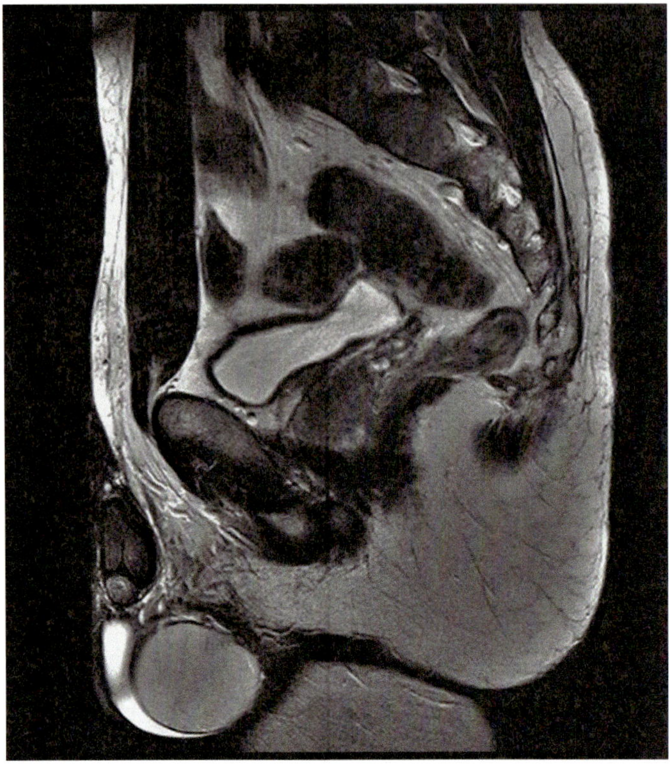

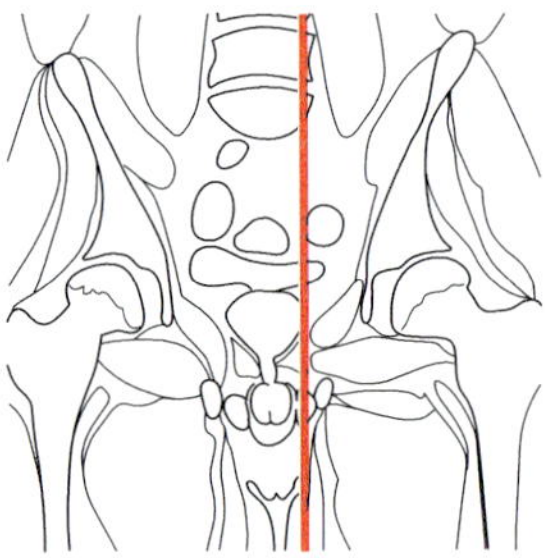

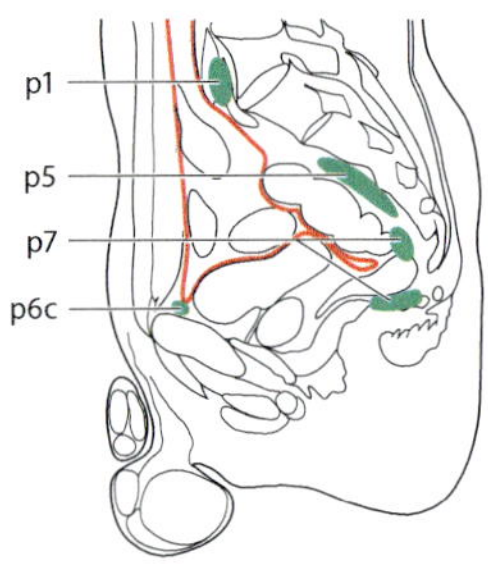

● = Lymph node (림프절)

—— = Peritoneum [배막(복막)]

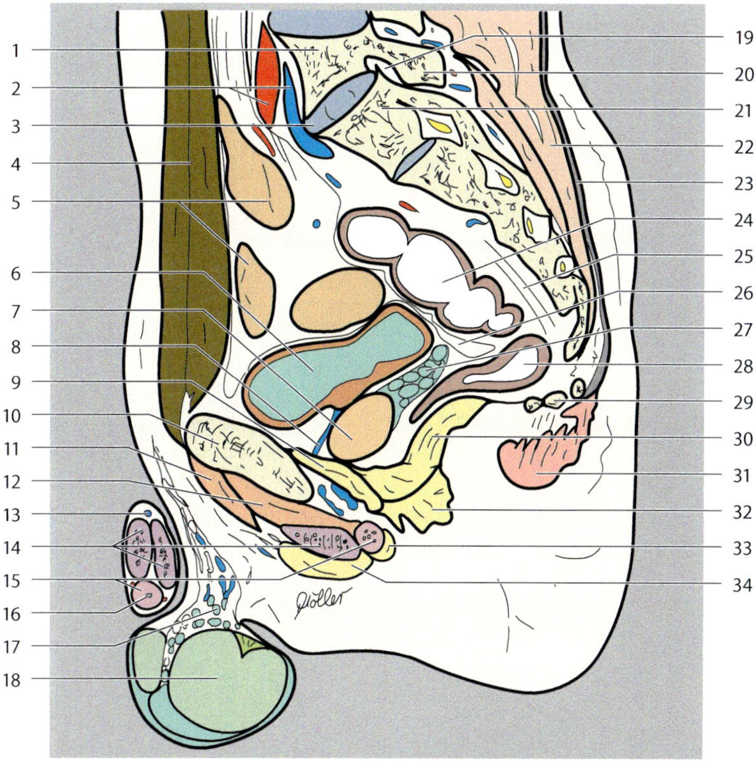

1. Lumbar vertebra (L5) [허리뼈(다섯 번째)]
2. Common iliac artery and vein (온엉덩동맥과 정맥)
3. Intervertebral disk (L5-S1) [척추원반(L5-S1)]
4. Rectus abdominis muscle [배곧은근(복직근)]
5. Small intestine (작은창자)
6. Urinary bladder (방광)
7. Prostate, peripheral zone [전립샘(주변구역)]
8. Retropubic space with vesical and prostatic venous plexus (방광 그리고 전립선정맥얼기와 두덩뒤공간)
9. Urogenital diaphragm (비뇨생식가로막)
10. Pubis [두덩뼈(치골)]
11. Adductor brevis muscle (짧은모음근)
12. Obturator externus muscle (바깥 폐쇄근)
13. Dorsal vein of penis (음경등정맥)
14. Corpus cavernosum (해면체)
15. Corpus spongiosum (요도해면체)
16. Urethra (요도)
17. Epididymis (부고환)
18. Testis (고환)
19. Intervertebral foramen (척추사이구멍)
20. Inferior articular process (아래관절돌기)
21. Sacrum (S1) [엉치뼈(S1)]
22. Erector spinae muscle (lateral tract) [척주세움근(가쪽관)]
23. Thoracolumbar fascia (등허리근막)
24. Sigmoid colon [구불잘록창자(구불창자)]
25. Presacral space (엉치뼈앞공간)
26. Rectovesical pouch (곧창자방광오목)
27. Seminal vesicle (정낭)
28. Rectum [곧창자(직장)]
29. Coccyx (꼬리뼈)
30. Levator ani muscle (항문올림근)
31. Gluteus maximus muscle (큰볼기근육)
32. External anal sphincter muscle (바깥항문조임근)
33. Bulbospongiosus muscle (구요도해면체근)
34. Ischiocavernosus muscle (궁둥해면체근)

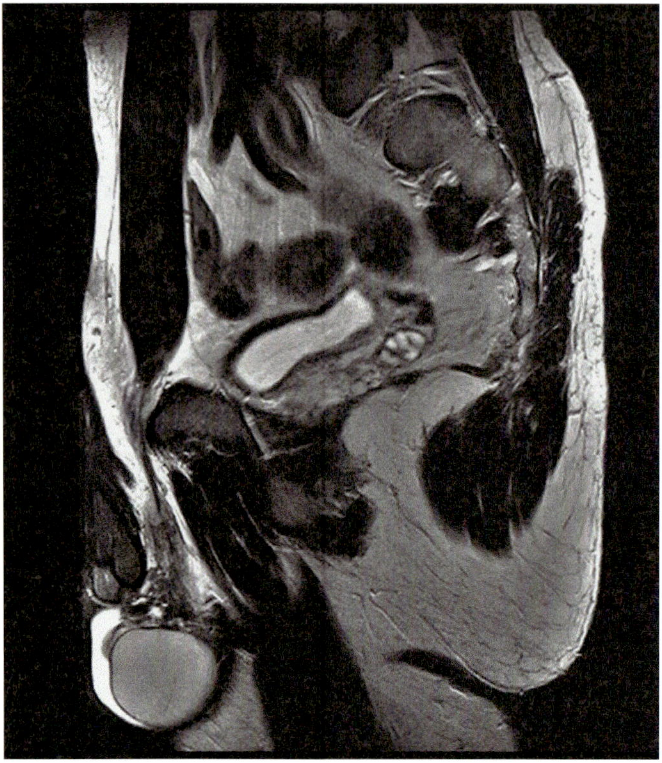

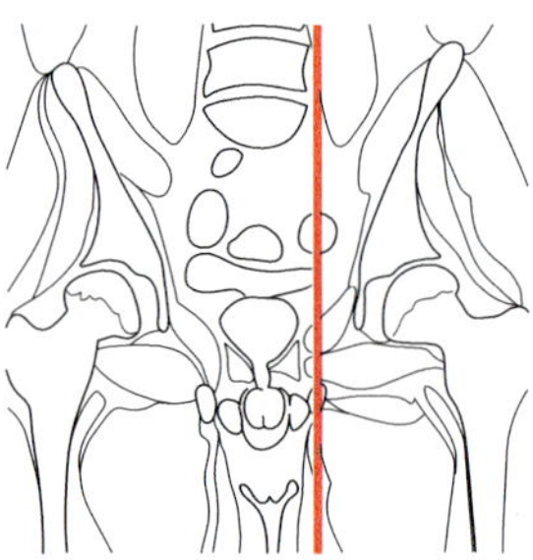

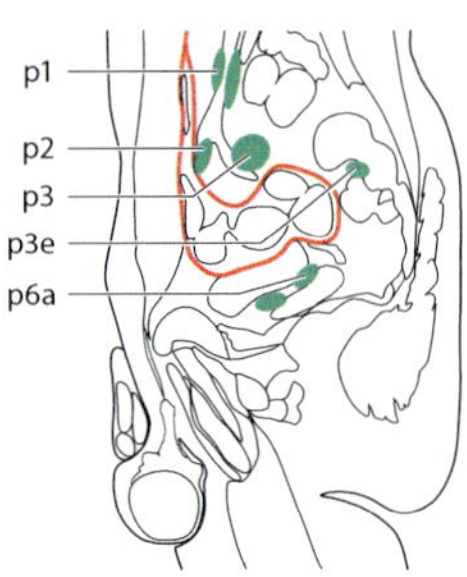

● = Lymph node (림프절)

—— = Peritoneum [배막(복막)]

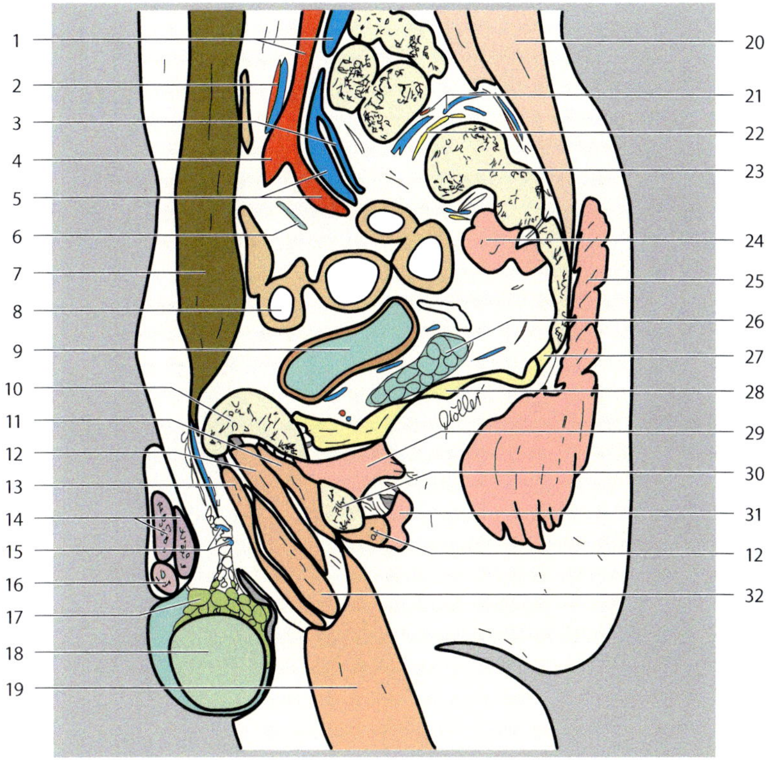

1. Common iliac artery and vein (온엉덩동맥과 정맥)
2. Inferior mesenteric artery (아래창자간막동맥)
3. Superior gluteal vein (위볼기정맥)
4. External iliac artery (바깥엉덩동맥)
5. Internal iliac artery and vein (속엉덩동맥과 정맥)
6. Ureter (요관)
7. Rectus abdominis muscle [배곧은근(복직근)]
8. Small intestine (작은창자)
9. Urinary bladder (방광)
10. Pubis [두덩뼈(치골)]
11. Obturator externus muscle (바깥 폐쇄근)
12. Adductor magnus muscle (큰모음근)
13. Adductor longus muscle (긴모음근)
14. Corpus cavernosum (해면체)
15. Inguinal canal (샅굴)
16. Corpus spongiosum (요도해면체)
17. Epididymis (부고환)
18. Testis (고환)
19. Gracilis muscle (두덩정강근)
20. Longissimus muscle (part of erector spinae, lateral tract) [가장긴근(척주세움근의 일부, 가쪽관)]
21. Lateral sacral arteries and veins (가쪽엉치동맥과 정맥)
22. Sacral nerve [엉치신경(천골신경)]
23. Sacrum (lateral part or mass of sacrum) [엉치뼈(가쪽부분)]
24. Piriformis muscle (조롱박근)
25. Gluteus maximus muscle (큰볼기근육)
26. Seminal vesicle (정낭)
27. Coccygeus muscle (꼬리근)
28. Levator ani muscle (항문올림근)
29. Obturator internus muscle (내폐쇄근)
30. Ischium [궁둥뼈(좌골)]
31. Semitendineus muscle (반힘줄모양근)
32. Adductor brevis muscle (짧은모음근)

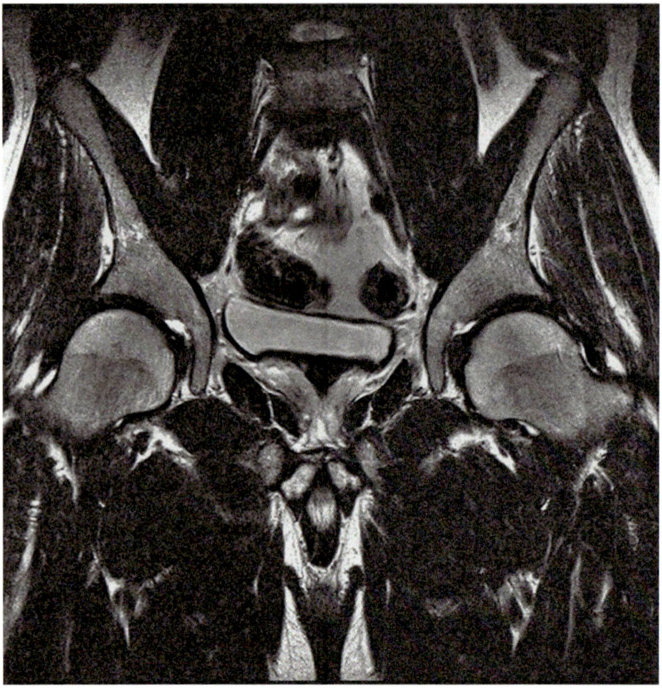

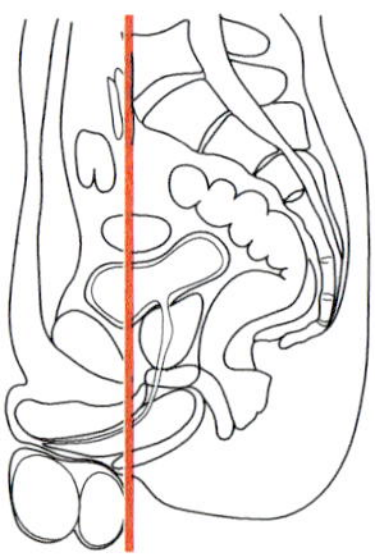

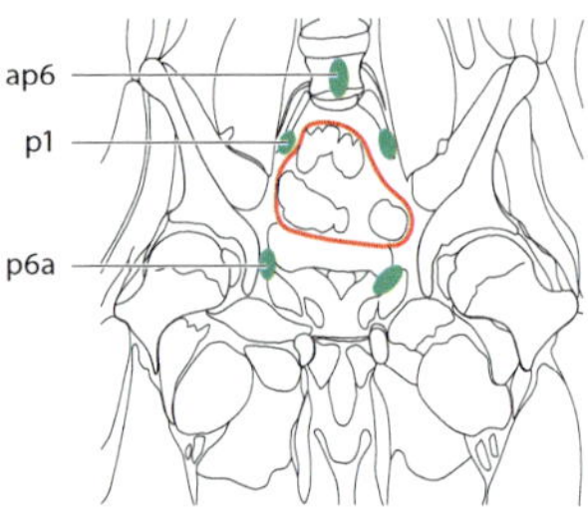

1. Internal abdominal oblique muscle (배속빗근)
2. Transversus abdominis muscle [가로배근(복횡근)]
3. External abdominal oblique muscle (배바깥빗근)
4. Anterior superior iliac spine (위앞엉덩뼈가시)
5. Psoas major muscle [큰허리근(대요근)]
6. Femoral nerve (넙다리신경)
7. Iliacus muscle (엉덩근)
8. Ilium [엉덩뼈(장골)]
9. Gluteus minimius muscle (작은볼기근)
10. Gluteus medius muscle (중간볼기근) ▶

● = Lymph node (림프절)
—— = Peritoneum [배막(복막)]

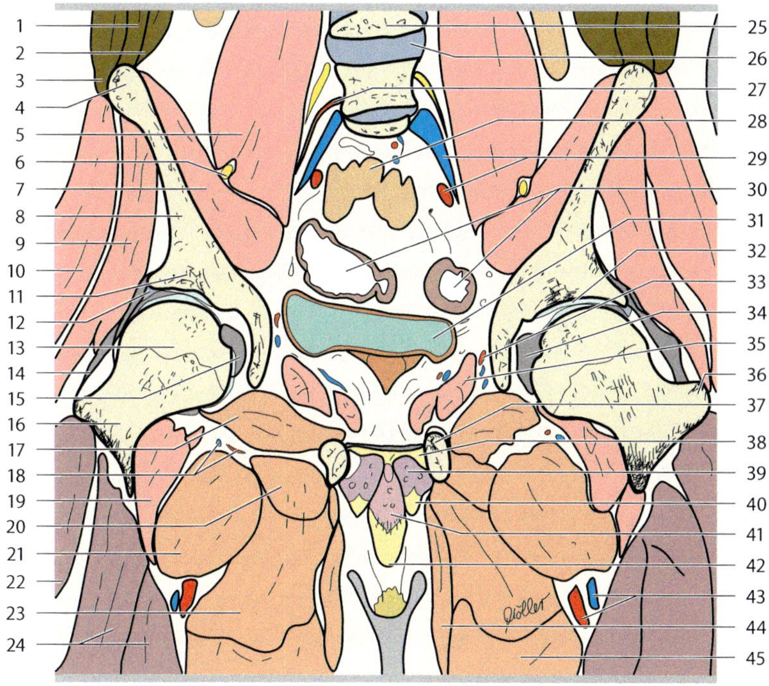

11. Acetabular roof (절구천장)
12. Acetabular lip (절구입술)
13. Femur (head) [넙다리뼈 (머리)]
14. Iliofemoral ligament (엉덩넙다리인대)
15. Ligament of head of femur (넙다리뼈머리인대)
16. Neck of femur (넙다리뼈목)
17. Obturator externus muscle (바깥 폐쇄근)
18. Medial circumflex femoral artery (안쪽넙다리휘돌이동맥)
19. Iliopsoas muscle (엉덩허리근)
20. Adductor minimus muscle (작은모음근)
21. Pectineus muscle (치골근)
22. Vastus lateralis muscle (가쪽넓은근)
23. Adductor brevis muscle (짧은모음근)
24. Vastus intermedius muscle (중간넓은근)
25. Lumbar vertebra (L4) (네 번째 허리뼈)
26. Intervertebral disk L4-L5 [척추원반(L4-L5)]
27. Lumbar arteries (허리동맥)
28. Small intestine (작은창자)
29. Common iliac artery and vein (온엉덩동맥과 정맥)
30. Sigmoid colon [구불잘룩창자(구불창자)]
31. Urinary bladder (방광)
32. Hip joint [엉덩관절(고관절)]
33. Obturator artery and vein (폐쇄동맥과 정맥)
34. Ligament of head of femujr (넙다리뼈머리 인대)
35. Obturator internus muscle (내폐쇄근)
36. Greater trochanter [큰돌기(대전자)]
37. Pubis [두덩뼈(치골)]
38. Urogenital diaphragm (비뇨생식가로막)
39. Corpus cavernosum (해면체)
40. Ischiocavernosus muscle (궁둥해면체근)
41. Corpus spongiosum (요도해면체)
42. Bulbospongiosus muscle (구요도해면체근)
43. Femoral artery and vein (넙다리동맥과 정맥)
44. Gracilis muscle (두덩정강근)
45. Adductor longus muscle (긴모음근)

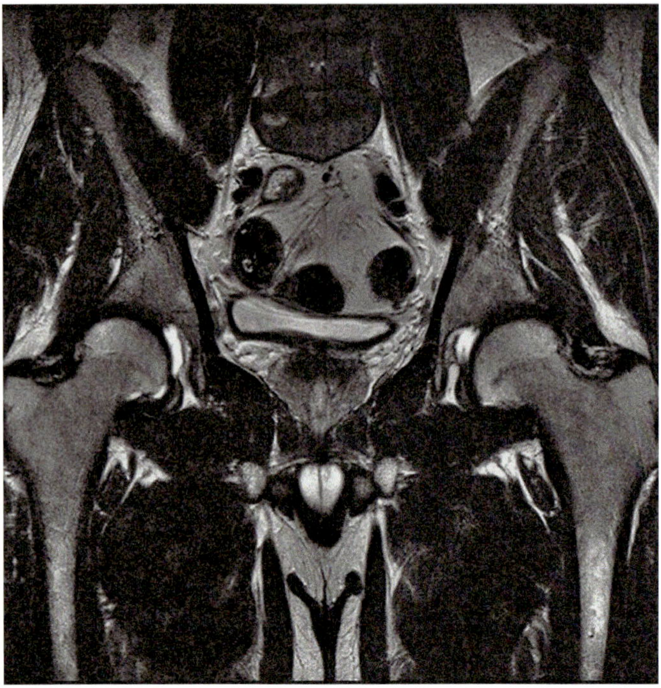

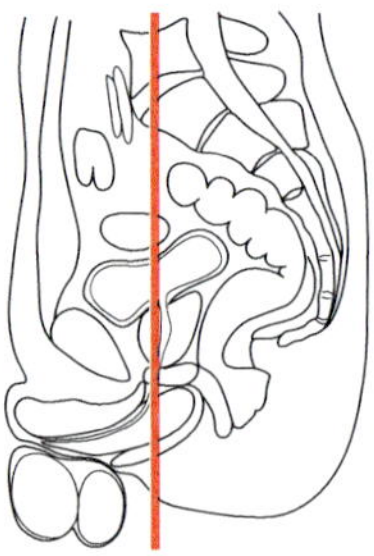

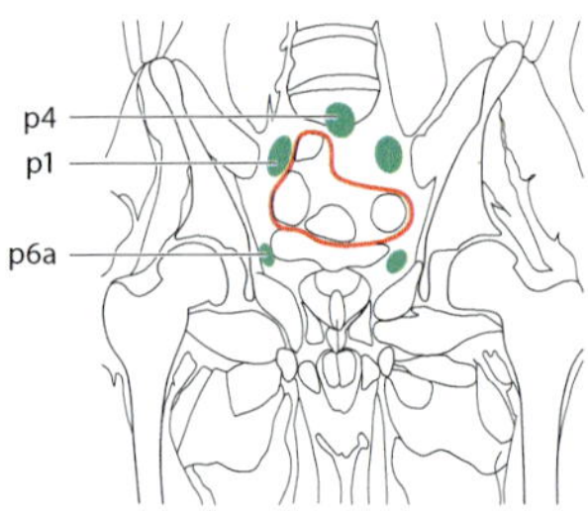

1. Transversus abdominis muscle [가로배근(복횡근)]
2. Internal oblique muscle (배속빗근)
3. External oblique muscle (배바깥빗근)
4. Anterior superior iliac spine (위앞엉덩뼈가시)
5. Psoas major muscle [큰허리근(대요근)]
6. Iliacus muscle (엉덩근)
7. Obturator nerve (폐쇄신경)
8. Ilium [엉덩뼈(장골)]
9. Gluteus minimius muscle (작은볼기근)
10. Gluteus medius muscle (중간볼기근)
11. Obturator artery, vein and nerve (폐쇄동맥, 정맥과 신경)
12. Acetabular roof (절구천장)
13. Head of femur (넙다리뼈머리)
14. Iliofemoral ligament (엉덩넙다리인대) ▶

● = Lymph node (림프절)
—— = Peritoneum [배막(복막)]

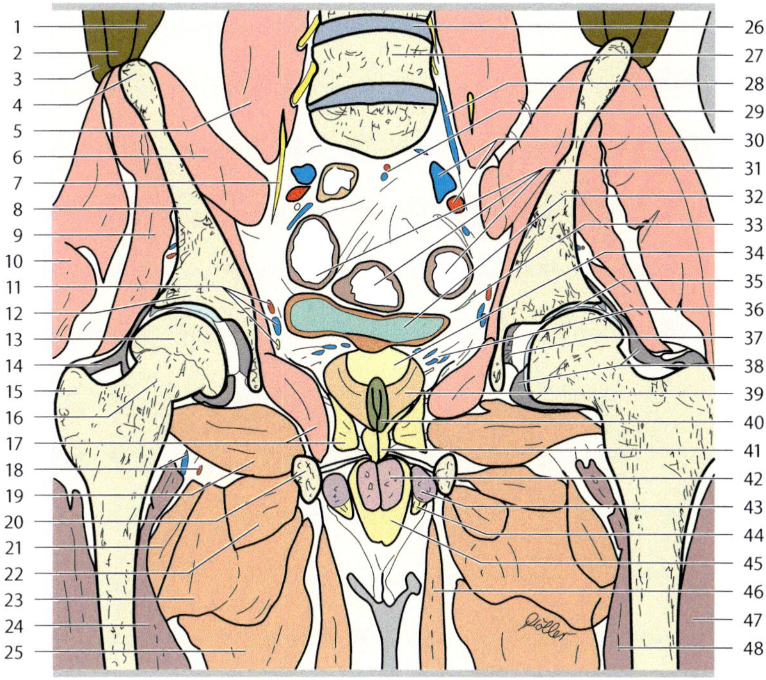

15. Greater trochanter [큰돌기(대전자)]
16. Neck of femur (넙다리뼈목)
17. Obturator internus muscle (urogenital diaphragm) [내폐쇄근(비뇨생식가로막)]
18. Medial circumflex femoral artery and vein (안쪽넙다리휘돌이동맥, 정맥)
19. Obturator externus muscle (바깥 폐쇄근)
20. Pubis [두덩뼈(치골)]
21. Pectineus muscle (치골근)
22. Adductor minimus muscle (작은모음근)
23. Adductor brevis muscle (짧은모음근)
24. Iliopsoas muscle (엉덩허리근)
25. Adductor magnus muscle (큰모음근)
26. Intervertebral disk L4-L5 [척추원반(L4-L5)]
27. Lumbar vertebra (L5) (다섯 번째 허리뼈)
28. Ascending lumbar vein (오름허리정맥)
29. Superior rectal artery and vein (위곧창자동맥과 정맥)
30. Common iliac artery and vein (온엉덩동맥과 정맥)
31. Sigmoid colon [구불잘룩창자(구불창자)]
32. Urinary bladder (방광)
33. Ureter (요관)
34. Prostate (central zone) [전립샘(중심구역)]
35. Hip joint [엉덩관절(고관절)]
36. Prostatic venous plexus (전립선정맥얼기)
37. Ligament of head of femur (넙다리뼈머리인대)
38. Orbicular zone (둘레구역)
39. Prostate (peripheral zone) [전립샘(주변구역)]
40. Prostate (transition zone) [전립샘(이행구역)]
41. Ureter (요관)
42. Corpus spongiosum (요도해면체)
43. Corpus cavernosum (해면체)
44. Ischiocavernosus muscle (궁둥해면체근)
45. Bulbospongiosus muscle (구요도해면체근)
46. Gracilis muscle (두덩정강근)
47. Vastus lateralis muscle (가쪽넓은근)
48. Vastus intermedius muscle (중간넓은근)

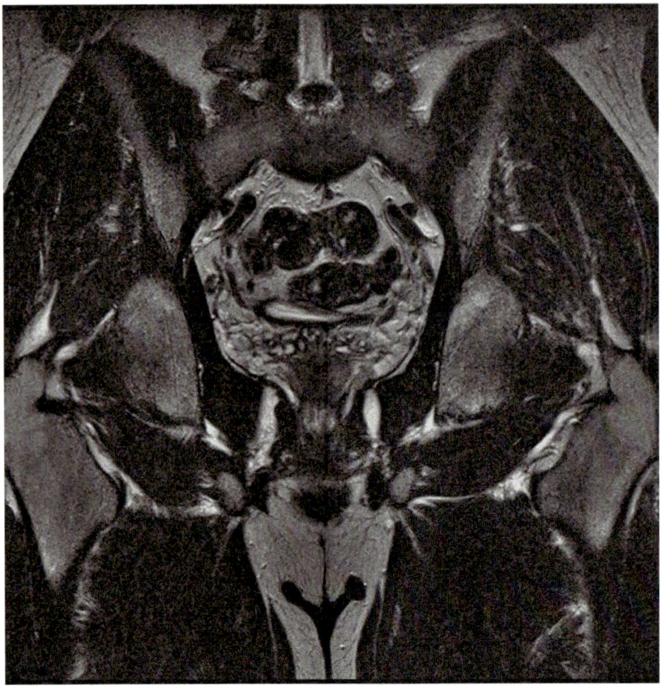

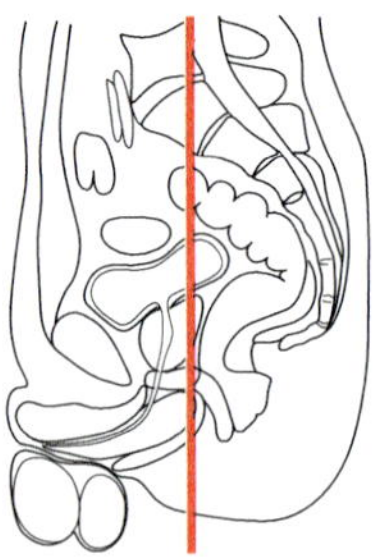

1. Transversus abdominis muscle [가로배근(복횡근)]
2. Internal oblique muscle (배속빗근)
3. External oblique muscle (배바깥빗근)
4. Iliac crest (엉덩뼈능선)
5. Iliacus muscle (엉덩근)
6. Ilium [엉덩뼈(장골)]
7. Gluteus medius muscle (중간볼기근)
8. Sacroiliac joint (엉치엉덩관절)
9. Internal iliac artery and vein (속엉덩동맥과 정맥)

▶

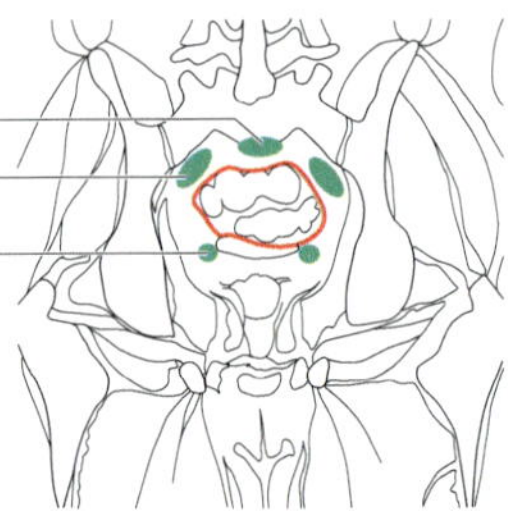

● = Lymph node (림프절)
—— = Peritoneum [배막(복막)]

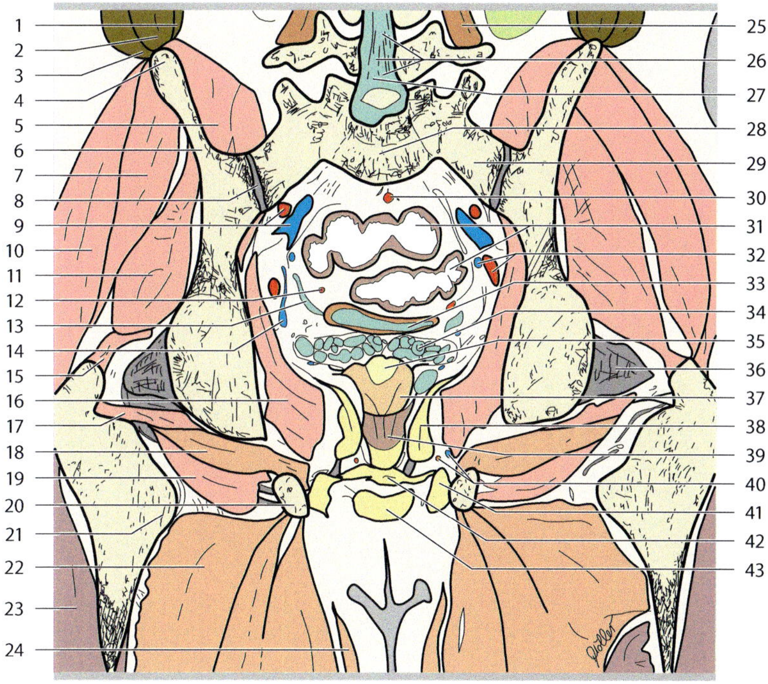

10. Gluteus maximus muscle (큰볼기근육)
11. Gluteus minimius muscle (작은볼기근)
12. Acetabular lip (절구입술)
13. Ureter (요관)
14. Vesical venous plexus (방광정맥얼기)
15. Insertion of gluteus minimus and medius muscle (greater trochanter) [작은볼기근, 중간볼기근의 부착부위(큰돌기)]
16. Obturator internus muscle (내폐쇄근)
17. Gemellus inferior muscles (아래쌍동이근)
18. Obturator externus muscle (바깥 폐쇄근)
19. Quadratus femoris muscle (넙다리네모근)
20. Ischial tuberosity (궁둥뼈결절)
21. Lesser trochanter (작은돌기)
22. Adductor magnus muscle (큰모음근)
23. Vastus lateralis muscle (가쪽넓은근)
24. Gracilis muscle (두덩정강근)
25. Transversospinales muscles (part of erector spinae muscle, medial tract) [가로돌기가시근육(척주세움근 부분, 안쪽관)]
26. Cauda equina (말총)
27. Spinal dura (척수경질막)
28. Sacrum (엉치뼈)
29. Wing of sacrum [엉치뼈(날개)]
30. Superior rectal artery (위곧창자동맥)
31. Sigmoid colon [구불잘룩창자(구불창자)]
32. Obturator artery and vein (폐쇄동맥과 정맥)
33. Urinary bladder (방광)
34. Seminal vesicle (정낭)
35. Prostate (central zone) [전립샘(중심구역)]
36. Joint capsule (관절 주머니)
37. Prostate (peripheral zone) [전립샘(주변구역)]
38. Levator ani muscle (항문올림근)
39. Rectum (wall) [곧창자(벽)]
40. Internal pudendal artery and vein (속음부동맥과 정맥)
41. Ischiocavernosus muscle (궁둥해면체근)
42. Urogenital diaphragm (비뇨생식가로막)
43. Bulbospongiosus muscle (구요도해면체근)

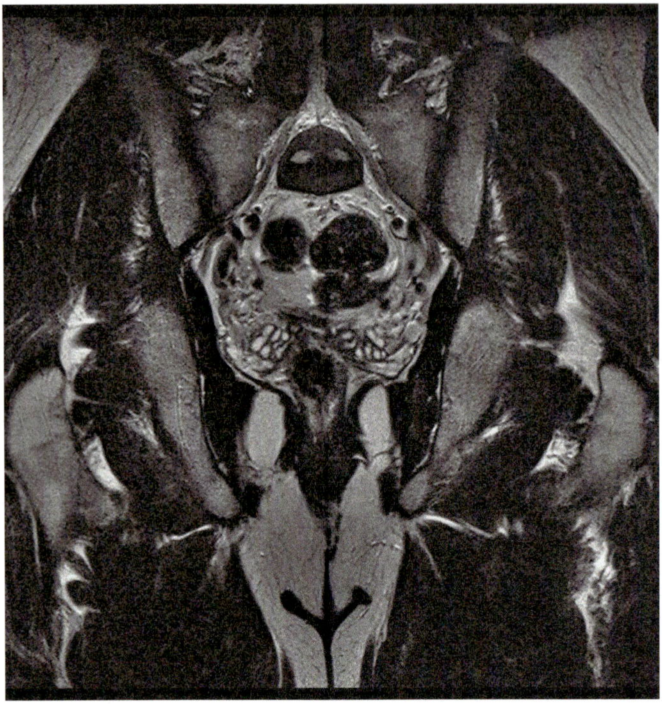

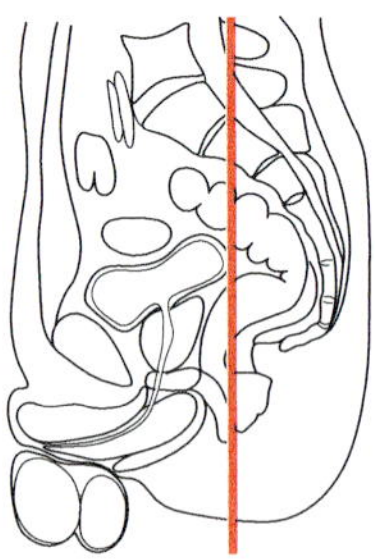

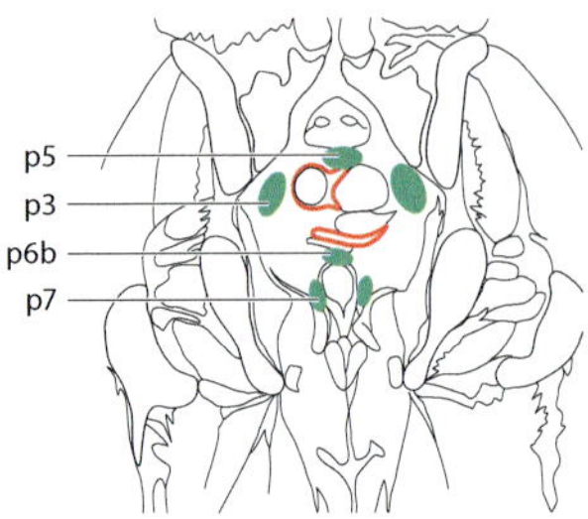

● = Lymph node (림프절)

—— = Peritoneum [배막(복막)]

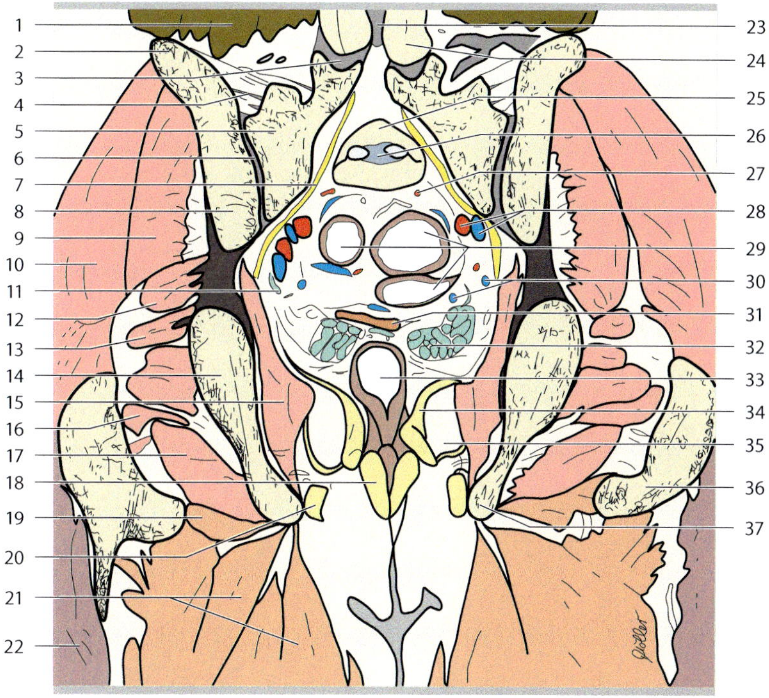

1. Quadratus lumborum muscle (허리네모근)
2. Iliac crest (엉덩뼈능선)
3. Zygapophysial joint (돌기사이관절)
4. Interosseous sacroiliac ligaments (뼈사이엉치엉덩인대)
5. Wing of sacrum [엉치뼈(날개)]
6. Sacroiliac joint (엉치엉덩관절)
7. Sacral nerve [엉치신경(천골신경)]
8. Wing of ilium (엉덩뼈날개)
9. Gluteus medius muscle (중간볼기근)
10. Gluteus maximus muscle (큰볼기근육)
11. Ureter (요관)
12. Piriformis muscle (조롱박근)
13. Gemellus superior muscle (위쌍둥이근)
14. Ilium [엉덩뼈(장골)]
15. Obturator internus muscle (내폐쇄근)
16. Gemellus inferior muscles (아래쌍동이근)
17. Quadratus femoris muscle (넙다리네모근)
18. External anal sphincter muscle (바깥항문조임근)
19. Adductor minimus muscle (작은모음근)
20. Ischiocavernosus muscle (궁둥해면체근)
21. Adductor magnus muscle (큰모음근)
22. Vastus lateralis muscle (가쪽넓은근)
23. Spinal dura (척수경질막)
24. Inferior articular process (zygapophysis, L5) [아래관절돌기(돌기사이, 다섯 번째 허리뼈)]
25. Sacrum (S1) [엉치뼈(S1)]
26. Intervertebral disk S1-S2 (척추원반 S1-S2)
27. Superior rectal artery (위곧창자동맥)
28. Internal iliac artery and vein (속엉덩동맥과 정맥)
29. Sigmoid colon [구불잘룩창자(구불창자)]
30. Vesical venous plexus (방광정맥얼기)
31. Urinary bladder (방광)
32. Seminal vesicle (정낭)
33. Rectum (ampulla) [곧창자(팽대부위)]
34. Levator ani muscle (항문올림근)
35. Ischiorectal fossa (궁둥항문오목)
36. Intertrochanteric crest (넙다리뼈돌기사이능선)
37. Ischial tuberosity (궁둥뼈결절)

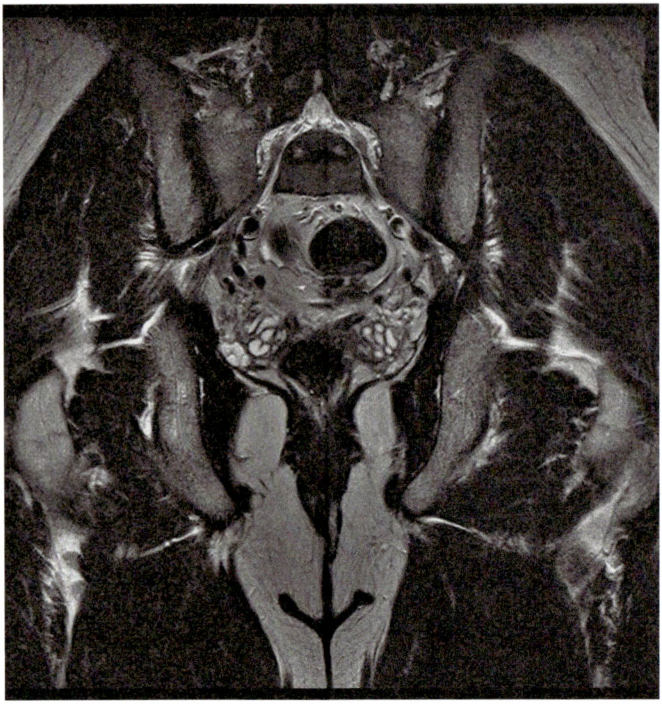

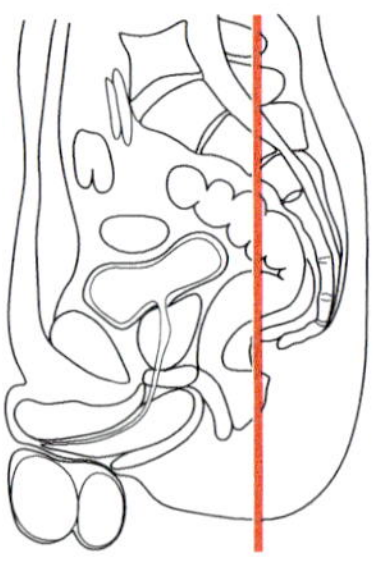

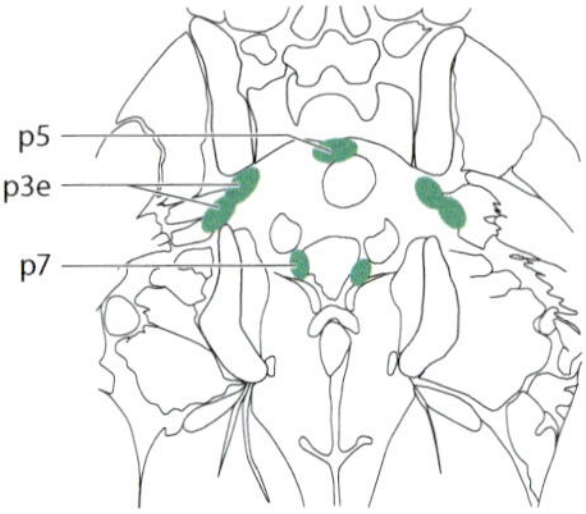

● = Lymph node (림프절)

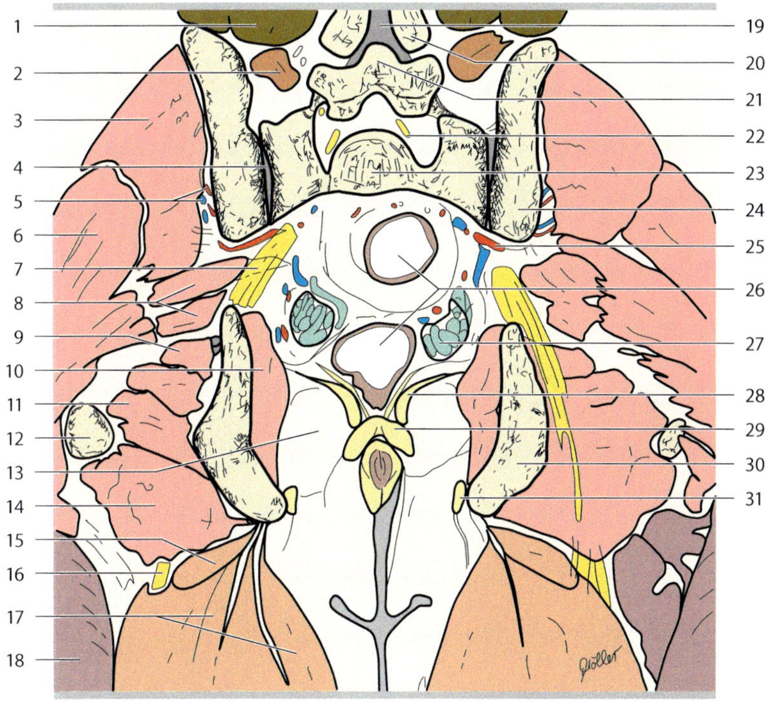

1. Quadratus lumborum muscle (허리네모근)
2. Multifidus muscle (뭇갈래근)
3. Gluteus medius muscle (중간볼기근)
4. Sacroiliac joint (엉치엉덩관절)
5. Superior gluteal artery and vein (위볼기동맥과 정맥)
6. Gluteus maximus muscle (큰볼기근육)
7. Sacral plexus (엉치신경얼기)
8. Piriformis muscle (조롱박근)
9. Gemellus superior muscle (위쌍둥이근)
10. Obturator internus muscle (내폐쇄근)
11. Gemellus inferior muscles (아래쌍동이근)
12. Greater trochanter [큰돌기(대전자)]
13. Ischiorectal fossa (궁둥항문오목)
14. Quadratus femoris muscle (넙다리네모근)
15. Adductor minimus muscle (작은모음근)
16. Sciatic nerve [궁둥신경(좌골신경)]
17. Adductor magnus muscle (큰모음근)
18. Vastus lateralis muscle (가쪽넓은근)
19. Interspinous ligaments (가시사이인대)
20. Inferior articular process (zygapophysis, L4) [아래관절돌기(돌기사이), 네 번째 허리뼈)]
21. Lumbar vertebra (L5) (다섯 번째 허리뼈)
22. Spinal nerve (L5) [척수신경(다섯 번째 허리뼈)]
23. Sacrum (엉치뼈)
24. Ilium [엉덩뼈(장골)]
25. Internal iliac artery and vein (속엉덩동맥과 정맥)
26. Rectum [곧창자(직장)]
27. Seminal vesicle (정낭)
28. Levator ani muscle (항문올림근)
29. External anal sphincter muscle (바깥항문조임근)
30. Ischium [궁둥뼈(좌골)]
31. Ischiocavernosus muscle (궁둥해면체근)

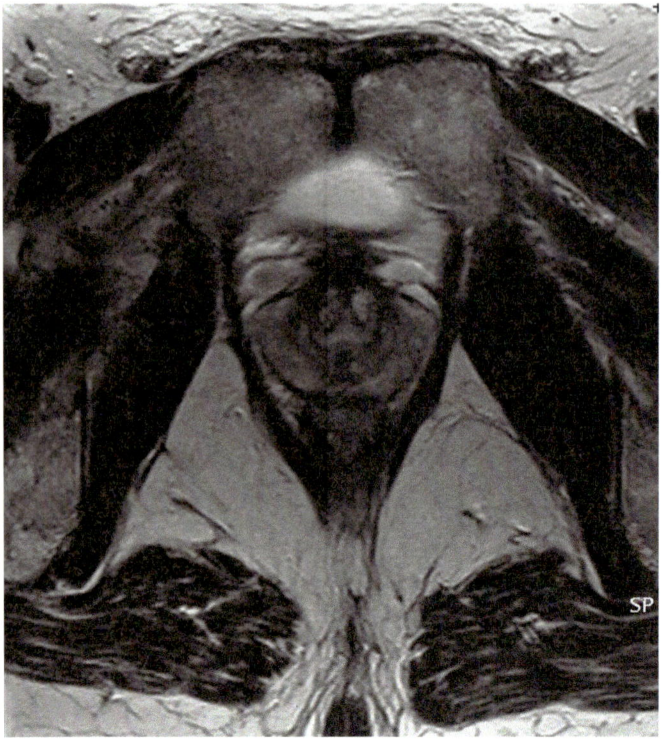
SP

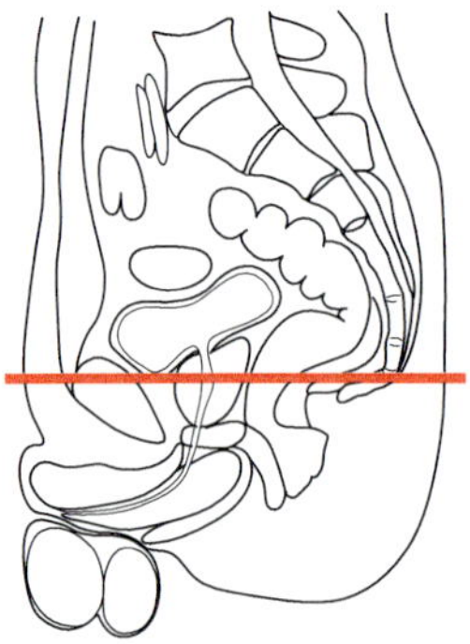

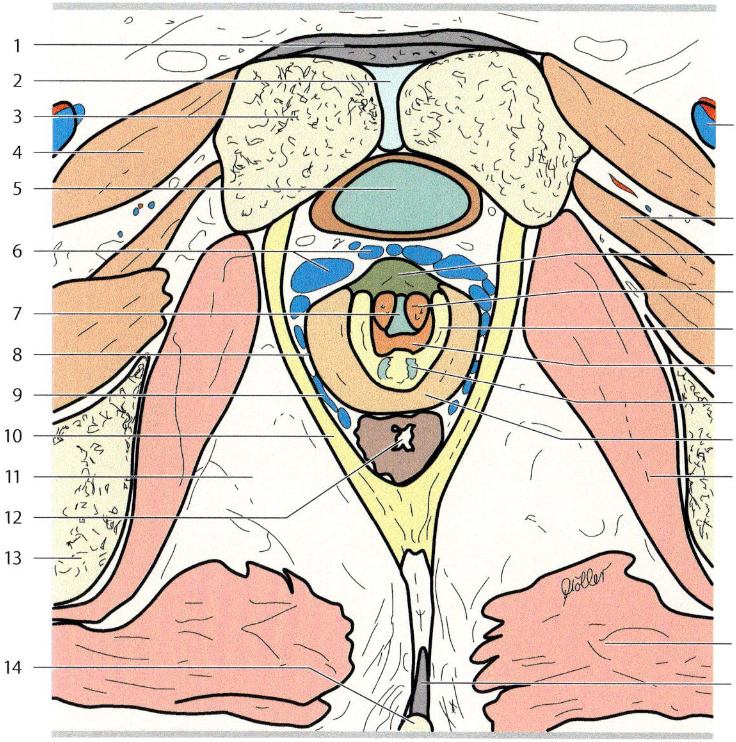

1. Fundiform and suspensory ligaments of penis (음경고리인대와 음경걸이인대)
2. Pubic symphysis [두덩결합(치골결합)]
3. Pubis [두덩뼈(치골)]
4. Pectineus muscle (치골근)
5. Urinary bladder (방광)
6. Prostatic venous plexus (anterior venous plexus of Santorini) [전립선정맥얼기(산토리니관의 앞정맥얼기)]
7. Urethra (요도)
8. Capsule of prostate (전립선주머니)
9. Lateral venous plexus (neurovascular bundle) [가쪽정맥얼기(신경혈관다발)]
10. Levator ani muscle (항문올림근)
11. Ischiorectal fossa (궁둥항문오목)
12. Anus (항문)
13. Ischium [궁둥뼈(좌골)]
14. Coccyx (꼬리뼈)
15. Femoral artery, vein and nerve (넙다리동맥, 정맥과 신경)
16. Obturator externus muscle (바깥 폐쇄근)
17. Prostate (anterior portion, anterior fibromuscular stroma, isthmus) [전립샘(앞부분, 앞섬유근육기질, 잘룩부위)]
18. Prostate (central portion, transition zone) [전립샘(중심부분, 이행구역)]
19. Prostate (central portion, centeral zone) [전립샘(중심부분, 중심구역)]
20. Prostate (middle lobe with seminal colliculus) [전립샘(중간엽과 요도둔덕)]
21. Ejaculatory duct (사정관)
22. Prostate (peripheral zone) [전립샘(주변구역)]
23. Obturator internus muscle (내폐쇄근)
24. Gluteus maximus muscle (큰볼기근육)
25. Anococcygeal ligament (항문꼬리인대)

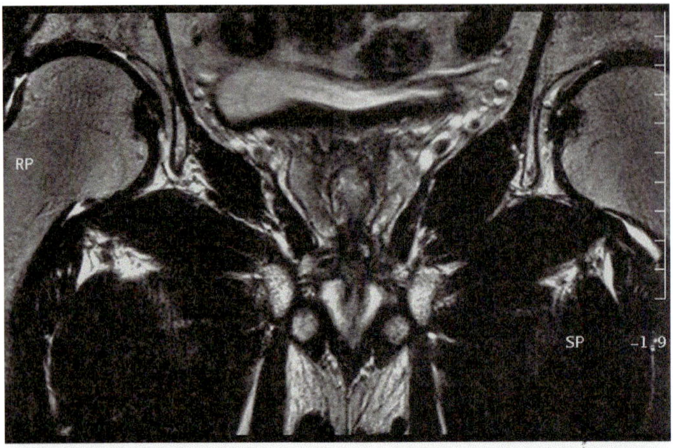

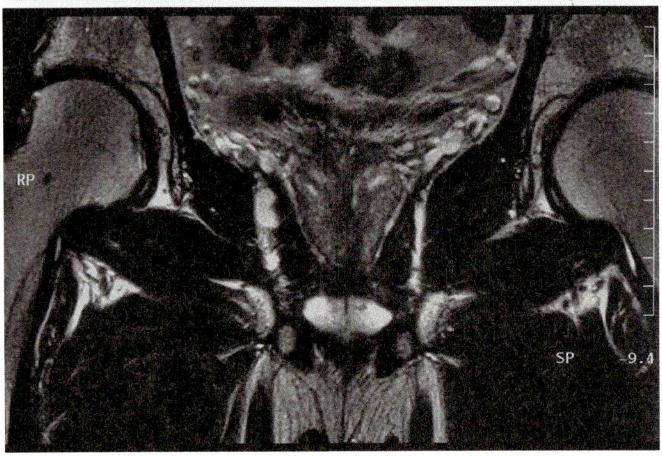

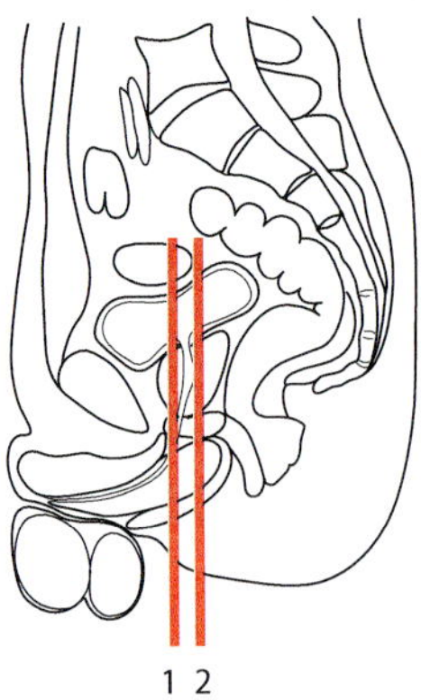

1. Ilium (acetabular roof) [엉덩뼈(절구천장)]
2. Hip joint [엉덩관절(고관절)]
3. Urinary bladder (방광)
4. Ligament of head of femur (넙다리뼈머리인대)
5. Seminal vesicle (정낭)
6. Obturator internus muscle (내폐쇄근)
7. Levator ani muscle (항문올림근)
8. Medial circumflex femoral artery and vein (안쪽넙다리휘돌이동맥과 정맥)
9. Pubis [두덩뼈(치골)]
10. Adductor minimus muscle (작은모음근)
11. Corpus cavernosum (해면체)
12. Ischiocavernosus muscle (궁둥해면체근)
13. Adductor brevis muscle (짧은모음근) ▶

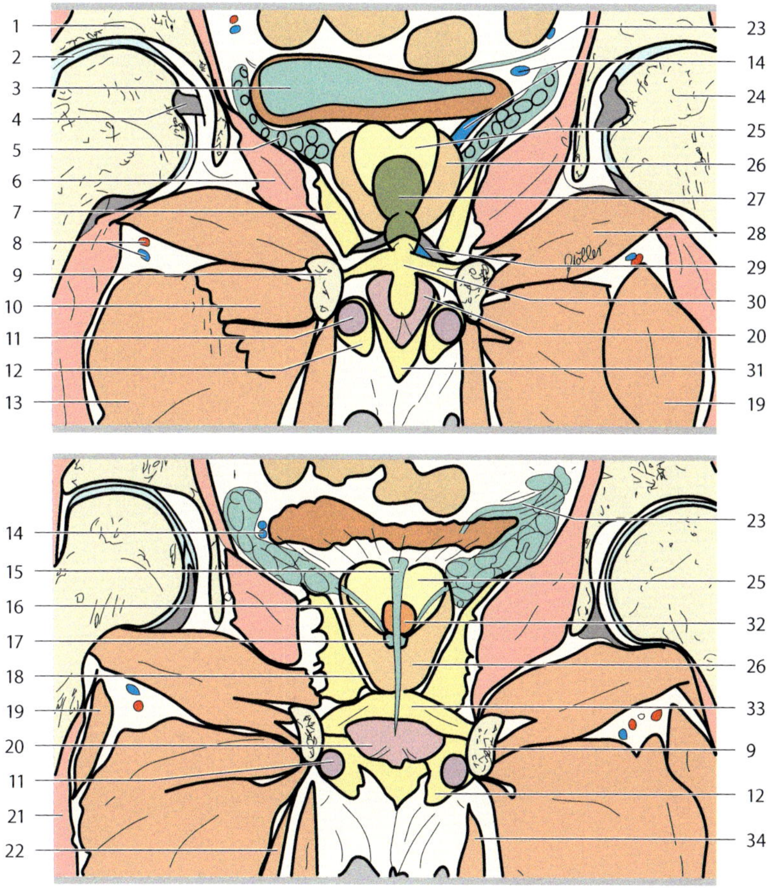

14. Lateral venous plexus (가쪽정맥얼기)
15. Urethra (요도)
16. Ejaculatory duct (사정관)
17. Colliculus seminalis (openings of the ejaculatory duct) [요도둔덕(사정관구멍)]
18. Capsule of prostate (전립선주머니)
19. Pectineus muscle (치골근)
20. Corpus spongiosum (요도해면체)
21. Iliopsoas muscle (엉덩허리근)
22. Adductor magnus muscle (큰모음근)
23. Ureter (요관)
24. Head of femur (넙다리뼈머리)
25. Central zone of prostate (전립샘 중심구역)
26. Peripheral zone of prostate (전립샘 주변구역)
27. Anterior fibromuscular stroma (anterior portion) of prostate [전립샘 앞섬유근육기질(앞부분)]
28. Obturator externus muscle (바깥 폐쇄근)
29. Prostatic venous plexus and puboprostatic ligament (전립선정맥얼기와 두덩전립샘인대)
30. Urogenital diaphragm (비뇨생식가로막)
31. Bulbospongiosus muscle (구요도해면체근)
32. Prostate (middle lobe with seminal colliculus) [전립샘(중간엽과 요도둔덕)]
33. Urethral sphincter muscle and urogenital diaphragm (요도조임근과 비뇨생식가로막)
34. Gracilis muscle (두덩정강근)

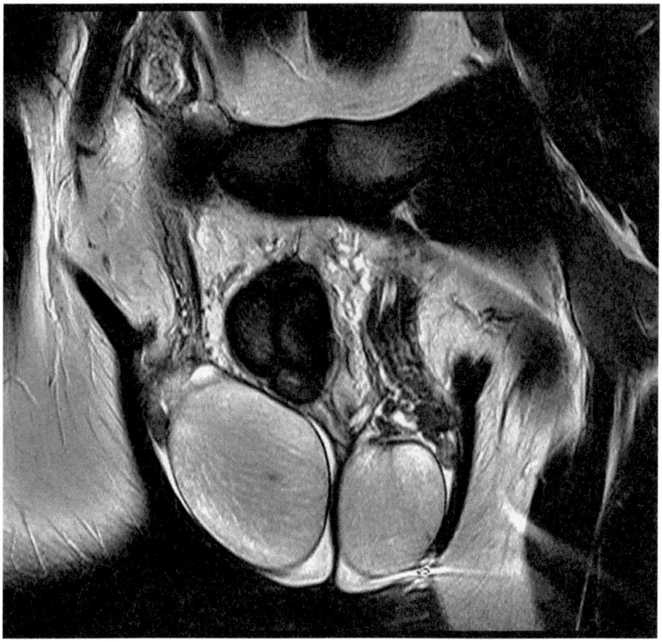

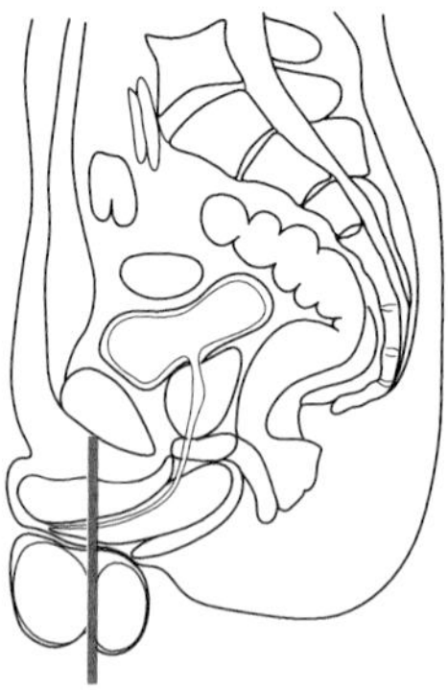

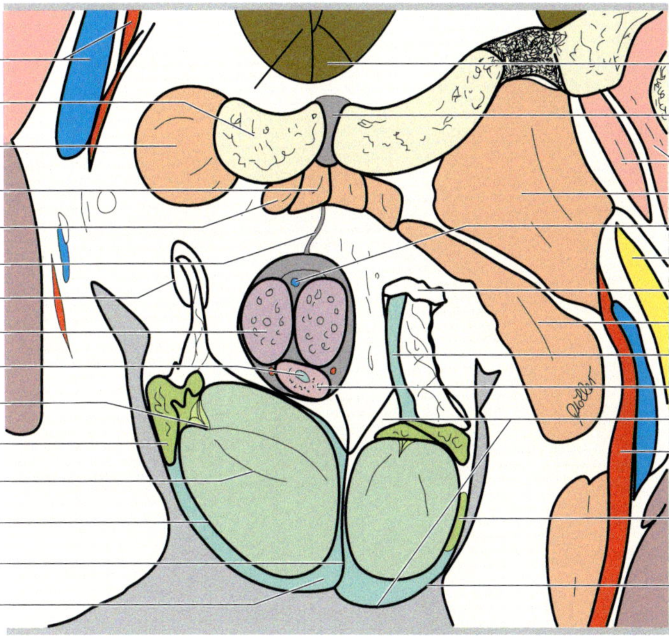

1. Femoral artery and vein (넙다리동맥과 정맥)
2. Pubis [두덩뼈(치골)]
3. Pectineus muscle (치골근)
4. Adductor longus muscle (긴모음근)
5. Adductor brevis muscle (짧은모음근)
6. Suspensory ligament of penis (음경걸이인대)
7. Superficial inguinal ring (얕은샅굴구멍)
8. Corpus cavernosum (해면체)
9. Urethra (요도)
10. Mediastinum of testis (고환세로칸)
11. Epididymidis (head) [부고환(머리)]
12. Septa testis (고환사이막)
13. Tunica albuginea (백색막)
14. Septum of scrotum (음낭사이막)
15. Scrotal cavity (음낭공간)
16. Pyramidalis muscle (배세모근)
17. Pubic symphysis [두덩결합(치골결합)]
18. Iliopsoas muscle (엉덩허리근)
19. Deep dorsal vein of penis (깊은음경등정맥)
20. Femoral nerve (넙다리신경)
21. Spermatic fascia and cremaster muscle (정삭근막과 고환올림근)
22. Obturator externus muscle (바깥 폐쇄근)
23. Ductus deferens (정관)
24. Corpus spongiosum (요도해면체)
25. Left scrotal cavity (왼음낭공간)
26. Epididymidis (body) [부고환(몸통)]
27. Wall of scrotum (with dartos fascia, spermatic fascia, and cremaster muscle) [음낭벽(음낭근막, 정삭근막과 고환올림근)]

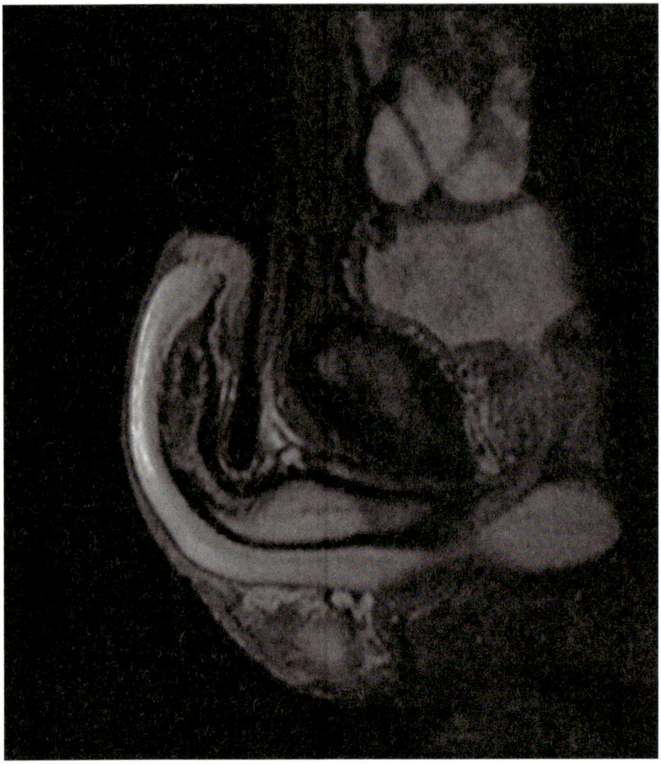

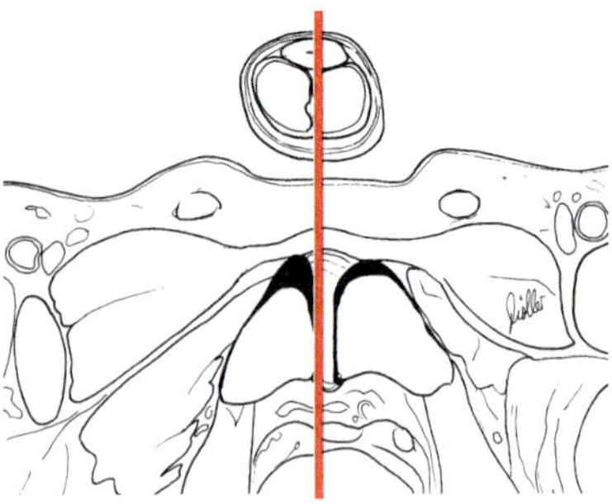

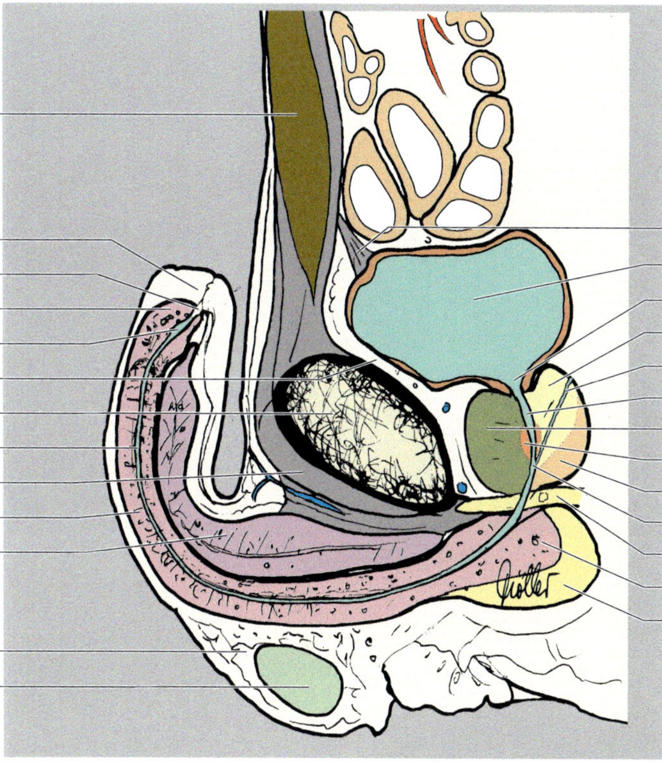

1. Rectus abdominis muscle [배곧은근(복직근)]
2. Median umbilical ligament (중앙배꼽인대)
3. Prepuce (음경꺼풀)
4. Urinary bladder (방광)
5. External urethral orifice (바깥요도구멍)
6. Bladder (neck) [방광(목)]
7. Glans penis (음경귀두)
8. Prostate (central zone) [전립샘(중심구역)]
9. Urethra (navicular fossa) (요도배오목)
10. Ejaculatory duct (사정관)
11. Retropubic space (두덩뒤공간)
12. Urethra (prostatic part) [요도(전립선부분)]
13. Pubic symphysis [두덩결합(치골결합)]
14. Prostate (anterior fibromuscular stroma) [전립샘(앞섬유근육기질)]
15. Urethra (spongy part) [요도(해면체부분)]
16. Prostate (transitional zone) [전립샘(이행구역)]
17. Suspensory ligament of penis (음경걸이인대)
18. Prostate (peripheral zone) [전립샘(주변구역)]
19. Corpus spongiosum (요도해면체)
20. Seminal colliculus (요도둔덕)
21. Corpus cavernosum (해면체)
22. Transversus perinei profundus muslce (깊은샅가로근)
23. Scrotum (음낭)
24. Bulb of penis (corpus spongiosum) [음경망울(요도해면체)]
25. Testis (고환)
26. Bulbospongiosus muscle (구요도해면체근)

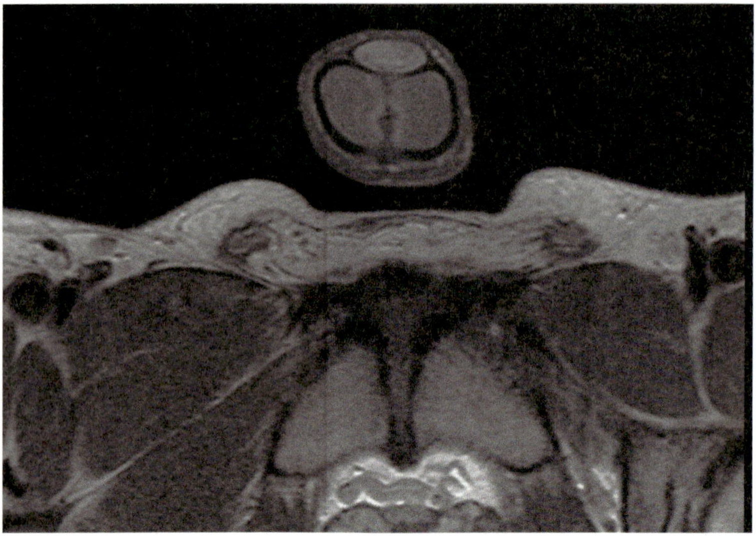

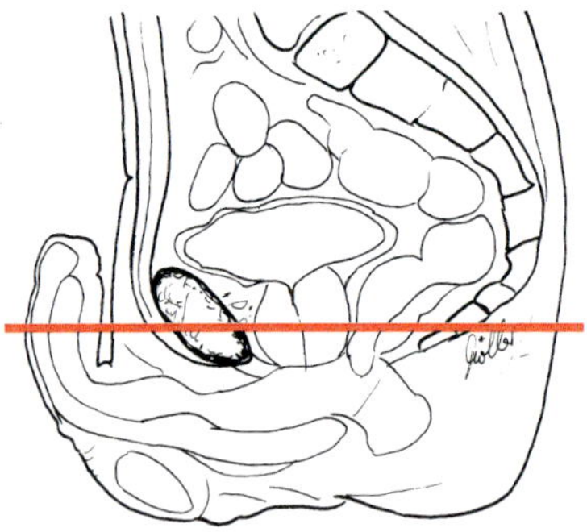

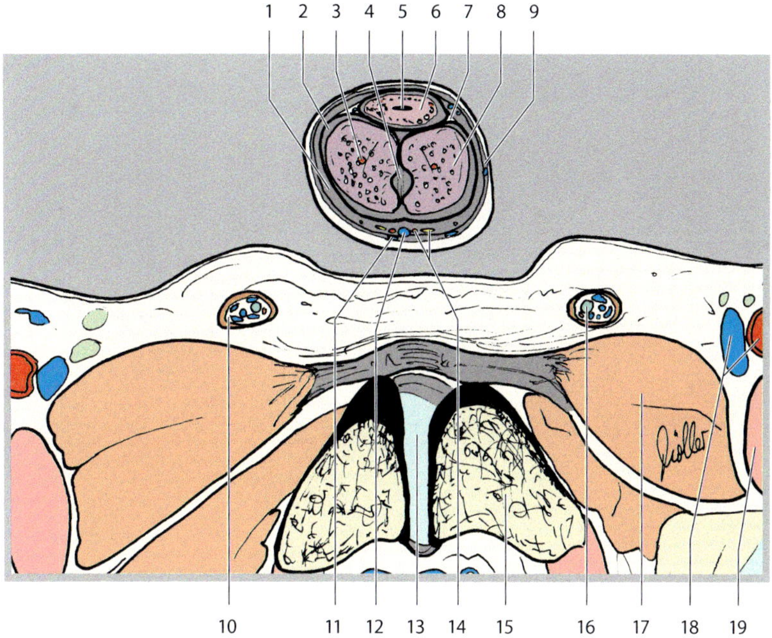

1. Deep fascia of penis (Buck's fascia) [깊은음경근막(벅스근막)]
2. Tunica albuginea of corpora cavernosa (음경해면체의 백색막)
3. Deep artery of penis (음경깊은동맥)
4. Septum penis (음경사이막)
5. Urethra (spongy part) [요도(해면체부분)]
6. Corpus spongiosum (요도해면체)
7. Tunica albuginea of corpus spongiosum (요도해면체의 백색막)
8. Corpus cavernosum (해면체)
9. Subcutaneous tissue of penis (superficial penile fascia, tunica dartos) [음경피부밑조직(얕은근막, 근육층)]
10. Spermatic cord (정삭)
11. Superficial dorsal vein of penis (음경의 얕은등쪽정맥)
12. Deep dorsal vein of penis (음경의 깊은등쪽정맥)
13. Pubic symphysis [두덩결합(치골결합)]
14. Dorsal artery and vein of penis (음경등동맥 및 정맥)
15. Pubis [두덩뼈(치골)]
16. Ductus deferens (정관)
17. Pectineus muscle (치골근)
18. Femoral artery and vein (넙다리동맥과 정맥)
19. Iliopsoas muscle (엉덩허리근)

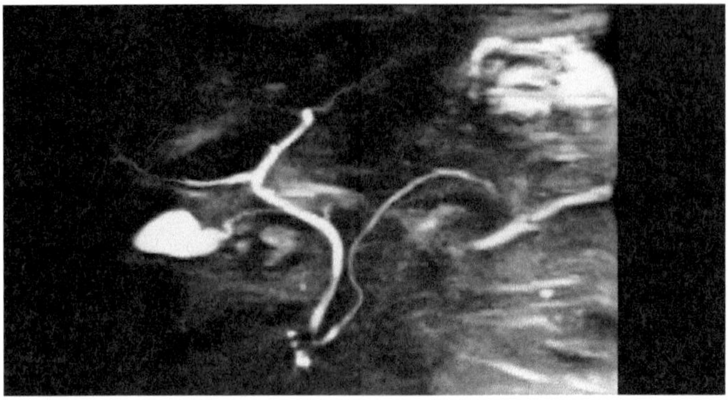

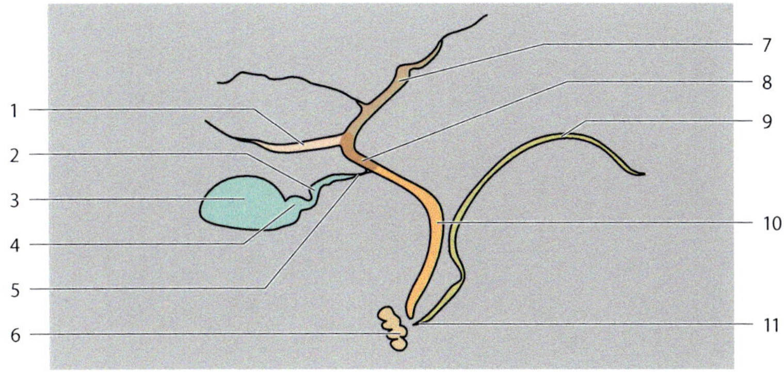

1. Right hepatic duct (오른간담관)
2. Cystic duct (spiral fold) [쓸개주머니관(나선주름)]
3. Body of gallbladder (쓸개 몸통)
4. Neck of gallbladder (쓸개 목)
5. Cystic duct (pars flaccida, straight part) [쓸개주머니관(이완부, 곧은부분)]
6. Duodenum [샘창자(십이지장)]
7. Left hepatic duct (왼간담관)
8. Common hepatic duct (온간담관)
9. Pancreatic duct [이자관(췌장관)]
10. Duodenal papilla (샘창자유두)

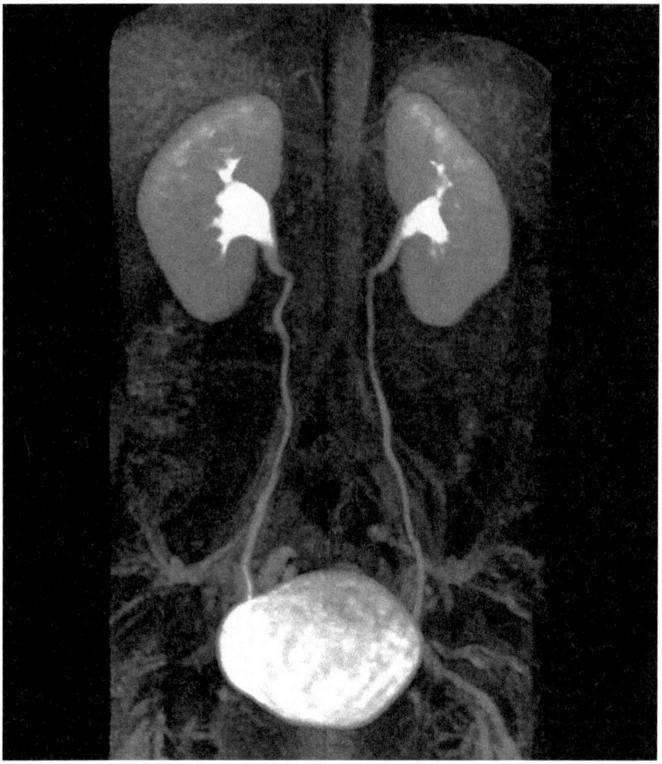

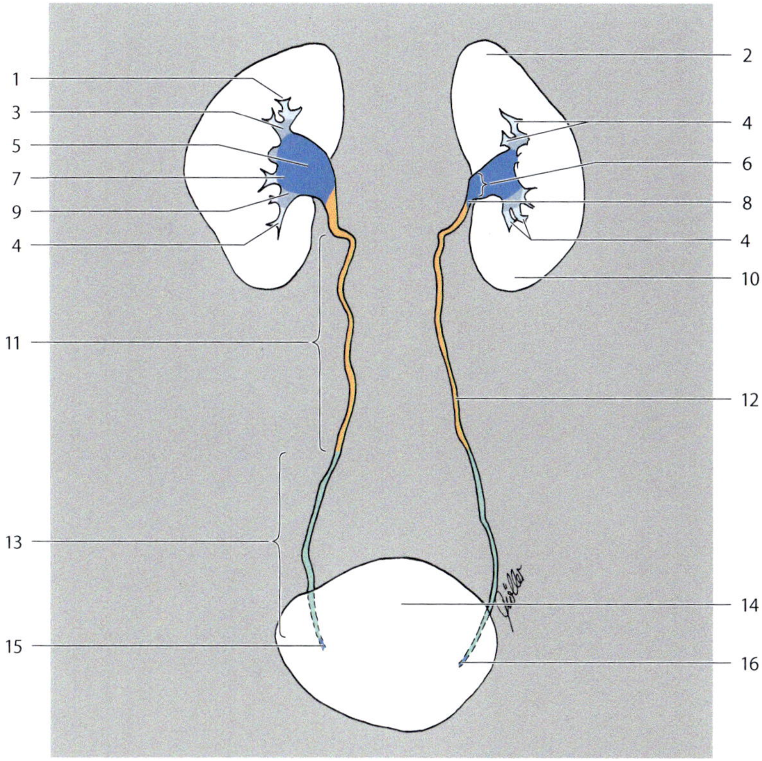

1. Renal papilla (콩팥유두)
2. Superior pole of kidney (콩팥 맨 윗부분)
3. Major calyx, superior calyx (superior group of calices) [큰콩팥잔, 얕은콩팥잔(콩팥잔들의 위쪽)]
4. Minor calices (작은콩팥잔)
5. Renal pelvis (콩팥깔때기)
6. Renal hilum (콩팥문)
7. Major calyx, middle calyx (middle group of calices) [큰콩팥잔, 중간콩팥잔(콩팥잔들의 중간)]
8. Ureteropelvic junction (요관깔때기이음부)
9. Major calyx, inferior calyx (inferior group of calices) [큰콩팥잔, 아래콩팥잔(콩팥잔들의 아래쪽)]
10. Inferior pole of kidney (콩팥 아랫부분)
11. Ureter (abdominal part) [요관(복부부분)]
12. Ureter (요과)
13. Ureter (pelvic part) [요관(골반부분)]
14. Urinary bladder (방광)
15. Ureter (intramural part) [요관(벽속부분)]
16. Ureter (orifice) [요관(구멍)]

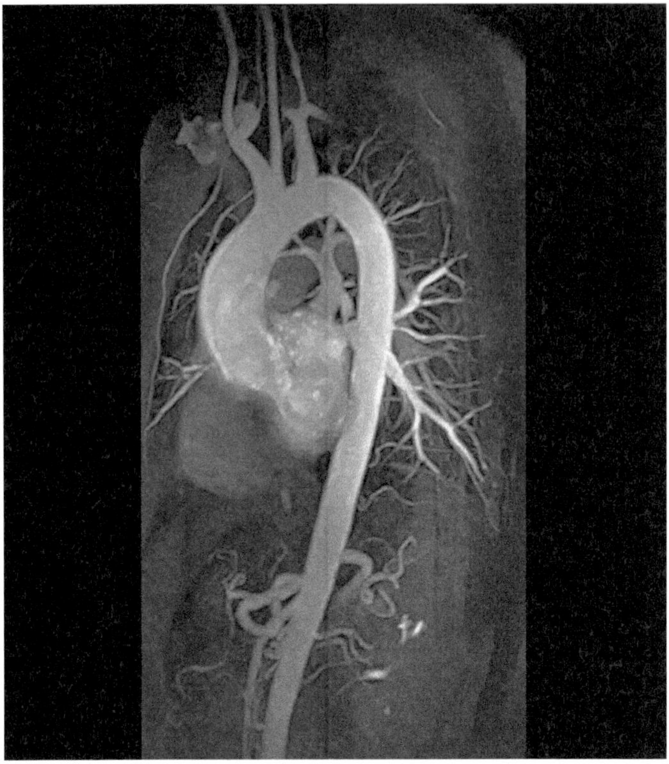

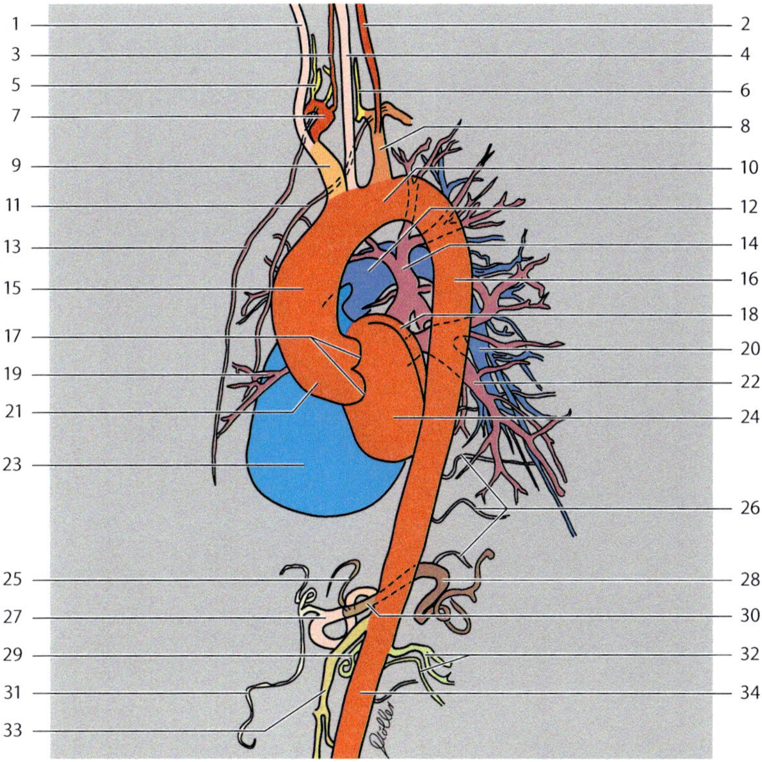

1. Right common carotid artery (오른온목동맥)
2. Left vertebral artery (왼척추동맥)
3. Right vertebral artery (오른척추동맥)
4. Left common carotid artery (왼온목동맥)
5. Right deep cervical artery (오른깊은목동맥)
6. Inferior thyroid artery (아래갑상동맥)
7. Right subclavian artery (오른빗장밑동맥)
8. Left subclavian artery (왼빗장밑동맥)
9. Brachiocephalic trunk (팔머리동맥)
10. Aortic arch (대동맥활)
11. Left internal thoracic artery (왼속가슴동맥)
12. Pulmonary trunk (허파동맥)
13. Right internal thoracic artery (오른속가슴동맥)
14. Left superior pulmonary vein (왼위허파정맥)
15. Ascending aorta (오름대동맥)
16. Descending aorta (내림대동맥)
17. Aortic valve (대동맥판막)
18. Left atrium (왼심방)
19. Right inferior pulmonary vein (오른아래허파정맥)
20. Left pulmonary artery (inferior lobar arteries) [왼허파동맥(아래엽가지동맥)]
21. Aortic bulb (대동맥팽대)
22. Left inferior pulmonary vein (왼아래허파정맥)
23. Right ventricle (오른심실)
24. Left ventricle (왼심실)
25. Left gastric artery (왼위동맥)
26. Lumbar arteries (허리동맥)
27. Common hepatic artery (온간동맥)
28. Splenic artery (지라동맥)
29. Right renal artery (오른콩팥동맥)
30. Celiac trunk (복강동맥)
31. Gastroduodenal artery (위샘창자동맥)
32. Left renal artery (variant: double renal artery) [왼콩팥동맥(변형: 이중콩팥동맥)]
33. Superior mesenteric artery (위창자간막동맥)
34. Abdominal aorta [배대동맥(복부대동맥)]

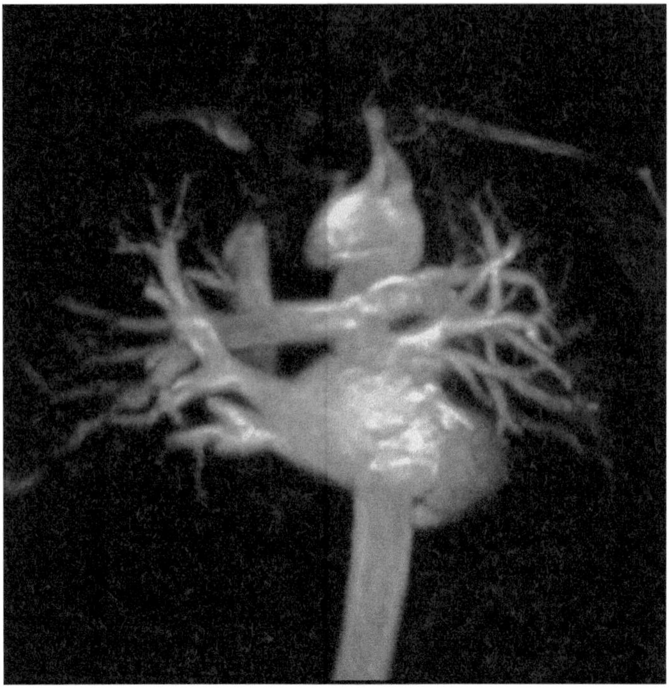

1. Apical branch to the superior lobe of the right pulmonary artery (오른허파동맥의 위엽으로의 꼭대기가지)
2. Apical branch of the superior right pulmonary vein (위오른허파정맥의 꼭대기가지)
3. Ascending branch of the right pulmonary artery (오른허파동맥의 오름가지)
4. Posterior branch of the superior right pulmonary vein (오른허파정맥의 뒤가지)
5. Posterior branch to the superior lobe of the right pulmonary artery (오른허파동맥의 위엽으로의 뒤가지)
6. Right pulmonary artery (오른허파동맥) ▶

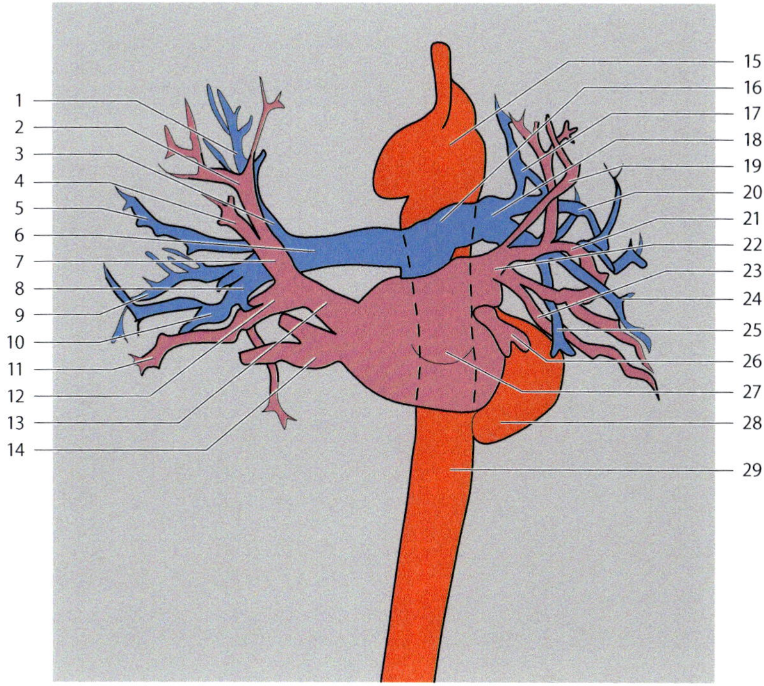

7. Anterior branch of the right superior pulmonary vein (오른위허파정맥의 앞가지)
8. Basal part of the right pulmonary artery (오른허파동맥의 바닥부분)
9. Superior branch to the inferior lobe of the right pulmonary artery (오른허파동맥의 아래엽으로의 위가지)
10. Anterior basal branch of the right pulmonary artery (오른허파동맥의 앞바닥가지)
11. Middle lobe branch of the right pulmonary vein (오른허파정맥의 중간엽가지)
12. Medial part of the middle lobe branch of the right pulmonary vein (오른허파정맥의 중간엽가지의 안쪽부분)
13. Superior right pulmonary vein (위오른허파정맥)
14. Inferior right pulmonary vein (아래오른허파정맥)
15. Arch of aorta (대동맥궁)
16. Pulmonary trunk (허파동맥)
17. Branches to upper lobe of the left pulmonary artery (왼허파동맥의 위엽가지들)
18. Left pulmonary artery (왼허파동맥)
19. Apicoposterior branch of the left superior pulmonary vein (왼위허파정맥의 꼭대기뒤가지)
20. Lingular branch of the left pulmonary artery (왼허파동맥의 혀가지)
21. Anterior branch of the left superior pulmonary vein (왼위허파정맥의 앞가지)
22. Left superior pulmonary vein (왼위허파정맥)
23. Lingular branch of the left superior pulmonary vein (왼위허파정맥의 혀가지)
24. Lateral basal branch of the left pulmonary artery (왼허파동맥의 가쪽바닥가지)
25. Posterior basal branch of the left pulmonary artery (왼허파동맥의 뒤바닥가지)
26. Left inferior pulmonary vein (아래왼허파정맥)
27. Left atrium (왼심방)
28. Left ventricle (왼심실)
29. Descending aorta (내림대동맥)

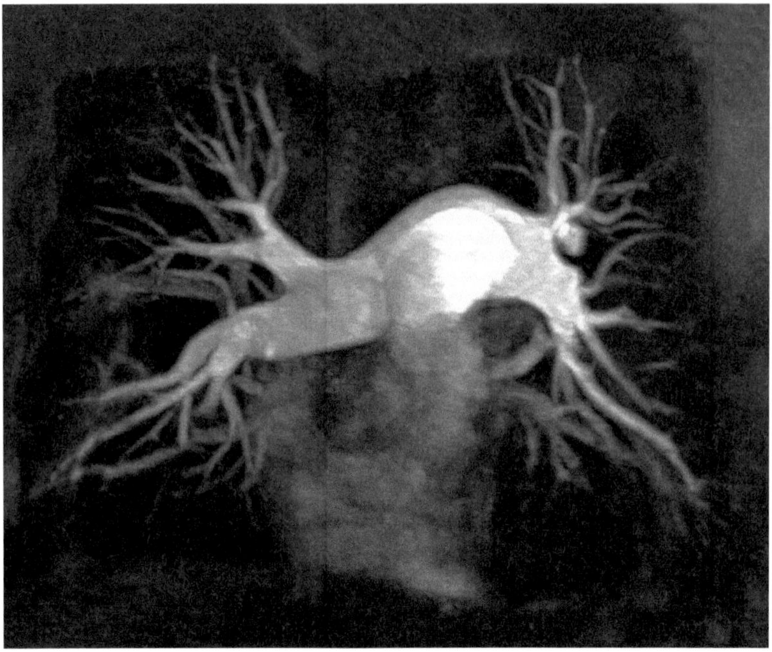

Right lung (오른허파, 우폐)

1. Medial segmental artery (from middle lobar artery) and vein [안쪽구역 동맥(기시-중간엽동맥)과 정맥]
2. Lateral basal segmental artery (from inferior lobar arteries), IX [가쪽바닥구역 동맥(기시-아래엽동맥), IX]
3. Medial segmental artery (from middle lobar artery), IV [안쪽구역 동맥(기시-중간엽동맥), IV]
4. Superior segmental artery (from inferior lobar arteries), VI [위구역 동맥(기시-아래엽동맥), VI]
5. Middle lobar artery (중간엽동맥)
6. Anterior basal segmental artery (from inferior lobar arteries), VIII [앞바닥구역 동맥(기시-아래엽동맥), VIII]
7. Anterior segmental artery (from superior lobar arteries), III [앞구역 동맥(기시-위엽동맥), III]
8. Posterior basal segmental artery (from inferior lobar arteries), X [뒤바닥구역 동맥(기시-아래엽동맥), X] ▶

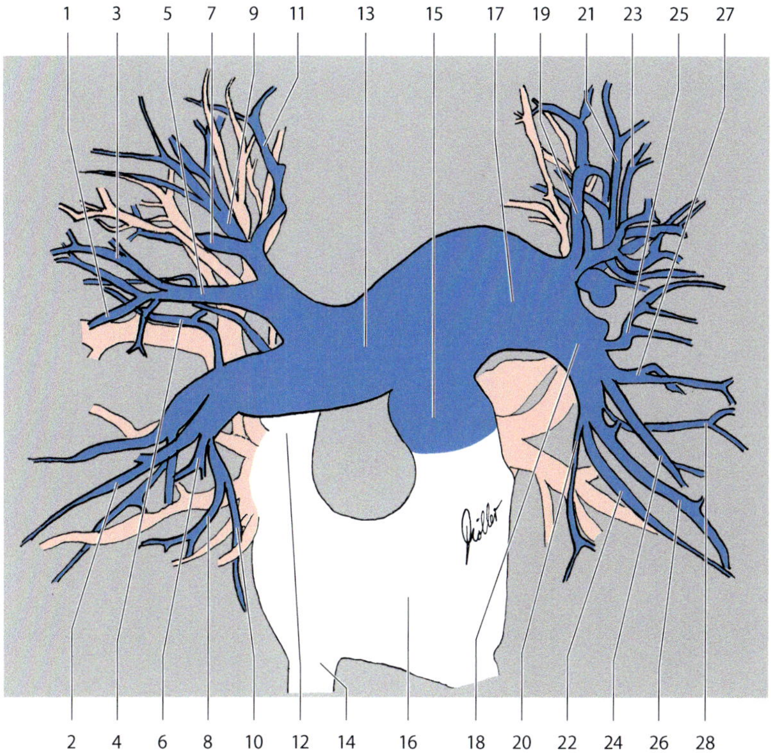

9. Posterior basal segmental artery (from superior lobar arteries), II [뒤바닥구역 동맥(기시-위엽동맥), II]
10. Medial basal segmental artery (from inferior lobar areries), VII [안쪽바닥구역 동맥(기시-아래엽동맥), VII]
11. Apical segmental artery (from superior lobar arteries), I [꼭대기구역 동맥(기시-위엽동맥), I]
12. Superior vena cava [위대정맥(상대정맥)]
13. Right pulmonary artery (오른허파, 우폐동맥)
14. Inferior vena cava [아래대정맥(하대정맥)]
15. Pulmonary trunk (허파동맥)
16. Right ventricle (오른심실, 우심실)
17. Left pulmonary artery (왼허파, 좌폐동맥)

Left lung (왼허파, 좌폐)

18. Middle lobar artery (중간엽동맥)
19. Anterior basal segmental artery (from superior lobar arteries), I [앞바닥구역 동맥(기시-위엽동맥), I]
20. Medial basal segmental artery (from inferior lobar areries), VII [안쪽바닥구역 동맥(기시-아래엽동맥), VII]
21. Posterior segmental artery (from superior lobar arteries), II [뒤구역 동맥(기시-위엽동맥), II]
22. Posterior basal segmental artery (from inferior lobar arteries), X [뒤바닥구역 동맥(기시-아래엽동맥), X]
23. Anterior segmental artery (from superior lobar arteries), III [앞구역 동맥(기시-위엽동맥), III]
24. Anterior basal segmental artery (from inferior lobar arteries), VIII [앞바닥구역 동맥(기시-아래엽동맥), VIII]
25. Superior segmental artery (from inferior lobar arteries), VI [위구역 동맥(기시-아래엽동맥), VI]
26. Lateral basal segmental artery (from inferior lobar arteries), IX [가쪽바닥구역 동맥(기시-아래엽동맥), IX]
27. Superior lingular artery, IV [위혀구역 동맥, IV]
28. Inferior lingular artery, V [아래혀구역 동맥, V]

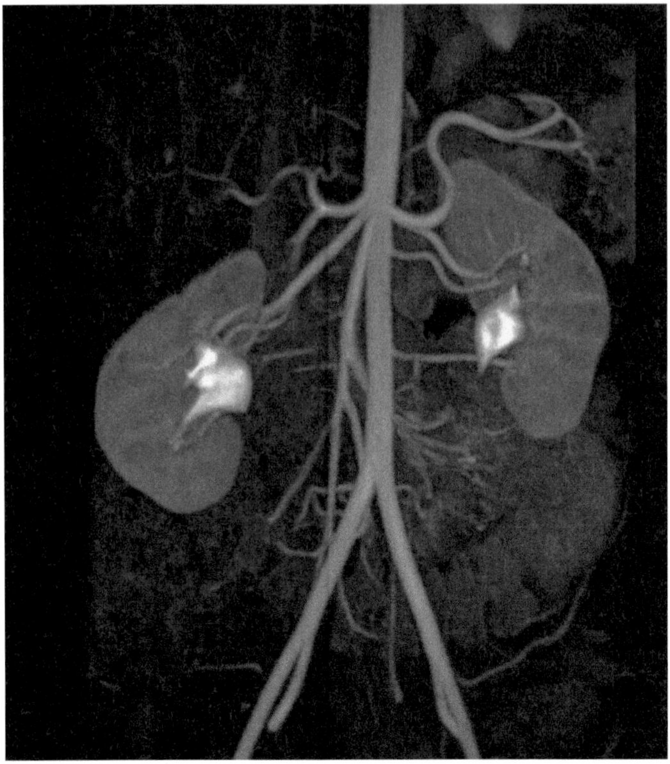

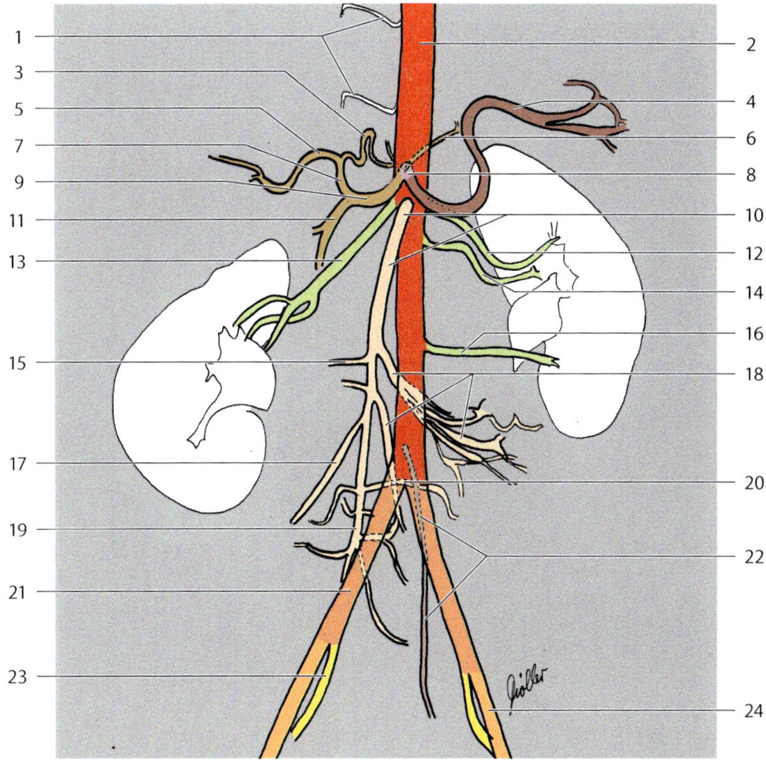

1. Lumbar arteries (허리동맥)
2. Abdominal aorta [복부대동맥(배대동맥)]
3. Hepatic artery proper (left branch) [고유간동맥(왼가지)]
4. Splenic artery [비장동맥(지라동맥)]
5. Hepatic artery proper (right branch) [고유간동맥(오른가지)]
6. Left gastric artery (왼위동맥)
7. Hepatic artery proper (고유간동맥)
8. Coeliac trunk (복강동맥)
9. Common hepatic artery (온간동맥)
10. Superior mesenteric artery (위창자간막동맥)
11. Gastroduodenal artery (위샘창자동맥)
12. Left renal artery (posterior branch) [왼콩팥동맥(뒤가지)]
13. Right renal artery (오른콩팥동맥)
14. Left renal artery (anterior branch) [왼콩팥동맥(앞가지)]
15. Posterior inferior pancreaticoduodenal artery (뒤아래 이자샘창자동맥)
16. Inferior segmental artery (from left renal artery) [아래구역 동맥(기시-왼콩팥동맥)]
17. Right colic artery (오른잘록창자동맥)
18. Jejunal and ileal arteries (빈창자와 돌창자동맥)
19. Ileocolic artery (돌-잘록창자동맥)
20. Aortic bifurcation (대동맥갈림)
21. Common iliac artery (right) [온엉덩동맥(오른쪽)]
22. Inferior mesenteric artery (아래창자간막동맥)
23. Internal iliac artery (속엉덩동맥)
24. External iliac artery (바깥엉덩동맥)

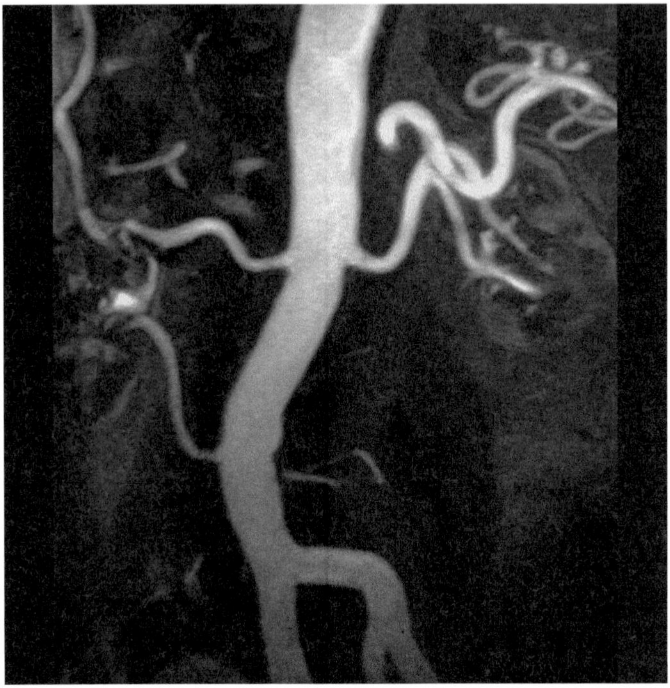

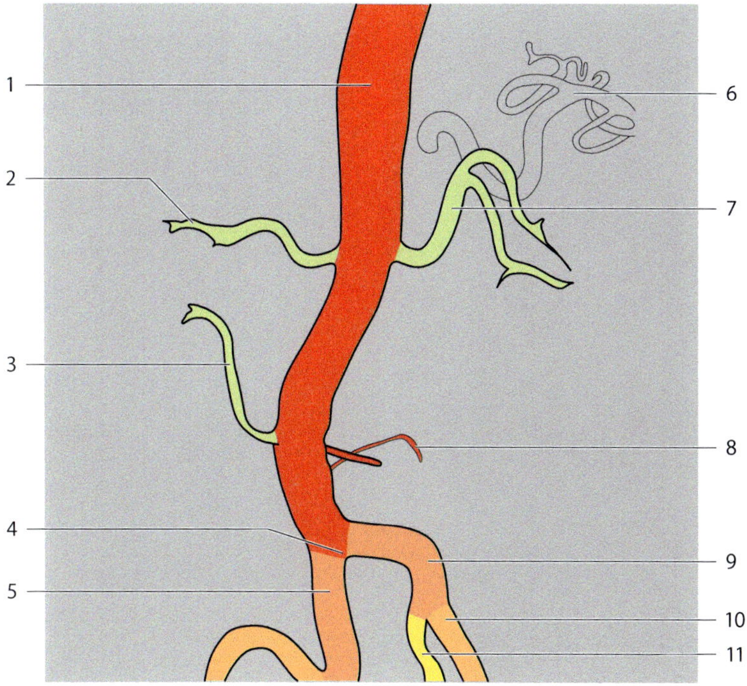

1. Abdominal aorta [배대동맥(복부대동맥)]
2. Right renal artery (오른콩팥동맥)
3. Inferior capsular branch of the renal artery (콩팥동맥의 아래피막가지)
4. Aortic bifurcation (대동맥갈림)
5. Common right iliac artery (오른온엉덩동맥)
6. Splenic artery (지라동맥)
7. Left renal artery (왼콩팥동맥)
8. Lumbar arteries (허리동맥)
9. Common left iliac artery (왼온엉덩동맥)
10. External iliac artery (바깥엉덩동맥)
11. Internal iliac artery (속엉덩동맥)

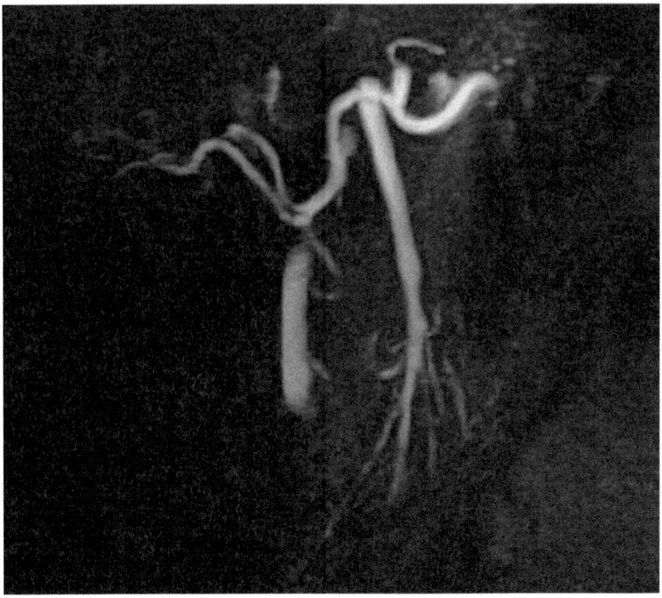

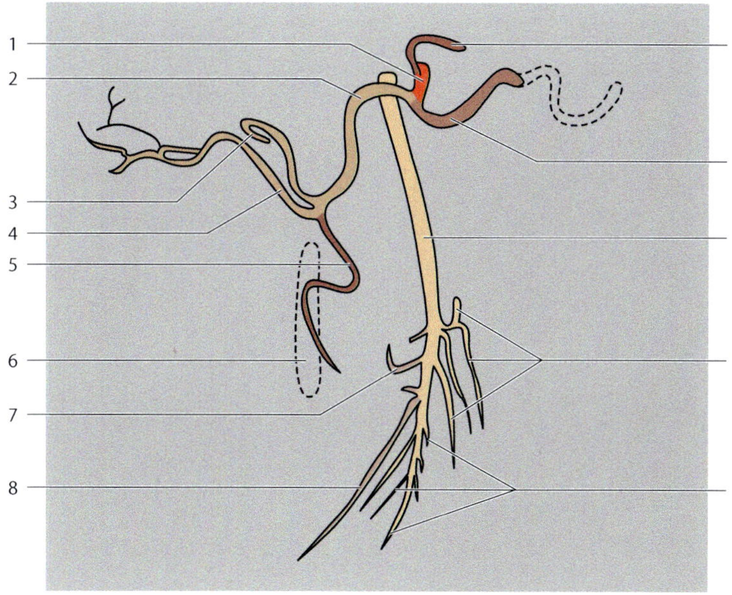

1. Coeliac trunk (복강동맥)
2. Common hepatic artery (온간동맥)
3. Left hepatic artery (왼간동맥)
4. Right hepatic artery (오른간동맥)
5. Gastroduodenal artery (위샘창자동맥)
6. Abdominal aorta [배대동맥(복부대동맥)]
7. Right colic artery (오른주름창자동맥)
8. Ileocolic artery [돌잘룩창자동맥(회결장동맥)]
9. Left gastric artery (왼위동맥)
10. Splenic artery (지라동맥)
11. Superior mesenteric artery (위창자간막동맥)
12. Jejunal arteries (빈창자 동맥)
13. Ileal arteries (돌창자동맥)

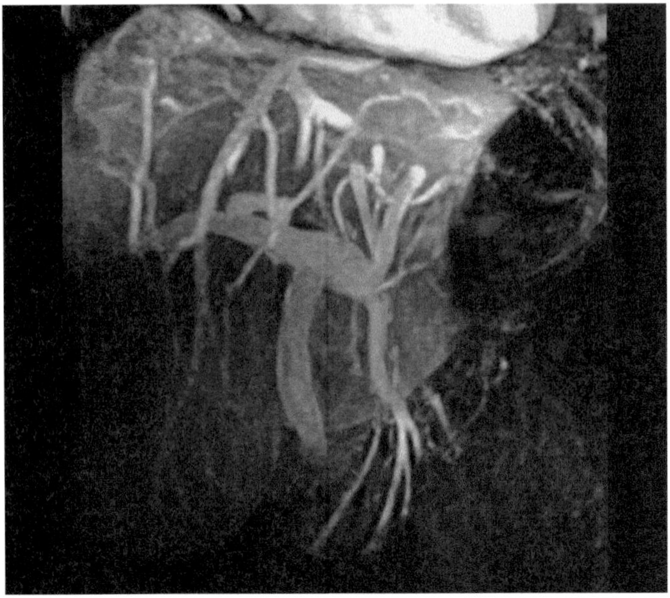

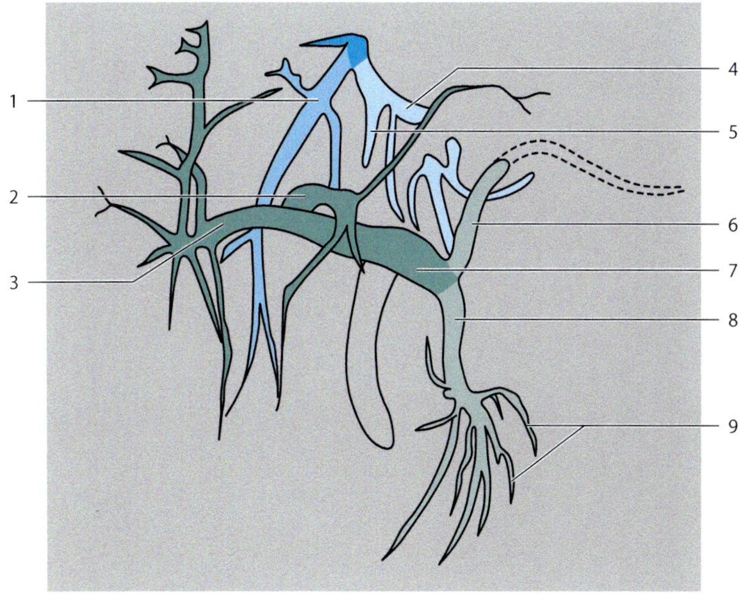

1. Right hepatic vein (오른간정맥)
2. Left branch of portal vein (간문맥 왼가지)
3. Right branch of portal vein (간문맥 오른가지)
4. Left hepatic vein (왼간정맥)
5. Intermediate hepatic vein (중간간정맥)
6. Splenic vein (지라정맥)
7. Portal vein (문맥)
8. Superior mesenteric vein (위창자간막정맥)
9. Jejunal and ileal veins (빈창자와 돌창자정맥)

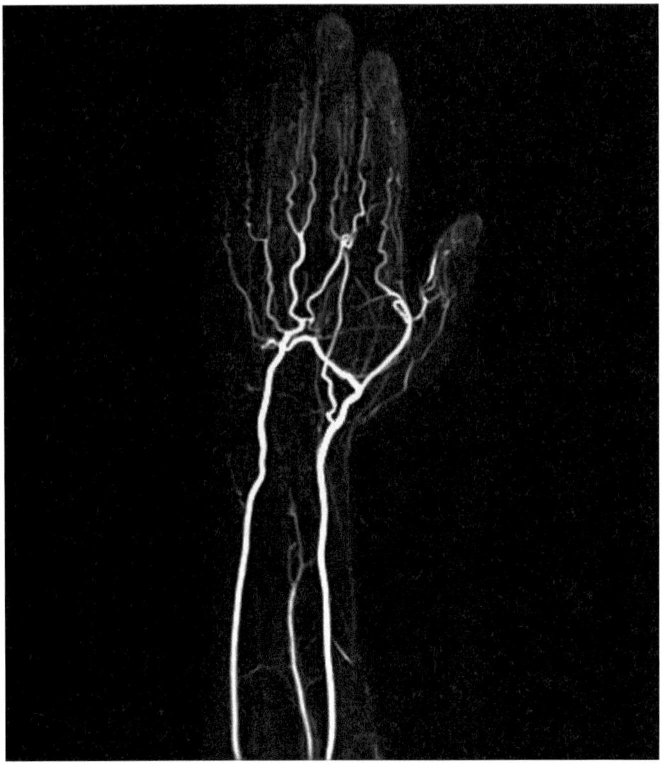

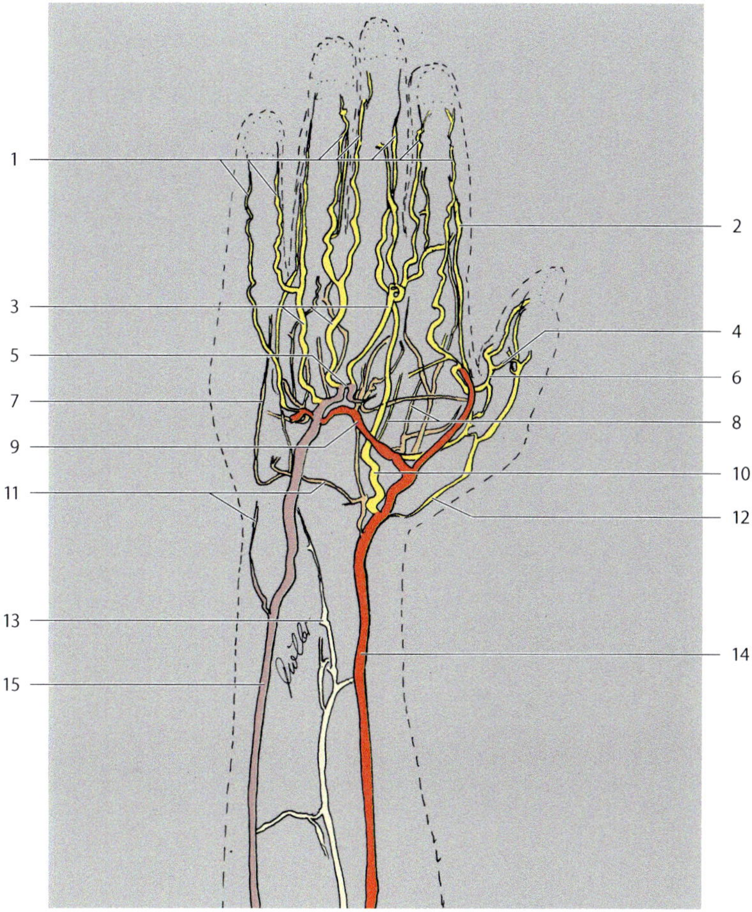

1. Proper palmar digital arteries (고유바닥쪽손가락동맥)
2. Radialis indicis artery (집게노쪽동맥)
3. Common palmar digital arteries (온바닥쪽손가락동맥)
4. Digital arch (손가락동맥활)
5. Superficial palmar arch (얕은손바닥동맥활)
6. Proper palmar digital artery of thumb (엄지의 고유바닥쪽손가락동맥)
7. Deep palmar branch (깊은손바닥가지)
8. Dorsal metacarpal arteries (등쪽손허리동맥)
9. Deep palmar arch (깊은손바닥동맥활)
10. Superficial palmar branch of radial artery (노동맥의 얕은손바닥가지)
11. Dorsal carpal branch (등쪽손목가지)
12. Princeps pollicis artery (엄지으뜸동맥)
13. Anterior interosseous artery (앞뼈사이동맥)
14. Ulnar artery [자동맥(척골동맥)]
15. Radial artery [노동맥(요골동맥)]

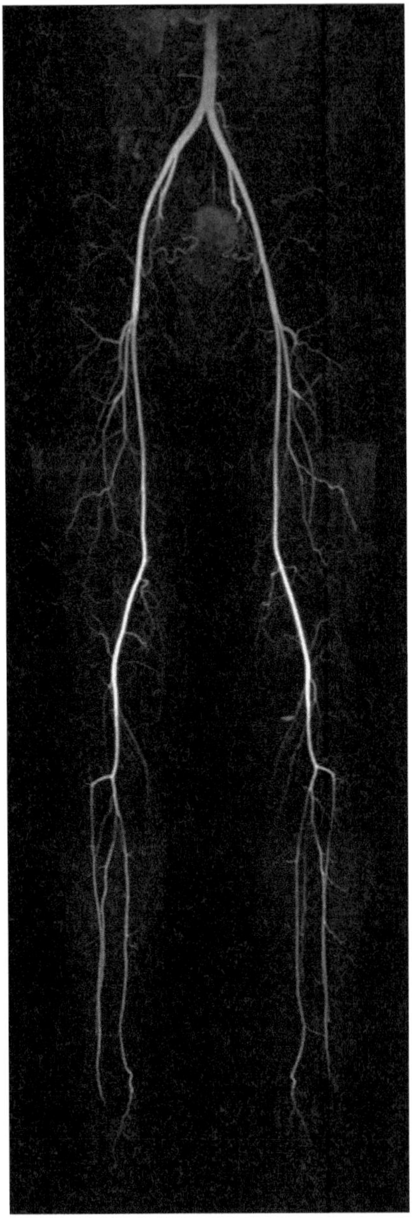

1. Abdominal aorta
[배대동맥(복부대동맥)]
2. Lumbar artery (IV) [허리동맥(네 번째)]
3. Aortic bifurcation (대동맥갈림)
4. Median sacral artery (정중엉치동맥)
5. Right internal iliac artery
(오른속엉덩동맥)
6. Left external iliac artery
(왼바깥엉덩동맥)
7. Right common iliac artery
(오른온엉덩동맥)
8. Medial circumflex femoral artery
(안쪽넙다리휘돌이동맥)
9. Femoral artery (넙다리동맥)
10. Ascending branch of lateral circumflex femoral artery
(가쪽넙다리휘돌이동맥의 오름가지)
11. Obturator artery (폐쇄동맥)
12. Deep artery of thigh (deep femoral artery)
[넓적다리의 깊은동맥(깊은넙다리동맥)]
13. Femoral (superficial femoral) artery
[넙다리동맥(얕은넙다리동맥)]
14. Perforating arteries of deep artery of thigh (deep femoral artery)
[넓적다리의 깊은동맥(깊은넙다리동맥)의 관통동맥)]
15. Superior medial genicular artery
(위안쪽무릎동맥)
16. Descending genicular artery
(무릎내림동맥)
17. Superior lateral genicular artery
(위가쪽무릎동맥)
18. Popliteal artery (오금동맥)
19. Sural arteries (장딴지동맥)
20. Inferior lateral genicular artery
(아래가쪽무릎동맥)
21. Common trunk of posterior tibial and fibular arteries
(뒤정강동맥과 종아리동맥의 공통줄기)
22. Anterior tibial artery (앞정강동맥)
23. Fibular (peroneal) artery (종아리동맥)
24. Lateral plantar artery (가쪽발바닥동맥)
25. Posterior tibial artery (뒤정강동맥)
26. Medial plantar artery (안쪽발바닥동맥)
27. Dorsalis pedis artery (발등동맥)

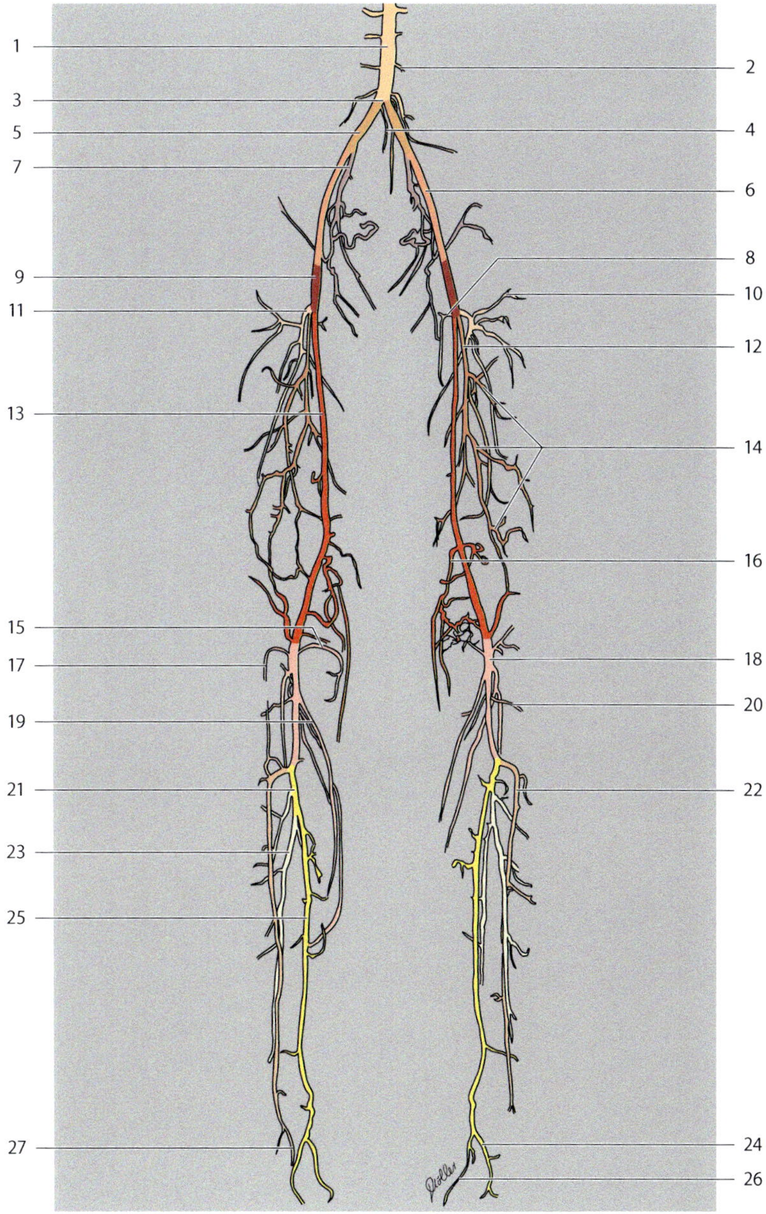
1
2
3
4
5
6
7
8
9
10
11
12
13
14
15
16
17
18
19
20
21
22
23
24
25
26
27

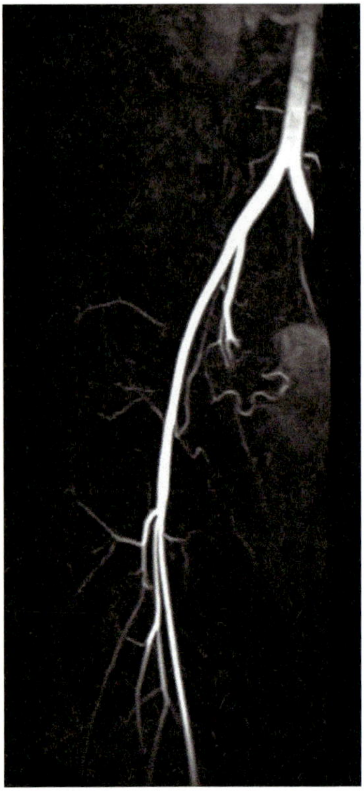

AP (10° oblique)

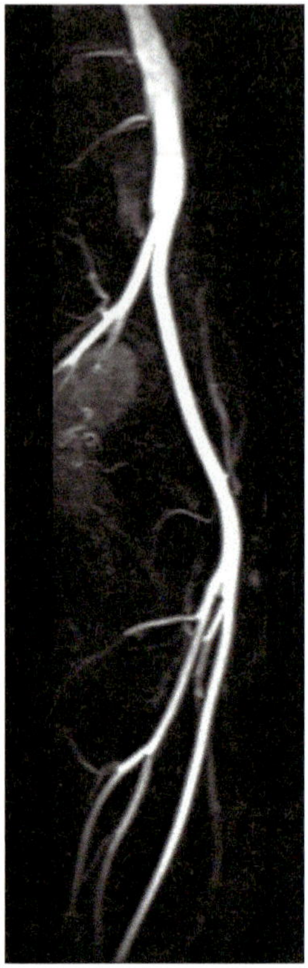

Lateral

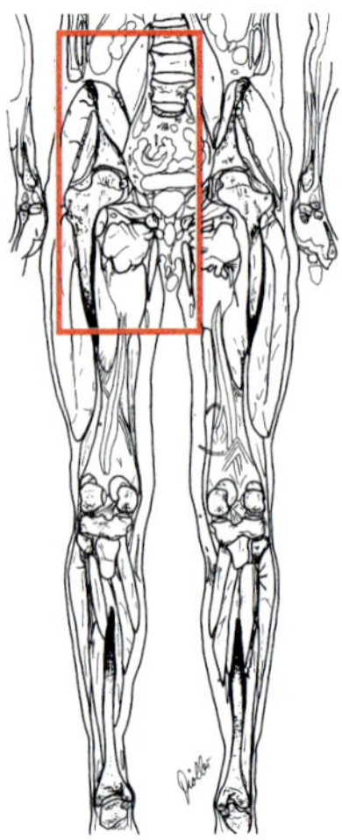

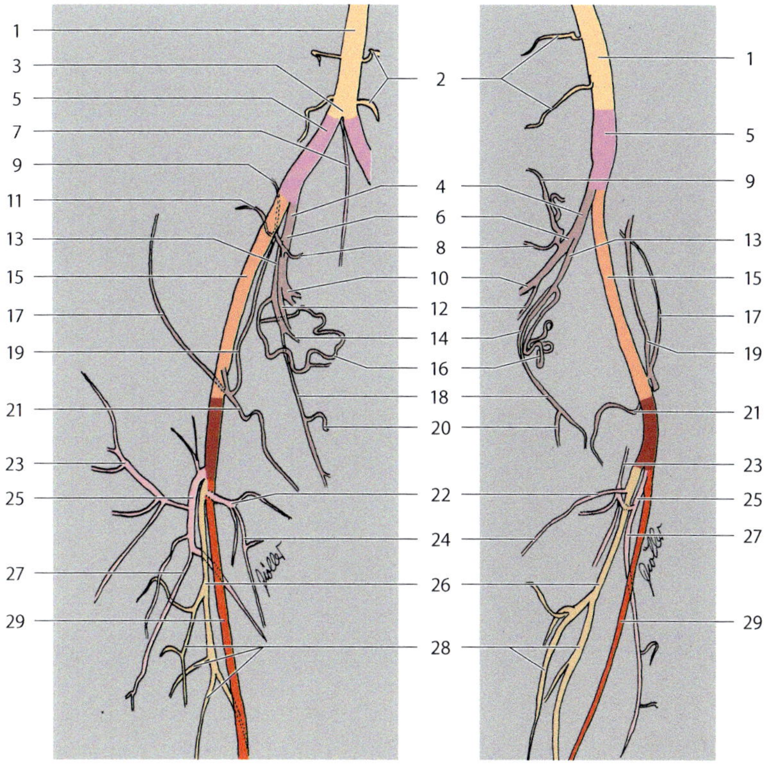

1. Abdominal aorta [배대동맥(복부대동맥)]
2. Lumbar artery (허리동맥)
3. Aortic bifurcation (대동맥갈림)
4. Internal iliac artery (속엉덩동맥)
5. Common iliac artery (right) [온엉덩동맥(오른쪽)]
6. Internal iliac artery (posterior part) [속엉덩동맥(뒷부분)]
7. Median sacral artery (정중엉치동맥)
8. Lateral sacral artery (가쪽엉치동맥)
9. Iliolumbar artery (엉덩허리동맥)
10. Superior gluteal artery (위볼기동맥)
11. Deep circumflex iliac artery (깊은엉덩휘돌이동맥)
12. Inferior gluteal artery (아래볼기동맥)
13. Internal iliac artery (anterior part) [속엉덩동맥(앞부분)]
14. Internal pudendal artery (속음부동맥)
15. External iliac artery (right) [바깥엉덩동맥(오른쪽)]
16. Uterine artery (자궁동맥)
17. Deep circumflex iliac artery (깊은엉덩휘돌이동맥)
18. Obturator artery (폐쇄동맥)
19. Inferior epigastric artery (아래배벽동맥)
20. Superior vesical arteries (위방광동맥)
21. Obturator branch of inferior epigastric artery (아래배벽동맥의 폐쇄분지)
22. Medial circumflex femoral artery (안쪽넙다리휘돌이동맥)
23. Ascending branch of lateral circumflex femoral artery (가쪽넙다리휘돌이동맥의 오름가지)
24. Deep branch of medial circumflex femoral artery (안쪽넙다리휘돌이동맥의 깊은 가지)
25. Lateral circumflex femoral artery (가쪽넙다리휘돌이동맥)
26. Deep artery of thigh (profunda femoris artery) (깊은넙다리동맥)
27. Lateral circumflex femoral artery (descending branch) [가쪽넙다리휘돌이동맥(내림가지)]
28. Perforating branches of deep artery of thigh (넓적다리 깊은동맥의 관통분지)
29. Femoral artery (superficial) [넙다리동맥(얕은)]

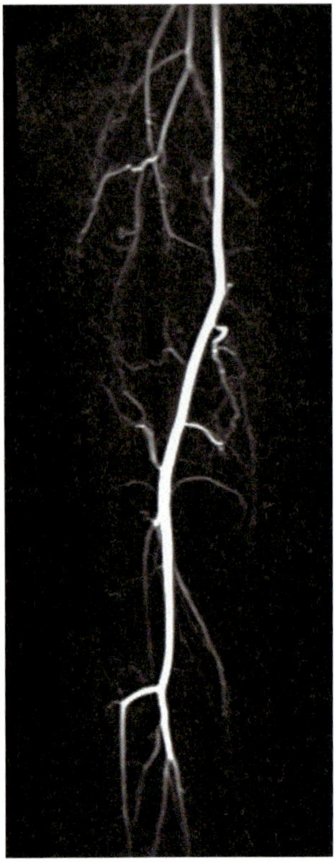

AP (10° oblique)

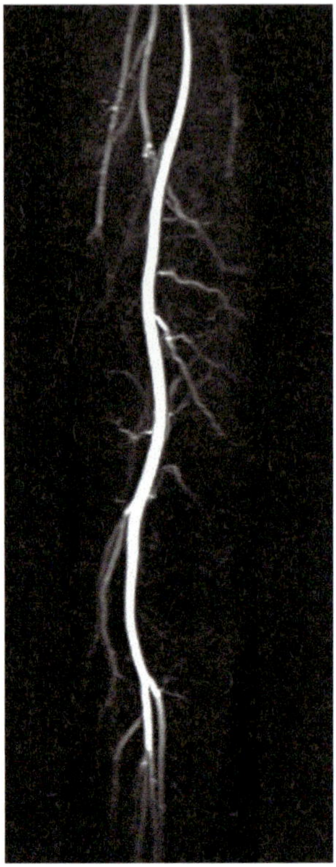

Lateral

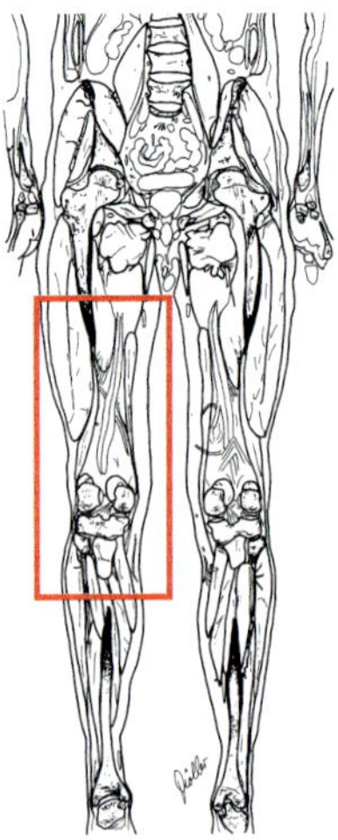

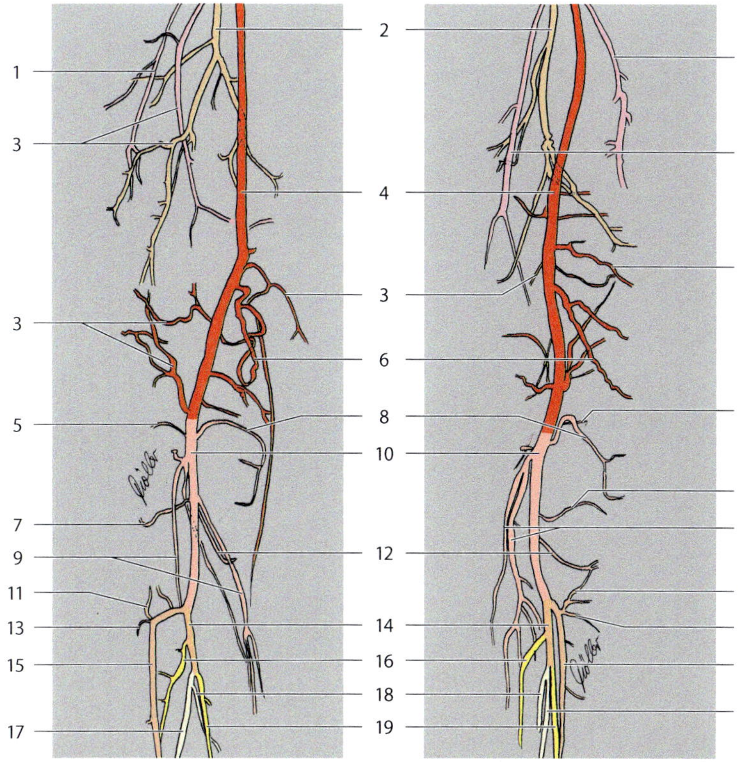

1. Lateral circumflex femoral artery (descending branch) [가쪽넙다리휘돌이동맥(내림가지)]
2. Deep artery of thigh (profunda femoris artery) [깊은넙다리동맥)]
3. Perforating arteries (관통동맥)
4. Femoral artery (superficial) [넙다리동맥(얕은)]
5. Superior lateral genicular artery (위가쪽무릎동맥)
6. Descending genicular artery (무릎내림동맥)
7. Inferior lateral genicular artery (아래가쪽무릎동맥)
8. Superior medial genicular artery (위안쪽무릎동맥)
9. Sural arteries (장딴지동맥)
10. Popliteal artery (오금동맥)
11. Posterior tibial recurrent artery (뒤정강되돌이동맥)
12. Inferior medial genicular artery (아래안쪽무릎동맥)
13. Anterior tibial recurrent artery (앞정강되돌이동맥)
14. Posterior tibial trunk (common trunk of posterior tibial artery and fibular [peroneal] artery) [뒤정강줄기(뒤정강동맥, 종아리동맥의 공통줄기)]
15. Anterior tibial artery (앞정강동맥)
16. Circumflex fibular (peroneal) artery (종아리휘돌이동맥)
17. Fibular (peroneal) artery (종아리동맥)
18. Muscular branch of fibular (peroneal) artery (종아리동맥의 근육분지)
19. Posterior tibial artery (뒤정강동맥)

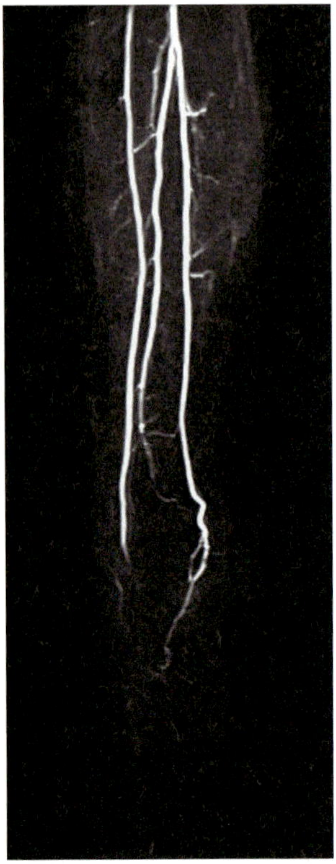

AP (10° oblique)

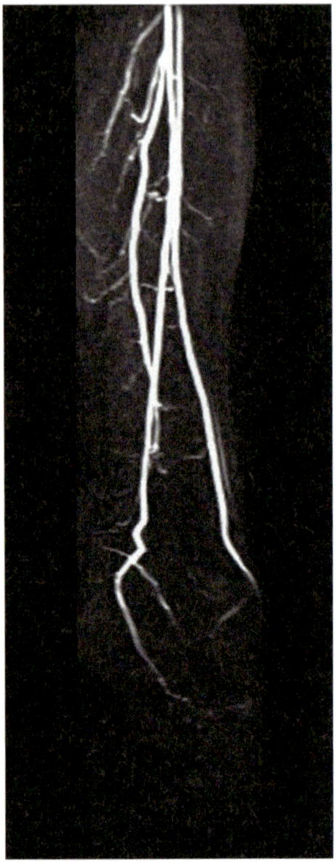

Lateral

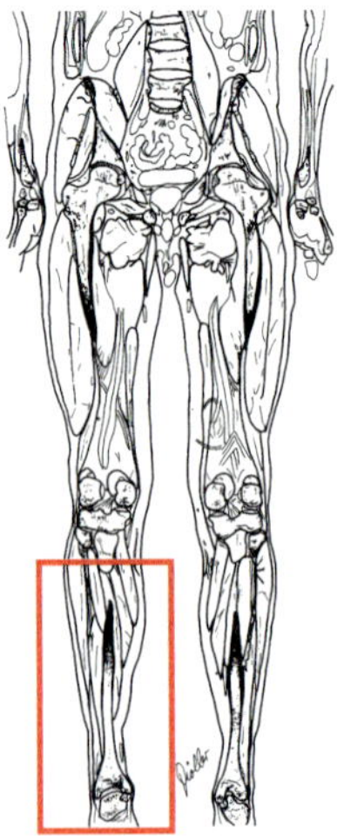

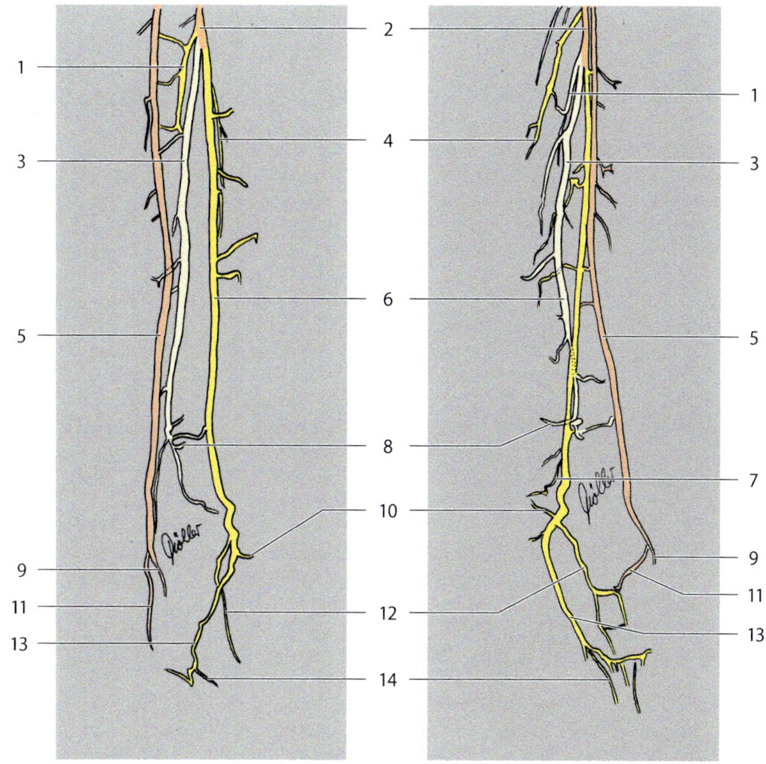

1. Circumflex fibular (peroneal) artery (종아리휘돌이동맥)
2. Posterior tibial trunk (common trunk of posterior tibial artery and fibular [peroneal] artery) [뒤정강줄기(뒤정강동맥, 종아리동맥의 공통줄기)]
3. Fibular (peroneal) artery (종아리동맥)
4. Muscular branch of posterior tibial artery (뒤정강동맥의 근육분지)
5. Anterior tibial artery (앞정강동맥)
6. Posterior tibial artery (뒤정강동맥)
7. Medial malleolar branch of posterior tibial artery (뒤정강동맥의 안쪽복사분지)
8. Muscular branch of fibular (peroneal) artery (종아리동맥의 근육분지)
9. Dorsalis pedis artery (발등동맥)
10. Calcaneal branches of posterior tibial artery (뒤정강동맥의 발꿈치뼈분지)
11. Lateral tarsal artery (가쪽발목동맥)
12. Medial plantar artery (안쪽발바닥동맥)
13. Lateral plantar artery (가쪽발바닥동맥)
14. Plantar metatarsal arteries (바닥쪽발허리동맥)

참고문헌

Austen WG, Edwards J, Frye RL, et al. A reporting system on patients evaluated for coronary artery disease. Report of the Ad Hoc Committee for Grading of Coronary Disease, Council on Cardiovascular Surgery, American Heart Association. Circulation 1975;51 (Suppl. 4):5–40

Beyer-Enke SA, Tiedemann K, Görich J, et al. Dünnschichtcomputertomographie der Schädelbasis. Radiologe 1987; 27:438–8

Bhosale PR, Patnana M, Viswanathan C, et al. The inguinal canal: anatomy and imaging features of common and uncommon masses. Radiographics 2008;28:819–35

Cahill DR, Orland MJ, Reading CC. Atlas of Human Cross-Sectional Anatomy. New York: Wiley-Liss;1995

Chacko AK, Katzberg RW, MacKay A. MRI Atlas of Normal Anatomy. New York: McGraw-Hill;1991

Dauber W. Pocket Atlas of Human Anatomy. Stuttgart: Thieme;2006

El-Khoury GY, Bergman RA, Montgomery EJ. Sectional Anatomy by MRI/CT. New York: Churchill Livingstone;1990

Faucheron N, Reimer P. Koronare Herzcomputertomographie. Radiologe 2008;48:681–96

Federle MF, Rosado-de-Christenson ML, Woodward PJ, et al. Imaging Anatomy: Chest, Abdomen, Pelvis. Salt Lake City: Amirsys;2006

Fritsch H, Kühnel W. Color Atlas of Human Anatomy. Stuttgart: Thieme;2007

Goo HW, Park IS, Ko JK, et al. CT of congenital heart disease: normal anatomy and typical pathologic conditions. Radiographics 2003;23:suppl 1:147–165

Hagens G von, Romrel LJ, Ross MH, Tiedemann K. The Visible Human Body. Philadelphia: Lea &Febinger; 1991

Hoffmann U, Pena AJ, Cury RC, et al. Cardiac CT in emergency department patients with acute chest pain. Radiographics 2006;26:963–78

Hombach V, Grebe O, Botnar RM. Kardiovaskuläre MRT. Stuttgart: Schattauer; 2005

Hricak H, Marotti M, Gilbert TJ, et al. Normal penile anatomy and abnormal penile conditions: evaluation with MR imaging. Radiology 1988;169:683–90

Koritke JG, Sick H. Atlas of Sectional Human Anatomy. Baltimore: Urban & Schwarzenberg;1988

Leyendecker JR, Barnes CE, Zagoria RJ. MR urography: techniques and clinical applications. Radiographics 2008; 28:23–48

Lombardi M, Bartolozzi C. MRI of the heart and vessels. Milan: Springer; 2005

Meschan I. Synopsis of Radiologic Anatomy. Philadelphia: W.B. Saunders;1978

Möller TB, Reif E. Pocket Atlas of Sectional Anatomy, Vol. I. Head, Neck. Stuttgart: Thieme; 2006

Möller TB, Reif E. Pocket Atlas of Sectional Anatomy, Vol. III. Spine, Extremities, Joints. Stuttgart: Thieme; 2006

Möller TB, Reif E. Atlas of Sectional Anatomy: The Musculoskeletal System. Stuttgart: Thieme; 2009

Moeller TB, Reif E. Pocket Atlas of Radiographic Anatomy. Stuttgart: Thieme; 2010

Nagel E, van Rossum AC, Fleck E, eds. Kardiovaskuläre MRT. Darmstadt: Steinkopf; 2002

Netter FH. Atlas of Human Anatomy, 4th ed. Philadelphia: Saunders; 2006

Ohashi I, Ina H, Okada Y, et al. Segmental anatomy of the liver under the right diaphragmatic dome: evaluation with axial CT. Radiology 1996;200:779–83

Pannu HK, Flohr TG, Corl FM, Fishman EK. Current concepts in multi-detector row CT evaluation of the coronary arteries: principles, techniques, and anatomy. Radiographics 2003;23:S 111–25

Pretorius WS, Siegelmann ES, Ramchandani P, et al. MR imaging of the penis. Radiographics 2001;21:283–99

Rauber A, Kopsch F. In: Leonhardt H, Tillmann B, Töndury G, Zilles H, eds. Anatomie des Menschen. Lehrbuch und Atlas. Bd. 1. Stuttgart: Thieme; 2003

Reiser MF, Takahashi M, Modic M, Becker CR, eds. Multislice CT. Berlin: Springer; 2004

Richter E, Feyerabend T. Normal lymph node topography. Berlin: Springer; 1991

Rummeny EJ. MR imaging of the body. Stuttgart: Thieme; 2008

Schünke M, Schulte E, Schumacher U, Ross LM, Lamperti E. Thieme Atlas of Anatomy – Neck and Internal Organs. New York: Thieme; 2010

Stark DD, Bradley WG. Magnetic Resonance Imaging. St. Louis: Mosby; 1999

Sugita R, Yamazaki T, Fujita N, Naitoh T, Kobari M, Takahashi S. Cystic artery and cystic duct assessment with 64-detector row CT before laparoscopic cholecystectomy. Radiology 2008; 248:124–31

Tiedemann K. Anatomy of the Head and Neck. Weinheim: VCH; 1993

Witzig H. Punkt-Punkt-Komma-Strich. Niedernhausen: Falken; 2000

Yoo E, Kim JH, Kim MJ, et al. Greater and lesser Omenta: Normal Anatomy and Pathologic Processes. RadioGraphics 2007;27:707–720

찾아보기

S

T

U

Lymph Nodes

Lymph Nodes of the Head and Neck

s	Supraclavicular lymph nodes
cs	Superficial cervical lymph nodes
cp	Deep cervical lymph nodes*
cp1	Submental and submandibular lymph nodes

Lateral jugular lymph nodes

cp2	Lateral jugular lymph nodes, upper lateral group
cp3	Lateral jugular lymph nodes, middle lateral group
cp4	Lateral jugular lymph nodes, lower lateral group
cp5	Lymph nodes of the posterior cervical triangle
cp5 (a)	Nuchal lymph nodes
cp6	Nll. cervicales anteriores

Lymph Nodes of the Arm

a	Axillary lymph nodes

Thoracic Lymph Nodes

t	Lymph nodes of the chest wall
t1	Infraclavicular lymph nodes
t2	Posterior intercostal lymph nodes
t3	Interpectoral lymph nodes
t4	Internal mammary lymph nodes
t5	Parasternal lymph nodes
t6	Superior phrenic lymph nodes
t7	Paramammary lymph nodes
m	Central (mediastinal) lymph nodes**

Supraclavicular zone

1	Low cervical, supraclavicular, and sternal notch nodes

Superior mediastinal nodes

2R	Upper paratracheal (right)
2L	Upper paratracheal (left)
3a	Prevascular
3p	Retrotracheal
4R	Lower paratracheal (right)
4L	Lower paratracheal (left)

Aortic nodes

5	Subaortic
6	Para-aortic (ascending aorta or phrenic)

Inferior mediastinal nodes

7	Subcarinal
8	Paraoesophageal (below carina)
9	Pulmonary ligament

N1 nodes

10	Hilar
11	Interlobar
12	Lobar
13	Segmental
14	Subsegmental
m15	Prepericardial lymph nodes
m16	Lateral pericardial lymph nodes
m17	Paravertebral lymph nodes
m18	Para-aortic lymph nodes

---

* Based on the classification of the American Academy of Otolaryngology, Head and Neck Surgery, Robbins 1991

** Based on the IASLC, AJCC, and UICC system for the classification of lung cancer

Abdominal Lymph Nodes

ap Parietal (abdominal) lymph nodes
ap1 Inferior phrenic lymph nodes

Para-aortic lymph nodes
ap2 Lateral aortic lymph nodes
ap3 Intermediate lumbar (interaortocaval) lymph nodes
ap4 Lumbar lymph nodes (left)
ap5 Preaortic lymph nodes
ap6 Retroaortic lymph nodes

Paracaval lymph nodes
ap7 Lateral caval (paracaval) lymph nodes
ap8 Retrocaval lymph nodes
av Visceral (abdominal) lymph nodes
av1 Coeliac lymph nodes
av2 Right colic lymph nodes
av3 Middle colic lymph nodes
av4 Left colic lymph nodes
av5 Gastro-omental lymph nodes
av6 Left gastric lymph nodes
av7 Hepatic lymph nodes
av8 Ileocolic lymph nodes
av9 Juxta-intestinal lymph nodes
av10 Inferior mesenteric lymph nodes
av11 Superior mesenteric lymph nodes
av11i Intermediate superior mesenteric lymph nodes
av12 Mesocolic lymph nodes
av13 Pancreatic lymph nodes
av14 Paracolic lymph nodes
av15 Precoecal lymph nodes
av16 Pyloric lymph nodes
av17 Sigmoid lymph nodes
av18 Splenic lymph nodes

p Pelvic lymph nodes

Parietal (pelvic) lymph nodes
p1 Common iliac lymph nodes
p1a Common iliac lymph nodes, lateral group
p1b Common iliac lymph nodes, medial group
p1c Common iliac lymph nodes, middle (posterior) group
p2 External iliac lymph nodes
p2a External iliac lymph nodes, lateral group
p2b External iliac lymph nodes, middle group
p2c External iliac lymph nodes, medial (obturator) group
p3 Internal iliac lymph nodes
p3a Internal iliac lymph nodes, lateral sacral group
p3b Internal iliac lymph nodes, presacral group
p3c Internal iliac lymph nodes, anterior group
p3d Internal iliac lymph nodes, hypogastric group
p3e Internal iliac lymph nodes, superior gluteal group
p4 Promontory lymph nodes
p5 Sacral lymph nodes

Visceral lymph nodes
Paravesical lymph nodes:
p6a Lateral vesical lymph nodes
p6b Posterior vesical lymph nodes
p6c Prevesical lymph nodes
p7 Pararectal lymph nodes
p8 Superior rectal lymph nodes
p9 Parauterine lymph nodes
p10 Paravaginal lymph nodes

Inguinal lymph nodes:
p11 Inguinal lymph nodes
p11a Superficial inguinal lymph nodes
p11b Deep inguinal lymph nodes

Pulmonary Segments

Left Lung

1+2 Apicoposterior segment (upper lobe)
3 Anterior segment (upper lobe)
4 Superior segment of lingula (upper lobe)
5 Inferior segment of lingula (upper lobe)
6 Superior segment (lower lobe)
7+8 Medial basal (cardiac) segment and anterior basal segment (lower lobe)
9 Lateral basal segment (lower lobe)
10 Posterior basal segment (lower lobe)

Right Lung

1 Apical segment (upper lobe)
2 Posterior segment (upper lobe)
3 Anterior segment (upper lobe)
4 Lateral segment (middle lobe)
5 Medial segment (middle lobe)
6 Superior segment (lower lobe)
7 Medial basal segment (lower lobe)
8 Anterior basal segment (lower lobe)
9 Lateral basal segment (lower lobe)
10 Posterior basal segment (lower lobe)

Hepatic Segments

Left Lobe of Liver

1 Posterior part of liver, caudate lobe
2 Left posterior lateral segment
3 Left anterior lateral segment
4 Left medial segment (subsegment 4a above, subsegment 4b below)

Right Lobe of Liver

5 Right anterior medial segment
6 Right posterior medial segment
7 Right anterior lateral segment
8 Right posterior lateral segment